건강한 잠을 위한 단계별 프로그램

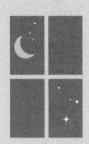

잠의
발견

저자의 메시지

《잠의 발견》은 육아와 관련해 도움을 주고 정보를 제공하는 책입니다.
의사의 진찰과 같지 않으므로 담당 소아과 의사의 조언과 정기적인 진료를 대신하지는
말고 보충 자료로 활용하세요. 아이들은 저마다 다르니 자녀의 개인적인 문제는
담당 의사와 상담하기 바랍니다.

일러두기

· 이 책의 인용문구 중 강조 서체는 저자가 임의로 추가한 것입니다.
· 아동의 나이는 영미권에서 사용하는 만 나이로 표기되어 있습니다.
· 이 책은 개정증보 4판 원서를 번역·출간했습니다.
· 2001년에 출간된 초판본은 《아이들의 잠, 일찍 재울수록 건강하고
  똑똑하다》로 번역출간된 바 있습니다.

건강한 잠을 위한

단계별 프로그램

잠의
발견

마크 웨이스블러스 Marc Weissbluth, M.D. 지음 | 유혜인 옮김

잠의 발견

-건강한 잠을 위한 단계별 프로그램

초판 1쇄 인쇄일   2018년 7월 29일
초판 1쇄 발행일   2018년 8월 9일

지은이   마크 웨이스블러스 Marc Weissbluth, M.D.
옮긴이   유혜인
본문 · 표지 디자인   김지연
마케팅   김정희

펴낸이   권성자
펴낸 곳   도서출판 아이북 | 임프린트 도서출판 책밥풀

주   소   04016 서울 마포구 희우정로 13길 10-10, 1F 도서출판 아이북
전   화   02-338-7813~7814
팩   스   02-6455-5994
출판등록번호 등록일자   10-1953호 2000년 4월 18일
이메일   ibookpub@naver.com
홈페이지   www.makingbook.net

값 28,000원

ISBN 978-89-89968-35-1   03510

밤이 내려앉자

지상의 지친 생물들은 잠에 빠져들었고,

깊은 숲과 물결치는 바다도 잠잠해졌다.

궤도를 돌던 하늘의 별은 움직임을 멈추고,

어느새 꿈나라로 향하였다.

거친 들판부터 잔잔한 호수까지 방방곡곡에서

고요한 밤하늘 아래 온몸을 길게 뻗었으니

잠은 그들의 걱정과 괴로움을 가져가주었다.

_베르길리우스, 《아이네이스》 중에서(제드 웨이스블러스 번역)

Contents

제1부

아이의 건강한 잠을 위한 전략과 해법

CHAPTER 1

CHAPTER 2

Contents

Contents

제2부

건강한

수면습관 들이기

: 유아기부터 청소년기까지

CHAPTER 5

CHAPTER 6

CHAPTER 7

Contents

추천사·1

첫아이인 프레슬리가 생후 7개월 때 친구에게 이 책을 추천받았습니다. 그때까지는 아이에게 모유를 먹이고 있었지만 슬슬 젖을 떼야겠다 생각하던 참이었어요. 특히 새벽 4시 수유만큼은 그만하고 싶었습니다. 게다가 항상 다른 사람 '위에' 누워서 자려는 아이를 오냐오냐 하다 나쁜 버릇을 들이고 말았지요. 낮잠을 자고 싶을 때야 아이 핑계를 댈 수 있어 좋았지만 바쁜 날에는 그 버릇 때문에 이만저만 불편한 게 아니었습니다.

시간 가는 줄도 모르고 푹 빠져서 이 책을 읽은 저는 여기 나오는 원칙들을 당장 실행해보기로 했습니다. 그리고 단번에 성과를 거두었죠. 특히 졸음 신호를 관찰하며 아이가 너무 피곤해하지 않도록 일찍 재우라는 조언이 인상 깊었어요. 수면이 아기의 기본 욕구라는 웨이스블러스 박사님의 설명을 들으니 마음이 편안해졌습니다. 배고픈 아이는 몸에 좋은 음식을 먹어야 합니다. 마찬가지로 피곤한 아이에게는 몸에 좋은 수면이 필요해요. 아이가 필요성을 깨닫지 못하거나 싫다고 거부해도 부모가 챙겨주어야 합니다 (아이들 스스로는 채소를 먹지 않는 것처럼 말이죠).

저는 방송 〈굿모닝 아메리카〉에서 '아기의 1년'이라는 시리즈를 진행하며 운 좋게 웨이스블러스 박사님을 인터뷰할 기회를 얻었습니다. 박사님은 아기의 잠뿐만 아니라 배변훈련과 훈육에 관해서도 믿고 의지할 조언자가 되어주셨죠.

저는 가족의 휴식이 가장 중요하다는 웨이스블러스 박사님의 철학을 항상 가슴에 새기고 있습니다. 물론 우리 아이가 밤에 절대 깨지 않는다거나 반항 없이 고분고분 잠자리에 든다는 말은 아닙니다. 아이 키우는 부모로서 우여곡절이야 항상 있죠. 하지만 저는 이 책을 통해 수면의 체계와 리듬을 알았고 어긋났을 때 원상태로 돌려놓는 방법도 배웠습니다. 여행이나 감기로 수면 스케줄이 어긋났을 때, 잠이 덜 깬 새벽 2시에 특히 유용했습니다.

제가 엄마가 된 지도 어느덧 16년이 지났습니다. 그때 태어난 아들이 얼마 전 운전면허증을 땄답니다. 아이 수면이 아니라 다른 일로 남편과 걱정으로 밤을 새우는 날도 있지만 두 아이 모두 십대가 된 지금도 졸음이 온다는 신호만큼은 스스로 잘 알아서 판단해요. 잠을 푹 자면 얼마나 개운한지 그 느낌을 기억하고, 언제 잠을 자야 하는지 아는 것 같습니다. 지쳐서 체력이 바닥나지 않게 항상 주의하고 있어요. 덕분에 저희 가족은 아주 행복하고 화목합니다. 스스로에게 잠이라는 선물을 주어야만 최상의 컨디션이 유지된다고 합니다. 이 책이 있었기에 저희의 컨디션은 1년 365일 최고예요! 감사합니다, 웨이스블러스 박사님!

_슈퍼모델, 신디 크로포드

"아이가 잠을 잘~ 푹~ 자나요?"

올해 초 우연히 지인을 통해 출간 예정에 있는 '잠'에 관한 원고를 받았습니다. 읽고 난 다음 느낀 점을 얘기해달라고 부탁받았을 때 저는 별로 큰 기대를 하지 않았습니다. 그러나 끝까지 읽고 난 후로 생각이 많이 바뀌었습니다.

많은 사람이 평소 물이나 공기의 소중함을 잘 느끼지 못하는 것처럼 저 또한 수면을 대수롭지 않게 여기고 지내왔음을 알았기 때문입니다. 지난 25년간 소아청소년과 전문의로 생활하면서도 영유아나 소아청소년에게 수면이 식습관만큼 중요하다는 것을 미처 깨닫지 못했고, 내원하는 환아와 보호자에게 관련 정보를 제공하는 노력을 기울이지 못한 것도 사실입니다.

아파서 내원하는 영유아들 대부분은 열이나 기침과 가래, 설사와 복통을 호소하고 그러면 원인을 찾아 치료를 합니다. 하지만 특별한 이유 없이 짜증을 내거나 잠을 잘 못 자서 오는 아이도 더러 있었는데 이 경우 진단하고 치료하는 데 있어서 잘못된 수면습관으로 인한 수면 부족이나 숙면하지 못한 것이 원인일 거라고 심각하게 고려하지 않았습니다.

영유아 및 소아의 정상적인 성장과 발달을 중요하게 여기는 소아청소년과 의사인 저한테 이 책은 아이들에게 수면이 왜 중요한지, 적절한 수면교육으로 아이와 부모가 얼마나 행복한 생활을 할 수 있는지를 알게 해주었습니다.

요즘, 젊은 부모들 대부분 맞벌이를 하는 탓에 밤낮의 구분이 명확하지 않은 불규칙한 생활을 하고 있습니다. 또 인터넷 서핑과 소셜미디어의 영향으로 부모 스스로도 건강하지 못한 식습관과 불규칙한 수면리듬에 젖어든 경우가 꽤 있을 거라고 여겨집니다.

어떤 부모는 아이와 놀고 싶은 마음에 밤늦게까지 있느라 아무렇지 않게 아이의 수면리듬을 지키지 못하는 경우가 종종 있을 것입니다. 그렇게 되면 아이는 수면 부족으로 인하여 쉽게 짜증을 내고 피곤해할 것입니다. 이럴 때 부모는 책보단 빠른 인터넷으로 간단히 얻을 수 있는 육아 정보를 찾아봅니다. 그러나 그것이 정확하고 믿을 만한 것인지는 한 번 생각해 봐야 합니다.

이 책의 저자인 마크 웨이스블러스는 40년 이상 소아청소년과 의사로 아이를 진료해왔으며 시카고 아동병원 수면장애센터 설립자로 수면에 대하여 수많은 연구를 했기에 건강한 잠에 대한 모든 것을 이 책에서 알려주고 있습니다.

신생아 때부터 올바른 수면습관과 리듬을 유지해주는 일이 아이의 건강에 매우 중요하다는 점을 먼저 이야기합니다. 어려서 잘못된 수면습관은 수면부족을 가져오고 연속적으로 주의력결핍, 과잉행동장애, 학습부진, 우울증이나 공격성 같은 문제를 겪게 될 확률이 높다고 합니다. 그러므로 아기가 잘 자지 않거나 새벽마다 울어대는 등의 문제로 극심한 스트레스를 호소하는 부모는(소아청소년과 전문의의 진찰 결과 특별한 원인이 없다면) 아이들의 잘못된 수면리듬을 바로잡기 위하여 아이를 계속 울리면서라도 수면교육을 할 필요가 있다고 충고합니다. 아이마다 제각각 수면습관이 다르므로 거기에 맞춰 적절한 수면교육을 하라고 알려줍니다. 하지만 다른 육아교육 문제와 마찬가지로 수면문제 또한 가장 기본이 되는 것이 부모와 자녀의 상호작용 및 부모의 일관성 있는 태도입니다. 그래야 수면교육이 실패할 확률이 줄어듭니다. 만일 실패하더라도 여유를 가지고 천천히 다시 시작하라고 짚어줍니다.

아이들의 건강한 잠이 주는 효과는 당장 나타나지 않고 시간이 지나야 확인되는 경우가 많습니다. 또 단순히 신체적 건강이 좋아지는 것 이상의 결과들로 이어지며 인지력과 집중력이 향상되고 정서적으로 안정된다고 합니다.

결론적으로 '아이를 잘 재울수록 건강하고 똑똑하게 자란다'는 저자의 주장은 지금까지 많은 아이를 진료한 소아청소년과 의사로서 매우 공감되는 부분이 많습니다.

원고를 읽고 저처럼 수면에 대하여 깊이 생각해보지 않았던 소아청소년과 선생님들한테 먼저 소개하고 알려주고 싶었습니다. 또 많은 영유아와 소아를 돌보는 유치원이나 어린이집 선생님들도 읽어봤으면 하는 마음이 간절해졌습니다.

요즘 저한테 진료를 받으러 엄마와 아이가 오면 꼭 하는 질문이 예전과 다르게 하나 더 늘었습니다.

"아이가 잘~ 푹~ 자나요?"

끝으로 이 책의 저자뿐만 아니라 책을 펴낸 출판편집자분들 그리고 저에게 이 책을 소개해준 지인에게 감사의 말 전합니다.

_김상희(엄마와아이들 소아청소년과 원장)

이 책을 효율적으로 읽으려면

'아직 자녀가 없는 분'은 1~3장과 5장을 먼저 읽는 것이 좋습니다.

지금 '수면문제로 고민하는 부모'라면 자녀의 나이에 맞는 차례를 먼저 골라 읽으면 됩니다. 수면장애의 해결책을 알려주는 4장도 필요하다면 읽어보세요.

'아이가 별문제 없이 편안하게 잠을 자는 부모'는 1~3장으로 시작해 자녀의 나이에 해당하는 목차를 읽기 바랍니다. 앞뒤 내용도 읽어두면 도움이 됩니다. 자녀가 생후 5~6주라면(6장) 생후 1개월에 관한 5장과 3~4개월에 관한 7장도 읽으면서 아이의 수면이 어떻게 발달했고 앞으로 어떻게 변화할지 알아봅니다. 4장도 참고하시고요.

연구결과나 데이터, 다른 부모의 사례는 아예 넘겨도 되고 대충 읽어도 괜찮습니다. 그 부분까지 읽으면 상세한 정보와 전후관계를 파악할 수는 있지만 이게 전공서적은 아니니까요! 이 책이 자녀에게 건강한 수면습관을 심어주고 싶은 초보 부모에게 도움이 되었으면 하는 바람입니다.

> **저자 한마디** ●
> 본문의 엄마, 아빠, 결혼, 부부문제 같은 용어는 단순히 편의를 위해 사용했음을 밝혀둡니다. 저는 '동반자관계, 동반자-자녀관계'가 어떤 형태로든 가능하다고 믿습니다.

들어가는 말

저는 잠에 관해서라면 모르는 것이 없습니다. 시카고 아동병원(현재 앤 앤드 로버트 H. 루리 시카고 아동병원) 수면장애센터 설립자로서 건강한 잠을 연구해왔습니다. 또 수많은 가족에게 아이가 잠을 잘 자야 커서 행동문제나 학습장애가 생기지 않는다고 설명했습니다. 연구결과를 바탕으로 40년 이상 소아과에서 아이를 진료했고 아들 넷에 손자 여덟 명까지 키워냈습니다. 그 과정에서 저는 자녀의 수면문제로 고생하는 모든 부모에게 희망이 있다는 사실을 발견했습니다. 또 과거에는 낮잠을 시간 낭비라고만 생각했습니다. 그럴 시간에 아이와 더 많이 놀아주고 싶어 했죠. 그러다 어떻게 되었을까요? 항상 잠이 모자라니 집중력은 떨어지고 짜증만 늘었습니다. 이제는 필요한 만큼 낮잠을 자야 가족 모두가 행복해진다는 사실을 잘 압니다. 저는 수면습관을 개선하는 법을 터득한 후, 제 아이와 환자에게 그 비법을 전수했습니다. 지금부터 여러분의 가족에게도 전하려 합니다.

잠이 모자라 괴로운 아이
수면부족 문제는 예방하고 치료할 수 있습니다.

잘못된 수면습관은 어렸을 때 반드시 예방하고 치료해야 합니다. 한번 몸에 밴 습관은 '평생' 가기 때문입니다. 이 세상에 저절로 고쳐지는 습관이란 없습니다. 아이가 자란다고 쉽게 사라지지도 않습니다. 성인 수면 클리닉에는 불면증으로 골머리를 앓는 환자가 많이 옵니다. 늘 잠이 부족해 일상생활에 지장이 많고 수면제에 의존하는 그들은 백이면 백 어렸을 때도 잠을 푹 자지 못했다고 합니다.

그나마 다행인 점은 부모가 나서서 나쁜 수면습관을 바로잡아줄 수 있다는 것입니다. 아이가 어릴수록 문제해결률은 높아집니다. 하지만 부모가 노력한다면 나이에 상관없이 모든 아이가 더 편안히 잠들게 될 겁니다.

부모라면 누구나 자녀가 나쁜 수면습관에 빠지지 않도록 '막을' 수 있습니다. 하지만 그러려면 하루라도 빨리 시작해야 합니다. 선천적인 수면리듬이 어떻게 발달하는지 주의 깊게 관찰하고, 막 잠에 들려는 타이밍에 맞춰 아이를 재워야 합니다. 타이밍만 완벽하면 아이는 절대 울지 않습니다. 이 책에서도 타이밍을 정확히 맞춰 아이의 수면장애를 예방하는 방법을 소개할 생각입니다. 하지만 연습이 필요하겠죠. 처음에는 아기가 피곤하다고 울며 보챌지도 모릅니다. 특히 첫아이일 때가 더 힘들지요.

미리 알아서 '고치기'는 쉽지 않습니다. 하지만 한번 몸에 밴 나쁜 수면습관을 고치는 게 훨씬 어렵습니다. 이유는 간단해요. 아이와 부모 모두 피로로 지쳐 스트레스를 받기 때문입니다. 피로감을 느낀 아이는 기운이 없어지지요. 기운이 빠지면 자연히 사람의 몸에서는 활력을 불어넣어주는 호르몬이 나옵니다. 일명 '새로운 활력, 세컨드 윈드'가 발생한 후에는 에너지가 다시 충전되어 정신이 극도로 또렷하고 예민해집니다. 그러니 쉽게 잠들지 못하고, 잠들더라도 금세 깰 수밖에요. 옛날 옛적에는 생존을 위해 이런 신체 반응이 필요했습니다. 원시인은 몹시 피로한 상태에서도 싸우거나 도망치고 계속 사냥을 해야 했으니까요. 그런 생물학적 반응이 처음 진화한 그때와 우리가 살아가는 현대는 전혀 다른 세상입니다. 그런데도 인체는 여전히 특정 방식과 자극에 반응하도록 되어 있습니다. 오래전 지친 사냥꾼에게 상처 입은 먹잇감을 압도할 힘을 주었던 신체반응이 이제는 마감을 맞추려 비지땀을 흘리는 직장 여성에게 힘을 주고 있습니다. 피로로 지친 우리 아이가 '흥분'한 듯한 모습으로 쉽게 잠들지 못하고, 잠을 자도 금방 일어나는 이유도 같은 신체반응 때문입니다.

뼈가 튼튼해지려면 칼슘을 섭취해야 하듯 두뇌 발달을 위해서는 건강한 수면습관이 꼭 필요합니다. 어렸을 때 칼슘을 충분히 섭취하지 않으면 뼈가 완벽하게 성장하지 못한다지만 골다공증 증세는 한참 나이가 들어서야 나타나죠. 자녀의 식단에 칼슘이 부족해도 문제가 즉각 겉으로 드러나지 않고 어른이 될 때까지 '잠복'합니다. 마찬가지로 어린 시절 수면부족으로 신경계가 제대로 발달하지 못하는 문제도 '잠복'해 있다 나이가 들어서야 겉으로 드러납니다. 어렸을 때 수면습관이 건강하지 않으면 학교에 가서도 주의력결핍과잉행동장애(ADHD)나 학습부진 같은 문제가 일어난다고 봅니다. 늘 피곤한 아이는 어른이 되어서도 만성피로에 시달리며 상상조차 힘든 고통에 괴로워할 테고요. 또 기운을 쉽게 회복시키지 못하고 스트레스를 견디지 못합니다. 호기심과 공감 능력도 떨어지고 뭘 해도 즐거움을 느끼지 못해요. 결론은 간단합니다. 사람의 감정과 행동, 욕구, 성격은 잠을 잘 자고 못 자고에 따라 크게 달라집니다. 잠으로 인생 자체가 달라지는 셈입니다.

부모가 간섭하지 않아도 아이는 걷는 방법처럼 자는 방법도 저절로 배우기 마련입니다. 그런데 한때 보행기가 유행하면서 아이가 걸음마를 제대로 깨치지 못하는 현상이 나타났습니다. 마찬가지로 부모가 아이에게 선천적으로 주어진 수면욕구를 무시하고 방해할 때도 아이는 잠드는 법을 배우지 못합니다. 끈기 있게 연습해보세요. 정확한 타이밍만 익힌다면 누구든 잠자리에서 아이를 울릴 일이 적을 테니까요.

참아야 하느니라

아이가 걸음마를 배우는 데 필요한 근력과 조정력, 균형감각, 자신감을 하루아침에 키울 수는 없죠. 잠도 그래요. 아이가 스스로 잠들어 밤에 깨지 않고, 낮잠도 규칙적으로 오래 자게 하려면 시간이 필요합니다.

초보 부모는 완벽해지기 전까지 참을성을 갖고 연습해야 합니다. 부모는 미숙하고 아기의 수면리듬은 자꾸 바뀌니, 타이밍을 잘 맞추지 못하면 아기는 몹시 피곤해집니다. 하지만 여러분의 잘못은 아닙니다. 부모로서 한 번쯤은 겪고 지나가야 할 과정이니까요. 이 책을 읽으면 아이가 지나치게 피곤해지지 않도록 잠드는 타이밍을 미리 잡아내는 법을 배울 수 있습니다.

엄마 혼자서만 아기를 재우라는 법은 없죠. 아빠도 중요한 역할을 할 수 있습니다. 과거에는 밤에 아이를 돌보는 것이 전적으로 엄마의 몫이었기 때문에 엄마만 수면부족으로 힘들어했습니다. 낮이고 밤이고 24시간 대기를 하는 사람은 아빠가 아니라 엄마였습니다. 그래서 아기가 잠을 자지 못하면 비난의 화살이 늘 엄마에게 향했습니다. 저는 아이를 위해서, 부부와 가족을 위해서 이런 상황을 바꾸려 부단히 노력했습니다. 아빠도 적극적으로 육아에 참여해야 한다고 강조했죠.

이번 《잠의 발견(한국어 초판은 《아이들의 잠》으로 출간)》 개정증보판에서는 아이의 수면문제를 예방하고 해결하는 방법을 요즘 시대에 맞게 자세히 설명할 예정입니다.

아이의 수면욕구는 생물학적 발달에 따라 달라집니다. 하지만 부모의 태도는 사회의 영향을 받습니다. 그 말은 우리가 선천적인 요인과 후천적인 요인을 모두 고려해야 한다는 뜻입니다.

《잠의 발견》 초판이 출간된 1987년 이후로 우리 사회는 몰라보게 달라졌습니다. 이제 엄마와 아빠는 인터넷과 소셜미디어로 무수한 육아 정보를 접할 수 있습니다. 물론 그중에는 철저한 조사로 확실히 검증된 정보도 있을 겁니다. 하지만 안타깝게도 일부는 사실로 위장된 개인의 의견일 뿐입니다. 아이마다 행동도 발달 속도도 다른 것이 정상인데, 마치 치료해야 할 병으로 낙인을 찍기도 합니다. 여기서는 이렇게 하라, 저기서는 저렇게 하라는 조언에 많은 부모가 혼란을 겪습니다. 누구 말을 믿어야 할지 모르니 아이를 보살필 때도 자신감과 중심없이 갈팡질팡할 뿐이죠. 게다가 인터넷으로 쉽게 얻을 수 있는 육아 정보가 너무 방대하다 보니 시작하기도 전에 부담감을 느끼고 의욕이 꺾일 위험이 있습니다.

책이나 잡지, 인터넷에서 얻은 정보는 얼마나 신뢰할 수 있을까요? 우는 아이를 달래서 재우는 방법이 각양각색이라면 조언의 근거 하나만을 염두에 두고 비교해보세요. 저는 1973년부터 소아과 의사로 아이를 진료했고 1981년부터는 연구논문을 발표하며 잠을 못 자거나 우는 아이에 대해 강연을 해왔습니다. 아내를 도와 아들 넷을 키웠고 손자 여덟 명을 돌볼 때는 더 적극적으로 육아에 참여했습니다. 그래서 어린아이의 잠에 관해서라면 모르는 것이 없다고 자신 있게 말할 수 있습니다.

현대의 가족은 25년 전에 비해 훨씬 바쁘게 생활합니다. 많은 엄마가 집에만 있지 않고 밖에서 일을 하기 때문이죠. 그러다 보니 엄마와 아빠가 집에 있을 때 마음 편히 아기에게만 집중하기 힘들어졌습니다. 당연히 아기와 오붓한 시간을 보내고 싶은 마음은 간절하지만요. 홀로 아이를 키우는 집도 25년 전보다 훨씬 많아졌죠. 그리고 요즘은 휴대전화와 이메일, 인터넷을 통해 집에서도 업무가 가능합니다. 몸은 아기와 함께 있으면서도 문자 메시지와 웹 서핑에 정신이 팔린 부모도 있을 겁니다. 세계 경제가 24시간 내내 돌아가는 바람에 하루 종일 일에 얽매인 부모도 날이 갈수록 늘어납니다. 그래서 때로는 아빠나 엄마가 자녀에게 주의를 기울이지 못하게 됩니다. 아이를 어떻게 돌봐야 할지 모르는 부모, 일관성 없이 행동하는 부모, 잠이 부족한 부모도 많습니다.

오늘날 부모는 하루가 멀다 하고 국내외의 갖가지 사건·사고 뉴스를 접하며 우리 아이도 위험에 빠질까 걱정합니다. 일부 부모의 심각한 교육열도 있죠. 좋은 직업을 얻기 위해 전 세계 사람과 치열하게 경쟁하려면 유치원이라는 첫 번째 관문부터 잘 통과해야 한다고 생각합니다. 학교 공부 외의 선행학습, 심화학습, 과외도 유행처럼 번지고 있습니다. 그뿐인가요? 학교 생활도 전보다 힘들어졌습니다. 요즘은 어린 나이부터 더 많은 것을 배우고 익혀야 합니다. 운동 프로그램처럼 고된 특별 활동은 말할 것도 없죠. 그래서 낮잠을 잘 시간이 없고 일찍 잠들지 못합니다. 아이러니하게도 공부를 더 시키려는 부모의 노력이 학습부진을 유발하고 있는 셈입니다.

경쟁이 치열하고 복잡한 현대 사회에서 부모와 아이 모두 잠이 부족하고, 아이를 어떻게 키울지 모르겠다는 불안감은 더욱 커졌습니다. 하지만 나만 그런 것인지 고민할 필요는 없습니다. 제가 의사 생활을 하면서 만난 수많은 부모도 같은 고민을 했으니까요.

제가 여러분에게 꼭 전하고 싶은 말이 있습니다. 잠을 푹 잔 가족은 걱정이 크게 줄어든다는 것입니다. 잠이 부족하지 않은 부모는 문제가 많아도 잘 대처할 수 있습니다. 충분히 휴식을 취했다면 앞으로 여지없이 직면할 문제도 쉽게 예방하고 바로잡을 수 있습니다.

불안하거나 피곤해서 판단력을 잃지 않는 이상, 가족 모두 잠을 충분히 자기는 그리 어렵지 않습니다.

언제, 어떻게 재워야 아이가 편하게 잠들지 너무 걱정하지 마세요. 덜컥 겁부터 먹은 분도 있을 겁니다. 절박한 분도 있겠죠. 밤새 한숨도 못 잔 아이가 낮 동안 내내 투정을 부리는 바람에 부모가 결국 신경쇠약에 걸렸다는 괴담은 우리 모두 들어보지 않았던가요? 하지만 엄마와 아빠가 도와준다면 아기는 건강한 수면습관을 들일 수 있습니다. 산통(생후 4개월 이하의 영아에게서 나타나는 통증을 동반한 발작적 울음과 보챔)으로 괴로워하는 아기라고 해도요. 지금부터 저는 단순하고 이해하기 쉽게 설명할 것입니다. 그리고 독자 여러분의 성공을 확신합니다. 《잠의 발견》은 미친 듯이 바쁘거나 잠이 부족한 사람도 쉽게 읽을 수 있는 책입니다. 누구를 비난하거나 평가하지 않습니다. 대신 독자에게 안심과 응원을 보내는 안내자 역할을 하고자 합니다. 무엇보다 아이의 잠에 대해 새롭고 믿을 수 있는 정보를 제공하려 합니다.

저는 검증된 연구결과를 바탕으로 부모에게 실용적이고 구체적인 조언을 하려 합니다. 어떻게 해야 아이를 잘 재울지 하나의 '정답'을 바라는 분도 계실지 모르겠습니다. 하지만 아이 키우기는 레시피에 따라 요리하는 것처럼 간단하지도, 예측 가능하지도 않습니다. 솔직히 말해 완벽한 부모는 없고 부모의 생각대로 행동하는 아기도 없죠. 앞으로 소개할 내용에서 여러분의 가족에 맞을 만한 방법을 골라 응용해보기 바랍니다. 우리 가족에게 어떤 방법이 효과적인지 찾으려면 여러 가지를 시도해봐야 합니다.

아이를 낳고 부모로서 첫걸음을 떼던 날을 생각해보세요. 병원 신생아실 앞에 서서 갓 태어난 아기를 보던 때를 상상해봅시다. 잠시 눈을 감고 그 모습을 그려볼까요? 신생아실 유리벽 너머에 우리 가족을 비롯해 많은 엄마, 아빠, 할아버지, 할머니가 있습니다. 다들 행복하게 웃으며 아기를 보고 있네요. 포대기에 싸인 아기는 꾸벅꾸벅 졸거나 깊은 잠에 빠져 있습니다. 놀라울 정도로 편안하고 기분 좋아 보입니다. '아기처럼 잠을 잔다'는 말의 의미를 실감하게 됩니다. 보고 있는 사람도 마음이 편안해지죠. 신생아실 아기의 모습과 그 모습을 봤을 때의 느낌을 떠올려보세요.

신생아실에 있는 아기를 다시 보세요. 간호사나 엄마가 안아주지 않아도 괜찮아 보이죠? 잠시 심호흡을 하세요. 그 사실을 생각하며 다음을 기억에 새겨두기 바랍니다. 집에서도 졸거나 잠든 아기를 항상 안아줄 필요는 없습니다. 그러지 않아도 아이는 푹 잘 수 있어요. 오히려 졸린 아기를 품에 안고 흔들어주거나 유모차에 싣고 움직여주면 잠을 편히 자지 못합니다.

사소하지만 중요한 교훈입니다. 이 말을 지금 하는 이유는 부모의 육아 방식이 조금만 바뀌어도 아기의 수면습관에 크나큰 영향을 주기 때문입니다. 별로 어렵지도 않아요. 《잠의 발견》과 함께한다면 퇴원 후 집에 와서도 평온하게 잠든 아기를 지켜볼 수 있습니다. 지금부터 많은 조언과 정보를 차근차근 알기 쉽게 설명할 계획입니다. 이제는 집에 왔을 때 말 그대로 아기처럼 곤히 잠든 자녀의 모습을 기대해도 좋습니다. 그저 며칠, 몇 주가 아니라 몇 달이 지나도요. 한번 몸에 밴 습관은 유년기 내내, 그리고 어른이 되어서도 계속될 것입니다.

아이가 잠을 잘 자면 엄마와 아빠도 잠을 잘 잡니다. 그 결과 아이를 더 잘 키우고 가르칠 수 있고 아이의 학습 능력도 높아집니다. 건강한 잠을 자면 부모와 자녀의 상호작용이 강화되어 온 가족이 최상의 기량을 발휘할 수 있습니다. 잠을 잘 잔 아이는 두뇌도 건강해집니다. 주변 사람과 이 세상에 대해 더 많은 것을 배우게 됩니다. 삶이 풍요로워집니다. 잠이 부족하지 않으면 온 가족이 건강하고 행복해집니다.

자, 지금부터 우리 아이들의 잠을 더 낱낱이 파헤쳐볼까요?

제1부

아이의
건강한 잠을
위한
전략과 해법

CHAPTER 1

아이를 건강하게 재우려면 어떻게 해야 할까?

과연 우리 아이는 건강한 잠을 자고 있을까? 아이를 건강하게 재우고 싶다면 다음과 같이 다섯 가지 요소를 충족시켜야 한다.

1. 하루 수면시간이 충분해야 한다
2. 낮잠을 자야 한다
3. 중간에 깨지 않아야 한다
4. 수면 스케줄과 타이밍을 지켜야 한다
5. 규칙적으로 자야 한다

위의 요소가 적절하게 균형을 이뤄야 아이는 필요한 만큼 쉴 수 있다. 우선 다섯 가지를 하나씩 살펴보자. 그 후에는 이 요소들이 서로 별개의 문제가 아니고, 하나라도 빠진다면 '건강한 수면'을 완성하지 못한다는 사실을 알아보려 한다.

아이의 수면패턴은 성장에 따라 다섯 단계를 거치며 변화한다.

1. 6주: 밤잠이 길어진다
2. 12~16주: 낮잠이 규칙적으로 자리를 잡는다, 길게 2번 낮잠을 자고

경우에 따라서는 3번 잘 때도 있다

3. **9개월**: 한밤중에 젖을 달라고 깨지 않고 세 번째 낮잠이 사라진다
4. **12~21개월**: 오전 낮잠을 자지 않는다
5. **3~4세**: 낮잠을 자지 않는 날이 많아진다

아이의 두뇌가 발달하면서 수면패턴과 리듬도 달라진다. 부모가 이 변화에 맞춰 돌본다면 아이는 충분한 잠을 자기 마련이다. 하지만 부모가 변화를 알아차리지 못하거나 적절히 대응하지 못하면 아이는 피곤해질 수밖에 없다. 수면패턴이 달라지는 이유는 생물학적인 발달을 겪기 때문인데, 이를 담당하는 두 가지 조절 시스템이 있다. (가정마다 수유 방식이 다르지만 모유와 분유 같은 요인은 두뇌 발달에 영향을 주지 않는다.) 여러분이 생물학적 조절 시스템을 잘만 이해한다면 앞으로 어떻게 할지 계획해 아이를 건강하게 재울 수 있다.

첫 번째는 신체의 수면욕구를 조절하는 '항상성 제어 시스템'이다. 이 시스템은 몸이 필요로 하는 잠의 양을 항상 기억한다. 간단히 말해 잠이 모자라면 부족한 양을 채우기 위해 그 후 더 오래 자게 된다는 뜻이다. 사람의 몸은 부족한 잠을 보충하려 한다. 이런 반응을 일으키는 것이 바로 우리가 건드릴 수 없는 몸속의 생물학적 시스템이다. 신체의 체온 조절 능력을 생각해보자. 사람은 반사적으로 더우면 땀을 흘리고 추우면 몸을 부르르 떤다. 수면욕구도 크게 다르지 않다. 하지만 아기는 잠을 자고 싶다고 말을 못하니 부모가 자녀의 수면욕구 변화를 놓치지 않도록 항상 주시해야 한다.

두 번째는 '일주기리듬 시스템'이다. 이 조절 시스템은 날이 밝고 어두워지는 주기로 특정 유전자 기능을 켰다가 끄는 일종의 '체내 시계'다. 햇빛으로 시간을 설정하는 생체시계인 셈으로 사람이 적절한 시간에 잠을 자는지, 잠을 자고 있다면 수면의 단계와 유형, 타이밍과 양이 적당한지 확인한다. 우리는 두뇌의 특정 영역에서 신호를 받고 잠이 들거나

깬다. 아기도 어른처럼 뇌에서 신호를 받는다. 다만 몇 주, 몇 달, 몇 년에 걸쳐 성장하고 발달하면서 수면패턴이 달라질 뿐이다. 태어난 지 몇 개월 안 됐을 때는 변화가 유독 심하므로 부모가 갈피를 잡기 힘들다. 언제 낮잠을 재울지, 언제 침대에 눕힐지 정답을 찾았다고 생각하는 바로 그 순간, 일주기리듬 시스템이 여러분의 아기에게 새로운 명령을 내리기 때문이다.

> **저자 한마디** ·
> 체내 타이밍 시스템은 유전자의 영향을 받아 사람마다 다르게 나타납니다.
> 작동 방식을 알아차리려면 시간이 조금 걸릴 거예요.

🌙 하루 수면시간이 충분해야 한다

잠을 충분히 자지 못하면 피곤해진다. 더없이 간단명료한 말이다. 하지만 도대체 얼마나 자야 충분하단 말인가? 내 아이가 충분히 잠을 자는지 어떻게 알 수 있을까?

생후 3~4개월까지는 대체로 두뇌 발달에 따라 수면패턴이 결정된다. 사실 생후 몇 주 동안은 필요한 만큼 잠을 푹 잔다. 갓난아기의 행동과 수면시간을 생리적 요인이 좌우하기 때문이다. 그러다 3~4개월쯤 지나 부모의 육아 방식에 맞춰 수면시간이 변하다 보면 아이의 행동도 달라진다. 빠르면 6주 만에 변화를 보이는 아이도 있다(조산아라면 출산예정일로부터 6주). 뒤에 가서 더 자세히 이야기하겠지만 부모가 아이의 수면욕구에 민감하게 반응하고 건강한 수면습관을 들여줄수록 구김살 없고 침착하며 똑똑한 아이로 자랄 수 있다. 우리의 목표는 아이의 수면욕구에 촉각을 곤두세워 잠을 충분히 재우는 것이다. 그리고 자연스러운 수면패턴 변화에 억지로 간섭하지 말아야 한다.

신생아기와 영아기

태어난 지 며칠 지나지 않은 신생아는 하루에 16~17시간 정도 잔다. 하지만 오래 자봐야 한 번에 4~5시간이다. 모유나 분유, 남자아이와 여자아이의 차이는 없다.

> **저자 한마디** •
> 모유 수유를 하는 엄마는 아이가 너무 많이 자면 모유를 충분히 먹지 못할까 봐 걱정하기도 합니다. 그럴 때는 병원에서 아기 몸무게를 달아보세요. 아무 문제없다는 결과를 보면 마음이 놓일 겁니다.

생후 1주에서 4개월 사이에 아이의 하루 수면시간은 총 16시간 30분에서 15시간으로 줄어든다. 반면 하루 중 가장 긴 수면시간은 4시간에서 9시간까지 늘어난다(보통 밤잠을 잘 때). 여러 연구결과에 따르면 수면시간이 변하는 이유는 이유식을 먹이기 시작해서가 '아니라' 신경계 발달 때문이라고 한다. 신생아와 4개월 이하의 영아 중에는 상대적으로 잠을 많이 자는 아이가 있는가 하면, 적게 자는 아이도 있다. 태어나서 처음 몇 달은 충분히 잠을 잔다고 생각하면 된다. 그래도 너무 많이 울거나 투정을 부리고 산통을 앓을 때는 5장 '투정 부리며 우는 아이'를 참고한다.

> **저자 한마디** •
> 생후 1~2주가 되면 잠을 자지 않고 말똥말똥하게 깨어 있는 시간이 길어집니다. 배에 가스가 차거나 해 투정을 부리기도 하죠. 이 현상은 생후 6주 정도까지 지속되다 서서히 사라집니다. 아이가 점점 짜증을 내고 잠을 자지 않으면 엄마는 내가 서툴러서 아이가 진정하지 못한다고, 모유가 부족하거나 '문제가 있어서' 그런다고 넘겨짚기도 합니다. 천만의 말씀! 문제는 신경계가 일시적으로 제어를 못하고 아이에게 과도한 자극을 주기 때문입니다. 걱정하지 마세요. 두뇌가 발달하면서 자연스럽게 거치는 과정입니다.

어린아이는 데리고 다니기 쉽다. 어디든 부모가 원하는 곳에 데려갈 수 있고 잠이 오면 장소를 가리지 않고 잔다. 내가 스탠포드 의대에 다니던 시절, 큰아이 유모차를 테니스장 펜스 근처에 두고 아내와 테니스를 친 적이 있었다. 그런데 갑자기 집채만 한 덤프트럭이 요란한 소리를 내면서 좁은 언덕길을 굴러 내려오는 것이 아닌가. 우리 부부는 아이가 놀라서 깼을 줄만 알고 헐레벌떡 달려갔다. 하지만 아이는 여전히 깊이 잠들어 있었다. 그러다 생후 6주가 지나고부터는 주변 사람들에 관심을 보이기 시작했다. 4개월이 되자 개 짖는 소리나 바람에 흔들리는 나무, 구름 따위에 호기심을 보였다. 그럴 때면 자다가도 깨서 다시 잠들지 않으려고 안간힘을 썼다.

일부 아이는 처음으로 타인과 교감하며 웃을 때(보통은 생후 6주지만 조산아는 출산예정일로부터 6주로 계산한다) 주변에 호기심을 보이고 남의 행동을 따라 하기 시작한다. 하지만 앞의 일화에서 우리 큰아이가 그랬던 것처럼 3~4개월 이전의 아이는 잠을 잘 때 주변 환경에 구애받지 않는다. 몸에서 잘 시간이라고 하면 그냥 잔다. 또 몸에서 일어나라고 하면 저절로 눈이 떠진다. 아무리 엄마 아빠에게 불편한 시간이라도 말이다. 수유시간이 규칙적인 아이도, 원할 때마다 젖을 먹는 아이도 차이는 없다. 선천적으로 위나 장에 문제가 있어 정맥주사로 영양을 공급받는 아이도 마찬가지다. 다시 말해, 배가 고파도 아기의 수면패턴은 달라지지 않는다. 그보다는 생후 3~4개월 즈음 뇌에서 분비되는 호르몬인 멜라토닌의 영향을 받을 가능성이 크다. 밤에 수치가 치솟는 멜라토닌은 졸음을 유발하고 내장근육을 이완시키는 역할을 한다. 그래서 생후 3~4개월부터는 밤낮이 뒤바뀌지 않고 산통도 사라지는 것이다.

그뿐만이 아니다. 집 안 조명을 내내 켜놓든, 규칙적으로 불을 껐다 켜든 아이는 아무 문제없이 정상적인 수면습관을 들일 수 있다. 이렇듯 생후 3~4개월 이전에는 주변 환경이 수면에 영향을 주지 않는다. 이 사실은 조산아를 봐도 알 수 있다. 예정일보다 4주 '먼저' 태어난 아기는 열 달을 다 채우고 태어난 아기에 비해 정상적인 수면습관을 들이는 시기가 4주 늦어진다. 주변의 자극에 노출되든 그렇지 않든, 잠이 생리적으로 발달하는 속도는 같기 때문이다.

따라서 결론은 생후 3~4개월 이전의 아기는 자고 싶어 할 때 재워야한다는 것이다. 아이가 스케줄에 딱딱 맞춰 일어나기를 바라지 말자. 억지로 재우거나 깨우려 해서도 안 된다. 경우에 따라서는 생후 6~8주에 수면/각성리듬이 생기는 아이도 있다. 이런 유형은 대체로 성격이 순하고 별로 울지 않으며 잠이 들면 오랫동안 잔다. 이런 자녀를 둔 부모는 천운을 타고났다.

유아기와 아동기

자랄수록 아이의 수면시간은 줄어든다. 〈도표 1~3〉을 보면 커가며 낮잠과 밤잠, 총 수면시간이 감소하고 있다. 각 표에서 아래 선이 나타내는 수면시간보다 적게 자는 아이는 10%인 반면, 위쪽 선이 나타내는 수면시간보다 적게 자는 아이는 90%다. 이 표는 1980년 인디애나 북부와 일리노이 북부에 사는 중산층 백인 가정의 아동 2,019명을 대상으로 직접 데이터를 수집해 만든 것이다. 표를 보면 내 아이가 10%보다 적게 자는지, 아니면 90%보다 많이 자는지 알 수 있다(다른 연구들은 평균 수치인 50%만을 제시하기 때문에 아이의 수면시간이 평균보다 조금만 낮은지, 심각하게 낮은지 알 방법이 없다). 주목할 점은 1911년 캘리포니아와 1927년 미네소타에서 유사한 계층을 연구한 결과도 내 연구결과와 일치한다는 것이다. 1910년 영국과 1925년 일본을 다룬 연구결과도 똑같은 선을 그렸다.

따라서 문화적·인종적 차이나 사회 변화에도 불구하고, 현대인의 생활을 대표하는 텔레비전·컴퓨터·휴대전화의 발명에도 불구하고, 나이별 수면시간은 주로 생물학적 발달에 좌우된다는 결론이 나온다.

<도표 1>

총 수면시간

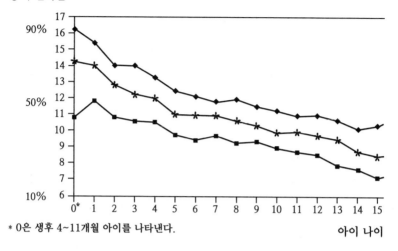

* 0은 생후 4~11개월 아이를 나타낸다.

아이 나이

하지만 일반화를 하기에는 무리가 있다. 요즈음은 어느 나라든 청소년이 잠을 적게 자는 추세이기 때문이다. 20세기 후반에 접어들자 고등학교의 등교 시간이 빨라졌다. 아이들은 점점 일찍 일어나야 했고 그 결과 총 수면시간이 줄어들었다. 한편 방과 후에 아르바이트를 하는 청소년도 많아졌고, 더 많은 과외와 스포츠 활동으로 아이가 할 일도 늘어났다.

중요한 것은 수면시간만이 아니다. 9~16세에게는 잠을 자는 타이밍도 큰 역할을 한다. 수면시간이 같아도 늦게 자는 아이보다는 일찍 자는 아이가 날마다 운동을 열심히 하고 더 많은 시간 활발히 움직였다.

내가 수면시간에 대한 연구조사를 실시한 때는 1980년이었다. 1990년까지는 자기 방에 텔레비전이 있는 아이가 10%도 되지 않았다. 그러나 1990년부터 아이 방에 텔레비전을 놓는 유행이 퍼지기 시작하더니 2007년에는 방에 텔레비전을 둔 아동이 2세 이하는 20%, 3~6세는 40%로 증가했다. 방에 텔레비전이 있는 아이는 수면장애가 늘어나고 수면시간이 점점 줄어들었다. 최근에는 휴대전화와 컴퓨터가 취침 시간을 더 늦추는 지경에 이르렀다. 앞에서 언급했듯 생후 4개월이 지나면 부모가 아이의 수면시간을 조절할 수 있다. 곧 설명하겠지만 유아기와 아동기, 청소년기는 수면시간이 특히 중요한 시기다. 내가 부모에게 추천하는 해결책은 간단하다. 잠잘 시간에 전자기기를 방에 두지 마라.

우리 소아과에 다니는 건강한 아이들을 대상으로 먼저 5개월에 실험을 하고 그 아이들이 36개월이 되었을 때 추가 실험을 했다. 5개월 때 명랑하고 잘 웃고 투정 부리지 않는 아이는 그렇지 않은 아이에 비해 수면시간이 길었다. 이 아이들은 하루 일과가 규칙적이고(잠을 자는 시간과 배고픔을 느끼는 시간이 매일 일정했다) 낯선 사물이나 사람에게 호기심을 보이는 특징도 있었다. 이렇게 순하고 얌전한 아이들은 낮잠이 3시간 30분, 밤잠이 12시간 정도로 하루에 총 15시간 30분을 잤다. 반대로 걸핏하면 신경질을 내고 잘 울며 까다롭게 굴고 낯을 가리는 아이는 총 수면시간이 그보다 약 3시간 적었다. 거의 20%나 차이가 나는 셈이었다(보통 낮잠 3시간, 밤잠 9시간 30분을 자서 하루 총 수면시간이 12시간 30분이었다).

또한 연구 대상인 5개월 아이들은 전부 낮잠 시간에 따라 인내심이나 집중력이 달라지는 결과를 보였다. 즉 **낮잠을 많이 자는 아이가 더 오랫동안 집중했다.**

뒤에 가서 설명하겠지만 낮잠을 많이 자는 아이가 높은 집중력과 주의력으로 주변 환경을 통해 더 많은 것을 배운다. 이 아이들은 물을 머금은 스펀지처럼 주위의 정보를 빨아들인다. 구름과 나무를 보고 사물을 만지며 느끼고 냄새를 맡고 소리를 듣는 것, 엄마 아빠의 표정을 보는 것이 곧 학습이 된다. 반대로 낮잠을 적게 자는 아이는 변덕스럽고 주위 환경에 적응하지 못한다. 혼자 알아서 놀지도 못한다. 피곤해서 장난감 등의 사물에 관심을 가질 여력이 없기 때문이다.

3세 정도가 되어 다시 실험했을 때, 순하고 명랑하고 낯가림도 없어 키우기 쉬웠던 아이는 하루에 12시간 30분을 잤다. 성격이 강하고 짜증이 많으며 낯을 많이 가려 다루기 힘들었던 아이는 그보다 총 수면시간이 1시간 30분 적었다. 이는 거의 하루치 낮잠에 해당한다. 가장 중요한 결론은 낮잠을 자는 3세 아동이 그렇지 않은 경우보다 주변 환경에 잘 적응한다는 사실이다. 하지만 낮잠이 밤잠 길이에 영향을 미치지는 않는다. 낮잠을 자는 아이와 자지 않는 아이를 비교했을 때 밤잠은 10시간

〈도표 2〉

총 낮잠시간

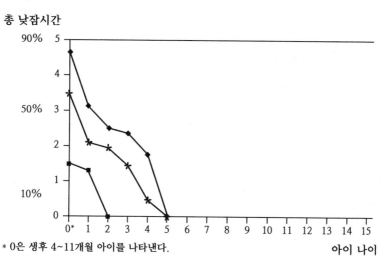

* 0은 생후 4~11개월 아이를 나타낸다.

아이 나이

〈도표 3〉

총 밤잠시간

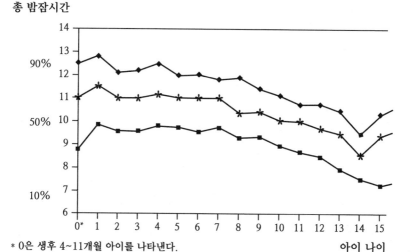

* 0은 생후 4~11개월 아이를 나타낸다.

아이 나이

30분으로 똑같았다. 그러나 낮잠을 자는 아이는 낮에 2시간을 더 자기 때문에 총 수면시간이 12시간 30분으로 늘어나게 된다. 따라서 단순하게 낮잠을 걸렀을 때 밤에 더 많이 자는 방법으로 '보충'할 수 있다는 말은 거짓이다. 한번 놓친 잠은 영원히 놓친 것이다.

> **저자 한마디** ·
> 가끔씩 낮잠을 못 잔다고 당장 문제가 생기지는 않습니다. 하지만 그런 생활이 습관처럼 반복될 경우 밀린 잠이 쌓이고 쌓여 결국 피로를 이기지 못해 까다로운 아이가 됩니다.

3세 아동의 수면시간

수면시간(단위: 시간)

		낮	밤	합계
A집단	다루기 쉬운 아이	1.9	10.6	12.5
	다루기 힘든 아이	0.9	10.4	11.3
B집단	낮잠을 자지 않는 아이	–	10.5	10.5
	낮잠을 자는 아이	2.0	10.5	12.5

결론적으로 3세에도 잠을 많이 자는 아이가 더 원만하고 붙임성이 좋으며 다루기 쉽다. 잠이 적은 아이는 낯을 가리고 짜증과 신경질을 부릴 뿐만 아니라 산만하다.

한 연구진이 10~14세 아동을 대상으로 하룻밤 수면을 제한해보았더니 언어 창의성, 추상 사고와 개념 형성, 복잡한 문제 해결 능력이 낮아지는 결과가 나타났다. 공부를 잘하고 성공하려면 이런 능력이 높아야 한다고 알려져 있다. 하지만 암기 능력이나 단순한 기억, 학습 능력은 달라지지 않았다. 어른이라면 졸음을 느끼면서도 판에 박힌 일을 실수 없이 한 경험이 있을 것이다. 피곤해 죽을 지경이어도 기계적인 일은 제법 잘해낼 수 있다. 나는 이 연구를 보며 유아기와 아동기에 만성적으로 잠이 부족하면 인지 능력 발달에 문제가 생긴다는 결론을 내렸다. 하지만 이는 아이가 자라서 복잡한 과제를 수행하기 전까지는 겉으로 드러나지 않는다. 물론 인지 발달은 10~14세가 아니라 아기 때부터 시작된다. 그러나 어린아이는 수면부족으로 인한 문제를 보이지 않는다. 어릴 때는 해야 하는 일의 수준이 그리 높지 않기에, 잠이 부족해도 철자를 틀리지 않고 글을 쓰고 책을 무리 없이 읽으며 간단한 산수 문제를 잘 푼다. 그러다 나이를 먹고 점점 더 어려운 공부를 해야 할 때 비로소 인지장애가 수면으로 떠오르는 것이다.

다시 앞의 도표를 살펴보자. 아동기를 거치는 동안 수면시간은 쭉 감소하다 청소년기에 이르면 약간 상승한다. 10대 청소년이 전보다 많은 잠을 필요로 한다는 사실은 다른 연구에서도 찾아볼 수 있다. 그런데도 청소년기에는 공부, 친구들과의 약속, 운동부 활동 등으로 점점 늦게 잠자리에 든다. 게다가 사춘기에 접어들며 나타나는 생물학적 변화 때문에 저녁이 되어도 정신이 말똥말똥해진다. 바로 그때 만성적인 수면부족이 위력을 발휘하기 시작한다. 그래서 가뜩이나 아이와 부모를 괴롭히는 사춘기가 더욱 견디기 힘겨워진다.

하지만 여기 나오는 도표에 너무 신경을 곤두세우지는 마라. 특정 나이의 아동이 얼마씩 잠을 자는지 대강 설명할 뿐이지, 결코 여러분의 아이에게 꼭 맞는 처방은 아니다. 어느 나이든 적게 자는 아이와 많이 자는 아이가 있다. 부모가 더 오래 재우려 해도 어떤 아이는 그 정도 잠으로 충분할 수 있다. 시계보다는 아이를 지켜봐야 한다는 사실을 절대 잊지 말자.

• 낮에도 잘 자고 잘 깨야 한다

아이를 주의 깊게 관찰하면 잠이 들 때나 깰 때의 미묘한 변화가 눈에 보일 것이다. 보통은 피상적으로 흑과 백처럼 수면 상태와 각성 상태가 완전 다르다고 생각하는 경향이 있다. 하지만 수면과 각성에도 단계적인 변화가 있다.

밤에도 잠을 잘 자야 하지만 낮에 정신이 얼마나 맑은가에 따라 업무 수행 능력, 주의력, 집중력, 감정 상태가 달라진다. 낮 동안 나른할 때 우리는 '졸리다'라고 말한다. 연구에 참가한 성인 대부분이 더 정확히는 '피곤하다'라고 표현했다. 그 말은 힘든 일을 했거나 열심히 노력했다는 의미를 담고 있다. 뿌듯해서 자랑할 만한 말인 것이다. 문화적으로도 '피곤하다'는 단어를 더 인정하는 분위기다. 반대로 '졸리다'는 약점처럼 감춰야 하는 말이 되었다. 하지만 나는 부모가 아이에게 '졸리다'는 말을 습관처럼 해주어야 한다고 주장한다. 지금 아이에게 무엇이 필요한지 직접적으로 가리키는 말이기 때문이다. 아이는 잠을 더 많이 자야 한다.

스탠포드 대학교에서 개발한 스탠포드 졸음 척도Stanford Sleepiness Scale를 이용하면 아이의 졸린 상태나 단계를 판단할 수 있다. 잠이 부족해 침울해하거나 짜증을 내는 아이는 당연히 숫자가 높게 나온다.

단계	단계별 설명
1	활발하고 생기가 넘치며 정신이 또렷하다. 완전히 깨어 있다.
2	열심히 활동하지만 능력의 최대치를 발휘하지는 못한다. 아직 집중할 수는 있다.
3	긴장이 풀어진다. 졸음을 느끼지는 않지만 완벽한 각성 상태는 아니다. 반응을 한다.
4	정신이 조금 흐리다. 능력의 최대치를 발휘하지 못하고 포기한다.
5	정신이 흐릿해진다. 정신이 맑지 않고 행동이 굼떠진다.
6	졸리며 눕고 싶다. 잠과 싸운다. 멍하다.
7	몽상에 빠지고 머지않아 잠이 든다. 더는 깨어 있으려 노력하지도 않는다.

스탠포드 졸음 척도는 스스로 평가하는 방법이다. 하지만 어린아이는 자기 느낌을 말로 표현하지 못하므로 부모가 대신 자녀를 관찰하며 졸음

이 오는 신호를 찾아야 한다. 문제는 무엇을 관찰해야 하느냐는 것이다.

성인의 경우 수면부족으로 낮에 졸음을 느끼면 눈이 가렵고 따끔거린다. 눈꺼풀이 천근만근이고 팔다리도 무거워지며 무기력해진다. 의욕이 나지 않고 쉽게 흥미를 잃어버려 집중하기도 힘들다. 말이 느려지고 하품을 자주 하며 눈을 비빈다. 잠이 더 쏟아지면 눈이 점점 감기고 꾸벅꾸벅 졸기 시작한다. 아이들에게서도 이런 신호를 찾아야 하는 걸까?

그렇지 않다. 수면장애를 겪는 어린아이는 어른과 다른 증상을 보인다. 물론 평소 잠을 푹 잔 아이는 가끔씩 피곤할 때 하품을 한다. 잠을 잘 자고 난 아이도 지나치게 피곤하면 하품을 하기 마련이다. 하지만 만성적으로 잠이 부족한 아이는 하품을 하지도 않고 꾸벅꾸벅 졸지도 않는다. 졸음이 지나치게 쌓이면 오히려 투정을 부리거나 흥분 상태가 된다. 나는 우리 큰아이가 세 살 때 그것을 정확히 표현하는 용어로 '당황스러운 흥분 상태upcited'라는 단어를 만들었다. '당황스럽다upset'와 '흥분하다excited'를 합성한 것이다.

호주에서 성인을 대상으로 실시한 아주 흥미로운 연구 두 가지가 있다. 이 연구결과 덕분에 어린 시절의 '당황스러운 흥분 상태'의 비밀을 밝혀냈다. 한 연구는 신경계의 활성도가 개인의 성격, 수면습관, 아드레날린 분비량과 관련이 있음을 증명했다. 잠이 부족한 사람은 마음이 불안정하고 스트레스를 많이 받아 코르티졸 수치가 높았다.

두 번째 연구는 그보다 복잡하다. 하지만 여기서 나온 결과를 이해한다면 아이의 행동을 더 잘 알 수 있다. 실험에 참가한 성인은 자신의 감정을 네 가지 척도로 나타냈다.

1. 피곤한 상태에서 편안한 상태로
2. 굼뜬 상태에서 초롱초롱한 상태로
3. 짜증스러운 상태에서 침착한 상태로
4. 긴장 상태에서 이완 상태로

앞의 두 가지는 '각성' 정도를, 뒤의 두 가지는 '스트레스' 정도를 의미한다.

연구진은 인체에서 저절로 분비되는 호르몬 네 가지(코르티졸, 노르아드레날린, 아드레날린, 도파민)를 측정했다. 두뇌와 감정을 좌우하는 이 호르몬들은 앞의 네 가지 척도와 여러 면에서 관련이 있다.

우선 피로는 아드레날린을 증가시킨다. 다시 말해, 피곤해지면 우리 몸이 힘과 에너지를 더 얻기 위해 화학작용을 일으켜 아드레날린 수치가 치솟는다. 그래서 정신이 맑고 또렷해지고 흥분을 느낀다. 그러면 코르티졸 수치도 높아진다. 어린아이의 경우는 낮잠을 자지 않을 때 높은 코르티졸 수치가 유지된다. 낮잠을 자면 코르티졸 없이도 뇌의 각성을 도울 수 있다. 아드레날린과 노르아드레날린, 도파민이 증가하면 스트레스를 유발하는 짜증이나 긴장도 늘어난다.

두 가지 연구는 잠이 부족한 아이가 흥분하거나 산만한 행동을 하고 쉽게 잠들지 못하는 이유는 몸이 수면부족에 반응하기 때문이라는 이론을 뒷받침한다. 중요한 프로젝트를 완수하려고 잠도 자지 않고 악착같이 일할 때의 느낌을 상상해보라. 의욕이 넘쳐서 낮에 졸음을 이겨낸다. 그러다 얼마 후에는 진도가 잘 나가지 않고 불편할 정도로 잠이 쏟아진다. 조금 더 지나면 극도의 긴장 상태가 된다. 다행히도 현대를 사는 성인은 이런 긴장 상태에서 벗어나기 위해 휴가를 떠날 수 있다. 하지만 휴가를 가도 긴장을 푸는 데 며칠이 걸리지 않던가? 이는 바로 축적된 신경 에너지가 소멸되는 시간이다.

기억하기
어린 자녀가 잔뜩 흥분한 것처럼 보인다면 피곤해서 그럴 가능성이 높습니다.

따라서 우리의 생활 방식이나 수면습관으로 체내의 화학작용이 일어나 감정이 달라진다는 결론이 나온다. 다트머스 대학교에서 실시한 연구를 보면 관상동맥질환에 취약한 A유형의 학생이 B유형 학생보다 잠을 더 많이 설쳤다. 수면이 분산되어 흥분하게 되는 악순환이 계속될 경우, 학생들은 에너지가 솟고 높은 성적을 얻기 위해 밤늦게까지 더 열심히 공부한다. 하지만 동시에 잠은 더더욱 부족해진다.

중요

잠이 부족하면 중추신경계가 과민반응을 하게 됩니다.

생후 4개월이 지나면 아이는 엄마 아빠와 놀고 싶어서 억지로 졸음을 참을 수 있다. 그 결과 잠을 잘 자지 못해 피로가 쌓이고, 자연히 몸에서는 각성 상태와 흥분 상태를 유지해주는 코르티솔 등의 호르몬을 생산한다. 언젠가는 수면부족의 양상(총 수면시간의 감소, 불규칙한 수면 스케줄, 낮잠 거르기, 분산수면)에 따라 여러 화학적 불균형 현상이 일어난다는 사실을 밝혀내는 연구도 나올 것이다. 전문가는 잠이 부족해 과민반응하는 아이를 설명할 때 다음 용어들을 사용한다.

생리 활성화 Physiological activation

신경계 흥분 Neurological arousal

과다 각성 Excessive wakefulness

감정 반응 Emotional reactivity

예민도 증가 Heightened sensitivity

부모는 이런 행동을 '흥분했다'라는 말로 뭉뚱그려 표현한다.

중요

만성적으로 잠이 부족한 아이는 365일 긴장 상태이고 흥분을 가라 앉히지 못합니다.

나는 '애가 너무 지쳐서 정신을 못 차려요'라거나 '잠을 자고 싶어는 하는데 도통 잠을 못 자네요' 같은 말을 자주 듣는다. 새삼스러운 말도 아니다. 무려 1922년에 발표된 논문에서도 '아이가 졸리면 반사적으로 예민해진다'라는 묘사가 나온다. 한편 나는 진료를 하며 잠을 충분히 잔 아이가 몇 시간이고 침착하게 정신을 차리고 있는 모습을 많이 보았다. 그 아이는 하나라도 놓칠세라 눈을 동그랗게 뜨고 주변을 둘러보았다. 별것 아닌 장난감에도 호기심을 느끼며 재미있게 가지고 논다. 이미 몇 번이나 놀았던 장난감인데도 전혀 따분해 보이지 않는다.

다행스러운 소식이 있다. 부모가 도와준다면 아이는 얼마든지 건강한 잠을 자고 변화할 수 있다. 부모는 생후 4~12개월 아이의 수면시간을 조절해 감정과 행동을 '눈 깜짝할 사이'에 바꿀 수 있다. 4~5세 아동을 대상으로 한 2002년 연구에서 존 베이츠John E. Bates 박사는 이렇게 주장했다. "말을 듣지 않는 어린아이를 대상으로 임상치료를 하는 과정에서, 부모가 적절한 수면 스케줄을 세워주었을 때 아이의 성격이 놀랍도록 온순해졌다. 변화의 속도가 무척 빨랐기 때문에 부모의 훈육방법 같은 변수를 원인으로 고려하기는 힘들다."

기억하기

차분하고 초롱초롱하면 아이가 잠을 잘 잤다는 신호입니다. 잠을 충분히 잔 아이는 일어나면 기분이 명랑하고 혼자서도 잘 놀아요.

나는 어린아이가 변덕스럽고 짜증스러운 행동을 한다면 잠이 부족해서 그러는 것이라고 본다. 또 뒤에 가서 살펴보겠지만 낮에 과도하게 졸음을 느낄 때 겪는 문제는 늘 똑같은 양상이 아니고 시간이 갈수록 누적된다. 결국 아이의 기분과 행동은 점점 심각해진다. 밤잠을 아주 조금씩만 덜 자도 습관이 되면 신경질이 늘어날 수밖에 없다.

같은 불면증 환자라도 어렸을 때부터 앓은 사람과 성인이 되어 앓기 시작한 사람은 확연히 다르다. 어린 시절부터 불면증이었던 환자는 성인 환자보다 잠드는 데 시간이 오래 걸리고 수면시간도 짧다. 이와 같은 데이터는 영유아기에 올바른 수면습관을 들여놓지 않으면 성인 불면증 등 장기적으로 해로운 결과가 나타난다는 주장을 뒷받침한다. 불면증뿐이 아니다. 정신이 건강하지 않은 성인을 보면 수면장애가 심각할수록 정신질환도 심각하다.

아이가 잠을 충분히 자지 못하면 외출해서 볼일을 볼 때 유모차나 자동차에서 잠을 잔다. 잠에서 깰 때는 뚱하고 혼란스러운 상태로 우는 경우가 많다. 그리고 늦은 오후나 이른 저녁에 찾아오는 '마(魔)의 시간 witching hour'이 있다.

• 마의 시간

생후 3~4개월을 지난 아기가 낮에 자주 투정을 부리면 수면부족을 의심해봐야 한다. 그런데 많은 아이가 잠이 부족해도 멀쩡해 보일 수 있다. 그러다 날이 저물고(3세 이하는 오후 4~5시, 3세 이상은 오후 5~7시) 수면 탱크가 고갈되면서 증상이 나타난다. 이것이 소위 말하는 '마의 시간'이다. 이때가 되면 아이는 쉽게 짜증을 내고 다른 사람을 붙잡고 칭얼거린다. 한 엄마는 '가슴을 쥐어뜯는다'고도 표현했다. 참을성이 없고 거칠게 행동하며 불만이 가득해 혼자 잘 놀지 못한다. 말을 듣지 않고 투정이나 고집을 부리고 화를 낼 수도 있다. 떼를 쓰고 공격적인 행동을 하거나 부정적인 감정을 드러낸다. 집중력과 주의력이 떨어지고 공부나 운동을 잘하지 못하며 친구들과 어울리지도 못한다. 전반적으로 우울하거나 불안한 모습을 보일 수도 있다.

증상이 많지만 기죽을 필요는 없다. 한 번에 여러 증상을 보이는 아이는 극히 드물기 때문이다. 하지만 마의 시간 중에 앞에서 말한 증상이 하나라도 나타난다면 부모는 수면장애의 신호로 보고 문제를 해결해줘야 한다.

• 세컨드 윈드

마의 시간은 세컨드 윈드(격렬한 운동 중에 고통이 줄어들며 호흡이 규칙적으로 변하는 상태)나 잠들기 전의 흥분 상태라고 볼 수도 있다. 앨리스 그레고리Alice Gregory 박사는 8~10세 아동이 잠들기 전 보이는 흥분 상태를 연구해 신체적 흥분(심장박동이 빨라진다)과 인지적 흥분(사고가 불가능해진다)이 동시에 나타난다는 사실을 증명했다. 5~12세 아동 327명을 연구한 훌리오 페르난데즈 멘도사Julio Fernandez-Mendoza 박사도 잠을 적게 자는 아이가 잠들기 전 과도하게 흥분한다는 사실을 알아냈다.

잠이 부족할 때 인체는 예측 가능한 방식으로 반응한다. 앞에서 설명했듯 흥분하기 시작한다. 몸에서 코르티졸, 아드레날린, 노르아드레날린 같은 자극성 호르몬이 분비되기 때문이다. 그래서 세컨드 윈드라는 에너지 폭발이 생기는 것이다. 세컨드 윈드가 시작되면 신경계의 작용이 더욱 활발해진다. 더 긴장하고 흥분하며 온몸에 신경 에너지가 넘친다. 햇볕에 심하게 탔을 때 살짝만 건드려도 아픈 것처럼 피부가 따끔거리고 과민반응을 할 수 있다.

어린아이의 경우는 이런 흥분 과다 상태가 늦은 오후나 이른 저녁에 뚜렷하게 나타난다. 낮잠을 놓치거나 너무 늦게 자서 수면탱크가 비어가자 바닥난 연료로 간신히 생활하기 때문이다.

가족끼리 휴가를 떠났을 때를 생각해보자. 아이는 장시간 이동으로 잠을 자지 못해 늦은 오후가 되면 기진맥진해진다. 마의 시간은 저녁에 시작되는 현상이지만 세컨드 윈드는 그와 달리 낮잠시간이 늦어질 때마다 시간을 가리지 않고 나타난다. 결과적으로 아이는 오히려 낮잠을 잘 자지 못하고 자더라도 금방 깨어난다. 아예 낮잠을 못 자는 경우도 있다. 어쩌다 일어나는 일이라면 부모 입장에서 조금 신경이 쓰이겠지만 아이에게는 별문제가 아니다. 하지만 아이가 습관적으로 조금씩 늦게 자거나 낮잠을 자주 빼먹는다면 어떻게 될까?

평소 늦게 자는 아이는 몹시 피곤한 상태로 잠에서 깨고, 이렇게 되면 신경계가 흥분해 낮잠을 쉽게 자지 못한다. 낮잠을 잘 자지 못하면 저녁 무렵 수면탱크가 비어 흥분 상태는 더 심해진다. 이제는 밤에 잠을 이루지 못하고 잠들었다가도 불쑥불쑥 깬다. 취침시간마다 한바탕 전쟁을 벌이고 오랜 시간 재워야 잔다. 자다가 깨는 일도 허다하다. 부모는 문제의 원인을 제대로 알지 못한다. 답은 취침시간이 너무 늦기 때문이다. 물론 저렇게 행동해도 결국은 잠이 들지만 잠들기까지 건강하지 못한 행동을 하며 부모 자식 간에 스트레스를 유발한다. 엄마와 아빠도 따로 또 같이 스트레스를 받는다. 게다가 잠을 너무 늦게 잠으로써 아이는 건강한 수면의 긍정적인 힘을 누리지 못한다.

수면부족이 세컨드 윈드를 일으켜 잠들기 더욱 힘들어진다는 사실을 이해하면 정반대의 상황이 얼마나 감사한지 절감할 수 있다. 충분히 잔 아이는 쉽게 잠이 들고 중간에 깨지도 않는다. 잠이 잠을 부르는 선순환이라 할 수 있다. 악순환도 있다. 잠이 부족한 아이는 더 잠을 자지 못한다.

☾ 낮잠

요즘 사람은 성공을 우선시하는 사회에서 자라서인지 낮잠을 시간 낭비라고 생각하는 경향이 있다. 낮잠을 자는 사람은 게으르고 의욕이 없다고 손가락질한다. 환자나 노인이 아니라면 낮잠을 자지 않는다. 그래서 낮잠이 우리 아이에게 주는 여러 가지 이점을 알아보지 못한다. 낮잠은 부모를 비롯해 아이를 돌보는 사람에게 휴식도 준다.

지금부터 낮잠이 아이의 학습 능력과 인지 능력에 얼마나 중요한 영향을 미치는지 설명하려 한다. 2015년에 발표된 한 연구는 생후 6~12개월 아기가 낮잠을 자자 기억력이 좋아졌다는 사실을 발견했다. 이때 낮잠을 오래 잔 아기는 30분 이하로 자는 아기보다 새로 배운 동작을 더 잘 기억했다.

낮잠은 조금 모자란 밤잠을 낮에 보충하는 행위가 아니다. 낮잠과 밤잠, 그리고 낮 동안의 각성 상태는 모두 부분적으로 독립된 리듬을 갖고 있다. 생후 3~4개월까지는 각각의 리듬이 다른 속도로 발달하기 때문에 서로 어긋난다. 그러다 나이를 먹으면서 수면/각성리듬이 체온과 활동량 변동에 일치되는 것이다.

다들 오후가 되면 졸음이 오는 경험을 해보았을 것이다. 이런 느낌은 연속으로 깨어 있는 시간이나 어젯밤 수면시간과 관련이 있지만 단순히 그 때문만은 아니다. 밤에 깊은 잠과 얕은 잠이 교차하는 것처럼 낮에도 각성 상태와 수면 상태가 교차한다. 성인은 신체적으로 가장 졸린 시간인 한낮에 낮잠을 잤을 때 최고의 개운함을 느낀다.

지중해 연안이나 라틴아메리카처럼 낮잠 풍습이 있는 곳에 산다면 오후에 졸릴 때 낮잠을 잘 수 있다. 하지만 미국에서는 커피를 마시며 쉬는 것이 고작이다. 영국은 커피가 차로 바뀌었을 뿐이다. 두 관습 모두 낮에 자연스럽게 느끼는 졸음을 카페인 같은 자극제로 쫓아내고 있다.

수면무력증

그러나 문화적 차이 외에도 일부 성인이 낮잠을 자지 않는 중요한 이유가 따로 있다. 바로 '수면무력증sleep inertia' 때문이다. 수면무력증은 대개 낮잠을 자고 일어났을 때 정신이 몽롱하고 혼란스럽고 기분이 우울해지는 느낌을 말한다. 집중하기 힘들고 머리도 잘 돌아가지 않는다. 낮잠을 잔 후 두통이나 어지러움 같은 불쾌한 느낌을 경험한 적이 있는가? 수면무력증은 수면 상태가 각성 상태를 함부로 침범할 때 발생한다. 그리고 이렇게 두 가지 상태가 겹쳐지는 감각은 참을 수 없이 불편하다.

피로가 쌓인 아이의 수면무력증은 성인보다 더 심하고 오래 간다. 한 엄마는 이때를 '비몽사몽' 상태(깬 것도 자는 것도 아닌 상태)라고 했고 '악마' 같은 상태라고 하는 엄마도 있었다. 정신을 차리지 못하고 울거나 신경질적으로 악을 쓰는 아이를 달랠 수도 없다. 많은 부모가 사흘간 휴가를 갔다 온 후 심각할 정도로 피곤해하는 아이 문제로 내게 전화를 한다. 그리고 아이가 울면서 잠을 깬다며 중이염을 의심한다. 방금 낮잠을 오래 잤으니 피곤할 리가 없다는 말까지 덧붙인다. 진찰 결과 귀에는 아무 문제가 없었다. 휴가 중에 낮잠을 몇 번 거르고 너무 늦게 자서 수면무력증 증상이 나타났을 뿐이다.

때로는 낮잠을 잔 후 수면무력증 증상을 보이는 아이를 보고 너무 늦게 재웠나 싶다가도, 저녁에 멀쩡하게 잘 노니 취침시간에 이상이 없다는 생각이 든다. 이렇게 앞뒤가 맞지 않는 상황은 어떻게 해결해야 할까? 이 경우 문제는 취침시간이 아니다. 그보다는 밤잠에서 낮잠 사이에 깨어 있는 시간이 너무 길었기 때문이다. 밤잠과 낮잠을 조정하려면 어쩔 수 없이 시행착오를 겪어야 한다.

다음은 한 부모의 경험담이다.

이따금씩 낮잠 후에 수면무력증을 보이더군요. 밤에 늦게 잤기 때문이라고 생각했죠. 그런데 수면일기를 보니 수면무력증은 너무 일찍 일어난 날에만 나타나고 있었습니다. 지난 12일 동안 저희 부부는 밀린 잠을 보충하려고 평소보다 훨씬 이른 시간에 재웠습니다(오후 6시~6시 15분). 하지만 그게 역효과를 불러온 거예요. 오늘 아침 아이는 새벽 4시 45분에 기상했습니다. 그리고 낮잠을 자고 일어나자 짠! 하고 수면무력증이 나타나지 뭡니까.

나는 이런 사례를 수도 없이 보았다. 너무 늦게 자서 밀린 잠이 쌓이면 수면무력증이 생긴다. 하지만 관찰해보니 낮잠을 자기 전에 너무 오래 깨어 있는 것도 하나의 원인이었다.

밤잠과 낮잠, 그리고 낮 동안 각성 상태의 리듬이 서로 독립되어 있다는 사실을 이해하면 두 가지 중요한 결론을 도출할 수 있다. 첫째, 생후 3~4개월이 되지 않은 아이는 세 가지 수면리듬이 일치하지 않고 두뇌의 각기 다른 영역에서 정반대의 메시지를 받는다. 수면리듬은 '깊은 잠을 자라'고 말하지만 각성리듬은 '깨어 있어라'고 말한다. 잠은 깼으나 피로가 가시지 않았기 때문에 아이는 혼란스러워서 엉엉 우는 것이다. 우리는 이런 행동을 보고는 산통을 앓는다거나 투정을 부린다고 말할 수 있다. 이처럼 두뇌의 다른 부분에서 서로 엇갈린 메시지나 일부만 겹치는 메시지를 보낼 경우 수면무력증 같은 애매한 상태가 된다. 성인과 동물을 대상으로 한 연구는 이런 상태를 가리켜 '수면과 각성의 분리', '해리 상태'라고 불렀다. 따라서 렘(급속안구운동Rapid Eye Movement)수면이 각성 상태를 방해할 때 기면증이 나타나고, 각성 상태와 비(非)렘수면이 겹쳐지면 몽유병이나 야경증 같은 증상이 생겨 자다가 비명을 지르게 된다.

우리는 성인의 각성 상태와 수면 상태가 겹칠 수 있다는 사실을 잘 안다. 수면 상태가 불안정할 때도 있고, 수면/각성 상태가 빠르게 교차될 때도 있다. 수면 상태가 아직 다 발달하지 않은 생후 4개월 아기도 하나 이상의 상태가 불완전하게 겹쳐지면 잠투정, 산통, 수면무력증 같은 문제를 겪는다. 아기는 렘수면 중에 눈을 뜨고 손가락을 빨고 웃거나 울 수 있다. 언뜻 깨어 있는 듯 보이지만 사실은 자고 있다. '부정수면indeterminate sleep' 또는 '불확정 수면ambiguous sleep'이라 부르는 이 현상은 어린아이의 두뇌가 아직 발달하지 않았음을 나타낸다. 생후 4개월이 지나면 불확정 수면은 조금씩 줄어든다.

두 번째 결론은 수면/각성리듬이 독립적이라면 서로 기능이 다르다는 뜻이다. 각성 상태일 때는 학습을 하고, 수면 상태일 때는 몸과 마음에 쌓였던 피로를 회복한다. 같은 수면 상태여도 낮잠과 밤잠의 기능도 다르다. 나는 '건강한 낮잠'을 자야 학습을 위한 최상의 각성 상태를 유지한다고 생각한다. 즉 낮잠은 낮에 최적의 컨디션을 유지하도록 졸음의 정도를 조절하는 기능을 한다. 낮잠을 자지 않으면 아이는 너무 졸려 제대로 배우지 못한다. 그리고 만성적으로 잠이 부족해 늘 피곤해하는 아이는 잠을 이기려고 애를 쓰느라 쉽게 짜증을 내고 과민반응을 보인다. 이런 상황에서는 무엇도 머리에 들어오지 않는다.

낮잠을 자지 않으면 어떻게 될까? 레베카 버거Rebecca Berger 박사는 30~36개월 아기가 낮잠을 한 번 거르게 하는 실험을 했다. 단 한 번의 낮잠을 걸렀을 뿐인데 다음과 같은 결과가 나왔다.

"갑작스럽게 수면을 제한하자 긍정적인 반응이 예상되는 상황(풀기 쉬운 퍼즐을 맞출 때)에서 긍정적인 감정 표현이 줄어들었다. 어려운 조건(풀기 힘든 퍼즐을 풀 때)일 때는 부정적인 감정이 증가했다."

다시 말하자면 낮잠을 건너뛴 실험에서 아이는 긍정적인 경험을 하지 못하고 어려운 상황에 적응하지도 못했다. 만성적인 수면부족으로 아이의 감정 반응에 계속 '부담'을 준다면 감정 조절 능력이 떨어지게 된다. 그 결과 향후 정서적/행동적 문제를 겪을 위험이 있다. 구체적으로, 나이에 맞는 퍼즐을 맞추는 과제를 주자 잠을 잘 잔 아이에 비해 잠을 못 잔 아이는 '즐거움이나 뿌듯함'을 보이지 않았다. 어려운 퍼즐을 앞에 뒀을 때는 '걱정/불안'이 눈에 띄게 커졌다. 버거 박사는 이어서 설명했다. "요컨대 잠이 부족한 아이는 잠을 충분히 잔 아이와 세상을 다르게 보고 다르게 반응한다. 긍정적인 경험을 최대로 활용하지 못하고 과제에 도전하지도 못한다. 어린아이가 새로운 정보를 배우는 환경(예: 유치원)에서 잠이 부족하면 장기적으로 심각하고 위험한 결과가 나타날 수 있다."

가끔씩 낮잠을 빼먹는다고 무슨 일이 생기지는 않는다. 하지만 아이가 어떤 식으로든 영향을 받는다는 것이 이 실험의 핵심이다. 그러니 낮잠을 걸핏하면 거를 때는 어떻게 되겠는가?

또 다른 연구에서 재니스 벨Janice Bell 박사는 "유아와 미취학 아동이 밤에 충분히 자지 않으면 향후 비만이 될 위험요인이 평생 남는다. **낮잠으로는 밤잠을 대신할 수 없다**"라고 말했다.

우리가 먹는 음식의 구성요소를 생각해보자. 음식에는 탄수화물, 단백질, 지방, 미네랄, 비타민이 들어 있다. 아이가 건강하게 성장하려면 각각의 요소를 나이에 따라 그때 필요한 만큼 섭취해야 한다. 단순히 칼로리를 계산한다고 끝이 아니다. 칼로리가 똑같아도 한 요소를 다른 요소로 대체할 수는 없다. 마찬가지로 우리 아이에게는 나이에 따라 다른 양의 낮잠과 밤잠이 필요하다. 총 수면시간을 채우는 것만이 능사는 아니라는 말이다. 총 수면시간이 같아도 부족한 밤잠을 낮잠으로 보충할 수는 없다. 건강해지고 싶다면 음식이든 수면이든 여러 가지 요소가 골고루 필요한 법이다.

낮잠과 밤잠의 차이는 또 있다. 비교문화 연구를 실시해보면 나이별 취침시간과 밤잠은 문화권에 따라 크게 달랐지만 낮잠은 그렇지 않았다.

낮잠은 밤잠과 다를 뿐만 아니라 낮잠과 낮잠도 서로 다르다. 오전 낮잠보다는 오후 낮잠에 렘수면이 더 많이 나타난다. 낮잠을 얼마나 자느냐가 아니라 낮잠을 자는 도중 렘수면이 얼마나 지속되느냐에 따라 창의적 문제해결 능력이 높아진다. 한 연구결과, 멜라토닌 수치가 낮아 렘수면이 잦아질수록 아이의 두뇌 발달이 촉진되었다. 그리고 성인을 대상으로 한 연구에서는 렘수면이 정서와 감정 회복에 특히 중요한 역할을 한다는 사실이 밝혀졌다(반면 깊은 비렘수면은 신체 회복에 더 중요했다).

아이는 필요한 만큼 렘수면을 자야 한다. 그러니 무슨 일이 있어도 낮잠을 꼭 자게 해주자.

이렇듯 낮잠은 밤잠과 다른 기능을 가지고 있으므로 정확한 시간에 낮잠을 자야 최대의 효과를 누린다. 나는 만약 낮잠을 놓쳤다면 다음 잠을 잘 시간까지 재우지 않는 방법을 추천한다. 그래야 수면리듬이 정확히 유지되기 때문이다. 다만 아이를 너무 피곤하게 만들지 말아야 한다는 원칙 내에서 해야 한다. 따라서 다음 잠(낮잠이든 밤잠이든)을 조금 앞당기는 것이 좋겠다.

내가 생후 4개월 아이를 조사해보니 대체로 하루에 낮잠을 두세 번 정도 잤다. 이때 세 번째 낮잠은 초저녁에 짧게 자는 경향이 있었다. 그러다 6개월이 되면 거의 모든 아이(84%)의 낮잠이 두 번으로 줄었다. 9개월 때는 한두 번밖에 자지 않는다. 약 17%가 첫돌 무렵부터 한 번으로 줄었고, 이 수치는 15개월이 되면 56%로 증가한다. 21개월에는 대부분 하루에 한 번씩만 잔다.

오후 낮잠보다는 오전 낮잠이 먼저 발달하지만 먼저 사라지는 쪽도 오전 낮잠이다. 21개월까지 계속되며 청소년기나 성인기에 다시 나타나는 하루 한 번의 낮잠은 대부분 오후 낮잠 또는 초저녁 낮잠이다. 렘수면은 더 컸을 때보다 유아기나 아동기에, 오후 낮잠보다 오전 낮잠에 더 많이 발생한다. 그래서 일부 아이에게는 오전 낮잠이 밤잠의 연장선상이라 할 수도 있다. 아이가 잠을 더 푹 자게끔 밤잠과 첫 번째 낮잠 사이의 간격을 최대한 좁히는 방법을 뒤에 가서 설명한다. 이렇게 하면 밤잠을 더 오래 자게 하는 셈이라 효과를 거둘 수 있다.

경고

모든 수면시간이 똑같지는 않습니다! 낮잠을 오래 잔다고 모자란 밤잠을 채울 수는 없어요. 건강한 잠을 자려면 수면시간보다는 수면의 질이 우선입니다.

다양한 연구는 아침에 늦게 일어나더라도 취침시간이 늦으면 낮잠을 오래 잔다는 사실을 증명한다. 일찍 자는 아이와 비교했을 때 늦게 자는 아이는 취침시간, 기상시간, 낮잠 길이에 따라 총 수면시간 자체는 같거나 길거나, 짧을 수 있다. 그러나 잠자리에 늦게 드는 아이는 아무리 낮잠을 오래 자도 영양실조나 비만, 외현화 행동문제(밖으로 드러나는 행동상의 문제)를 경험할 가능성이 높다. 총 수면시간이 같거나 길어도 예외는 없다. 원기를 회복해주는 깊은 잠은 자정 전에 발생하는데 취침시간이 늦으면 그와 같은 양질의 잠을 빼앗기기 때문이다. 상대적으로 얕은 아침잠이나 낮잠으로는 깊은 잠을 절대 보충하지 못한다. 낮잠을 오래 잔다고 수면부족이 해결되지는 않는다.

내가 발견한 사실이 하나 더 있다. 생후 21개월까지는 선천적으로 낮잠을 조금만 자는 아이와 오래 자는 아이로 나뉜다. 평범하게 밤잠을 잤어도 낮잠을 오래 자는 아이가 존재한다는 뜻이다. 이런 아이의 경우 부모가 수면 스케줄을 제멋대로 바꾸어 낮잠을 깨울 수는 있다. 하지만 선천적으로 낮잠을 적게 자는 아이를 오래 자게 만들 수는 없다. 낮잠을 짧게 자는 아이에 대해 알아둘 점이 있다. 생후 6개월이 되면 80%가 매일 2시간 30분~4시간 동안 낮잠을 잔다. 매일 4시간 이상 낮잠을 자는 아이는 15%에 해당한다. 그런데 5%는 하루에 자는 낮잠이 2시간 30분도 되지 않는다. 아주 짧은 낮잠을 제외한 후 2시간 30분 이하로 낮잠을 자는 아이를 다시 분류하면 18%가 낮잠을 조금 자는 유형에 속하게 된다. 게다가 이런 패턴은 12~18개월까지 이어진다. 첫 아이가 낮잠을 길게 자는 유형이라 낮잠을 잘 동안 오래 쉬는 데 익숙해진 부모 입장에서는 참으로 답답한 일이다. 낮잠을 짧게 자는 둘째를 보며 '내가 무엇을 잘못했지?', '이 아이에게 무슨 문제가 있는 걸까?' 하는 착각도 할 수 있다.

잘 자는 낮잠을 깨우면 문제가 생긴다고 한다. 그렇다면 다른 측면으로 부모는 왜 낮잠을 더 오래 자게 만들지 못하는 걸까? 이 질문은 수면과 각성 사이의 불균형을 보여준다. 잠을 잔다고 각성 상태가 사라지는 않는다. 그보다는 두뇌가 자동으로 수면 모드를 켜고 각성 모드를 해제한다고 생각하면 된다. 자는 사람을 깨울 수는 있어도 깨어 있는 사람을 억지로 재우지는 못한다. 정신이 번쩍 들도록 각성 상태를 자극할 수는 있어도 더 깊이 잠들게 만들 수는 없다. 따라서 수면 상태와 각성 상태는 서로 다른 것이지 정반대가 아니다. 부모는 단지 아이가 필요한 만큼 잠을 자게 '기회'를 주는 사람이다. 앞에서 설명한 것처럼 아기의 낮잠패턴은 21개월까지 변하지 않는 개개인의 특성이다. 이런 특성이 사람마다 다르다는 증거는 쌍둥이 연구를 보면 알 수 있고, 유전적인 요인이 아기의 수면을 통제한다는 주장을 입증한다.

생후 21개월이 되면 평균 낮잠시간이 2시간 30분 이하로 떨어지지만 개인별로 보면 짧게는 1시간부터 길게는 4시간까지 다양하다. 이 시기에는 낮잠을 조금만 자던 아이가 오래 자고, 오래 자던 아이가 잠깐씩만 자는 변화도 나타난다. 해석하자면 21개월 이후부터는 생물학적 요인이 낮잠에 영향을 주지 않는다. 이제부터는 사회적 요인이 작용한다. 생물학적으로 낮잠을 오래 자던 아이도 동생이 태어나거나, 첫째가 유치원에 입학하거나, 본인이 규칙적으로 단체 활동을 시작한다면 낮잠시간이 줄어든다. 쉬는 날이 있고 취침시간을 조금 앞당겨주면 대부분 별문제를 겪지 않는다.

낮잠을 자는 때도 못지않게 중요하다. 오전 낮잠과 오후 낮잠은 질적으로 다르다는 연구결과가 있다. 앞서 살펴보았듯 오전 낮잠은 깊지 않고 렘수면이 활발하게 일어난다. 오후가 되면 이 패턴이 거꾸로 바뀐다. 그렇게 때문에 언제 자느냐에 따라 낮잠도 서로 다르다. 어른도 오후 낮잠이 더 깊기 때문에 얕은 오전 낮잠보다 원기 회복 효과가 뛰어나다.

적절한 시간에 낮잠을 오래 자면 아이는 피로가 풀린다. 낮잠을 자는 중에는 몸의 스트레스가 사라지며 코르티솔 수치가 급격히 낮아지기 때문이다. 반대로 낮잠을 자지 않으면 스트레스에서 벗어나지 못한다. 낮잠이 너무 짧거나 그 밖의 생물학적 리듬과 어긋난다면 피로가 풀리고 기운이 솟는 효과는 그리 높지 않다. 하지만 아예 건너뛰는 것보다는 조금이라도 낮잠을 자는 편이 좋다. 어쨌든 머리를 맑게 해주는 효과는 있기 때문이다.

아이는 낮잠 자는 법을 배울 수 있다. 낮잠은 켰다가 끄는 전깃불처럼 시작과 끝이 명확하지 않다. 그보다 낮잠과 밤잠은 잠들기 시작하는 단계, 잠을 자는 단계, 일어나는 단계, 이렇게 세 단계로 이루어진다. 한 아빠가 내게 이런 불평을 했다. "잠들기 시작하는 신호를 도통 못 찾겠습니다." 잠들기 전에 활동이 느려지거나 조용해지는 신호를 알아보기 힘들다는 말이다. 잠들기 전의 '신호'를 포착해 아이를 적절한 시간에 재우는 기술은 조금 후에 알아보도록 하자.

저자 한마디 •
생후 4개월 이후에는 아기가 요람 밖에서 낮잠을 잘 잘 거라는 기대를 하지 마세요. 부모가 낮잠 스케줄을 지켜주지 않으면 수면부족에 시달리게 됩니다.

낮잠을 푹 자지 못하면 그 대가를 톡톡히 치른다. 낮잠이 부족한 생후 4~8개월 아기는 집중력이 떨어지고 놀이도 끈기 있게 하지 못한다. 낮잠을 자지 않거나 조금만 자는 3세 아동은 말을 잘 듣지 않고 과잉행동 증세를 보인다. 순응성이 떨어지는 아이는 학교 성적도 낮게 나온다.

말을 잘 듣지 않는 아이의 엄마가 웃으며 고백한 이야기가 있다. 그녀는 매일 아침 '낮잠의 신'에게 제발 쉬게 해달라고 기도했다고 한다. 그와 반대로 한 엄마는 아들이 아주 순하다고 했다. 단 주위에 침대가 있는 한. 어찌나 '잠귀신'인지 그녀의 아들은 혼자 있는 때를 가장 좋아했다. 또다른 엄마는 낮잠을 잘 자는 아들을 '낮잠 왕자'라고 불렀다.

조금 더 크면 어떤 아이는 낮잠을 정확히 1.5번 잔다. 한 번만으로는 부족하지만 두 번까지는 잘 수 없기 때문이다. 이런 아이는 늦은 오후나 초저녁에 신경이 날카로워지지만 가끔씩 밤에 일찍 재우는 임시방편으로 조금이나마 잠을 보충할 수 있다.

15~21개월이 되어 낮잠을 하루에 한 번만 자기 시작하면 일찍 잠자리에 들여보내야 한다. 취침시간을 앞당기면 잠투정을 하지 않고 밤중이나 새벽에 깨는 일도 없다. 또한 낮잠을 규칙적으로 더 오래 잔다. 그런데 왜 많은 부모는 밤에 피곤해하는 아이를 보고도 일찍 재우려 하지 않을까? 뇌에서 잠을 자라고 하는 것이 분명한데도?

첫째, 아이와 놀고 싶은 당연한 욕구 때문이다. 둘째, 피곤해한다고 일찍 재우면 내일 너무 이른 시간에 일어날지 모른다는 두려움 때문이다. 셋째, 내 조언 때문이다. 내가 중간에 젖을 줄 때를 제외하고는 밤에 아이 방을 찾지 말라고 하기 때문에, 부모는 아이를 침대에 눕힐 때나 한밤중에 아이가 울음을 터뜨릴까 봐 두려워한다. 그래서 취침시간을 앞당기려는 시도조차 하지 못한다. 그 마음은 이해한다. 하지만 대부분 근거 없는 두려움에 불과하다. 이들은 아이가 늦게 잘수록 더 지쳐서 잠투정을 부리지 않을 것이라 착각하고 있다.

다음은 무려 생후 8주에 취침시간을 앞당긴 가족의 경험담이다. 이 집 아기는 너무 피곤해하지도 않았고 투정/산통도 없어서 달리 문제가 없었다. 하지만 투정/산통이 심한 20%의 아기들에게 8주부터 일찍 자게 만드는 것은 뒤에 가서 볼 예시처럼 결코 쉽지 않다.

> 딸 제이든이 태어났을 때 저희 부부는 처음부터 수면습관을 잘 들이려고 노력했습니다. 2시간 넘게 깨어 있지 못하게 하고 무슨 일이 있어도 10시나 11시에 재웠어요. 그건 어렵지 않았습니다. 하지만 몇 주가 지나도 밤잠을 오래 자지 못하는 거예요. 제이든이 8주가 되었을 때 웨이스블러스 박사님을 찾아가 수면패턴에 대해 상담

을 했습니다. 웨이스블러스 박사님은 6주 때 깨어 있는 시간을 짧게 유지하면서 동시에 취침시간을 앞당겼어야 한다고 말씀했습니다. 이해가 가지 않더군요. 이렇게 어린아이를 일찍 재운다고 과연 효과가 있을까 싶었어요. 침대에 눕히면 한두 시간 후에 깰 거라고 생각했습니다. 저희는 저녁 7시에 아이를 재우기 시작했어요. 수유시간에는 잠에서 깼지만 곧바로 다시 침대에 눕혔습니다. 처음 며칠은 힘들었죠. 몇 번씩 일어나서 울기도 했습니다. 그래도 저희는 밀고 나갔습니다. 며칠이 지나자 제이든은 밤에 4~5시간 연속으로 자더니 자는 시간이 7시간, 8시간, 9시간, 10시간으로 점점 길어졌습니다. 게다가 오래 자는 걸 좋아하지 뭡니까! 젖을 먹기 위해 깨면 먹고 침대에 눕히자마자 다시 잠들었어요. 믿을 수가 없었습니다. 이렇게 간단하다니요. 일찍 재울수록 아이는 더 잘 잤습니다. 낮잠도 전보다 더 오래 푹 잤어요. 제이든은 이제 7개월이 되었습니다. 요즘은 매일 6시~6시 30분에 재우려 하고 있어요. 아이가 얼마나 행복해하는지 모릅니다. (저희도 행복하고요!)

나는 너무 늦게 아이를 재우는 부모를 많이 보았다. 그러다가는 악순환만 거듭된다. 낮잠 스케줄도 꼬이고 늦은 오후나 초저녁에 아이의 투정도 늘어난다. 피곤해서 투정을 부리던 아이는 잠잘 시간이 되면 긴장하고 흥분해서 쉽게 잠들지 못한다. 결국 부모는 잠투정을 막으려고 지쳐 잠들 때까지 아이를 재우지 않는다. 다음날이 되어도 피로는 가시지 않고 낮잠 스케줄은 더 꼬인다. 절대 끝나지 않는 악순환인 셈이다.

이 고리를 끊는 방법은 알고 싶다면 맥의 사연을 읽어보자.

맥은 따로 취침시간이 없었습니다. 7시~7시 45분쯤 아이가 피곤해 보이면(눈을 비비거나 하품을 하면) 침대에 뉘였습니다. 간혹 더 늦게 재우는 때도 있었고요. 맥은 보통 15~30분 정도 울고 나면 잠이 들었습니다. 보통 그 시간은 7시에서 7시 45분 사이였죠. 때론 그보다 좀 늦어지기도 했습니다. 그게 정상인 줄 알았어요.

맥이 9개월 때 웨이스블러스 박사님께 진료를 받으러 갔다가 아이가 왜 밤에 자다가 깨는지 여쭤봤어요. 박사님이 알려주신 방법은 아주 간단했습니다. 밤에 20분 일찍 재워야 한다고 하셨어요. 그렇게 하면 밤새 깨지 않으면서도 아침에 평소처럼 일어날 거라고요. 저는 앞뒤로 30분쯤 차이가 있지만 대충 7시 30분쯤 피곤해 보이면 재운다고 말했습니다. 박사님은 피곤해 보이면 때가 너무 늦었고 진작 잠자리에 들었어야 한다고 하셨어요.

첫째 날에는 6시 45분에 맥을 재웠습니다. 솔직히 믿을 수 없었어요. 이렇게 졸려 하지도 않고 잘 놀고 있는데 일찍 재워야 한다니 아쉽기도 했어요. 맥은 5분 정도 울더니 잠이 들었습니다. 그리고 밤새도록 한 번도 깨지 않았어요! 다음날도 마찬가지였습니다. 5분쯤 울고 아침까지 계속 자는 거예요. 어쩌다 5시 30분에 깨는 날도 있었지만 우유를 먹이면 다시 잠들었어요. 어떤 날은 거의 8시까지요!

9개월 진찰을 받은 지 4주가 지났습니다. 잠잘 때가 되어도 전혀 힘들지 않습니다. 맥은 저녁을 먹고 목욕을 한 후 6시 30분에 잠자리에 들어요. 기분이 너무 좋아 보일 때는 일찍 재우고 싶지 않지만 맥은 담요와 인형을 안고 엄지손가락을 빨면서 눈을 감고 아침까지 잡니다. 이 세상에서 가장 귀여운 모습이에요.

맥의 부모는 일찍 재우라는 내 조언이 '아주 간단했다'라고 했다. 때로는 복잡한 문제에 간단한 방법으로 접근해야 효과를 보는 법이다. 나를 찾아왔던 사람은 모두 '박사님의 처방은 간단하다'라고 한다. '믿을 수 없었어요', '아쉽기도 했어요' 같은 반응이 지극히 정상이다. 사례를 하나 더 살펴보자.

제러드는 지금 19개월이지만 웨이스블러스 박사님을 만났을 때는 밤에 자다가 1시간 30분~2시간 간격으로 깨곤 했습니다. 우리가 업고 돌아다녀야 간신히 잠들었어요. 그러다 침대에 내려놓으면 깨서 눈을 '번쩍' 떴습니다. 거실 바닥에 마련한 '둥지' 같은 침대가 아니면 도통 잠을 자지 않았어요. 밤에 자다 깨는 생활을 3개월이나 버티다 웨이스블러스 박사님을 찾아간 거였죠.

박사님은 저녁 6~7시에 제러드를 깨어 있는 상태로 침대에 눕히라고 하셨습니다. 그대로 아침 6시까지 두라고 하셨죠. 처음에는 제러드를 일찍 재워도 하던 대로 고집을 피울 거라고 생각했습니다. 하지만 결과는 충격이었습니다. 새로운 방법을 시도한 첫날부터 제러드는 5분 정도 울다가 잠이 들었습니다. 그러더니 다음날 아침 5시 30분까지 11시간 동안 깨지 않고 자는 거예요. 그 후로 이틀 동안 제러드는 울지 않았고 우리가 안 재워도 스스로 잠들었습니다. 넷째 날에는 제일 좋아하는 동물 인형을 안고 침대에 누웠어요. 이제는 그게 습관이 되었죠. 제러드는 그동안 8시 30분에 자는 바람에 너무 피곤했던 거예요. 긴장을 풀지 못하고 우리가 재우지 않으면 잠들지도 못했죠. 이렇게 간단한 방법으로 금세 달라지리라고는 상상도 못했어요. 이제 제러드는 기분 좋고 활기차게 일어나 모험으로 가득한 하루를 시작합니다. 몇 개월이 지난 지금도 6시 30분에 자는 걸 제일 좋아해서 피곤하면 그때 스스로 잠자리에 들고 있어요.

보통 아이를 일찍 재울 때는 다음날 너무 일찍 일어날지 모른다는 걱정이 가장 크다. 애나의 부모도 그랬다.

애나가 18개월이 되자 두 번 자던 낮잠을 한 번으로 줄여도 될 것 같더라고요. 저희는 웨이스블러스 박사님 책에 나온 내용대로 오전 낮잠을 11시 정도로 조금씩 늦추었습니다. 2주가 지나자 정오에서 1시 사이로 낮잠시간을 미룰 수 있었습니다.

책에서 웨이스블러스 박사님은 취침시간을 앞당기면 밤이나 새벽에 깨지 않는다고 하셨습니다. 애나는 저녁 6시 30분부터 아침 7시까지 잤기 때문에 저희로서는 그 이론을 믿기 힘들었죠. 그래도 남편과 저는 웨이스블러스 박사님의 조언이라면 무조건 옳다고 생각했기 때문에 애나를 1시간 일찍 재우기로 했어요. 평소처럼 12~13시간을 자고 5시 30분이나 6시에 깰 줄 알았는데 웬일인가요. 애나는 아침 9시에 일어났어요. 그것도 전에 없이 기분이 좋은 상태로요!

친척이나 친구는 물론이고 모르는 사람도 아기가 어쩜 그리 밝고 명랑하냐고 말한답니다. 비밀은 애나가 잠을 충분히 잔 것이지요.

낮잠을 발달단계에 맞춰 자지 않는 아이는 그만큼 잠을 손해 본다. 장기적으로 봤을 때 낮잠을 짧게 자면 밤에도 오래 자지 못한다.

물론 어쩌다 한 번 친척이 방문하거나 귀에 염증이 생겨서 잠을 못 잤을 때는 밤잠으로 보충할 수도 있다. 하지만 밤에 일찍 재워서 모자란 낮잠을 채우는 식으로 아이의 수면욕구가 충족될 것이라 생각한다면 오산이다. 늦은 오후나 초저녁에 짜증을 부리고 떼를 쓰는 아이를 만들 뿐이다. 아이가 부족한 낮잠으로 대가를 치르는 것처럼 부모도 대가를 치르게 된다.

초저녁에 얕은 잠이 든 아이를 몇 시간씩 안고 있거나 흔들의자에 태우는 것도 좋지 않다. 깊은 잠에 빠질 시간만 뒤로 밀려나기 때문이다. 귀중한 시간을 낭비하는 셈이다. 낮에 토막잠을 자는 것, 자동차나 그네에서 흔들거리며 자는 것, 유모차에서 선잠을 자는 것, 엉뚱한 시간에 낮잠을 자는 것은 모두 건강하지 못한 잠이다.

잘 때는 움직이지 말 것

침대가 아닌 자동차나 비행기에서도 낮잠을 충분히 잘 수 있을까? 아기를 움직이지 않는 요람이나 침대에 눕혀야 더 개운하고 질 좋은 수면이 가능하다. 잠자리가 흔들리거나 움직이면 두뇌의 명령으로 잠이 얕아지고 낮잠을 자도 피로가 풀리지 않는다. 나는 한 엄마에게 쇼핑이나 산책, 친구들 모임 중에는 아이가 잠을 제대로 자지 못한다고 설명했다. 그 엄마는 내 말이 틀리지 않고 아이가 집에서 낮잠을 가장 잘 잔다는 사실을 깨달았다. 하지만 그녀를 포함한 친구들은 대부분 밖에서 놀기 좋아하는 성격이었다. 하루 종일 집에 있으려니 답답하기가 이루 말할 수 없었다. 그래도 집에서 낮잠을 자기 시작한 후로 아이가 낮잠 전에 울지 않는다는 소득은 있었다.

아이를 달래서 재우기 위해 몇 분이라도 그네를 흔들어주거나 유모차, 자동차에 태워 천천히 움직이는 방법을 사용하려는 부모도 있을 것이다. 하지만 아이가 잠든 후에는 집으로 돌아오거나 그네를 멈춰야 한다. 아기의 자세가 불편해 보여도 침대로 옮기는 족족 깨는 버릇이 있다면 건드리지 마라. 그네나 카시트에서 잔다고 무슨 일이 생기지는 않는다. 동네가 조용하다면 움직이지 않는 유모차에 놓고 밖에서 재워도 좋다. 하지만 두뇌가 발달하며 호기심과 주변에 대한 관심이 커지면 밖에서 낮잠을 잘 자기는 힘드니 이 점은 주의하기 바란다.

🌙 강화수면과 분산수면

강화수면이란 잠을 잘 때 방해를 받지 않는다는 뜻이다. 다시 말해 중간에 깨지 않고 쭉 자는 것이다. 반대로 잠을 자다가 갑자기 깨거나 정신이 번쩍 드는 것은 수면방해 또는 분산수면이라고 부른다. 수면리듬이 비정상적으로 달라져 깊은 잠이 얕은 잠으로 변한다면 잠에서 완전히 깨지 않아도 분산수면이 일어났다고 할 수 있다. 똑같이 10시간을 자도 강화수면과 분산수면은 하늘과 땅 차이다. 신생아나 아픈 아이의 부모는 의사나 소방관처럼 자다가 자주 깨는 경험에 익숙할 것이다.

수면이 분산되면 총 수면시간이 줄어들었을 때와 비슷한 결과가 나타난다. 낮에 자꾸 졸리고 활동이 눈에 띄게 줄어든다. 건강한 어른도 분산수면을 단 하루 경험하면 창의력, 주의력이 떨어지고 기분도 우울해진다. 분산수면에 시달리는 성인은 이런 부작용을 떨치기 위해 카페인을 많이 섭취하곤 한다.

성인과 마찬가지로 아이도 밤새 깊은 잠과 얕은 잠을 번갈아가며 잔다. '보통'은 잠이 얕아지면 작게 소리를 내다가 저절로 깊은 잠에 다시 빠져든다. 스스로 깊은 잠을 자지 못할 경우에는 울거나 악을 써서 일어났다는 의사표현을 할 수 있다. 이런 '표시'를 보고 부모는 아이에게 수면장애가 있다고 걱정할지 모른다. 하지만 곧 알아볼 것처럼 진정한 문제는 자다가 깨는 행위 자체가 아니라 부모의 대응이다.

중요
자다가 깼다고 다 비정상은 아닙니다.

보호각성

때때로 우리의 두뇌에서는 수면 중 질식을 막기 위해 잠을 깨우는 보호각성이 일어난다. 대개 보호각성은 비대해진 편도선이 기도를 막으며 자다가 숨을 쉬기 힘들어질 때 나타난다(11장 참조). 그뿐만 아니라 요람사, 유아돌연사증후군(SIDS)도 예방하는 역할을 한다. 아기가 수면 중 호흡이 고르지 않거나 호흡곤란이 왔을 때 옆에서 깨워주지 않으면 갑자기 사망하는 비극이 찾아올 수 있다.

분산수면

하지만 몇 개월이 지나 유아돌연사증후군 확률이 낮아지면 수면 중 각성은 오히려 건강에 해롭다. 강화수면을 깨뜨리기 때문이다. 이때 각성이란 얕은 잠이나 깊은 잠, 렘수면에서 완전히 깨어난 상태를 의미한다.

완전히 잠에서 깨지 않아도 깊은 잠에서 얕은 잠으로 상태가 빠르게 바뀌면 각성이라 할 수 있다.

〈도표 4〉수면 중 각성

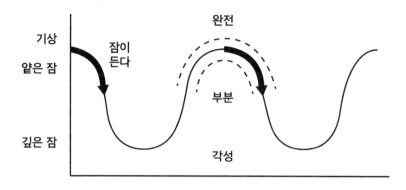

〈도표 4〉는 보통 생후 4개월을 넘긴 아동의 수면 상태를 간략히 보여준다. 깊은 잠과 얕은 잠이 번갈아 나타나는데 부분각성 상태에서는 잠에서 깨지 않고 얕은 잠을 잔다. 하지만 완전히 각성을 하면 정신이 들어 시계를 보거나 자세를 바꿀 수 있다. 팔을 움직이고 다리를 긁기도 한다. 이 상태는 짧게 지나가며 우리는 곧바로 잠에 빠져든다. 굵은 화살표를 보면 잠이 들 때와 각성 후의 상태가 서로 비슷하고 스스로 잠드는 기술이 필요하다는 사실을 알 수 있다. 아나트 셰어Anat Scher 박사의 연구를 보면 12~36개월 사이 분산수면이 잦은 아이는 잠에서 깨어날 때 코르티졸 수치가 더 높았다. 그리고 이 수치가 높을수록 어린이집에서 우울해하고 내성적인 행동을 한다는 평가를 받았다. 친구들과 어울리지 못하고 슬픔, 외로움, 불안감, 두려움 등의 감정을 드러냈다. 각성을 유발하는 곳은 배가 아니라 머리다. 배가 고파서 깨는 것과 각성 상태를 혼동하지 않기를 바란다.

분산수면은 밤에만 일어나지 않았다. 부모가 그네나 자동차로 움직이며 아기를 재우거나 유모차에서 쪽잠을 자게 하면 낮잠도 분산될 위험이 있다. 졸린 아이를 안고 흔들의자에 앉아 있을 때도 낮잠의 질은 떨어진다. 이런 잠은 너무 짧거나 얕아서 휴식을 취하기에는 부족하기 때문이다. 아이는 가급적 움직임이 없는 상태에서 재워야 한다. 울음을 진정시키려고 그네를 사용하더라도 일단 아이가 잠들면 멈추어야 한다.

생후 4~8개월인 아이는 오전에 한 번, 오후에 한 번 해서 하루에 총 2~4시간씩 낮잠을 자야 한다. 그보다 적게 자도 아이가 편안해 보인다면 걱정할 필요는 없다.

밤잠은 10~12시간 정도 자고 중간에 한두 번 깨서 우유를 먹거나, 아예 깨지 않는다. 모유수유를 하고 아이와 같은 방을 쓴다면 밤에 여러 번 젖을 먹여도 된다. 이런 경우 수유 중에 엄마나 아기나 각성 상태보다는 수면 상태에 가까워서 분산수면을 경험하지 않는다. 앞에서 이야기했듯이 아이가 자다 깼다고 큰일이 일어나지는 않는다. 부모가 달래주지 않아도 아이는 스스로 다시 잠들 것이다. 하지만 자다가 깬 아이가 신호를 보내고 부모가 도착하기 전까지 울음을 그치지 않는 경우는 얘기가 다르다. 부모의 도움 없이 다시 잠들지 못하면 문제라는 경각심을 가져야 한다. 스스로 잠드는 기술을 터득하기 전까지는 부모와 아이 모두 분산수면에 시달릴 수밖에 없다.

☾ 수면 스케줄로 타이밍을 지키자

<도표 5>와 <도표 6>은 대다수 아이의 기상시간과 취침시간을 보여준다. 이는 <도표 1~3>과 동일한 2,019명의 데이터를 바탕으로 만들었다. 그래프를 보면 미취학 아동(6세 이하) 90%가 오후 9시 전에 잠을 자고, 2~6세 아동의 10%가 오후 7시 전에 잠자리에 든다.

중요

우리는 아이가 배고프다고 하면 곧바로 우유를 먹입니다. 아이가 굶주리지 않게 노력하는 만큼 잠이 부족해 지치지 않도록 신경 써주세요.

수면/각성 스케줄이 그 밖의 생물학적 리듬과 어긋나면 집중력과 주의력, 작업수행 능력이 현저히 감소하고 감정기복도 심해진다. 대표적인 예가 시차증후군이다. 비정상적인 수면 스케줄로 잠을 충분히 자지 못하는 교대 근무자도 두통과 복통에 시달리는 경우가 많다. 아이도 마찬가지다. 아이가 특별히 아파 보이지 않는데도 저녁에 머리나 배가 아프다고 하면 피곤하냐고 물어봐야 한다. 전과 달리 기운이 없고 행동이 굼떠지는 것도 피곤하다는 신호다.

영아와 유아의 수면 스케줄을 정할 때는 모유나 분유가 몸을 위한 음식인 것처럼 잠이 두뇌를 위한 '음식'이라고 생각하자. 설마 젖을 먹일 때도 바쁘게 볼일을 보는가? 당연히 조용한 공간을 찾는다. 낮잠도 마찬가지다. 주변 여건이 불편하다고 아이를 굶기지는 않는다. 언제 배고프다고 할지 미리 파악하고 있다. 또 배고프지 않은 아기에게 억지로 우유를 주지 않는다. 자연스럽게 배고파질 것을 알기 때문이다. 취침시간도 마찬가지다. 아기의 두뇌가 잠에 굶주릴 정도로 늦게 재워서는 안 된다.

<도표 5>

오전시간

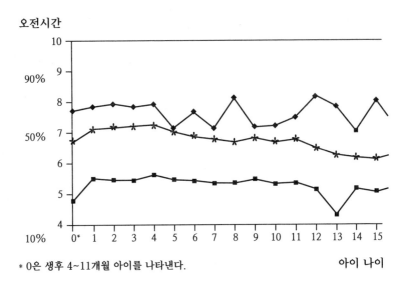

* 0은 생후 4~11개월 아이를 나타낸다.   아이 나이

<도표 6>

오후시간

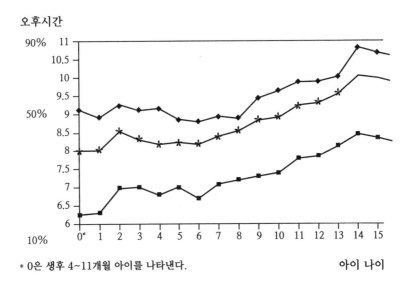

* 0은 생후 4~11개월 아이를 나타낸다.   아이 나이

밤잠

생후 6주까지는 가장 오래 자는 시간이 날마다 달라서 언제인지 예측하지 못한다. 어떤 아이는 오래라고 해봐야 2~3시간밖에 자지 않는다. 하지만 생후 6주(조산아라면 출산예정일로부터 6주)가 지나면 대다수 아이가 저녁에 가장 오래 잘 것이다. 잠의 길이도 4~6시간으로 예측할 수 있다.

> **저자 한마디** •
>
> 처음 몇 주는 모유수유가 너무 힘들고 자주 먹여야 하기 때문에 그만 포기하고 쉬고 싶을지도 모릅니다. 그러면서도 아기의 몸에 좋다는 이유로 모유수유를 계속할 수밖에 없죠. 6주만 참아보세요. 그때가 되면 엄마도 밤에 더 많이 잘 수 있습니다.

생후 6주가 지나면 아기는 밤에 더 잔다. 따라서 엄마도 밤에 많이 잘 수 있다. 또 이때가 되면 아기는 엄마와 아빠를 보면 웃고, 신경질이나 짜증을 내는 일도 줄어든다. 이에 따라 가족의 생활도 확실히 변화한다. 그러나 조산아의 경우는 예외다. 원래 분만 예정일로부터 6주가 될 때까지 기다려야 한다. 산통이 있는 아기도 3~4개월이 될 때까지는 참아야 한다.

낮잠

생후 3~4개월쯤 되면 낮잠을 아무 때나 조금씩 자지 않고 두세 번씩 오래 잔다. 엄마들, 특히 모유를 먹이는 엄마는 아이와 같은 시간에 낮잠을 자야 한다. 밤에 무슨 일이 생길지 모르기 때문이다. 몇 번이나 아이를 안고 방 안을 서성이며 젖을 먹여야 할지 누가 알겠는가.

아직 어린 아기를 부모가 밤늦게까지 재우지 않으면 비정상적인 수면 스케줄이 몸에 밸 위험이 있다. 이런 부모는 아기와 놀고 싶은 마음으로, 아니면 재우는 방법을 몰라 지쳐 잠들 때까지 기다릴 요량으로 늦도록 아이를 붙잡고 있다. 퇴근시간이 늦고 직장과 어린이집의 거리가 멀면 집에 도착하는 시간도 늦다. 만약 낮에 어린이집에서 규칙적으로 낮잠을 자지 않는다면 밤에 너무 늦게 자는 생활은 아이에게 엄청난 부담을 준다. 사정상 어렵더라도 어떻게든 아이를 일찍 재우려 노력하자. 너무 늦는 것보다는 조금 늦은 취침시간이 낫다. 너무 자책할 필요는 없다. 가능한 선에서 낮잠을 꼬박꼬박 재우고 주말에 취침시간을 앞당기면 된다. 안타깝게도 엄마 아빠가 맞벌이를 하는 집은 주말에 낮잠을 잘 재우지 않는 경우가 많다. 주중에 함께 시간을 보내지 못했다며 아이와 외출을 자주 하고 오랫동안 놀아주기 때문이다. 어떤 집은 문화센터 같은 곳에서 수업을 듣느라 낮잠을 건너뛴다. 아기를 위한 수업은 엄마나 아이 모두 즐거워하는 활동이다. 하지만 너무 오래 계속되면 아이는 피곤해 지치게 된다.

많은 부모가 매일 밤 '정확히' 같은 시간에 아이를 재우는 실수를 한다. 이런 시간은 너무 늦을 뿐만 아니라 아이의 수면욕구는 고려하지 않고 부모가 마음대로 정했을 가능성이 높다. 아이를 재우기 전에 항상 같은 방법으로 진정시키는 것은 좋다. 하지만 취침시간은 생물학적 리듬에 따라 달라져야 한다. 아이가 '자야 한다'고 느끼는 시간은 나이, 마지막 잠의 길이, 잠들기 전에 깨어 있는 시간에 따라 달라진다. 그런데 아이가 '자고 싶다'고 느끼는 시간은 또 다르다. 오후에 평소답지 않게 활발하게 놀았거나 오후 낮잠을 걸렀다면 일찍 재워야 한다.

부모가 늦게 퇴근할 때도 마찬가지다. 집에 늦게 온 부모는 아이와 놀아주지 말고 곧바로 20~30분 정도 달래서 재우는 것이 좋다. 피곤한 부모가 피곤한 아이를 붙잡고 놀아주는 것은 어느 쪽에도 도움이 되지 않는다. 아이와 보내는 시간이 줄어들어 아쉽겠지만 적어도 잠들기 전 한바탕 전쟁을 벌일 일은 없다. 자다가 깨지도 않고, 아침에 지나치게 일찍 일어나지도 않는다. 나는 부모에게도 일찍 잠자리에 들라고 조언한다. 그러면 아침에 서두르지 않고 아이와 시간을 보낼 수 있다. 저녁 대신 아침에 목욕을 시키고 옷을 입히고 우유를 먹이고 놀아주면 된다. 온 가족이 일찍 자면 다들 충분히 쉬었기 때문에 주말도 즐거워진다.

정반대의 상황도 있다. 부모 중 한쪽(보통 아빠)이 다른 한쪽(엄마)에게 아이와 놀 수 있게 자기가 올 때까지 재우지 말라고 요구하는 경우다. 이럴 때는 아이만 힘들어지는 것이 아니다. 엄마는 남편과 다투고 싶지 않고 아이를 편히 쉬게 해주고도 싶다. 하지만 둘을 동시에 할 수는 없기 때문에 덩달아 피해를 입는다. 단순히 아이가 잠을 못 자는 문제가 아니라 가족 전체의 문제로 발전하는 것이다.

> **저자 한마디** ●
> 부모는 생후 4~8개월에 아기의 수면 스케줄을 관리해주어야 합니다. 아이의 건강에 이로운 시간에 재워야 해요.

밤늦게까지 아이를 깨어 있게 하려고 초저녁에 짧게 재우거나 오후 낮잠을 오래 재우면 건강한 수면 스케줄이 깨지고 만다. 오후에 낮잠을 걸렀다 해서 초저녁 낮잠을 재우고 밤잠을 더 늦게 재워서는 안 된다. 차라리 낮잠을 건너뛰고 취침시간을 앞당기는 편이 더 좋다. 그래야 생물학적 취침시간과 비슷한 시간에 잠을 자서 지나치게 피곤해지지 않는다. 가끔은 아이의 나이에 맞도록 오전 낮잠을 지키기 위해 자는 아이를 아침에 깨워야 할 때도 있다. 그렇게 하지 않으면 나머지 하루의 수면 스케줄이 어긋나기 때문이다.

🌙 규칙적인 잠이 중요하다

아이는 막 졸음이 올 때 잠을 자야 가장 좋다. 그때가 지나면 너무 피곤해진다. 아이가 어린이집에 다니거나, 조금 더 커서 규칙적으로 단체 활동에 참여하면 졸리기 시작하는 그 순간을 포착하기가 힘들다. 부부가 맞벌이를 하고 통근시간마저 긴 집도 그렇다. 이런 아이라면 매일 밤 같은 시간에 재우는 방법이 더 적합하다.

이본느 켈리Yvonne Kelly 박사의 실험결과를 보면 취침시간이 불규칙한 3, 5, 7세 아동은 규칙적으로 자는 7세에 비해 행동문제를 더 많이 보였다. 규칙적으로 잠을 자지 않으면 그 여파는 어린 시절 내내 축적된다(오랫동안 불규칙적으로 잔 아이의 행동문제가 더 심했다). 다행히 불규칙적인 취침시간으로 인한 문제는 바로잡을 수 있다. 일정하지 않던 취침시간을 규칙적으로 바꾸자 행동이 전보다 개선되었다. 참고로 밤 9시 이후에 잠을 자는 아이일수록 행동문제가 많이 나타났다.

한 연구에서 베이츠 박사는 4~5세 아동 202명의 가정환경과 유치원에서의 행동, 수면패턴을 바탕으로 아이의 잠을 조사했다. 그러자 취침시간이 제각각인 아이가 낮에 유치원에서 적응하는 능력이 '좋지 않다'는 결과가 나왔다. 이런 아이는 '놀이를 같이하자는 선생님의 말에 따르지 않는다', '새로운 것을 배울 의지가 없다'는 등의 행동을 보였다. 다른 아이보다 말대답이나 싸움도 더 많이 했다. 베이츠 박사는 만성적으로 수면 스케줄이 불규칙한 아이는 시차증후군과 비슷한 경험을 한다는 가설을 세웠다. 학교에서의 행동문제와 수면문제 사이에 가정 내 불화 같은 공통분모가 있는지 알아보았지만 답은 '아니다'였다. 수면문제가 학교에서의 행동문제를 불러일으키는 직접적인 원인이었다. 가족 내 스트레스와 수면문제를 연구해보면 수면문제의 직접적인 원인은 불규칙하거나 너무 늦은 취침시간일 것이다.

청소년의 불규칙한 취침시간은 주중에는 규칙적으로 자지만 주말에는 늦게 자는 것을 의미한다. 한 연구에서 고등학생 3,119명의 취침시간을 조사했다. 그러자 잠드는 시간이 일정하지 않은 학생이 낮에 더 많이 졸려 한다는 결과가 나왔다. 이런 아이는 성적이 낮고 술이나 마약에 빠져 다치는 일이 많았으며 결석도 잦았다. 매일 11시에 잠을 자는 아이와 10시나 12시에 내키는 대로 자는 아이의 총 수면시간은 비슷할 것이다.

하지만 규칙적으로 잠을 자는 쪽이 더 건강하다.

부모가 취침시간을 정해준 아이가 그렇지 않은 아이에 비해 잠을 많이 자서 낮에 졸리지 않고 피곤해하지 않는다는 연구결과도 있다. 대학생을 대상으로 한 두 실험은 수면/각성 스케줄이 규칙적이어야 낮에 졸리지 않고(정신이 맑아진다) 부정적인 감정(긴장-불안, 분노-적대감, 피로)이 줄어든다는 사실을 밝혀냈다. 종합하면 불규칙적인 취침시간은 건강에 해롭지만 교정할 수 있음을 알 수 있다.

하지만 아이가 아직 어리다면 약간의 융통성이 필요하다. 미취학 아동을 매일 저녁 7시에 재우는 것은 활동량이나 낮잠 길이에 따라 매일 변하는 생물학적 리듬을 고려하지 않은 처사다. 따라서 초저녁에 아이의 감정과 행동이 어떤지 관찰한 후에 30~60분 정도(하지만 그 이상은 안 된다)로 취침시간을 조절해야 한다. 한편 조금 더 커서 낮잠을 자지 않게 된 아이의 취침시간을 그날그날 1시간 앞당기거나 늦추면 건강에 해롭다고 한다.

> **저자 한마디** ●
> 잠드는 시간이 밤마다 몇 분씩 달라지는 것은 괜찮지만 몇 시간씩 왔다 갔다 하면 규칙적이라 할 수 없습니다. 늦게 자도 불규칙적인 취침시간보다는 규칙적인 취침시간이 더 좋습니다.

생물학적 리듬을 지키자

일정한 수면 스케줄이 얼마나 중요한지 이해하려면 네 가지 생물학적 신체리듬이 발달하는 과정부터 살펴봐야 한다.

첫째, 갓 태어난 아기는 10시간 동안 깨어 있다가 잠들기를 두 번 반복한다. 이때 언제 잠에서 깰지는 예측할 수 있지만 정확한 이유는 아직 밝혀지지 않았다. 다만 배고파서 깨는 것은 분명 아니다. 이처럼 아이는 태어나자마자 불완전한 수면/각성리듬을 보인다.

둘째, 체온리듬이 나타나며 수면/각성 주기에 영향을 준다. 체온은 주로 낮에 올라갔다가 밤에 내려가는데, 생후 6주가 되면 잠이 들려는 순간의 체온이 한밤중의 체온보다 높아진다. 생후 6주가 지나면 취침 중의 체온이 더 떨어지고 잠도 오래 자기 시작한다. 생후 12~16주가 되면 모든 아기의 체온리듬이 똑같아진다. 저녁에 투정을 부리거나 우는 행위는 정확히 생후 6주에 가장 심하다가 밤잠의 체계가 잡히며 점점 가라앉는다. 그러다 생후 12~16주가 되면 낮잠패턴도 자리를 잡는다.

생후 3~6개월부터는 세 번째 리듬이 발달한다. 코르티졸이라는 호르몬도 일정한 패턴을 보이며, 이른 아침에 가장 많이 분비되었다가 한밤중에 최저가 된다. 흥미로운 점은 코르티졸 분비리듬의 일부는 수면/각성리듬과 일치하고, 일부는 체온리듬과 일치한다는 것이다. 대자연의 섭리는 어쩜 이리도 복잡한 것일까?

마지막은 멜라토닌 분비리듬이다. 갓 태어난 아기는 멜라토닌 수치가 매우 높다. 멜라토닌은 엄마의 송과선에서 분비되어 태반을 통해 전달되었다. 생후 1주가 되면 엄마에게 받은 멜라토닌은 사라진다. 그러다 생후 6주 무렵에는 아기의 송과선이 발달해 멜라토닌이 나오기 시작한다. 하지만 12~16주까지는 수치가 한없이 낮다. 그 시기의 멜라토닌은 밤에 가장 많이 분비되지만 생후 6개월쯤 되면 수면/각성리듬의 발달과 발을 맞추기 시작한다. (참고: 잠을 잘 오게 한다고 건강한 아이에게 멜라토닌 보충제를 먹여서는 안 된다. 안전성이 입증되지 않았다.)

태어난 지 몇 개월 만에 수면/각성리듬, 체온리듬, 코르티졸과 멜라토닌리듬 등 서로 얽힌 신체리듬이 발달할 만큼 발달한다. 성인을 보면 체온리듬의 곡선이 가장 높을 때나 그 직후에 자야 제일 오래 잘 수 있다. 체온이 낮을 때 잠자리에 들면 자다가 중간에 깨고 만다.

교대 근무자나 비행기로 자주 이동하는 사람, 부모가 잘 돌봐주지 않은 아이는 잠을 체계 없이 잘 수밖에 없다. 체계 없는 잠이란 정신은 깨어 있지만 체내시계는 수면모드에 있거나, 몸이 피곤해 죽을 지경인데 체내시계가 각성모드에 있어 수면과 각성이 생물학적 리듬과 어긋나는 것이다. 그 결과 잠을 제대로 자지 못하고 깨어 있어도 정신이 맑지 않다. 합창단 단원들이 아름답게 어우러지는 노래를 부르지 않고 저마다 멋대로 귀에 거슬리는 불협화음을 낸다고 생각하면 된다.

수면연구소에서는 교대 근무자를 대상으로 여러 연구를 해 체내에서 일주기리듬의 조화가 깨지는 이유, 평소에는 서로 일치하던 신체리듬이 어긋나는 이유, 특정 리듬이 다른 리듬과 맞지 않게 변화하는 이유 등을 알아보았다. 이런 현상을 보이는 성인은 대체로 두통과 복통을 호소했다. 이들은 머리나 배만 아플 뿐 아주 건강하고 신체 기능도 활발했다. 이와 같은 두통과 복통은 바쁜 스케줄로 잠이 부족한 학생에게서도 가장 많이 나타나는 증상이었다. 한 부모는 십대 자녀의 복통이 갈수록 심해져 병원을 제 집처럼 드나들다 결국에는 응급실에 실려 갔다는 이야기를 들려주었다. 몸에 이상도 없고 질병도 없었다. 이후 문제의 복통은 저절로 가라앉았다. 부모가 동생의 수면문제로 나와 상담하던 중 깨달음을 얻었기 때문이었다. 돌이켜보니 자녀의 복통은 어려운 숙제로 씨름하느라 점점 취침시간이 늦어지던 시기부터 나타나기 시작했다. 수면부족이 쌓이다 못해 괴로운 증상이 몸 밖으로 표출된 것이다.

강조

자는 아기는 절대로 건드리지 맙시다(수면 스케줄을 바로잡을 때는 말고요).

내가 부모에게 매번 강조하는 말이 있다. 아이가 졸음을 표현하는 신호를 유심히 관찰하라는 것이다. 아이가 피곤해서 잘 준비가 된 순간, 지금 재우면 스르르 잠이 들 마법의 순간을 포착해야 한다는 뜻이다. 그때 아이는 다소 조용해지고 활동이 잠잠해지며 멍해지고 평온한 기색을 보인다. 이렇게 피로가 밀려오는 시점을 놓치지 않고 잠자리에 눕힌다면 아이는 절대 울지 않는다. 서핑을 생각하면 된다. 서핑을 할 때도 타이밍이 중요하다. 파도가 높아지는 시점을 포착해야 한다. 아이가 피곤해 지칠 때까지 재우지 않으면 숙면은 불가능해진다. 잠이 생물학적 리듬에 맞지 않기 때문이다. 결국 가장 중요한 것은 타이밍이라는 소리다. 모든 아이의 수면리듬이 똑같지는 않다. 자신의 수면리듬 타는 법을 배우는 속도도 다르다. 하지만 꾸준히 연습한다면 이내 수월하게 파도를 탈 수 있을 것이다.

☽ 건강한 잠을 방해하는 그 밖의 문제

부족한 잠은 사라지지 않는다

수면부족의 여파는 시간이 지나도 사라지지 않고 누적된다. 이것은 오래전부터 잘 알려진 진리다. 만성적으로 잠이 부족하면 깨어 있는데도 점점 졸린 느낌이 든다. 한 가지 예를 들어보자. 한 실험은 잠이 부족한 성인이 낮에 어떤 식으로 감정과 행동 변화를 보였는지 관찰했다. 매일 밤 부족한 잠의 양은 일정했지만 변화의 정도는 일정하지 않았다. 수면부족이 쌓이면서 두통, 소화불량, 건망증, 집중력 저하, 피로, 감정기복도 점점 심해졌다. 낮에도 머리가 어지럽고 짜증이 늘었으며 아침에 일어나기 힘들어졌다. 실험에 참가한 성인은 더 졸리고 정신적으로 지쳤을 뿐만 아니라 스트레스도 늘었다고 말했다. 스트레스는 수면부족으로 생겼을 수도, 낮에 점점 심해지는 졸음을 쫓으려 애쓰다가 생겼을 수도 있다. 매일 졸지 않으려고 집중하고 노력한다면 얼마나 힘들겠는가.

아이도 잠이 계속 부족하면 어른과 같은 문제를 경험할까? 당연하다. 아이의 두뇌는 어른만큼이나 잠에 민감하다. 아니, 더 민감할 수 있다. 두뇌가 빠르게 발달하는 시기에 심각한 만성 수면부족에 시달린다면 그에 따라 신경회로가 굳어져 평생 돌이키지 못할 결과가 나타날지도 모른다. 이를 증명하기는 쉽지 않다. 어린아이는 감정을 제대로 표현하지 못하고, 우리는 아이가 '원래' 체온이 자주 변하고 떼를 쓰고 쉽게 짜증이나 화를 낸다고 생각하기 때문이다. 조금 더 큰 아이가 학습부진이나 주의력결핍 과잉행동장애 같은 문제를 보여도 그만한 신경학적 차이는 '당연'하다고 받아들인다(희한하게 저런 증상을 각성제로 치료하려 한다).

단순히 만성 수면부족으로 이런 문제가 일어난다고 결론을 내리는 데는 문제가 있다. 초저녁잠이 부족한데도 낮잠을 오래 자는 바람에 그 사실을 알아차리지 못하고 넘어갈 수도 있기 때문이다. 만성 수면부족이 두뇌에 돌이킬 수 없는 영향을 미쳤다고 치자. 만약 낮잠을 자지 않는 나이가 되어 학교에서 정신을 바짝 차리고 집중해야 하면 잠복해 있던 문제가 나타날 것이다. 학습 능력만 떨어지는 것이 아니다. 어린 시절 건강한 잠이 창의력, 공감 능력, 유머감각, 성인기 정신건강에 어떻게 영향을 미치는지 우리는 알지 못한다. 창의력이나 공감 능력 등은 자로 재듯 측정하지 못한다. 그래서 어린 시절 건강한 잠에 어떤 효과가 있는지 정확히 파악할 방법은 아직 존재하지 않는다.

아이와 같이 놀기 위해 취침시간을 20~30분 미루는 부모가 많다. 처음에는 별문제를 알아차리지 못한다. 그러다 시간이 흘러서는 '잘 자던 아이'가 왜 이제는 '특별한 이유가 없는데' 안 잔다고 버티거나 아침에 짜증을 부리는지 묻는 전화를 한다. 그 정도 스케줄 변화는 사소하게 여겨 아예 생각조차 하지 않았던 탓이다. 하지만 나와 대화하는 중에야 그들은 봄여름은 밤이 길어져서 '별문제를 일으키지 않는 것 같아서' 같은 이유로 아이를 늦게 재웠다는 사실을 기억해낸다. 취침시간이 너무 늦어지면 평소에 잘 자던 아이가 몇 달 후부터 수면장애를 보이기 시작한다. 원래 잠이 부족했던 아이는 몇 주 만에 증상을 보인다. 아이가 20~30분 일찍 잠들 수 있을 것처럼 보이냐는 질문에 이 부모는 거의 대부분 '그렇다'고 답했다.

조금이라도 계속해서 잠이 부족하면 장기적으로 뇌 기능에 문제가 생길 수 있습니다.

성장해서 더 이상 낮잠을 자지 않는 아이는 수면부족 문제가 나타나기까지 더 오랜 시간이 걸린다. 아이가 의욕이 넘치고 부모의 뜻에 따라 이런저런 수업, 과외, 여행에 참가하느라 주의력저하나 행동문제가 있어도 잘 드러나지 않기 때문이다. 건강에 이로운 취침시간은 늦은 오후 아이의 행동이나 감정, 활동량을 보고 결정해야 한다.

아이가 필요한 만큼 잠을 자도록 부모가 도와주면 아이는 더 충분한 휴식을 취할 수 있다. 잠을 거부하지 않고 낮잠도 오래 잔다. 또한 잘 시간을 알아서 스스로 잠자리에 든다. 여행을 다녀오거나 아프고 난 후, 예방주사를 맞은 후에는 규칙적이지 않은 수면 스케줄로 수면리듬이 망가지기에 부모가 며칠은 고생해야 한다.

피곤이 쌓인 아이는 리듬이 쉽게 깨지고 회복에도 더 오래 걸린다. 반대로 잠을 충분히 잔 아이는 가끔씩 스케줄이 바뀌어도 어렵지 않게 잘 적응한다.

> **저자 한마디** •
> 건강한 잠으로 휴식을 취한 아기는 기분 좋게 잠에서 깨고 명랑하게 행동합니다. 피곤한 아기는 깰 때마다 심술을 부리죠.

자는 자세와 유아돌연사증후군의 관계

서양에는 아이를 엎드려 재워야 좋다는 믿음이 퍼져 있다. 하지만 한 중국 엄마는 자꾸 엎드려 자려는 아이를 보고 겁이 덜컥 났다고 말했다. 중국에서는 모든 아기가 누워서 자기 때문이다. 그녀는 엎드려 자면 아이의 건강에 문제가 생길까 봐 진심으로 걱정했다.

실제로 어떤 아이는 누워서 잘 때 편안해하고 투정이나 울음도 줄어든다. 많은 부모는 똑바로 누워 자면 뒤통수가 납작해진다고 걱정하지만 사실 그렇지도 않다. 과거에는 전통이나 사회관습에 따라 아이의 자는 자세가 결정되었다. 하지만 이제 **누워 자는 자세가 유아돌연사증후군을 예방하기 때문에 더 건강하다는 인식이 지배적이다.** 다행히 대부분의 아기는 뉘여 재우나 엎어 재우나 별 차이 없이 잘 잔다.

엎드려 자는 것이 좋다는 믿음과 더불어, 생후 5개월짜리가 정해준 자세에서 벗어나면 부모가 고쳐줘야 한다는 믿음도 있었다. 하지만 아이는 혼자 여러 방법으로 자면서 자기에게 편한 자세를 찾을 수 있다. 아이를 똑바로 뉘였을 때 곧바로 잠이 든다면 전혀 불편하지 않다는 의미다. 반면 생후 5개월 아기를 돌아눕게 하는 것은 지도가 아닌 놀이가 될 위험이 있다. 놀이는 놀이시간에 해야지 취침시간에 해서는 안 된다. 그냥 두면 아이 스스로 돌아눕는 법과 새로운 자세로 자는 법을 배운다. 다음부터는 돌아눕지 말아야겠다고 기억할 수도 있다.

마찬가지로 아이가 좀 더 커서 침대 난간을 붙잡고 일어설 때도 부모는 간섭하지 말고 스스로 앉을 수 있게 해야 한다. 어설프게 엉덩방아를 찧을지언정 크게 다치지는 않는다. 한 번 경험을 하고 나면 앞으로는 일어서서 난간을 흔들지 말아야겠다고 생각할 것이다. 일어나더라도 조심스럽게 손 놓는 법을 배운다.

부모가 금세 달려가 아이를 돌아눕히거나 앉혀주면 이 행동이 굳어져 매일 밤 같은 행동을 반복할 위험이 있다. 아이는 아주 영리해서 부모의 관심을 받는 법을 금방 깨우친다. 아이가 밤에 혼자 힘으로 돌아눕거나, 일어났다 앉는 법을 배울 기회를 빼앗지 말자. 사소한 과제여도 성취감을 느끼면 자신감이 붙어 훗날 행동 발달의 기초가 된다.

유아돌연사증후군 예방

미국소아과학회American Academy of Pediatrics는 다음과 같은 유아
돌연사증후군 예방방법을 추천한다.

- 돌이 될 때까지는 항상 똑바로 눕혀 재운다. 스스로 몸을 굴려
  엎드린다면 그대로 놔둔다.
- 물렁거리지 않는 단단한 자리에 눕힌다.
- 하늘하늘한 이불같이 부드러운 물건을 침대에 두지 않는다.
  몸을 옭아매거나 목을 졸라 아이를 숨 막히게 할 위험이 있다.
- 부모와 같은 방에 재우더라도 같은 침대는 쓰지 않는다.
- 가능한 한 모유수유를 오래한다.
- 소아과 진료는 빠뜨리지 않고 받는다.
- 흡연자나 흡연 장소 근처에 데려가지 않는다.
- 너무 덥게 만들지 않는다.
- 잠을 잘 때 고무젖꼭지를 물린다.
- 유아돌연사증후군을 방지하기 위해 가정용 심폐 모니터를 사
  용하지 않는다.
- 유아돌연사증후군을 방지한다고 광고하는 제품을 사용하지
  않는다.

아이와 같이 자고 싶어도 유아돌연사증후군 때문에 주저하는 부모가
있다. 그럴 때는 요람처럼 생긴 보조침대를 부부 침대 옆에 두면 된다.
모유수유를 하는 엄마도 밤에 침대에서 일어날 필요 없이 아기에게 젖
을 먹일 수 있다. 제품의 안전성 문제는 담당 소아과 의사와 상의하기
바란다.

앞의 유아돌연사증후군 예방방법 중 마지막 항목이 가장 중요하다. 목

을 조르는 제품이 있기 때문이다. 일례로 2014년에는 센서 패드에서 코드가 분리되는 베이비 모니터의 리콜 사태도 있었다.

현대인의 삶과 수면 무감각증, 사소한 변화의 힘

무엇보다도 기억해야 할 점은 잠을 얼마나 자든 잠을 자는 타이밍이 중요하다는 사실이다. 누구도 일주기리듬은 절대 벗어나지 못한다. 사람의 체내시계는 어둠(밤)/밝음(낮) 신호를 바탕으로 유전되고 진화했다. 이는 몸 안에서 수면 타이밍을 결정하는 장치 역할을 한다. 이 역할을 결코 만만히 보아서는 안 된다. 살아 있는 생물은 모두 그 영향력하에 있기 마련이다. 일주기리듬과 일치하는 수면은 그렇지 않은 수면보다 원기회복 효과가 뛰어나고 건강에 이롭다. 반대로 일주기리듬에 어긋나는 잠을 자면 시차증후군 같은 대가를 치르게 된다. 또한 한 번에 쭉 이어지는 잠(강화수면)이 중간에 깨어나는 잠(분산수면)보다 더 몸을 개운하게 **해준다. 한마디로 양질의 잠이란 일주기리듬과 일치하는 강화수면이다.**

아이큐 테스트를 개발한 루이스 터먼Lewis Terman 박사는 이미 1927년에 다음과 같은 글을 쓴 바 있다.

> 잠은 이 지구의 움직임으로 생물에 각인된 여러 생물학적 리듬 중하나다. 이론적으로 그토록 오래전부터 전해내려오고 생리적으로 확립된 리듬을 방해하면 생체 안정성이 깨진다. 잠은 단순히 두뇌의 기능이 아니다. 온몸에 영향을 미치는 본능이다.
>
> 학업 성적과 수면시간 사이의 상관관계를 입증하는 증거는 부족하다. 하지만 양적인 차이를 질적인 차이로 만회할 수 있다는 설명이 가능하다. 그것이 사실이라면 수면시간만으로는 잠을 정확히 평가할 수 없다. 잠에 질적인 차이가 존재한다는 데 의심의 여지가 없다.

터먼 박사는 수면시간(양)으로 수면의 질이 결정되지 않음을 알았다. 그의 글을 더 읽어보자.

> 그저 일찍 침대에 눕히지 않았다는 이유로 잠을 충분히 자지 못하는 아이가 많다. 이렇게 잠을 놓치면 아침에 보충하기 힘들다. 아침에는 부모가 일찍 일어나고 학교도 가야 하기 때문이다. 즉 현재 아이의 수면시간은 충분한 잠을 자기에 부족하다. 아이를 일찍 재우는 집조차도 시시때때로 수면패턴이 불규칙해진다. 한 작가의 말을 빌려 표현하면 '지키기보다 위반하는 경우가 더 많은 법'이다.
>
> 잠은 음식과 더불어 인체에 없어서는 안 될 요소다. 그리고 음식을 잘 먹어야 하듯 잠도 잘 자야 학습 능력과 생산성이 높아진다. 생리적·생물학적 면에서도 도움이 된다. 하지만 오래전부터 경제학·위생학·생물학 등의 분야에서 식습관에 관심을 보인 것과 달리, 수면 연구는 아직 걸음마도 떼지 않았다. 그저 언제든 필요하면 양질의 수면을 충분히 잘 수 있다는 생각으로 만족하는 듯하다. 자연 상태 그대로 유지된다면 이론상 틀린 말은 아니다. **하지만 현대인의 삶이라는 조건이 붙으면 결코 사실일 수 없다.** 환기와 비슷하다고 보면 된다. 신선한 공기가 언제나 바로 옆에 있지만 환기가 문제시되는 게 엄연한 현실이다.

1927년부터 아이가 잠을 제대로 자지 못하는 원인을 '현대인의 삶' 때문이라고 봤다. 미국의 시골 지역에는 1935년까지도 전기가 들어오지 않았는데 터먼 박사는 아이의 수면습관에 자연적인 요소 이상이 영향을 주고 '수면 연구는 아직 걸음마도 떼지 않았다'고 의견을 밝혔다. 100년 가까이가 지난 지금도 우리는 여전히 아이의 수면문제로 고민하고 있다. 이유가 무엇일까? 우리가 졸릴 때 잠이 부족하다는 사실을 느끼지 못하고 몽롱한 정신이 얼마나 해로운지 알지 못하는 것도 한 가지 이유다. 다시 말해 사람은 자신의 수면부족에 무감각한 경향이 있다.

2013년 한 논문에서는 2003년에 성인을 대상으로 실시한 연구를 소개했다. 실험 참가자의 잠을 제한해 수면부족을 유발하자 예상대로 활동량이 눈에 띄게 낮아졌는데 이들은 주관적으로는 졸리다는 느낌을 받지 못했다고 한다. 논문 저자인 한스 반 돈겐Hans Van Dongen 박사와 데이비드 딩거스David Dinges 박사는 이렇게 썼다. '**만성적으로** 잠이 부족한 사람은 자기가 졸음을 느끼는 정도를 정확히 판단하지 못했다. 이것을 보면 왜 그토록 많은 사람이 수면부족에 시달리는지 알 수 있다. 특별히 졸리다고 느끼지 않기 때문에 잠이 부족해도 적응했다고 생각하는 것이다.' 부모부터 얼마나 잠이 부족한지 모르니 수면부족으로 자녀가 입는 피해를 알아차리지 못할 수밖에 없다.

무척 중요한 말이라 다시 한 번 강조하고 싶다. **부모부터 얼마나 잠이 부족한지 모르니 수면부족으로 자녀가 입는 피해를 알아차리지 못할 수밖에 없다.** 나는 이것이 아기를 사랑하고 유심히 관찰하는 부모(물론 잠이 부족하다)조차 수면부족이 야기하는 문제를 알면서도 아이를 충분히 재우지 않는 이유라고 생각한다. 평소 잠이 약간 부족한 아이는 푹 자고 일어났을 때와 조금 졸릴 때의 차이를 잘 모른다. 잠이 부족한 아이는 성인이 되어서도 수면부족에 무감각해질 것이다. 하지만 부모가 어려서 건강한 수면습관을 들여준다면 그런 사태를 막을 수 있다. 다음 장에서는 십대 자녀가 수면부족에 무감각해지지 않도록 하는 데 성공한 부모의 경험담도 살펴볼 것이다.

몇 세대가 지나도 아이의 수면문제가 사라지지 않는 이유가 또 있다. 사소한 변화의 힘을 무시하는 경향 때문이다. 사람이 날마다 반복하는 행동에는 리듬이 존재한다. 그런데 우리는 이런 반복적인 삶에 사소한 변화는 별로 중요하지 않다고 생각하게 된다. 습관적인 행동 시간을

20~30분씩 바꾸면서 '그런다고 큰일 나겠어?'라고 생각하는 게 인간의 본능이다. 하지만 어린아이의 경우라면 얘기가 달라진다. 생물학적 발달은 잘 조율된 기계 안에서 부품들이 서로 상호작용을 하는 것처럼 작동하기 때문이다. 기상학에는 '나비효과'라는 유명한 용어가 있다. 남미에서 나비 한 마리가 날갯짓을 했더니 미국 중서부에 허리케인이 일어나는 현상을 말한다. 이처럼 더없이 사소한 변화도 엄청난 피해를 입힐 수 있다.

이해에 도움을 줄 비유가 하나 더 있다. 인간의 적정 체온은 화씨 약 98.6도다. 체온이 104도 넘게 올라가면 죽을 수 있다. 그런데 체온이 99.6도 정도로 조금만 올라가도(겨우 1퍼센트 증가했다) 치명적인 병에 걸렸을 가능성이 존재한다. 즉 약간의 열이니까 병이 가볍다는 뜻은 아니다. 체온계를 이용하면 쉽게 체온을 잴 수 있지만 그것이 전부는 아닌 것이다.

불행히도 잠을 측정해주는 '수면계'는 없다. 하지만 두뇌의 신경세포는 건강한 잠을 자야 최적의 상태로 기능을 한다. 하루에 10시간 자야 하는 아기를 날마다 20분 늦게 재우면 어떻게 될까? 단 20분은 사소해 보이지만 총 수면시간이 매일 3.3%씩이나 줄어드는 것이다. 고작 19분만 덜 자도 그것이 쌓이면 건강에 해롭다는 연구결과도 있다. 설마 약간의 수면부족으로 만성적인 문제가 생길까? 아직 성숙하지 않은 자녀의 두뇌 기능을 둔화시킬까? 스스로 질문을 던져봐야 할 때다.

희소식도 있다. 수면'시간'이 늘지 않아도 두뇌에서 수면 '강도'를 높여(비렘수면 중의 서파 EEG 활동) 부족한 잠을 보충한다는 사실이 밝혀졌다. 역시 수면은 양보다 질이 더 중요하다. 따라서 잠이 몹시 부족한 아이도 짧은 낮잠으로 기운을 차릴 수 있다.

1927년 터먼 박사는 수면문제의 원인이 '현대인의 삶'이라고 말했다. 한편 나는 수면부족에 대한 무감각과 아이의 잠을 세세한 부분까지 관찰하지 못하는 인간의 본능이 진정한 원인이라고 주장했다. 그런데 1927년 이후로 현대인의 삶은 진짜 크게 달라졌다. 내가 1981년에 처음 수면을 연구할 때는 눈에 띄지 않던 사실이지만 요즘 아이는 과거보다 잠을 적게 잔다. 많은 아이의 방에 텔레비전이 있고 밤마다 컴퓨터나 휴대전화를 가지고 노느라 취침시간이 늦어진다. 이제는 엄마도 직장에서 일을 하며 어린아이를 보육시설에 맡기고 있다. 그 결과 일찍 잠들거나 낮잠 스케줄을 지키기가 더 힘들어졌다. 오늘날 '현대인의 삶'은 1927년과 같지 않다. 그리고 날이 갈수록 많아지는 차이점이 우리 아이의 잠을 망가뜨리고 있다.

위험요인

아이의 수면장애를 연구할 때는 위험요인에 초점을 맞춘다. 위험요인은 일부 아이가 그 영향으로 잠을 제대로 자지 못하는 것이다. 위험요인이 있다고 반드시 수면장애가 생기지는 않는다. 그러나 잠을 잘 자지 못하는 자녀에게 아래의 위험요인이 몇 가지 있다면 담당 의사와 상담할 때 꼭 언급하기 바란다.

❖ **가정불화와 부부싸움** 7~15세에 가정불화를 경험하면 18세에 불면증이 나타나고, 생후 9개월에 부모의 싸움을 본 아이는 4세 반이 되었을 때 수면문제에 시달린다.

❖ **냉정한 엄마** 아기의 취침시간에 엄마가 냉정한 태도를 보일 경우(비디오카메라 여러 대로 측정) 생후 1~24개월에 잠을 잘 자지 못한다. 냉정한 엄마는 잠자리에서 엄격하게 지시만 내리는 반면, 다정한 엄마는 아이의 얼굴을 바라보며 부드럽게 말을 건넨다.

❖ **엄마의 산후우울증과 분리불안증** 3장 참조

❖ **수시로 젖을 먹이거나 돌봄** 좀 전에 젖을 먹였는데도 아이가 조를

때마다 반응한다(3장 참조).

❖ 아이가 잠들 때까지 부모가 방에서 나가지 않음

❖ 엄마의 임신 중 흡연

❖ 아이 방의 텔레비전

❖ 카페인 조금 더 큰 어린이로 카페인을 섭취한다.

❖ 습진과 코골이 담당 의사와 상담해야 한다.

❖ 한 침대 사용 생후 6개월까지 한 침대에서 자면 중간에 깨는 것이 습관으로 굳어진다. 부모와 침대를 오래 쓸수록 1년 후 분산수면의 위험이 높아진다. 앞에서 설명한 것처럼 침대를 같이 쓰면 유아가 갑자기 사망할 위험도 있다.

☾ 이렇게 자야 한다

2013년 리사 매트리치아니Lisa Matricciani는 문헌연구를 통해 그간 여러 문헌이 실질적인 근거 없이 아이의 잠에 대해 조언했다는 결론을 내렸다(9장 참조). 매트리치아니는 '잠을 자는 타이밍이 수면시간보다 중요하다'라고 썼다.

기존의 조언이 여러분의 아이에게 통하지 않은 이유가 몇 가지 있다. 나이를 막론하고 개개인마다 밤잠과 낮잠의 길이, 취침시간이 다르기 때문이다. 또한 어릴 때는 낮잠 횟수도 서로 다르다. 밤에 깨지 않고 자는 아이, 중간에 여러 번 깨는 아이도 많다. 조금 더 큰 아이는 낮잠을 아직 자는 쪽과 그렇지 않은 쪽으로 나뉜다. 똑같이 낮잠을 자도 매주 낮잠 횟수는 천차만별이다. 그뿐만 아니라 연구 대상이 된 가족의 사회적 계층과 연구를 실시한 시기에 따라서도 연구결과는 크게 달라진다.

요컨대 친척, 친구, 이웃이 옳다고 하는 방법도 여러분의 자녀에게는 맞지 않을 수 있다. 주변에서 무엇을 추천하든, 책에서 취침시간과 수면시간, 낮잠에 대해 어떻게 설명하든 무시하기 바란다. 그럴 시간에 우리는 **내 아이를 관찰해야 한다.** 늦게 자면 밤잠이 부족해진다는 사실을 잊지 말자. 교대근무를 하는 사람, 비행기를 타고 여행하는 사람의 잠은 선천적인 수면리듬과 어긋나 시차증후군 같은 부작용을 야기한다. 아이들에게도 리듬을 벗어난 잠은 건강하지 않다. 내 아이가 다른 아이에 비해 일찍 자고 낮잠시간이 길어도 걱정할 필요는 없다. 너무 일찍 재우고 낮잠 스케줄을 꼬박꼬박 지킨다고 남들이 뭐라 해도 신경 쓰지 말자.

피곤한 부모를 위한 처방

건강한 잠에는 여러 요소가 얽혀 있다. 그중 한 가지만 부족해도 건강한 잠은 불가능하다. 그렇다면 건강한 잠의 요소에는 무엇이 있을까?

1. 하루 수면시간 아이가 밤이나 낮에 필요한 만큼 오래 자는가? 아이가 필요로 하는 수면시간은 나이와 기질에 따라 다르다. 잠이 부족하면 우울해지고 행동이 느려진다. 발달도 더뎌지고 인지 능력 또한 떨어진다.

2. 낮잠 아이가 낮잠을 자는가? 가끔은 낮잠을 건너뛰지 않는가? 만약 낮잠을 한 번 놓쳤다면 수면리듬에 따라 다음 취침시간까지 아이를 재우지 말아야 한다. 혹시 아이가 너무 피곤해한다면 다음 취침시간을 조금 앞당기자. 피로를 못 참고 낮잠을 너무 오래 잘 경우에는 중간에 깨운다. 그래야 밤에 수면리듬을 맞출 수 있다. 오전 낮잠은 오후 낮잠보다 먼저 발달했다가 일찍 사라진다. 낮잠이라고 해서 전부 똑같지는 않다. 타고나기를 오래 자는 아이도 있고 짧게 자는 아이도 있다. 낮잠을 두 번 재워야 하는데 한 번밖에 못 잤다면 밤에 조금 더 일찍 재우자.

3. 강화수면 잠을 자다가 깨는가(분산수면) 아니면 일어나지 않고 쭉 자는가(강화수면)? 자다가 깨도 비정상은 아니다. 두뇌에

서 몸을 보호하려고 깨우는 경우도 있다. 하지만 부모가 불필요하게 잠을 방해하거나 분산수면이 일어나 너무 자주 깬다면 감정이 부정적으로 변하고 행동도 둔해진다.

4. 수면 스케줄과 타이밍 졸음이 오자마자 잠에 드는가? 낮잠 길이나 활동량에 따라 취침시간은 달라진다. 시계를 보기보다는 아이를 관찰하라.

5. 규칙적인 수면 날마다 같은 시간에 잠을 자는가? 불규칙한 취침시간보다는 조금 늦게 자도 규칙적인 취침시간이 건강에 이롭다.

이상 다섯 가지 요소는 서로 긴밀하게 영향을 미치며 작용한다. 따라서 잠을 잘 자지 못한다면 다섯 가지 요소를 전부 살펴봐야 한다. 하나에만 매달려 바로잡는다고 문제를 뿌리 뽑을 수는 없다.

잠을 자는 과정은 자연스럽게 이루어진다. 참을성을 갖고 함부로 개입하지만 않으면 별 어려움은 없을 것이다. 핵심은 타이밍이다. 하지만 아이마다 유전적으로 수면리듬이 발달하는 시기와 수면시간이 다르니 남의 아기와 비교해서는 안 된다. 낮잠과 밤잠은 서로 밀접한 관련이 있고 둘 중 하나라도 타이밍이 어긋나면 수면장애가 생길 수 있다. 우리는 온 가족의 숙면을 바란다. 아이에게 필요한 수면의 양은 시계가 아니라 아이의 감정, 행동, 활동량으로 가늠해야 한다. 선천적인 수면리듬에 아이를 맡기고 불필요한 개입은 삼간다. 이것이 내가 할 수 있는 최선의 조언이다.

6. 유아돌연사증후군 예방 미국소아과학회는 부모와 아기가 방을 같이 써도 침대는 따로 쓸 것을 권한다. 그리고 엎드리거나 옆으로 누운 자세가 아니라 똑바로 눕혀서 재워야 한다고 말한다.

CHAPTER 2

건강한 잠은 왜 그렇게 중요할까?

어린아이는 불면증이라는 적의 공격을 받을 수 있다.
– 아우렐리우스 코넬리우스 켈수스, 서기 130년

아이들이 잠을 잘 자지 못한다는 걱정은 오래전부터 있었다. 갓 태어난 아기는 자연스럽게 건강한 잠을 받아들인다. 크게 노력하지 않아도 알아서 잠이 들고 잘 깨지 않는다. 하지만 몇 주, 몇 달이 지나 두뇌가 발달하면서 수면패턴에 변화가 찾아온다. 결국 낮과 밤이 뒤바뀌어 낮에 오래 자고 저녁에는 한참 깨어 있기 일쑤다. 이런 때는 다소 번거로워도 부모가 잠자는 타이밍을 맞춰주면 문제가 해결된다. 어쨌든 유아는 어려움 없이 잠이 들고 한 번에 오래 잔다. 몇 주가 더 지나면 부모는 이런 선천적인 수면리듬을 습관으로 만들어줄 수 있다.

많은 부모가 건강한 수면습관이 저절로 생기지 않는다는 사실에 놀라워한다. 아이에게 건강한 습관을 들이거나 망치는 것은 모두 부모에게 달렸다. 물론 지쳐서 기운이 바닥난 아이는 저절로 잠이 든다. 이렇게 '까무룩' 잠이 드는 것은 생물학적으로 당연한 현상이다. 하지만 결코 건강하다고는 할 수 없다. 극도의 피로(저절로 잠들기 직전 '흥분 상태'를 보이면 아주 피곤하다는 뜻이다)를 느끼면 주변 사람과 정상적으로 어울리지 못하고 학습 능력도 떨어지기 때문이다. 아이란 원래 밤에 짜증이나 투정을 부리고 신경질을 낸다는 생각은 버려라. 잠을 충분히 잔 아이는 절대 그렇게 행동하지 않는다.

☽ 타고나느냐 길러주느냐

어떤 때 '자연스럽다'는 말을 사용할까? 예를 들어 모유는 자연스러운 영양분이고 분유는 그렇지 않다고들 말한다. 육아에서도 생물학적 요인(즉 자녀의 천성)과 사회 관습을 구분해야 한다. 자연스럽다고 무조건 건강하지는 않다. 자연에서 나는 식물에도 독이 있지 않은가. 아이를 올바르게 기르는 방법이 하나밖에 없다는 생각도 틀렸다. 시간이 흐르면 관습이 바뀌고, 동시대에도 사회마다 육아법이 다르다. 심지어 한 사회 안에서도 차이를 보인다.

산업화 시대 이전의 육아 방식이 더 '자연스럽다'는 이유로 아기에게 가장 이롭다고 속단하는 부모가 있다. 하지만 전통 육아 방식에 어떤 생물학적 근거가 있다거나 그게 더 자연스럽다고는 할 수 없다. 일부 전통사회에서는 '밤낮을 가리지 말고 수시로 젖을 먹여야 한다', '아기와 함께 자야 한다', '아기띠나 부드러운 포대기를 이용해 안아야 한다', '언제나 아기 곁에 있어야 한다', '항상 아기가 원하는 대로 맞춰줘야 한다'는 관습이 있었다. 하지만 그것이 현대 육아법보다 더 낫다는 과학적 근거는 없다. 오히려 현대 과학은 몇 가지 전통적인 방법이 아이에게 해롭다는 사실을 증명해냈다. 부모와 아기가 같이 자면 유아돌연사증후군 위험이 높아진다는 것이 대표적인 예다. 더구나 과거의 방식은 오늘날의 가족생활에 적합하지 않을 수도 있다.

아이를 키울 때 무작정 유행을 좇는 부모도 있다. 한때는 이유식을 일찍 시작하면 잠을 더 잘 잔다는 믿음이 잘못 퍼진 적이 있고, 뚱뚱한 아이가 더 건강하다는 오해도 있었다. 그때는 음식 알레르기와 비만이 얼마나 위험한지 모르던 시절이었다. 지금도 늦은 취침시간이 해롭다는 사실을 아는 사람은 많지 않다. 전기, 라디오, 텔레비전, 컴퓨터, 스마트폰이 등장하기 전의 아이는 요즘 아이보다 일찍 잠자리에 들었다. 또한 통근시간이 길어지며 취침시간이 덩달아 뒤로 밀려났다. 오래전 뚱뚱한 아기가 건강하다는 '자연스러운' 믿음이 거짓이었던 것처럼 늦게 자는 현재의 추세도 결코 좋다고 할 수 없다.

무엇이 자연스러운지, 아이를 기르는 데 어떤 점이 어려운지에 초점을 맞춘다면 자녀를 키울 때 목표와 문제점이 명확히 보일 것이다.

보편적으로 자연스럽게 여기는 사실

– 모든 아기는 잠깐씩 투정을 부리고 울음을 터뜨린다

– 이때 모든 부모는 스트레스를 받는다

– 모든 부모는 아이를 달래고 싶어 한다

– 투정과 울음이 잦을수록 아기의 수면시간은 줄어든다

– 아기의 잠이 부족하면 부모도 잠이 부족하다

– 잠이 부족한 부모는 아기를 달래기 힘들다

– 친척과 친구는 도움의 손을 내밀려 하고, 부모로부터 도와주었으면 하는 기대도 받는다

– 모유수유, 흔들어 달래기, 품에 가까이 끌어안기는 아기를 달래는 데 효과만점이다

아기를 키울 때 문제가 되는 요소

– 도시생활의 자극(소음, 말소리, 화물트럭, 쇼핑, 볼일)은 아기의 수면을 방해한다

– 어린이집(아이가 막 졸음을 느낄 때 재울 수 없고 자극적인 요소도 많다)을 다니면 잠을 잘 자지 못한다

– 사회적 고립(아기를 달래고 재우는 책임을 오로지 엄마에게 떠맡길 경우)을 경험하는 엄마는 심한 스트레스를 느낀다

– 바쁜 현대인의 삶으로 부모가 할 일은 늘었는데 시간은 부족하다

(때로는 잠잘 시간에도 자녀를 돌봐야 한다)
- 통근시간이 길고 늦게 퇴근하는 부모는 아이와 놀고 싶어서 늦게
  까지 재우지 않는다
- 디지털·소셜 미디어는 건강한 수면습관을 망가뜨린다

윌리엄 데멘트William C. Dement 박사와 함께 세계 제일의 수면연구 저
널을 창간한 크리스티안 귈레미놀트Christian Guilleminault 박사는 잠을 이
해하려면 기본적으로 다음의 다섯 가지 원칙을 생각해야 한다고 말했다.

1. 우리의 뇌는 자고 있을 때도 쉬지 않는다
2. 잘 때의 뇌와 깨어 있을 때의 뇌는 서로 다른 기능을 한다
3. 잠자는 뇌의 활동과 기능에는 목적이 있다
4. 잠드는 과정은 학습에 의해 터득된다
5. 잠을 충분히 자서 두뇌 성장을 도와야 집중력이 향상되고 성격
   이 원만해진다

🌙 잠의 기능

잠은 왜 자야 할까? 최근 줄리오 토노니Giulio Tononi 박사의 연구는 두뇌
로 들어오는 불필요한 소음을 약화시키거나 없애기 위해 잠을 잔다는 사
실을 밝혀냈다. 그래야 뇌가 중요한 신호를 놓치지 않기 때문이다. 한 가
지 예로 설명해보자. 악기 연습 중에 한 음을 잘못 연주했다. 그 음은 맞
는 음을 쳤을 때의 기억과 일치하지 않는다. 이제 잠을 자면 잘못된 음의
기억은 사라지고 옳은 음을 쳤던 더 강한 기억만 남는다. 수면 중 두뇌는
중요하지 않은 기억을 깨끗이 지우고 더 중요한 기억만 남긴다. 토노니
박사는 이 이론을 이렇게 설명했다.

"학습에 집중할 시기인 아동기와 청소년기에 잠이 특히 중요하다는 의
미다. 아동기에는 성인기와 비교할 수 없이 빠른 속도로 신경세포의 연

결이 형성·강화되고 불필요한 연결은 끊어진다. 이처럼 아이가 발달하는 시기에 잠을 잘 자지 못하고 잠이 부족하면 어떻게 될까? 신경회로의 발달에 지장을 주지 않을까? 그렇다면 수면부족은 가끔씩 건망증에 시달리거나 생각을 잘못하는 문제로 끝나지 않는다. 두뇌 발달에 '평생' 돌이킬 수 없는 영향을 미치는 것이다."

부분수면

잠을 자면 부적절하고 불필요한 기억을 골라서 지운다고 하니 '부분수면 local sleep'이라는 기묘한 현상을 이해할 수 있을 듯하다. 작업을 담당하는 두뇌 영역을 많이 사용할수록, 이후에 작업을 멈추고 휴식을 취하며 정리를 할 필요가 있다. 그래서 국소부위의 신경세포 일부가 활동을 멈추며 낮잠을 짧게 자는 것이다. 부분수면은 완전히 깨어 있다고 생각하는 순간에도 가능하다. 학습을 하는 뇌의 영역이 증가하면서 나타나는 부작용이라 할 수 있다. 부분수면은 주로 잠이 부족한 성인에게 발생한다. 토노니 박사는 이렇게 썼다.

"피곤하면서도 자기는 완벽하게 깨어 있고 스스로 통제할 수 있다고 믿는 사람이 부분수면으로 잘못된 판단을 내리고 어리석은 실수를 하며 짜증을 내고 부정적인 감정으로 괴로워하는 경우가 상상도 못할 정도로 많을 것이다."

부분수면은 집중적으로 학습을 하는 아동기와 청소년기에 흔히 나타날 수 있다. 1장에서 언급했듯 성인은 잠이 얼마나 부족한지에 무감각해지는 경향이 있다. 그래서 판단 오류, 실수, 짜증, 불쾌한 감정의 원인이 수면부족이라고 생각하지 못한다. 마지막으로 최적의 각성이라는 개념이 있다. 최적의 각성은 잠이 부족하지만 졸리지 않은 시점과 부분수면이 생길 정도로 그렇게 오래 일어나 있지 않은 시점의 중간 지점이라고 생각하면 된다.

최적의 각성

아이는 잠을 잘 자는 법과 최적의 각성optimal wakefulness 상태를 유지하는 법을 배운다. 최적의 각성은 매우 중요한 개념이다. 우리는 수면과 각성을 흑과 백처럼 완전히 다른 상태로 생각하는 경향이 있지만 24시간 주기가 오로지 낮과 밤으로만 구성되지 않는 것처럼(새벽녘과 해질녘도 있다) 수면과 각성에도 여러 단계가 존재하기 때문이다.

수면은 숙면 상태부터 부분각성 상태까지, 각성은 완전히 잠에서 깬 상태부터 정신이 흐릿한 상태까지 다양한 단계가 있다.

최적의 각성이 중요하다는 말은 몇 번을 해도 모자라지 않다. 필요한 만큼 잠을 못 잔 아이는 졸려 보이거나 지나치게 흥분한 것처럼 보일 수 있다. 어느 쪽이든 장기간 계속되면 결과는 다르지 않다. 이런 아이는 감정기복이 심하고 말을 잘 듣지 않게 된다. 혼자 즐겁게 놀지 못하고 앞으로 배워야 할 수많은 것을 받아들이지 못한다.

잠은 우리의 마음을 차분하게 진정시키는 에너지원이다. 매일 밤잠과 낮잠을 자면 두뇌의 배터리가 충전된다. 웨이트 운동을 하면 근력이 강해지듯 잠을 충분히 자면 지적 능력이 높아진다. 잠을 자고 일어나면 집중력이 향상되고 몸의 긴장이 풀리는 동시에 정신은 또렷해지기 때문이다. 그때 바로 최상의 컨디션에 도달한다.

최상의 컨디션

운동선수가 경기 중 최고 기록을 달성하면 우리는 그의 '컨디션이 최상'이라고 말한다. 아이의 성장은 운동경기가 아니고 부모의 양육도 경쟁적인 스포츠가 아니지만 부모라면 모름지기 자녀가 '최상의 컨디션'에 도달하기를 원한다.

나이에 따라 아이가 최상의 컨디션이 되기 위해 필요한 잠의 양은 다다르다. 이 세상에 똑같은 성격, 능력, 자질을 갖고 태어난 아이는 없다.

이란성 쌍둥이를 키우는 엄마에게 물어보라. 형제지간이라도 개성이 다르기 때문에 부모 입장에서는 재미있기도 하고 한편으로는 힘들기도 하다. 앞에서 설명한 것처럼 낮잠의 길이도 아이마다 다르다. 생후 6개월에 어떤 아이는 낮잠을 조금 자고 어떤 아이는 많이 자는데, 이런 패턴은 2세까지 변하지 않고 유지된다.

잠이 조금 부족했을 때의 여파는 어느 나이든 개인차가 있다. 연구결과 성인도 수면부족을 겪은 후 회복력이 사람마다 달랐다. 존 그뢰거John Groeger 박사는 이렇게 썼다.

"똑같이 잠을 못 잤어도 유독 능률이 크게 떨어지는 사람이 있었다. 수면부족에 대한 개인별 반응 차이는 유전자에 따른 성격과 같은 특성을 보인다."

그러므로 잠이 부족했을 때 상대적으로 더 큰 대가를 치르는 아이가 있다는 추측이 가능하다.

특정 가정이나 문화권에서는 생물학적 일주기 수면리듬과 어긋나는 잠(건강에 해로운 잠)도 자유롭게 허용한다. 나는 이런 아이가 좋지 않은 영향을 받는다고 확신한다. 만성적으로 **건강에 해로운 잠을 자서 이득을 볼 아이는 단 한 명도 없다**. 절대 일주기리듬을 벗어나서는 안 된다.

건강한 잠을 자지 않으면 아무리 부모, 가족, 사회가 전폭적으로 도움을 주어도 '최상의 컨디션'을 유지하지 못한다. 건강하지 못한 잠을 자도 착하고 밝고 명랑한 아이는 잠을 건강하게 자기 시작하면 더더욱 착하고 밝고 명랑해진다. 나는 연구를 통해 수면이 성격을 좌우한다는 사실을 발견했다. 따라서 잠을 잘 자면 적응력이 높아지고 말을 잘 들으며 온순해질 것이다.

'사는 게 바쁜데 어떻게 일일이 낮잠 스케줄과 취침시간을 규칙적으로 지킵니까?', '밤에 자다 깨서 부모를 찾는 아기를 돌봐주는 행동이 아이에게 좋지 않다는 말이 사실인가요?', '잠이 그렇게 중요하다는 말을 어

떻게 믿어요?', '아이가 울면 나쁜 부모가 되는 걸까요?', '밤에 운다는 건 불안하다는 뜻입니까?'

많은 부모가 좌절감을 느끼며 내게 이렇게 질문한다. 기사, 책, 인터넷에서 글을 읽어도 서로 다른 주장을 하고 있어 결국은 포기하고 만다는 부모도 있다. 어차피 논란이 많은 문제이니 그냥 내버려두는 편이 낫다고 생각한다. 하지만 잠을 못 이루는 아이의 문제가 저절로 해결될 것이라며 기다릴 수 있는 시간이 얼마나 될까? 3개월? 3년? 전문가의 의견을 따라 아이가 '안정감'을 느끼도록 밤에 더 많은 시간을 함께 보낸다고 치자. 그런데 아이가 오히려 불안해한다면 주저하지 말고 전문가에게 물어봐야 한다. "언제쯤이 되어야 효과가 나타날까요?" 제발 무턱대고 기다리며 손 놓고 있지 않기를 바란다. 영국 웨일스 종합병원의 소아과 과장이었던 찰스 선델Charles E. Sundell 박사는 1922년에 이런 글을 썼다. "어린아이의 불면증을 치료했다면 실력과 인내심이 아주 뛰어난 의사라는 뜻이다." 또 이렇게도 썼다. "잠을 잘 자지 않는 아기의 부모는 부끄러워하고 부모로서 자격이 없다고 굳게 믿는다." 이것이 시대에 뒤떨어진 조언은 아닐까? 천만의 말씀. 과학이 발달하며 과거의 지혜가 틀렸다고 증명되는 경우도 있지만, 확신이 깊어지는 때도 있다.

오늘날 수면/각성 상태에 대한 연구는 무려 90년 전 선델 박사가 신중하게 관찰한 내용이 타당하다는 사실을 확인해준다. 그의 설명을 직접 살펴보자.

늦게 오는 친척이나 친구에게 아이를 자랑하기 위해, 또는 하던 일을 마치기 위해 아이를 늦게 재우고 싶은 마음이 들 수 있지만 절대 그렇게 하지 말아야 한다. 졸린데 깨어 있어야 하는 아이는 신경 에너지가 고갈되어 신경질을 내며 정서불안 증상을 보인다. 드디어 재울 준비가 되었을 때는 **너무 지쳐서 진정하지 못할 수 있다.**

규칙적인 습관은 아이의 건강을 지키는 주춧돌이다. 규칙적인 습관이 잠깐 깨졌더라도 **다시 바로잡으려면 보호자가 인내심을 갖고 끈기 있게 기다려야 한다.** 아이는 며칠 밤을 거세게, 단호하게 저항할 수 있다. 그래도 아이의 잠을 **정상적인 습관**으로 되돌려야 한다.

그러니까 1922년부터 건강한 수면습관을 강조했다는 말이다.

이 세상에 똑같은 아이는 존재하지 않는다. 아이는 각기 다른 개성을 타고나고, 그에 따라 활동량도 다르고 잠자는 시간과 우는 시간도 다르다. 하지만 더 미묘한 차이도 있다. 어떤 아이는 손바닥을 보듯 '예상'하기 쉽다. 예측 가능한 스케줄대로 젖을 먹고 잠을 잔다. 이렇게 더 '규칙적인' 아기는 잘 울지 않고 잠을 오래 자는 편이다. 스스로 진정하는 능력도 뛰어나다. 순순히 잠에 빠지고 밤에 일어났다가도 부모의 도움 없이 다시 잠든다. 자녀가 '불규칙적인' 아기라서 많이 울고 혼자 잠들지 못해도 자책하지는 말자. 모든 것이 운명이기 때문이다. 하지만 사회 관습에 따라서 죄책감을 느끼는 정도가 달라질 수는 있다.

엄마가 하루 종일 아기 곁을 지키며 젖을 먹이고 달래주는 사회에서는 울고 짜증을 부리는 아이와 그렇지 않은 아이의 차이가 더 크다. 엄마는 아이가 울면 오랫동안 안아서 리드미컬하게 흔들어주거나 젖을 더 먹인다. 엄마와 떨어져 아기 혼자 자는 것은 상상도 못 할 일이다. 아이가 자라서도 부모와 같이 잠을 잔다. 잠을 자는 방식만 다른 것이 아니다. 사회 분위기에 따라서 부모의 감정도 각양각색이다. 자녀 양육에 있어 옳다/그르다, 자연스럽다/인위적이다 등의 의견이 똑같은 사회는 없다. 저개발 국가라 해서 꼭 양육법이 자연스럽고 건강하다는 보장은 없다. 스트리크닌(마전이라는 식물의 씨앗에서 나오는 독성물질―옮긴이)과 우유는 모두 자연에서 얻을 수 있지만, 섭취했을 때 인체에 미치는 영향은 천지차이다.

'좋은' 부모를 판단하는 기준이 높은 사람일수록 아이가 울고 잠을 못 잘 때 더 괴로워한다. 24시간 내내 아기를 안고 다니고 싶은가? 아니면 가끔씩 재워놓고 그동안 내 할 일을 하고 싶은가?

어느 날 사우디아라비아 공주가 영국식 교육을 받은 사우디아라비아 소아과 의사와 유모 외에 여자 2명을 더 데리고 우리 병원을 찾아왔다. 그녀는 왕실 아이의 수면습관에 대해 내게 상담을 청했다. 나는 사우디아라비아 소아과 의사가 설명해주는 왕실 교육법을 듣고 놀라움을 금치 못했다. 그들의 방식이 19세기 영국 귀족 사이에 유행하던 것과 꼭 닮았기 때문이다. 빅토리아 시대 영국에서 훈련을 받은 유모가 귀족 가문을 모셨던 것처럼, 사우디아라비아 유모도 아기를 자는 동안 내내 안고 있었다. 그야말로 인간 요람이 되어야 했다. 그것이 가능했던 이유는 유모에게도 따로 하녀가 있었기 때문이었다. 유모의 하녀는 아이를 돌보는 데 필요한 허드렛일을 맡아서 했다.

하지만 대다수 부모에게는 유모가 없다. 그저 혼자 힘으로 알아서 헤쳐 나가야 한다. 우는 아기를 보고 괴롭거나 '좋은' 부모가 아니라는 생각에 죄책감을 느끼면 육아가 힘들어진다. 내 아이의 수면습관을 고쳐주지 못한다는 좌절감을 느낄 수도 있다. 이런 사고방식으로 육아를 하면 아이의 수면장애를 유발할 가능성마저 있다.

수면장애에 시달리는 아이는 밤에 잠을 못 잘 뿐만 아니라 '낮에도' 온전한 생활을 하지 못한다. 머리가 맑지 않고 주의력과 집중력도 떨어져 금세 산만해진다. 충동적으로 행동하고 한시도 가만히 있지 못한다. 행동이 굼뜨는 경우도 있다. 하지만 잠을 잘 자면 정신이 맑고 또렷하기 때문에 공부도 잘하고 밝고 유쾌한 아이로 자란다. 부모가 불규칙적이고 일관성 없이 생활하거나 지나치게 극성을 부린다면 아이는 여러 수면문제가 겹쳐 밤에 더 많이 깨고 운다. 부부 사이에 갈등이 있을 때도 마찬가지다.

부모가 흔히 오해하는 사실이 있다. 나이에 따라 아이의 발달 단계가 다르므로 그때마다 당연히 수면장애가 나타난다고 생각하는 것이다. 하지만 생후 3~4개월이 지나면 모든 아이는 잘 자는 법을 배울 수 있다. 이 과정은 걸음마를 배우는 것처럼 아주 자연스럽게 진행된다.

문제는 일부 부모가 나서서 수면장애를 일으킨다는 것이다. 그래도 부모가 수면장애를 예방할 수 있고 혹시 문제가 나타나더라도 해결해줄 수 있으니 얼마나 다행인가.

☾ 잠은 뇌를 위한 음식: 건강한 잠은 건강한 식사와 같다

잠은 음식과 비슷하다. 내 아이에게 음식을 주지 않고 굶기는 부모는 없는 것처럼 잠이 부족하게 해서도 안 된다.

음식의 질에 대해 생각해보자. 인간은 생물학적 욕구에 따라 밥을 먹어야 한다. 즉 음식으로 몸에 에너지를 공급한다. 질이 좋지 않은 음식이나 인스턴트 음식은 영양실조, 빈혈, 당뇨병, 심장질환, 비만 같은 병을 일으켜 몸을 망가뜨린다. 약간의 인스턴트 음식은 괜찮지만 적정선을 벗어나지 말아야 한다. 다행히 우리는 식품의 성분표기를 읽는 방법으로 내가 건강한 식사를 하고 있는지 알 수 있다.

그렇다면 수면의 질은 어떨까? 수면도 생물학적 욕구다. 잠을 자면 뇌에 에너지가 공급된다. 따라서 질이 나쁜 수면은 두뇌에 악영향을 미친다. 인스턴트 음식처럼 인스턴트 수면도 존재하는 것이다. 인스턴트 수면은 인스턴트 음식만큼이나 우리 아이에게 해롭다. 약간은 괜찮지만 이역시 적정선을 넘어서는 안 된다. 하지만 식품과 달리 수면에는 성분표기가 없다. 주로 늦은 오후나 초저녁에 아이를 관찰하며 인스턴트 수면의 신호를 찾아야 한다. 인스턴트 수면으로 발생하는 문제는 한두 가지가 아니다.

수면부족은 가볍게 보지 말아야 할 문제다. 잠이 부족하면 당연히 몸에 해롭다. 아기 때 철분을 충분히 섭취하지 못하면 그 여파가 평생 남는다. 유아기에 철분이 부족하면 청소년기에 인지기능이 떨어지고 성인이 되어서도 정신건강이 온전하지 못해 우울증과 고립감을 느낄 확률이 높다. 철분 못지않게 수면도 우리 몸에 생물학적으로 꼭 필요한 요소다. 어느 하나라도 부족하면 두뇌가 제대로 발달하지 못한다.

아이가 어쩌다 잠을 못 자도 평소 숙면을 취했다면 걱정할 필요는 없다. 하지만 수면장애가 쉽게 사라지지 않고 심각해진다면 경각심을 가져야 한다. 동물실험에서는 심각한 수면부족이 장기간 계속되면 뇌에 영구적인 손상을 일으켜 최악의 경우 사망에 이를 수 있다는 결과가 나왔다. 비행기 조종사, 수련의, 화물기사가 수면부족에 시달리면 위험한 사태가 벌어지기 쉽다. 그래서 이런 직종은 법적으로도 수면시간에 관한 규제를 엄격하게 받는다.

잠을 자는 타이밍도 지켜야 한다. 인체의 자연스러운 습성에 따라 밤에 잠을 자야 한다는 수면규제법이 통과되자 화물기사 연합에서 들고일어난 적이 있었다. 2013년에는 정부를 상대로 소송까지 걸었다. 그러나 미 연방 항소법원은 과학적 근거가 확실하므로 연방 수면규제법은 타당하다고 판결을 내렸다. 그러나 2014년 화물업계는 '영리상의 이유로' 핵심조항 일부를 삭제시키는 데 성공했다. 과학을 근거로 문화·산업계의 관습을 수정하기가 현실적으로 힘듦을 여실히 보여주는 사례다. 그렇다고 과학적 근거의 타당성까지 부정하지는 못한다. 그리고 기간과 상관없이 수면부족은 화물기사에게도, 어린아이에게도 분명 유해하다.

지금부터는 나이를 불문하고 건강한 잠의 긍정적인 효과와 건강하지 못한 잠의 문제를 알아보려 한다. 모든 내용은 나 한 사람의 의견이 아니라 철저한 검증을 거친 연구를 바탕으로 정리됐다.

사회성, 감성 발달

생후 12~36개월의 경우, 자다가 자주 깰수록 코르티졸 수치가 높았고 (스트레스가 높다는 의미) 어린이집에서 기를 펴지 못하며 내면화 행동문제를 보였다. 즉 다른 아이와 잘 어울리지 못하고 위축되었으며 슬픔·외로움·불안·두려움 등의 감정이 두드러졌다. 하루에 10시간 이하로 자거나 밤에 세 번 이상 깨는 생후 18개월 아동이 5세가 되었을 때는 정서문제와 행동문제가 나타났다. 잠을 쉽게 자지 못하고 중간에 잘 깨는 2~3세의 내면화 행동문제와 외현화 행동문제는 모두 심각한 수준이었다 (외현화 행동문제는 타인이나 사물에 분노·짜증·시비로 대응하고 공격성·충동성·과잉행동장애를 보이는 것을 말한다). 실험실에서 하룻밤을 보낸 14개월 아이는 자기감정을 잘 조절하지 못했고 부정적인 감정을 극복하기 힘들어했다.

살로메 커스Salome Kurth 박사는 실험 집단인 2~5세 아이가 하룻밤 자는 동안 우뇌와 좌뇌의 연결이 최대 20% 증가했다는 사실을 알아냈다. "수면은 두뇌가 가장 효과적으로 발달하는 환경을 마련해준다. 두뇌가 발달하는 과정 자체에도 반드시 필요하다." 커스 박사는 이렇게 결론을 내렸다. "보행·언어·문제해결 능력이 발달하는 중요한 단계에는 각성 중 대뇌피질 활동이 있어야 할 뿐만 아니라 그 후에 잠도 자야 한다. 수면과 두뇌 발달 사이에 밀접한 연관이 있다는 증거는 상당히 강력하다. 아동기에 잠이 부족하면 두뇌 발달이 저해되어 발달장애나 정서장애를 유발할 수 있다."

4세 아동 약 9,000명을 조사했더니 거의 16%가 잠이 부족했는데 그럴수록 외현화 행동문제 또한 심했다. 다른 연구에서도 밤잠이 부족하면 여지없이 외현화 행동문제를 보인다는 결과가 나왔다. 낮잠을 충분히 자하루 수면시간이 똑같았는데도 결과는 달라지지 않았다. 다시 말해 총 수면시간이 전부는 아니라는 뜻이다. 무엇보다 밤잠이 중요하고 낮잠으로는 밤잠을 보충할 수 없다.

4~5세 아이가 유치원에 적응하지 못한다면 수면부족도 직접적인 원인 중 하나다. 잠이 부족하면 공격성과 반항심이 높아지고 선생님의 말을 잘 듣지 않으며 외현화 행동문제와 과잉행동장애가 나타난다. 존 베이츠 박사는 이런 글을 썼다.

"말을 듣지 않는 어린아이를 대상으로 임상치료를 하는 과정에서 부모가 적절한 수면 스케줄을 세워주자 아이의 성격이 놀랍도록 온순해졌다. 변화의 속도가 무척 빨랐기 때문에 부모의 훈육방법 같은 변수를 원인으로 고려하기는 힘들다."

잠을 푹 자면 유치원에서의 행동이 즉시 개선되는 효과를 볼 수 있다.

7~8세에 잠이 부족하면 청소년기에 '과잉행동장애'를 겪고 '충동성'이 높아진다. 루트 그러버Reut Gruber 연구팀은 7~11세 아동을 대상으로 닷새 동안 일부에게는 수면시간을 점차적으로 1시간 늘리고 일부에게는 1시간 줄이는 실험을 했다. 그러자 잠이 54분 부족했을 때 다음과 같은 증상이 나타났다.

"대수롭지 않은 일에도 부정적인 정서(짜증과 불만)를 표현하고 충동과 감정을 조절하지 못했다. 수면시간이 '27분' 증가했을 때는 정서불안과 충동성 문제가 크게 개선되었다. 낮에 느끼던 졸음도 눈에 띄게 줄었다. '조금씩' 늘어난 수면시간이 누적되면 학교생활을 더 잘할 수 있게 된다."

사소한 변화가 엄청난 영향력을 미친다는 것은 인간의 본성과 맞지 않는다. 하지만 데이터를 보면 부정할 수 없는 사실이다(1장 참조).

8세에 수면문제를 겪은 아이는 10세에 우울증 증상을 보인다. 밤에 잠을 자지 못한 십대 여학생은 우울증에 걸리거나 자살을 시도할 가능성이 두 배에서 여섯 배 높았고, 남학생은 21세가 되었을 때 알코올이나 마리화나에 중독될 가능성이 상승했다.

한 연구팀은 8~12세 아동에게 나흘 동안 취침시간을 단 **1시간** 앞당기거나 늦추는 실험을 했다. 이후 긍정적인 정서반응, 감정조절 능력, 기억력, 주의력을 측정하자 취침시간이 늦춰진 집단의 점수가 현저히 낮았다. 또한 14~17세 청소년을 사흘 동안 6시간 30분 재우는 실험을 했더니 감정이 부정적으로 변하고 조절도 잘하지 못했다. 18~25세를 대상으로 잠이 부족했을 때 타인의 얼굴을 인식하는 능력이 어떻게 달라지는지도 실험했는데 수면부족에 시달리는 사람은 표정을 정확히 판단하지 못한다는 사실이 명백히 드러났다.

늦게 자는 7학년 학생은 6~8년 후 정서장애를 겪기 쉬웠다(슬픔이나 우울함을 느끼고 일주일에 1회 이상 울었다). 취침시간이 늦으면(밤 11시 45분 이후) 총 수면시간이 줄어들지만 총 수면시간이 정서장애에 영향을 주지는 않았다. 따라서 수면시간과 상관없이 자정 전에 잠을 자야 정서적으로 건강해진다는 말이다.

성인의 경우는 하룻밤 잘 자지 못하면 부정적인 자극에 충동적으로 반응했다. 잘 참지 못하고 짧은 순간에 옳지 않은 반응을 보였다. 수면부족은 두뇌 기능을 일시적으로 변화시켜 타인에게 공감하지 못하는 등 대인관계 능력을 떨어뜨리는 결과가 나타났다.

몸 건강

청소년기에 잠을 조금 자면 혈압과 콜레스테롤 수치가 높아지고 당뇨병 위험요인인 인슐린저항성도 증가했다. 면역력이 낮아지고 스트레스 호르몬이 증가하며 체내염증도 나타났다. 수면시간이 적당한 사람도 수면 중에 습관적으로 코를 골면 과잉행동장애나 우울증에 시달렸고 집중력이 저하되었다. 참고로 코를 고는 습관은 분산수면을 유발하는 것으로 알려져 있다.

비만/과체중

전부는 아니지만 대다수 연구논문은 짧은 수면시간이 비만/과체중을 불러온다고 했다(10장 참조). 사실이라면 심각한 공중보건 문제다. 1980년에는 5%에 불과하던 12~19세 비만아동이 2012년에는 21%로 대폭 증가했기 때문이다. 비만과 수면부족이 빠르게 확산되는 상황에서 그 둘이 서로 관련 없다고 말할 수 있을까? 비만은 당뇨병, 심장질환, 뇌졸중 위험을 높인다. 5세 이전에 밤잠이 부족했던 아이는 5~9세에 비만해진다. 낮잠은 비만과 전혀 관계가 없고 밤잠을 대체하지도 못한다. 낮잠은 유아의 코르티졸 수치를 낮추는 역할을 한다. 낮잠을 잘 자면 유치원 아동은 기억력이 향상되고 성인은 창의적인 문제해결 능력이 높아졌다.

기질

7장에서 자세히 알아보겠지만 기질이란 개인의 행동방식을 말한다. 잠으로 자녀의 기질을 조절하는 것은 이렇게 비유할 수 있다. 같은 음악이어도 음량, 음역, 베이스를 조절하면 분위기가 확 바뀐다. 곡 자체는 그대로지만 듣는 이의 느낌은 달라진다. 한 연구에서 밤잠이 늘어난 3, 6, 11개월 아이는 낯선 사람이나 사물에 거리낌 없이 다가갔다. 한편 생후 6~36개월 사이에 분산수면을 경험하는 아이는 기질이 더 까다로워진다.

생후 4~10주를 대상으로 한 또 다른 연구에서는 낮잠을 오래 잘수록 긍정적인 기질이 나타났다(더 활발하고 친해지기 쉬우며 성격이 원만하고 집중력이 높았다). 낮잠은 감당할 수 없을 정도로 미쳐 날뛰는 두 살 반짜리 남자아이도 귀여운 왕자님으로 바꿔준다. 이 마법 같은 힘은 대체 어디서 오는 것일까?

운동 능력

대학 농구팀 선수의 수면시간을 늘리자 더 빨라지고 자유투와 3점슛 성공확률이 높아졌다. 반대로 테니스 선수의 수면을 제한한 실험에서는 서브 정확도가 낮아지는 결과가 나타났다.

인지 능력

아이의 수면습관이 성적에도 영향을 미칠까? 대답은 '그렇다'이다. 나이와 관계없이 모든 논문이 그 점에 동의한다. 한 논문은 이렇게 표현했다. "수면은 인지 능력 발달에 반드시 필요한 요소다. 잠을 자면 기억력이 좋아지지만 부족하면 기억력이 떨어진다." 다른 논문은 더 간단하게 말했다. "수면은 기억력 강화에 중요한 역할을 한다." 유아, 미취학 아동, 학령기 아동으로 나누어 평범하고 건강한 아이를 살펴보자.

• 유아

코네티컷 대학교에서 실시한 연구를 보면 렘수면의 길이와 아이가 '차분한 각성' 상태로 깨어 있는 시간 사이에는 밀접한 관련이 있다. 차분한 각성 상태 중 아기는 눈을 반짝반짝 빛내며 집중해서 주위를 살핀다. 평온한 얼굴로 웃고 있으며 찡그리지 않는다. 몸도 별로 움직이지 않는다. 한 엄마는 차분한 각성 상태를 자주 보이는 네 살짜리 자녀를 가리켜 '관찰'하고 '생각'하는 것 같다고 말했다. 그 말이 정답이다. 이 아이는 사소한 것 하나도 놓치지 않고 관찰한다.

또 다른 연구는 낮잠의 렘수면이 '창의적인 문제해결을 위한 부수적인 정보 통합 능력'을 높인다는 사실을 증명했다. 스탠포드 대학교에서도 수면 발달 연구를 했다. 그러자 아이의 렘수면시간은 환경 요인의 영향도 받는다는 사실이 드러났다. 안타깝게도 환경 요인이 정확히 무엇인지 밝혀지지는 않았다. 부모의 육아 방식에 따라서 수면패턴, 렘수면시간, 차분한 각성시간 등이 달라지지 않을까 추측할 뿐이다. 또한 1장을 보면 알겠지만 30분 이상 낮잠을 잘 때 생후 6~12개월 아이의 기억력이 향상된다.

산통이 있거나 성격이 까다로운 아이는 자다 깨서 차분히 있지 못한다. 신경질적인 행동의 원인은 프로게스테론이나 코르티졸 같은 체내 호르몬의 균형이 깨졌기 때문일 수 있다. 코르티졸 수치가 높으면 아기의 비렘수면시간은 줄어든다. 따라서 아기도 성인과 마찬가지로 깨어 있을 때 체내 호르몬, 수면패턴, 행동이 상호작용을 하는 듯하다. 까다로운 아이는 대개 스케줄이 규칙적이지 않고 주의력도 약하다. 생후 2~3개월 아이를 대상으로 연구를 하자 스케줄이 불규칙하고 잘 지켜지지 않을수록 학습 속도가 느리고 혼자 힘으로 자는 법을 터득하기 힘들어했다. 이런 아이는 자라서도 수면부족으로 피로가 쌓이고 과잉행동장애로 발전할 수 있다.

낮잠은 유아기에 특히 중요하다. 나는 연구를 하다 유아의 낮잠시간이 인내심과 집중력을 크게 좌우한다는 사실을 발견했다. 낮잠을 많이 자는 아이가 더 오래 집중할 수 있었다. 차분한 각성 상태가 오래 가고 새로운 사실도 빠르게 습득한다. 낮잠을 충분히 자지 않는 아기는 꾸벅꾸벅 졸거나 심술을 부리는데, 어느 쪽이든 학습 능력이 높지 않다.

> **저자 한마디** •
> 낮잠을 잘 자면 최적의 각성 상태가 됩니다. 자다 깼을 때 차분하게 있는 시간도 더 길어져요.

낮잠을 오래 자면 친구와 어울리지 못하고 감각계발을 할 수 없다는 믿음이 있지만 근거 없는 이야기다. 물론 잠을 많이 자는 '잠귀신'은 요즘 유행하는 수업이나 활동(수영 강습, 부모와 아기가 함께하는 수업, 아기의 두뇌와 감각을 계발해주는 활동)에 참여할 기회가 적다. 그러면 또 어떤가? 그렇게 많은 활동에 참가하지 않는다고 무슨 문제가 생길까? 좋은 유치원에 들어가지 못해 좋은 초등학교, 좋은 사립학교로 진학할 길이 끊어지는가? 그렇지 않다.

단체활동을 오래하는 아이와 잠을 푹 잔 아이의 사회성은 질적으로 다르다. 사실 감각계발 수업은 아기에게 그리 중요하지 않다. 그보다는 답답한 집을 나와 다른 부모와 어울리고 싶은 엄마 아빠의 욕구를 만족시킬 뿐이다.

• 미취학 아동

3세 아동의 경우 낮잠을 잘 잘수록 적응력도 높다(적응력이 높다고 하면 새로운 환경에 잘 적응한다는 뜻이다). **학교에서 성적을 잘 받으려면 무엇보다도 적응력이 가장 중요하다.** 낮잠시간이 줄어들수록 적응력은 떨어진다. 실제로 낮잠을 자지 않는 3세 아동의 공통적인 기질이 바로 낮은 적응력이다. 그리고 낮잠을 거르고 적응력이 낮은 아이는 밤에 자주 깨기도 한다.

생후 5개월 때 순했던 아이가 3세 무렵에는 까다롭고 다루기 힘들어지는 경우가 있다. 연구를 해보니 잠을 적게 자는 습관이 원인이었다. 반대로 다루기 힘들었지만 3세에는 온순해진 아이는 오래 자는 습관이 있었다. 나는 규칙적인 수면습관을 만들도록 부모가 도와주느냐 아니냐에 따라 이런 변화가 가능하다고 본다.

자다가 자주 깨는 1~3세 아동은 그렇지 않은 또래에 비해 잠에서 깼을 때 코르티졸 수치가 높았다.

4세 때 적어도 한 달 동안 잠들기까지 30분 넘게 걸리는 아이나 일주일에 자다가 다섯 번 이상 깨는 아이(깨어 있는 시간이 10분 이상), 일주일에 세 번 이상 깨기 힘들어하는 아이는 6세가 되면 정신질환 증상을 보일 위험이 있다.

또한 5세 이전에 밤에 잠을 적게 자면 5~9세에 비만이 될 확률이 높았다.

• 학령기 아동

한 연구는 '아동기의 수면문제는 청소년기 신경심리학적 기능 저하를 유발한다'는 사실을 발견했다. '7~8세에 잠을 조금만 자면 과잉행동/충동장애가 나타난다'며 앞의 사실을 뒷받침하는 연구도 있다.

세 번째 연구는 이렇게 결론을 내렸다.

"자다가 자주 깰수록 일어날 때 코르티졸 수치가 높아지고 내면화 행동문제와 정서장애로 발전할 확률도 높아진다."

10~14세 아이를 대상으로 하룻밤 잠을 방해하는 실험을 하자 습관적인 행동을 할 때도 언어 창의성과 추상적 사고 능력이 떨어졌다.

스탠포드 비네 지능검사Stanford-Binet Intelligence Test를 만든 루이스 터먼 박사는 1925년《천재에 대한 유전학적 연구Genetic Studies of Genius》라는 획기적인 책을 발표했다. 여기서 터먼 박사는 IQ 140 이상인 아동 약 600명과 그 이하 약 2,700명 아동을 그룹으로 묶어 비교했다. 그랬더니 모든 나이대에서 IQ가 높은 그룹이 잠을 오래 잤다.

2년 후 일본 어린이 5,500명을 대상으로 한 연구에서는 성적이 좋을수록 잠을 많이 잔다는 결과가 나왔다.

90년이 지난 오늘날까지도 연구 계획, 실험방법, 철저한 검증면에서 터먼 박사의 연구는 독보적 위치에 있다. 1983년 캐나다 수면연구소는 IQ가 높을수록 총 수면시간이 길다는 터먼 박사의 연구결과를 실험으로 입증한 바 있다. 터먼 박사와 캐나다 수면연구소는 똑똑한 아이가 또래 평균보다 매일 밤 30~40분 더 잔다고 했다.

루이스빌 의대에서는 서로 수면시간이 다른 일란성 쌍둥이를 대상으로 연구를 했다. 10세 정도가 되자 잠을 많이 자는 쪽이 그렇지 않은 쪽보다 독서력, 어휘력, 이해력 점수가 더 높았다.

최근 연구도 같은 사실을 증명한다. 한 논문은 잠이 부족할수록 7~11세 아동의 IQ가 낮다고 주장했고, 다른 논문은 불규칙적으로 늦게 잘수록 7세 아동의 인지 능력이 떨어진다고 했다. 논문의 저자들은 건강한 잠이 인지 발달을 촉진한다고 입을 모았다. 잠을 자면 학습한 내용이 영구기억으로 통합되고 기억력이 강화되기 때문이다. 잠을 자면 정리·계획·실행·멀티태스킹 능력도 향상된다.

> **저자 한마디** ●
>
> 퇴근 후 함께 놀고 싶어서, 잠들기 전 투정을 피하고 싶어서 자녀를 늘 늦게 재우며 별일 있겠냐고 생각하는 부모가 있습니다. 그렇다면 그 생각을 꼭 고치세요. 볼일을 보거나 친구를 만나기 위해 낮잠을 줄여서도 안 됩니다. 어쩌다 한 번씩 특별한 날이라면 괜찮습니다. 하지만 허구한 날 밤잠과 낮잠을 적게 자는 습관은 아이에게 몹시 나쁜 영향을 미칩니다. 아무리 조금씩이어도 밀린 잠이 쌓이고 쌓이면 학습 능력이 심각하게 떨어집니다.

주의력결핍 과잉행동장애나 학습장애 진단을 받은 아이는 잠도 잘 자지 못한다. 어느 쪽이 원인이고 결과인지는 아직 밝혀지지 않았다. 하지만 한 연구에서 신중하게 실험을 한 결과, 수면패턴을 개선했더니 교우 관계와 학업성적이 몰라보게 좋아졌다고 한다.

창작 활동을 하는 성인을 대상으로 한 연구도 잠이 부족할 때 독창적인 아이디어가 고갈되고 풍부한 경험을 하지 못한다는 사실을 알아냈다. 삶의 질이 높아진다고 생각하면 깨어 있는 시간이 줄어도 아깝지 않다. 기대하던 저녁 행사에 참석해놓고도 피곤해서 꾸벅꾸벅 조느라 즐기지 못했던 경험이 있지 않은가?

수면과 학업성적의 연관성을 보여주는 연구는 그 밖에도 많다. 하지만 이 연구들은 알레르기와 편도선비대증이 있는 아이를 대상으로 하고 있다(이 문제들은 11장에서 알아볼 것이다).

☾ 잠의 효과는 평생 간다

생후 6개월에 잠을 설치는 등의 수면문제가 나타나면 3세 이후까지도 계속된다. 한 연구에 따르면 3~6세 아동의 수면장애는 거의 4년간 사라지지 않는다고 한다. 그런 문제를 겪는 아이는 공격성이 높고 주의력과 사회성이 떨어지는 경향이 있었다. 불안하고 우울한 감정에 휩싸이는 경우도 많았다.

건강한 잠을 자는 아동은 건강한 청소년이 된다

어린 시절 수면습관이 건강하면 그 효과가 쭉 이어져 청소년기에도 건강한 잠을 자게 된다.

앞에서는 건강한 잠의 효과에 대해 여러 사실과 데이터를 소개했다. 지금부터는 노선을 바꿔 조금 더 큰 자녀를 키우는 부모의 경험담을 읽으며 미래를 엿보려 한다. 십대 청소년의 생활은 여러모로 비슷해서 예측하기가 어렵지 않기 때문에 우리도 언젠가는 이 가족과 같은 경험을 한다고 봐도 무방하다. 이제 편안히 앉아 긴장을 풀고 어려서부터 수면 훈련을 하면 어떤 점이 좋은지 알려주는 선배 부모의 이야기에 푹 빠져보자. 그전에 이 이야기를 어떻게 모았는지 배경 설명을 조금 하려 한다.

나는 어린 자녀를 키우는 부모를 만나면 건강한 수면훈련에 온 힘을 기울여야 한다고 말한다. 그렇게 해야 아이가 청소년과 성인으로 성장하는 동안 앞에 놓인 거대한 빙산을 피하는 법을 깨우치기 때문이다. 잠이 부족한 청소년은 정말 갖가지 문제에 취약해진다(10장 참조). 어렸을 때부터 건강한 잠을 잔 아이는 빙산과 충돌한 타이타닉 호 같은 운명을 피할 수 있다. 번거로운 훈련을 할 이유로 충분하지 않은가! 사실 40년 간 소아과 진료를 하고 1981년에 잠에 관한 첫 논문을 발표한 나도 조기 수면훈련의 장기적인 효과를 연구하지는 않았다. 다른 연구자도 그

주제에는 손을 대지 않았다. 수면훈련이 이롭다는 내 믿음은 수많은 아이를 신생아부터 대학생 때까지 보살피면서 쌓아온 것이다. 하지만 이번 개정판을 준비하면서 나는 그러한 믿음이 진실인지 더 철저히 알아보기로 했다.

우선 아기 때부터 우리 병원을 다녔고 제대로 수면훈련을 받은 십대 청소년의 부모에게 설문지를 보냈다. 모든 집이 2명 이상의 자녀를 두었고 첫째의 평균 나이는 17세, 막내의 평균 나이는 13세였다.

나는 어린 자녀에게 건강한 수면습관을 심어주려 노력했던 성과가 청소년기까지 이어졌는지 물었다.

부모의 응답은 압도적으로 다음의 결론과 일치했다.

1. 건강한 잠을 자야 더 행복하다는 사실을 알기 때문에 커서도 잠을 손해 보지 않으려 노력한다

어려서부터 건강한 잠을 자 버릇해 우리 아이들은 스스로 잠을 푹 잤을 때와 피곤할 때의 차이를 잘 알아요. 그래서 지금도 잠을 더 자려고 노력한답니다.

아이들도 제 믿음을 따라주고 건강한 잠이 중요하다는 사실을 아는 것 같아요. 성장하는 동안 잠이 부족해서 피곤한 느낌과 잠을 충분히 잔 느낌을 다 경험하며 그 차이를 느꼈기 때문일지도 모르죠. 청소년기 아이가 스스로 수면습관을 개선하려면 이런 경험이 기본적으로 깔려 있어야 한다고 봅니다.

어린 시절 들인 수면습관의 효과는 분명 있어요. 우리 아이들은 일찍 잠드는 것을 체벌이 아니라 보상으로 봅니다. 주중에는 늦게 자기 싫어서 빨리 숙제를 끝내려 합니다. 자기가 피곤해지는 시점을 알고 그때 잠을 자야 가장 좋다고 여겨요. 피곤하면 기분이 나빠지고 짜증이 는다고 생각합니다. 밤에 충분히 자지 않으면 바쁜 하루 일과를 따라가기가 훨씬 힘들어진다고 생각해요.

줄리아(16세)는 이렇게 말합니다. "내일을 생각해 침대에 누울 시간을 정해요. 잠이 부족하면 엄청 불안해져서 간단한 문제도 풀지 못하거든요."

2. 부모가 기초를 쌓아놓았기 때문에 자라서도 건강한 잠을 잔다

• 규칙

우리 집은 스물일곱 살부터 스무 살까지 애들이 다섯입니다. 처음 박사님 책에 사연을 썼을 때는 큰애가 열다섯 살, 막내가 여덟 살이었죠. 당시 핵심은 규칙을 정하는 것이었어요. 이제 어른이 된 아이들에게 물어봤어요. 잠에 관해 기억나는 게 있냐고요. 그랬더니 하나같이 우리 집의 '규칙'을 이야기합니다. 자라며 스케줄은 바뀌었지만 규칙을 꼭 지켜야 한다는 의식은 남아 있었어요. 우리 아이들은 자기 의무를 다하며 시간 쓰는 법을 배웠습니다. 특히 저녁에는 온 가족이 모여서 식사를 해야 한다는 의무가 있었죠. 저희 부부가 규칙에 관해서라면 아이들에게 절대 양보를 하지 않았던 것이 성공 비결이라고 생각합니다. 애들이 크면서 상황은 바뀌었지만 변하지 않는 규칙이 있었어요. 식사, 운동, 수면에 있어서 반드시 건강한 선택을 해야 했습니다. 고등학교나 대학교에 진학하고부터는 굳이 일찍 자라고 할 필요도 없었어요. 우리 집에서는 꼭 지켜야 할 규칙이니까요.

특수한 경우 습관이 어긋나도 잠에 관한 규칙으로 바로잡을 수 있다.

전날 너무 늦게 잤거나 일과가 바뀔 때, 휴가를 다녀왔을 때는 아이들이 잠으로 고생을 합니다. 어떤 때는 뭐 한 가지만 달라져도 그래요. 그래도 다시 원래 습관대로 돌리는 게 아이들이 클수록, 하면 할수록 쉬워지는 것 같습니다. 나이를 먹어서 그런 것도 있겠지만 그보다는 어렸을 때 했던 수면훈련 덕분이라고 생각해요.

늦게까지 연습이나 경기를 하다 보면 어쩔 수 없이 취침시간이 밀려나죠. 그게 아니라 평상시라면 무조건 스케줄을 지켜야 한다는 사실을 배웠어요. 그러면 가끔 예외가 생겨도 건강한 습관이 깨지지 않습니다.

물론 아이들은 악몽, 질병, 여행, 시차 등 여러 경험을 합니다. 어떤 상황이든 특별히 주의해야 하지만 저는 언제나 원칙으로 돌아가도록 노력했어요. 피곤해 지칠 때까지 늦게 재우지 말자는 원칙 말이죠. 이제는 커서 열두 살, 열네 살이 되었고 보통 밤 10시쯤 잠자리에 들어요. 하지만 자기 몸의 리듬에 따라 알아서 일찍 자는 날들도 있습니다. 반대로 숙제, 학교 연극, 특별 활동 때문에 쉽게 자지 못하는 날도 있고요. 아이들은 남을 본받는 방법으로 가장 잘 배우죠. 그래서 저도 건강한 수면습관을 지키는 본보기가 되려 노력합니다. 일찍 침대에 눕고 자기 전에 텔레비전을 보기보다는 책을 읽어요. 또 침실에서는 잠을 자거나 조용한 활동만 합니다.

• 우선순위

어릴 때부터 건강한 수면습관을 지켜주려고 노력하면 반드시 효과가 오래갑니다. 저희 부부는 아이들의 잠이 우선순위라는 데 동의했어요. 그에 맞춰서 식사를 하고 친구를 만났는데 단 한순간도 후회하지 않았습니다. 친구와 멀어지지 않았고 중요한 모임에 불참한 적도 없습니다. 다 낮잠과 이른 취침시간 덕분이지요. 오히려 시간을 언제, 어떻게, 어디서 사용해야 할지 우선순위를 정하는 법을 배웠습니다. 그래서인지 아이들도 우리와 비슷한 선택을 합니다. 학교나 운동부 일로 일찍 일어나야 할 것 같으면 숙제하는 시간을 조정하는 거죠. 중요한 약속이 있거나 보고 싶은 텔레비전 프로그램이 있다, 주말이나 휴일에 놀러 가고 싶다고 했을 때 우리가 의견을 존중해주는 한 주중에는 절대 반항하지 않습니다. 잠잘 때 별로 속 썩이지 않은 가장 큰 이유는 어려서부터 약속을 지키고 서로 이해해줬기 때문이라고 봅니다. 우리 아이들은 잠을 좋아해요. 침대에 있으면 편안하고 안심된다고 합니다. 자기가 잠이 필요한 때를 알고 피곤한 느낌을 싫어해요.

3년 반 사이에 아이를 셋이나 낳은 저희는 부모가 된 초기에 세 가지 기본 원칙을 배웠습니다. 첫째, 아이는 잠을 많이 자야 한다. 둘째, 잠을 푹 잔 아이는 행복하고 건강할 것이다. 셋째, 아이가 잠을 충분히 자면 가족도 행복해진다. 이렇게 단순한 원칙에 따라 저희는 가족이 지켜야 할 아주 기본적인 우선순위를 정했어요. 거의 13년이 지난 지금까지도 이를 따르고 있습니다.

• 가족관

잠을 적절한 시간 동안 자는 습관이 어렸을 때부터 몸에 뱄고 그 효과가 지금도 계속된다고 생각합니다. '필요한 만큼 잠을 자자'가 저희 가훈이 된 것 같아요. 잠은 정말로 중요합니다. 우리 딸들은 둘다 잠을 좋아하고 잠이 얼마나 중요한지 압니다.

이번에 대학에 입학한 앨리스는 어릴 때부터 수면훈련을 받았고 잠을 충분히 푹 자야 한다는 집안 분위기 덕분에 언제 잠을 자야 하는지 잘 압니다. 우리와의 대화에서도 잠 이야기를 많이 해요. 친구들보다 일찍 자도 문제가 없다는 사실을 확인하려고 그러는 것도 같아요. 저희는 일찍 자라는 말은 안 합니다. 자기 할 일을 앨리스가 알고 있기 때문이죠.

워낙 온 가족이 균형(잠과 건강한 활동)을 중시하는 분위기다 보니 잠이 중요하다는 대화가 끊이지 않았어요. 아이들이 어릴 때 잠에 대한 생각을 확고하게 심어주지 않았더라면 청소년기에 규칙을 만들고 건강한 취침시간을 지키라고 하기가 힘들었을 거예요.

3. 잠을 잘 자야 기분이 좋다는 사실을 이해하고 가족이 잠을 중요하게 생각하는 청소년은 잠을 거부하지 않고 알아서 잘 잔다

청소년기에는 모든 아이가 한 번쯤은 안 잔다고 버티지 않나요? 친구들은 대부분 일찍 자지 않으니까요. 그나마 우리 집은 아이들이 어렸을 때 건강한 수면습관을 심어주었고 그걸 쭉 유지했기 때문에 덜 반항했다고 생각해요.

어린 시절부터 건강한 수면습관이 뼛속 깊이 자리 잡고 충분히 쉬면 어떤 점이 좋은지 배운 아이가 청소년이 되어서도 자기 수면습관을 스스로 지킬 수 있죠.

저희는 트리스탄이 어렸을 때부터 낮잠과 밤잠 스케줄을 지켜주려고 노력했어요. 트리스탄은 이제 열세 살인데 숙제가 많고 수영학원을 주 5회 다니고 매주 교회 청년부 활동을 하면서도 밤 9시면 잠을 자겠다고 '스스로' 결정합니다. 잠을 자야 학교에서 공부가 잘되고 기분이 좋고 힘이 난다는 사실을 알고 있어요. 잠을 중요하게 생각하는 이유를 이렇게 말한답니다. "잠이 최고예요! 자는 동안 키가 크고 힘도 세지잖아요. 낮에 배운 것들이 머리에 흡수되기 때문에 자는 동안에 머리가 계발되고요. 잠을 자야 성격도 좋아지죠. 일찍 일어나서 잠이 부족하면 그만큼 더 많이 자면 되지만 같은 날에 하지 않으면 효과가 별로 없는 것 같아요. 늦게 하는 프로그램은 녹화하면 되고요. 휴대폰을 가지고 놀거나 게임을 하는 것보다는 일찍 자는 게 더 중요해요."

4. 아이가 크면 재우는 일도 힘들어지지만 불가능하지는 않다. 어렸을 때 수면훈련을 하면 커서도 쉽게 잠이 든다

그러나 처음에는 아이를 건강하게 재우는 방법을 따르려 해도 쉽지 않을 것이다. 반드시 건강한 수면 스케줄을 지키려는 부모를 질책하는 가족이나 친구가 있기 때문이다. 아이 위주로 스케줄을 짜면 자신들과 만나지 못한다는 것이 이유다. 또 너무 깐깐하다고 할 텐데, 그 이유는 뒤에서 심도 있게 설명하겠다. 그러다 몇 년이 지나 단체활동을 시작할 때가 되면 이번에는 아이가 낮잠을 안 잔다고, 밤에 일찍 자기 싫다고 반항한다. 여러 가지 이유로 잠을 충분히 재우는 것이 힘들다고 느껴지겠지만 불가능은 아니다. 이 점만 기억하면 된다. 잠을 푹 잤을 때와 부족할 때 몸이 어떻게 다른지 스스로 깨달은 아이는 커서도 상대적으로 반항을 덜 한다.

무엇보다 아이가 아주 어릴 때는 부모가 취침시간을 통제할 수 있다. 하지만 자라면서 심한 알레르기, 습진, 천식 같은 질환이 생긴 아이는 안타깝게도 잠을 잘 자지 못한다. 사춘기에는 자기가 알아서 하겠다며 반항하는 문제 외에도 학습이나 정신건강 문제도 나타난다. 모든 아이가 등교시간에 맞춰 일찍 일어나야 하고 늦게 하교한다. 아르바이트, 운동부나 음악부 활동, 종교 활동, 친구와의 약속은 말할 것도 없다. 이처럼 청소년은 할 일이 많고 스케줄이 불규칙하다. 그렇다고 부모가 자녀의 수면 스케줄에 간섭할 수 없다는 뜻은 아니다. 자녀가 어렸을 때는 엄격하게 지시를 내렸다면 이제는 아이의 점점 커져가는 독립심도 존중해주며 유도하고 타이르는 식으로 방법을 바꾸면 된다. 이러니저러니 해도 청소년은 다음날 잠이 부족해서 괴로워봐야 늦게 잠드는 것의 대가를 이해할 수 있다.

청소년 자녀를 재우기 힘든 이유는 그 밖에도 많다. 더 어린 자녀나 나이 드신 부모님을 보살펴야 하는 엄마도 있고, 아이를 학교에 보내고 직장에 다니기 시작한 엄마도 있다. 나는 이렇게 주장하고 싶다. '처음부터' 규칙을 정해서 지키고 가족관에 따라 생활한다면 자녀가 청소년이 되어도 비교적 쉽게 다룰 수 있다.

저는 건강한 수면습관을 지켜 온 가족이 잠을 잘 잤을 때의 효과를 일찍부터 체감했습니다. 정해진 원칙을 지키는 일이 늘 쉽지는 않았어요. 친척과 친구가 심하게 반대했기 때문이죠. 우리 집과 원칙도 스케줄도 너무 달랐던 거예요. 아이를 아주 일찍 재우는 우리 집과 스케줄이 맞는 사람은 몇 명 없었죠. 건강한 수면습관이 아이에게 준 이득은 정말 셀 수 없었습니다. 학교생활을 잘 헤쳐 나가고 창의력이 높아졌어요. 좌절을 해도 딛고 일어나고 어느 상황이든 적응했습니다. 거창하게 들리겠지만 저는 한 사람이 잠재력을 최대한 발휘하려면 건강한 수면습관이 기본이라고 믿어요.

여덟 살부터 열여덟 살까지의 아이 다섯을 키우고 있습니다. 양가 친척 중 저희가 처음으로 아이를 낳았어요. 아이들이 낮잠을 자게 일찍 모이자거나, 취침시간을 지켜야 하니 모임을 빨리 끝내자고 할 때마다 친척의 구박이 상당했습니다. 하지만 동생들도 부모가 되고 나니 그때까지는 낮잠을 꼭 재우려는 우리가 지나치다고 생각했는데 이제는 아이에게 잠이 얼마나 중요한지 알겠다고 하더군요. 잠을 못 자면 완전히 딴 아이가 된다고요. '말썽쟁이'라고 하면 안 돼요. 그 아이는 낮잠이 부족할 뿐입니다. 아이를 다섯이나 키웠지만 잠을 충분히 재우는 일은 늘 힘들었습니다. 우리 아이들을 보면 어렸을 때 기초를 탄탄하게 마련해주는 게 얼마나 중요한지 알 수 있어요. 건강한 수면습관 덕분에 성격이 침착하고 불평 없이 잠을 자러 가거든요.

저희는 딸 둘(현재 열아홉 살과 열일곱 살)에게 태어날 때부터 건강한 수면습관을 키워주려 노력했어요. 애들이 아직 어릴 때 남편과 저는 '잠은 좋은 것이다'라는 생각을 '잠은 아이의 건강에 중요하고 필수불가결한 요소다'로 바꿨어요. 그걸 우선순위로 삼고 꼭 지키려고 했죠. 그렇게 해서 잠을 푹 자면 두 살짜리도 야단법석을 떨거나 떼를 쓰지 않아요. 사춘기가 되어서도 마찬가지예요. 잠을 자야 행복해지고 맡은 일에 최선을 다합니다. 가뜩이나 힘든 시기에 많은 문제와 스트레스를 극복하려면 집중력이 필요합니다. 아이가 자라고 할 일이 늘면서는 수면 스케줄을 바꿔주었습니다. 하지만 더 많이 자라는 말은 지금도 하고 있습니다. 늘 일찍 잠자리에 들었기 때문에 말썽 없이 말을 잘 들어요. 가끔은 자유로운 친구가 부럽다고 비교를 해서 싸우기도 해요. '불공평해, 그렇게 하는 애는 아무도 없단 말이야'라며 반항도 합니다. 그럴 때는 잠의 좋은 점을 강조합니다. 눈 밑에 다크서클도 생기지 않고, 자고 일어났을 때 날아갈 것 같은 기분을 일기에 쓸 수 있죠. 운동 실력도 더 나아집니다. 아이가 고등학교에 진학하고는 댄스파티나 콘서트 같은 특별한 경우를 예외로 인정해주었지만 분명 고등학교의 수면습관은 대학교까지도 이어집니다.

여덟 살, 열한 살, 열두 살, 열네 살인 네 아이(어이쿠!)가 태어날 때부터 길러준 수면습관은 오늘날까지 어마어마한 영향을 미치고 있습니다. 다 좋은 쪽으로요! 친구들은 저녁 6시 30분에 아이를 재우는 저를 흉보곤 했습니다. 우리 아이들은 필요한 만큼 잠을 자지 않으면 사람을 참 힘들게 합니다. 짜증을 내고 떼를 쓰고 토라져요. 누가 그런 아이들과 같이 있고 싶겠어요? 저는 확실히 아니거든요. 융통성 있게 조정하더라도 원칙을 세워두면 훨씬 쉬워요. 여덟 살, 열한 살 아이는 자는 시간을 좋아하고 소중히 여긴답니다. 예전에 노력한 게 있어서 별로 저항하지 않아요. 저희 집에서는 행복하고 목표를 이루는 사람이 되려면 잠을 꼭 자야 한다는 생각이 어릴 때부터 자연스럽게 받아들여졌어요. 열두 살과 열네 살인 큰 아이들은 요즘 들어 재우기 힘들어졌습니다. 하지만 잠이 진짜 중요하다는 걸 어려서부터 잘 알고 있죠. 필요한 만큼 잠을 자고 일어나면 기분이 얼마나 좋은지 알아요. 부모 입장에서 이보다 뿌듯할 수는 없어요.

이제 막 부모가 된 분은 눈에 불을 밝히고 이 이야기를 읽을 것이다. 솔직히 말해 이렇게 생생한 육아 이야기가 담긴 자녀교육서는 어디에도 없다고 생각한다. 그러니 잠시 쉬었다가 위의 네 가지 결론을 증명하는 사연을 다시 읽어보기 바란다. 도움이 된다고 생각하면 10장을 기대해도 좋다. 같은 부모가 이번에는 청소년 자녀에 대해 어린 시절을 돌이켜보는 이야기를 펼쳐낼 테니 말이다.

🌙 건강한 잠을 자는 아이의 엄마는 우울하지 않다

해리엇 히스콕Harriet Hiscock 박사는 세 차례 연구로 건강한 잠을 자는 아기의 엄마는 우울증에 걸리지 않는다는 사실을 증명했다. 그중 한 연구는 심각한 수면장애가 있는 생후 6~12개월 아동의 엄마 156명을 대상으로 했다. 문제를 해결하기 위해 아이가 우는 상황을 통제하자(시간을 조금씩 줄여나갔다) 수면문제가 개선되었고 엄마의 우울증 증세도 줄어들었다. 하지만 그 효과는 아이와 엄마 모두에게 2개월밖에 지속되지 않았다.

자녀가 생후 6~12개월인 엄마 738명을 조사한 다른 연구에서는 46%가 아이의 수면문제를 호소했다. 연구진은 아이가 잠을 못 잔다고 하는 엄마가 우울증 증상을 보일 가능성이 아주 높다고 설명했다. 그들은 우울증을 일으켰을 만한 변수를 모두 검토했고, 아이가 편안히 잘수록 우울증이 사라지는 현상을 관찰했다. 그래서 어린아이를 잘 재우는 법을 가르쳐주면 엄마의 우울증을 예방할 수 있다는 결론을 이끌어냈다.

세 번째 연구에 참여한 이들은 생후 8~10개월 자녀를 둔 엄마 114명이었다. 이후 아이가 3~4세가 되었을 때 같은 참가자로 다시 실험했다. 연구진은 유아기의 수면문제가 이어지거나 사라졌어도 몇 년 후에 재발하며, 이는 아이의 행동문제와 엄마의 우울증을 유발한다는 결론을 내렸다. 데이터를 분석하자 엄마의 우울증은 아동 수면장애의 원인이 아니라 결과라는 사실이 드러났다.

다수의 연구가 이렇게 같은 결론을 내리기도 쉽지 않은 일이다.

경고

자녀가 잠을 잘 못 자면 엄마가 우울증에 걸릴 위험이 있습니다.

하지만 엄마의 우울증이 자녀의 수면문제를 유발하는 경우도 있다(1장과 5장 참조).

☾ 건강한 잠의 중요성을 모르는 사람들

지금쯤이면 건강한 잠이 아이에게 왜 중요한지 이해했으리라 믿는다. 하지만 다른 부모나 친척은 왜 그 사실을 모르는 것일까? 아이를 건강하게 재우고 싶다는데 왜 방해를 할까? 이제 그 이유를 설명하려 한다.

건강한 잠의 효과는 시간이 지나야 빛을 발한다

잠을 자야 건강에 좋다는 연구결과가 발표되어도 대중의 인식에 자리 잡기까지는 오랜 시간이 걸린다. 인식을 한 후에도 실행에 옮기는 것은 더 훗날의 이야기다. 세 가지 예를 들어보겠다.

1914년 주요 의학 교재에서 코골이 증상의 위험성을 경고했고(11장 참조) 1976년에는 몇 가지 문제(과잉행동, 우울증, 주의력 부족)의 심각성을 알리는 연구결과가 미국소아과학회(AAP) 공식 학회지인 〈소아과저널〉에 실렸다. 하지만 AAP가 코골이를 비롯한 수면 중 호흡 문제 검사와 관련한 임상실습 지침을 발표한 것은 무려 26년 후인 2002년이었다. 이 지침이 개정된 2012년은 최초 보고서가 나온 1914년부터 근 100년이 지난 시점이었다.

1985년에는 똑바로 누워 자는 아이일수록 유아돌연사증후군 발병 확률이 낮다는 사실이 처음으로 밝혀졌다. AAP는 더 많은 증거가 모일 때까지 기다렸다가 1992년에야 똑바로 눕히거나 옆으로 눕혀서 재우라고 권고했다. 똑바로 누워 자는 자세 하나만을 권하기 시작한 때는 최초 보고서가 나온 지 11년이 지난 1996년이었다. 1992년에서 2006년까지 14년간, 똑바로 누워서 자는 아이의 비율은 13%에서 76%로 증가했다. 처음에는 아기가 똑바로 자면 구토를 하고 그 토사물에 질식할 수 있으며 뒤통수가 납작해진다는 근거 없는 두려움이 있었다. 그 이유로 부모가 거부감을 느낀 탓에 누워 자는 자세가 빠르게 확산되지 못했다.

1998년에는 늦게 등교할수록 청소년의 건강에 이롭다는 사실이 증명되었다(10장 참조). 하지만 최초 보고서가 나오고 16년이 지난 2014년에야 AAP는 모든 학교가 등교시간을 늦추어야 한다고 권고하기 시작했다(오전 8시 30분 이후). 초반에는 아이가 늦게 잠들 것이다, 운동 연습을 방해할 것이다, 스쿨버스 스케줄을 관리할 수 없다는 이유로 반대의 목소리가 터져 나왔다.

그와 별개로 근거 자료는 충분하지만 AAP의 권고나 기타 전문단체의 인정을 받지 못한 두 가지 아동 수면문제가 있다. 이 문제는 같은 이유로 대중의 인식이 낮고 해결 조치도 잘 알려져 있지 않다.

1. 2003년, 5세 이하의 아동 사이에서 1974~1978년부터 늦게 자고 적게 자는 현상이 발견되었다. 청소년기의 만성 수면부족으로 인한 문제(10장 참조)로 AAP는 등교시간을 늦출 것을 권고했다. 하지만 미취학 아동의 취침시간에 대한 권고는 존재하지 않는다. 그래서 늦은 취침시간에 따른 만성 수면부족의 위험성을 자각하는 부모는 많지 않다.

조금 과거로 가보면 이토록 당연한 문제를 왜 몰라보는지 이해할 수 있다. 전기가 상용화된 1880년대 이후로 야간 활동이 폭발적으로 증가했다. 오늘날에는 흔히들 밤에 여가를 즐기고 운동을 하고 사람을 만난다. 하지만 과거에는 달랐다. 대다수 어른이 일찍 잠자리에 들었고, 어려서 아직 집안일을 하거나 촛불을 밝히고 공부하지 못하는 아이 역시 지금보다 일찍 잤다. 오늘날에는 학생이나 성인에게 많은 것을 요구하는 사회 분위기로 잠을 늦게 잘 수밖에 없다. 그런데 미취학 아동은 어떤가?

누워서 자야 한다는 주장이 힘을 얻기까지 21년이 걸렸고, 청소년의 등교시간을 늦춰야 한다는 권고도 16년이 지나서야 나왔다. 미취학 아동의 취침시간이 늦어지고 있다는 보고서가 처음 나온 후로

11년이 됐다. 언젠가는 늦게 자고 적게 자면 건강에 해롭다는 사실이 대중에게 널리 퍼지지 않을까.

2. 1988년, 3~10세 아동의 10%가 자기 방에 텔레비전이 있다는 사실이 드러났다. 1999년에는 텔레비전을 많이 볼수록 적게 자고 수면 문제가 늘며, 4~10세의 26%가 방에 텔레비전이 있다는 보고서도 나왔다. 2005년이 되자 3~6세의 40%와 2세 이하의 18%가 개인 텔레비전을 갖게 되었다. 2013년 발표된 논문도 텔레비전을 많이 보면 취침이 늦어져 수면시간이 줄어든다는 사실을 확인해주었다. 아이 방에 텔레비전을 놓는 추세는 26년 전부터 보였고, 그것이 건강에 해롭다는 사실은 15년 전부터 수면 위로 떠올랐다. 하지만 자녀의 방에 텔레비전을 놓지 말아야 한다는 인식 촉구 운동은 아직 많이 보이지 않는다. 바라건대 앞으로는 아이 방에 텔레비전을 두지 말아야 한다는 사실이 더 많은 사람에게 알려졌으면 좋겠다. 사실 화면이 있는 전자기기는 '전부' 아이의 취침시간을 늦추는 데 한몫한다.

친척과 친구의 반대

이처럼 연구결과가 대중에게 알려지고 많은 사람이 당연하게 받아들이며 기존 행동을 바꾸기까지는 한참이 걸린다. 그러니 자녀를 일찍 재우거나 텔레비전 등 전자기기 사용을 제한할 때 주변 친척이나 친구가 반대해도 놀라지 마라. 잠을 자면 건강해진다는 사실을 모르는 친척이나 친구는 왜 그렇게 아이를 일찍 재우고 꼬박꼬박 낮잠을 재우느냐고 불평할지도 모른다.

사람들과 잘 어울리고, 동시에 자녀를 푹 자게 하려다 보면 엄마와 아빠 사이, 부부와 친척·친구 사이에 갈등이 생길 수 있다. 친구와의 모임은 중요하다. 친척의 화합도 중요하다. 하지만 중요하기로는 아이의 잠도 모자라지 않다. 그러므로 주변 사람과의 관계와 아이의 잠 사이에서 균형을 잘 잡는 것이 우리의 목표다. 우리 병원을 찾아온 많은 부모는 아이를 일찍 재우려니 친척과 친구 사이에서 개척자가 된 느낌이라고 말한다. 아이의 잠을 지켜주고 싶은데 그런 생활은 다른 생활과 충돌하기 때문이다. 아이를 데리고 밤에 만나자는 다른 사람의 청을 하도 많이 거절해서 외톨이가 된 기분마저 든다. 늦게 시작하는 모임에 빠지거나 참석해도 일찍 자리를 뜨는 바람에 친구를 잃는 경우도 있다. 낮잠시간과 겹쳐서 다른 가족과 어울리지 않고 주말 바비큐 파티에 참석하지 않을 수도 있다.

무슨 일이 있어도 자녀를 일찍 재우거나 낮잠을 빼먹으면 안 된다는 말이 아니다. 그보다는 아이가 평소 얼마나 푹 쉬었는지, 모임에 나가면 아이의 수면 스케줄이 얼마나 망가질지 넓게 보고 선택하자.

나는 아이를 데리고 모임에 참석해야 하는데 취침시간이 늦어지거나 낮잠을 거르게 될까 봐 망설이는 부모에게 가급적 모임에 가라고 말한다. 다녀오면 하루만 취침시간을 아주 많이 앞당긴다. 그러고 나서 아이가 얼마나 편안해 보이는지, 잃어버린 잠에서 회복되는 데 얼마나 걸렸는지 관찰한다. 마지막 이 질문으로 부모에게 최종 결정을 맡긴다. "그럴 가치가 있었나요?"

피곤한 부모를 위한 처방

1. 양질의 잠을 자면 최적의 각성 상태에 도달해 최상의 컨디션을 만끽할 수 있다.
2. 건강한 잠은 뇌를 건강하게 한다. 건강하지 않은 잠은 뇌 건강을 해친다.
3. 아이가 건강하게 자면 엄마가 우울해지지 않는다.

잠은 체온처럼 몸이 저절로 조절하는 게 아니다. 그보다는 식사에 가깝다. 인스턴트 음식만 먹는 아이가 건강하게 자랄 리 없다. 아이는 영양을 골고루 섭취해야 한다.

잠도 마찬가지다. 건강한 잠을 자는 아이는 사회성이 좋고 아프지 않으며 튼튼하고 운동도 잘한다. 인지 능력도 높아진다. 그뿐이 아니다. 어린 시절 잠을 잘 자는 것의 효과는 청소년기까지, 그 이후까지 쭉 이어진다.

CHAPTER 3

수면문제 예방하기

이 세상 어디에도
사랑스럽지 않은 아이는 없지만
엄마는 잠든 아기를 바라볼 때 가장 행복을 느낀다.
-랄프 왈도 에머슨Ralph Waldo Emerson

1957년 유명 소아과 의사 파멜리A. H. Parmelee Jr.는 이렇게 썼다.

"아기의 수면/각성패턴이 어느 정도로 일상을 지배하고 망가뜨릴지에 대해 어느 부모도 완벽하게 대비하지 못한다."

하지만 시대가 달라졌다. 오늘날 부모는 온 가족의 건강한 수면을 보호하기 위해 각오를 하고 주도권을 잡을 수 있다. 아이에게 수면문제가 생겨도 대부분 예방이나 치료가 가능하다는 반가운 소식도 있다. 물론 누구나 쉽게 할 수 있다는 뜻은 아니다. 그러나 우리는 분명 1957년 이후 많은 사실을 알게 되었다.

우선 기본적인 질문을 던져보겠다. 왜 어떤 아이는 잠을 잘 자고 잘 깨지 못하는 걸까? 기질도 한 가지 대답이 된다. 1981년에 나는 4개월 아기의 기질이 순할수록 수면시간이 길다는 사실을 발견했다. 반대로 까다로운 아기는 수면시간이 짧았고 대부분 생후 몇 달 동안 산통을 앓았다. 대략 20%의 아이가 산통을 앓는데, 이런 아기는 커서도 수면장애가 계속될 위험이 높았다. 따라서 산통도 정답이라 할 수 있다.

여기에 근본적인 문제가 있다. 산통을 겪는 아기는 부모가 몇 분간 흔들어 달래고 자장가를 불러줘도 쉽게 잠들지 못한다(5장 참조). 밤에 자다 깼을 때 엄마나 아빠가 없으면 더욱 혼자 힘으로 자지 못한다. 산통이 있는 아기를 재우고 깨울 때는 부모가 더 많은 노력을 기울여야 한다. 나머지 80%의 부모는 그 고생을 절대 이해하지 못한다. 아기를 달래는 능력, 수면부족으로 인한 스트레스를 감당하는 능력은 부모에 따라 다르다. 따라서 3~4개월이 지나 산통이 잦아들면 일부 부모와 아기는 잠을 편안히 자는 반면, 일부는 그 후에도 죽을 만큼 잠이 부족하다.

산통이 나타났을 때 수면장애를 예방하려면 부모는 아기가 스스로 잠드는 법을 배우도록 기회를 줘야 한다. 재우려고 달래는 시도를 줄이고 아기가 신호를 보내도 무시한다. 부모의 변화에 우는 아기도 있고, 울지 않는 아기도 있다. 나는 부모에게 익숙한 '배변훈련'이라는 용어에서 착안해, 아이 스스로 잠을 자게 돕는 과정을 '수면훈련'이라 이름 붙였다.

이 표현은 1987년 내가 쓴 《아이들의 잠》에 처음 등장했다. 그런데 수년이 흐른 지금은 단순히 '울게 놔둔다'는 의미로 잘못 알려져 있다. 완전한 오해다. 이 주제를 둘러싼 논쟁으로 내가 원래 제안한 수면훈련의 본질이 퇴색되었기에 이번 기회에 몇 가지 간단한 방법을 다시 설명하겠다. 이 방법을 따른다면 산통이 없는 80%의 아기는 확실히 수면장애를 예방할 수 있다. **목표는 산통을 앓지 않는 아기에게 스스로 잠을 자는 방법을 알려주는 것이다.** '시작하고자 할 때 시작하라'라는 격언처럼 산통이 없는 아기는 일찍부터 스스로 잠드는 법을 배울 수 있다. 그러나 5~7장에서 설명하겠지만 산통에 시달리는 아기는 조금 더 크고 시작하는 것이 적절하다. 하지만 산통 증상은 생후 1주 후에 나타나기 시작하고 몇 주가 더 지나야 분명해진다. 그러므로 가급적 '모든' 아기에게 일찍부터 수면훈련을 시키는 것도 일리가 있다. 그러다 산통이 확실해지면 잠시 훈련을 중단한다. 수면훈련을 일찍 시작해야 하는 이유는 또 있다. 아이는 워낙 제각각이라 산통이 있고 없고의 차이가 극명하지 않다. 따라서 조기 수면훈련이 산통을 예방하거나 증상을 개선해줄 여지도 있다.

☾ 혼자서도 잘 자요

아이가 스스로 잠든다는 말은 엄마 아빠의 품에서 졸음을 느끼고 고무 젖꼭지나 포대기가 없어도 숙면에 빠진다는 의미다. 아이가 졸기 시작하면 아기 침대에 뉘이고 혼자 깊은 잠에 빠지도록 내버려둔다. 산통을 앓지 않는다면 자연스럽게 스스로 잠드는 법을 배울 것이다. 적당한 환경을 마련해주고 물러나면 부모의 역할은 끝이다. '항상' 부모의 품이나 움직이는 그네, 자동차에서 잠드는 아이는 혼자 잠드는 기술을 배울 기회가 없다. 스스로 잠드는 법을 배울 기회만 준다면 수면문제는 얼마든지 예방할 수 있다. 매일 밤 깊은 잠이 들어야만 아기를 침대에 내려놓는 부모는 그 기회를 빼앗는 셈이다. 그런 환경에서 자란 아기는 어린이가 되어서도 밤에 엄마 아빠에게 의지한다. 그래서 혼자 잠들려 하지 않거나(취침 전쟁) 자다가 자연히 깼을 때 다시 잠들지 못한다(자다 깨는 습관).

대다수 부모는 10~20분 동안 아기를 달래다가 졸기 시작하면 침대에 눕힌다. 그러나 '달래기' 위해 흔드는 동작을 하거나 유모차에 태우고 몇 시간씩 돌아다니면 가벼운 잠은 가능해도 원기를 충전해주는 깊은 잠은 잘 수가 없다.

장기적으로 건강한 수면습관을 유지하고 싶다면 스스로 잠드는 기술이 반드시 필요하다. 그리고 일찍 시작할수록 훈련이 수월해진다. 하지만 이 점은 기억해야 한다. 산통을 앓는 20%는 생후 3~4개월까지는 스스로 잠드는 법을 잘 배우지 못한다. 절대 부모의 잘못이 아니다. 하늘이 내린 운명일 뿐이다.

빠를수록 좋다

부모의 도움 없이 스스로 잠드는 행동은 학습으로 익혀야 한다. 물론 젖이 돌게 하고 젖을 먹이고, 미숙아 문제 등에 비하면 잠은 중요하지 않게 느껴진다. 그렇다고 잠을 완전히 무시하지는 말기 바란다. 되도록 빨리,

가능하다면 퇴원한 첫날부터 다음의 방법을 시도해보라.

몇 주나 몇 달이 지나서 훈련을 시작하면 너무 늦다. 아기는 그사이 젖을 먹은 후에 잠을 자는 생활에 익숙해진다. 혹은 부모의 품 안이나 그네, 유모차에서만 잠을 자려 한다. 좀 커서 수면훈련을 시작하면 지금까지 익숙했던 것을 다 잊는 과정을 거쳐야 한다. 그만큼 조기 수면훈련은 중요하다.

나는 1970년대 말부터 1980년대 초까지 연구 방향을 잡기 위해 아이의 잠에 관한 영어 논문을 닥치는 대로 읽었다. 그렇게 검토한 내용을 바탕으로 1984년 산통을 다룬 첫 저서 《우는 아이들Crybabies》에 이렇게 썼다. **"수면 발달의 성패를 결정하는 시점은 생후 3~4개월이다.** 이때가 되면 아기의 수면패턴은 성인과 유사한 형태를 보인다." 또한 부모는 자녀가 잠을 잘 자는 법을 배우도록 적극적으로 도울 수 있다(단 조산아의 경우는 출산예정일로부터 3~4개월 후를 의미한다). 뒤이어 1987년 출간한 《아이들의 잠》 초판에서 소개한 '잠자는 법을 가르치고 수면 스케줄을 지키는 법'은 생후 4개월부터를 대상으로 한다. 두뇌의 수면 시스템이 일정 수준 발달하는 시점이기 때문이다. 그때 자녀의 일주기리듬에 주의를 기울이지 않으면 잠이 부족해질 가능성이 높아진다. 또 2009년 출간한 《쌍둥이의 잠Healthy Sleep Habits, Happy Twins》의 사전 조사를 하며 쌍둥이의 수면훈련이 빠른지 늦은지 구분하는 시점을 4개월로 잡았다. 4개월 이전에 잠자는 법을 가르치기 시작한 부모는 그렇지 않은 부모에 비해 아이가 더 잘 잔다고 설명했다. 이는 수면훈련을 최대한 일찍부터 시작해야 한다는 생각을 한층 굳혀주었다.

2010년 발표된 재클린 헨더슨Jacqueline Henderson 박사의 논문은 내 생각을 완벽하게 뒷받침한다. 헨더슨 박사는 이런 사실을 발견했다. "가장 긴 자기조절 수면시간(밤에 부모의 개입 없이 스스로 잠들고 조용히 일어났다가 다시 잠드는 최대치 시간)은 생후 3개월 사이에 급증한다." 헨더슨 박사는 생후 4개월부터 자정 전에 취침해 새벽 6시까지 잠을 자면 유아의 수면문제가 예방된다고 밝혔다. 결론은 다음과 같다. "예방 조치는 밤에 스스로 수면을 조절하는 능력이 발달하는 동시에 일어나야 한다. 그렇게 하려면 생후 3개월 안에 유아의 수면훈련이 이루어져야 한다. 유아의 밤잠은 생후 4개월까지 가장 빠른 속도로 강화되기 때문이다. **수면문제를 예방하려는 노력은 생후 3개월 안에 집중되어야 한다. 최소한 생후 1개월에 시작해야 밤새도록 자기 시작하는 시점과 예방 조치를 시작하는 시점을 맞출 수 있다.**"

자녀의 수면훈련은 언제 시작해도 늦지 않다. 하지만 연구결과와 사람들의 경험으로 미루어봤을 때 빠르면 빠를수록 좋다. 아이가 커서 습관이 몸에 배어 있다면 기존의 습관을 버리는 과정이 오래 걸릴뿐더러 부모에게 스트레스를 더 주기 때문이다. 물론 결코 불가능은 없다.

> **저자 한마디** •••••••••••••••••••••••••••••••••••••
> 스스로 잠드는 법을 일찌감치 가르친다면 수면문제를 예방하는 길까지 순조롭게 출발한 셈입니다.

많은 사람의 도움이 필요하다

우유를 먹은 후 엄마의 품에 안겨서만 잠을 자는 아기는 스스로 잠드는 법을 잘 배우지 못한다. 엄마의 체취를 맡고 엄마와 피부를 접촉하고 엄마의 호흡과 심장박동, 엄마가 흔들어주는 동작을 느낄 때만 잠을 잘 수 있다고 생각하기 때문이다. 모유수유를 마친 후 가끔은 엄마가 아닌 다른 사람이 아기를 달래서 재워야 한다. 분유를 먹는 아기라면 엄마와 아빠, 할머니, 할아버지, 삼촌, 이모, 친구, 유모 등 많은 다른 사람이 우유를 먹이고 재우게 한다.

• 아빠는 비밀병기

육아에서 아빠의 역할은 얼마나 중요할까? 리아트 티코츠키Liat Tikotzky 박사는 논문에서 아빠의 역할을 강조하며 이렇게 결론을 내린다. "아버지가 육아에 참여하면 아기의 수면발달에 크게 기여할 수 있다. 일반적으로 아빠는 한계를 더 엄격하게 지키기 때문에 아기 스스로 잠드는 법을 배우기 쉽다. 아빠가 육아에 적극적으로 참여할수록 밤에 적게 깨고 총 수면시간이 더 짧다." 마지막 부분은 더 질이 높은 강화수면을 하기 때문일지도 모른다. 클라우스 마인드Klaus Minde 박사가 실시한 연구에서 1~3세 아동이 잘 때나 자다가 깼을 때 아빠가 아이를 재웠더니 수면문제가 해결되었다는 사실을 알아냈다. "아빠가 아기 재우기를 맡으라는 제안은 다년간의 임상 경험에서 나왔다. 아빠는 가족 전체를 관리하는 역할이고 낮에 자녀와 접촉할 시간이 한정되어 있기 때문에 더 직접적이고 권위적인 방식으로 접근할 수 있다. 반대로 엄마는 저녁에 피로를 느끼고 에너지가 고갈되는 경우가 많아서 그 시간에 특히 유아를 돌보기 힘들어한다. 대다수 아빠가 이와 같은 새로운 역할을 기꺼이 맡고 열의를 보인다는 점이 흥미로웠다. 초반에 엄마는 남편이 잘 대처할 수 있을지, 내가 새로운 상황에 견딜 수 있을지 의심스러워했다." 이 연구에서는 엄마가 아빠를 격려하거나 자제시키는 '관리' 역할을 하라고 제안한다.

하지만 많은 엄마는 이렇게 말할 것이다. "내가 다 하고 싶어요. 누가 나보다 잘하겠어요." 취침시간에 주도적인 역할을 하는 아빠를 보고 엄마가 불편함을 느끼는 것은 지극히 정상이다. 한 엄마는 이런 말도 했다. "아기를 재울 때는 다른 사람을 믿기 힘들어요." 하지만 여러 환경에서 잠을 자봐야 아기가 스스로 잠드는 기술을 익힐 수 있다. 아빠는 주말과 낮잠만 가능할지도 모른다. 그래도 괜찮다. 조금이라도 아예 하지 않는 것보다는 낫다. 그러니 아빠든 다른 사람이든 다 동원하자.

아기가 태어나기 전, 아빠는 처음부터 육아에 참여하겠다고 결정을 해야 한다. 아기를 안거나 트림을 시킬 때, 목욕을 시킬 때, 옷을 갈아입힐 때, 우유를 먹일 때 실수를 할까 봐 처음에는 주저하는 아빠도 있다. 엄마는 기운을 차리고 나면 주말에 아빠가 낮잠을 맡는 동안 일부러 집밖으로 나가야 한다. 그래서 몇 시간 친구를 만나거나 큰 아이들과 어울린다. 미용실이나 극장, 쇼핑몰을 가도 좋다. 그 시간에 아기는 우유를 먹고 옷을 갈아입고 목욕을 하고 잠을 자야 한다. 그렇다면 그 일은 누가 해야 할까? 어떤 아빠는 '전문가' 엄마가 어깨너머로 지켜보지 않을 때 더 편하게 아기를 돌본다. 엄마에게는 배터리를 재충전할 휴식시간이 필요하다. 절대 이기적인 행동이 아니다. 오히려 현명한 방법이다. 휴식이 부족한 엄마는 최상의 컨디션을 유지하지 못하기 때문이다. 비행기 탑승 시 안전사항을 생각해보자. 먼저 엄마가 산소마스크를 써야 아기를 돌볼 수 있다. 따라서 첫 번째 핵심은 아빠도 처음부터 육아에 참여해야 한다는 것이다.

둘째, 아빠는 모든 아기가 생후 6주 극에 달하는 짜증/울음에 미리 대비해야 한다. 그때가 되면 일찍 퇴근하고 며칠 휴가를 쓰면 더 좋다(정점을 찍는 6주는 출산예정일을 기준으로 계산하므로 자녀가 출산예정일 전후로 태어났다면 조정이 필요하다). 6주가 되면 아기는 짜증/울음이 늘고 잠을 적게 잔다. 이 말은 엄마도 적게 잔다는 뜻이다. 모든 엄마는 생후 6주 때 아기는 물론 본인을 위해서도 도움을 받아야 한다. 아빠는 저녁에 아기를 데리고 오래 산책을 하거나 드라이브를 하는 방법으로 엄마에게 꼭 필요한 휴식을 줘야 한다. 밖에서 아기는 잠을 설치겠지만 적어도 엄마는 쉴 수 있다.

셋째, 아빠는 아기 재우는 법을 연습하고 배울 수 있다. 엄마는 모유수유가 끝나면 아이를 아빠에게 건넨다. 그러면 아빠는 아기를 천천히 흔들어주며 달래서 잠자리에 눕히거나 부부 침대에 함께 눕히고 존다(아빠가 낮잠시간과 취침시간에 집에 있는 주말만 가능할 수도 있다). 아기 재우는 일을 하며 부모로서 아빠의 자신감도 커진다. 엄마가 모유를 짜서 젖병에 담아 먹인다면 아빠가 우유를 먹이기 쉬워진다. 이때 엄마는 실제로 집에 없어야 한다. 엄마가 집에 있으면 아기가 엄마 냄새를 맡고 젖병을 거부할 수 있기 때문이다. 주말 낮잠시간에는 엄마가 집을 나가 즐거운 시간을 보내는 동안 아빠가 우유를 먹이고 아기를 재워주자.

넷째, 아빠도 짜증을 부리고 우는 아기를 달래는 법을 (많은 시간을 들여) 배울 수 있다. 예를 들어 유아 마사지를 배우면 좋다. 유아 마사지 교실은 어디에든 있다. 지역 산부인과에 문의하거나 인터넷 검색을 해보자. 자장가를 배울 수도 있다(노래를 못해도 아기는 상관하지 않는다). 목욕은 특히 진정 효과가 높으니 시간을 내서 따뜻한 물에 아기를 넣고 달래는 것도 한 가지 방법이다. 모유수유만 빼면 엄마 대신 아빠도 모든 일을 할 수 있다. 아기가 생후 6주를 넘으면 가벼운 낮잠이 끝나는 즉시(아기가 막 칭얼대거나 울기 시작할 때) 다시 잠들도록 달래서 낮잠시간을 늘릴 수도 있다. 이것을 엄마가 하면 아기에게 자극이 되어 괜히 젖을 주게 되고 그랬다가는 잠에서 깨어날 우려가 있다.

마지막으로, 아빠는 엄마가 잠을 자야 하는 한밤중에 우유를 먹이거나 아기를 달래서 재울 수 있다. 이 방법은 실천이 조금 어렵다. 대다수 엄마는 자신보다 아기를 잘 달래는 사람이 없고 아빠가 잠을 잘 자야 아침에 출근할 수 있다고 보기 때문이다. 이런 엄마는 밤에 아기 돌보기를 부부가 나눠 해야 한다는 생각을 거부한다. 일부 가족에게는 그것이 당연할 수도 있다. 하지만 엄마가 지쳐서 기진맥진하고 잠이 부족하거나 산후우울증을 겪고 있다면 조금이라도 밤에 잠을 더 자도록 아빠의 도움이 절대적으로 필요하다. 아무리 스트레스가 많은 일이라도 아빠는 직장에서 휴식시간이 있지 않은가.

아빠는 아이가 너무 피곤해서 잠을 못 잘 때 잠시 취침시간을 아주 많이 앞당기는 방법을 유용하게 쓸 수 있다. 잠을 충분히 자고 일어난 아이는 낮잠을 더 오래, 편하게 잔다. 그렇게 한 뒤 취침시간을 원상태로 돌리면 된다. 수면문제를 예방하고 해결하는 데 동참하지 않겠다고 거부하는 아빠는 피곤에 지친 아기의 행동에 책임을 져야 한다. 절대 엄마를 탓해서는 안 된다.

아기에게 심한 짜증/산통 증상이 나타나면(5장 참조) 아빠의 역할은 더더욱 중요해진다. 한 부모의 사연을 읽으며 아빠가 어느 정도로 도움이 되는지 알아보자.

저는 특히 아빠가 선천적으로 갓 태어난 아기를 재우는 데 필요한 자질이 더 뛰어나다고 생각합니다. 모유수유를 하는 엄마는 자다가 자주 일어나고 몇 달째 100% '대기 상태'에 있죠. 아빠는 아기의 호출을 매일 받을 일이 없습니다. 지난달 이미 실컷 깨워놓고 또 밤새 울며 몇 시간씩 깨울까 봐 걱정하지 않습니다. 아기가 다른 방법으로 진정되지 않으면 젖을 주고, 주고, 또 줘야 한다는 걱정도 없죠(처음에는 고통스럽기까지 하고요!). 아빠는 대체로 논리적이고 냉정하게 '아기가 울고 부모가 달래주면 잔다, 그렇지 않다면 아픈 것이다'라고 생각하죠. 물론 모든 아빠 엄마가 그렇다는 말은 아닙니다! 하지만 제가 봤을 때 '논리적이고 냉정한 남자의 성향 + 아기가 태어난 후로 항상 깨어 있지는 않음 + 하루 종일 아기의 호출을 받지 않음 = 더 침착하게 아기를 잘 달래는 결과'를 불러오는 것 같습니다.

🌙 졸지만 잠을 자지는 않는다

아기가 졸기 시작한다는 신호가 보이면 조용히 달래서 재우는 과정을 시작해야 한다. 그 신호는 보통 잠에서 깬 지 1~2시간 후에 나타난다. 산통을 앓는 20%의 아기는 졸음 신호를 보이지 않을 수 있으므로 시계를 더 주의 깊게 봐야 한다. 아기가 피곤한 기색을 자주 보이면 얼마나 오래 깨어 있었는지 확인한 후 다음에는 달래서 재우는 과정을 20분 일찍 시작한다. 꼭 졸면서 반쯤 깨어 있는 상태로 침대에 뉘일 필요는 없다. 때때로 아기는 졸다가 금세 잠이 든다. 왜 일부 책에서는 그런 경우 아이를 깨워 조금 더 깬 상태로 있게 한 다음 눕히라고 조언하는지 도대체 이유를 모르겠다. 아기는 잠에서 깬 지 45분밖에 안 지났는데도 졸음을 느낄 수 있다. 그렇다면 그때 달래서 재워야 한다.

작은 소리로 칭얼거리거나 가볍게 투정을 부리면 참을 수 있을 때까지는 가만히 지켜본다. 아이는 알아서 깊은 잠에 빠질 수 있다. 아니면 기다리지 말고 아빠를 대신 보내는 방법도 있다. 살며시 몸을 쓰다듬거나 토닥여줘도 되고, 아기 침대를 흔들어줘도 되고, '쉬' 소리를 내며 달래도 되지만 침대에서 들어 올리지는 마라. 아기가 엄마 아빠의 품이나 그네, 자동차, 유모차에서 잠을 자도 무슨 일이 생기지 않는다. 우유를 먹다가 잠이 들면 깨우지 말고 그대로 두자.

하지만 '항상' 깊이 잠든 채로 침대에 눕히면 스스로 잠드는 법을 배우지 못하는 문제가 있다. 그러므로 가끔씩은 달랜 후에 졸리지만 잠은 자지 않는 상태로 잠자리에 눕힐 것을 추천한다. 하루에 한 번은 불편하지 않을 것이다. 그 정도면 충분하다. 성공을 하려면 달래는 시간을 줄여야 할 수도 있다. 시간이나 횟수는 딱히 정해져 있지 않다.

그러나 아기가 **아침에 일어나고 1시간 내에 시도할 경우** 성공확률이 더 높다. 밤에 잠을 푹 자서 가장 편안해하는 시간이기 때문이다. 그 '1시간 안에' 옷을 갈아입히고 우유를 먹이고 조금 놀아주었다가 달래서 재우는 과정을 전부 마쳐야 한다. 기상시간은 매일 달라지니 아기가 아침에 일어날 것 같으면 시간을 확인하라. 주말에는 가급적 아빠를 시켜 졸면서 반쯤 깨어 있는 상태로 어둡고 조용한 방 안에 눕히게 한다. 이때 엄마는 집을 나가 있어도 좋다. 이렇게 연습하면 아기는 더 많이 자고 적게 운다.

'졸면서 반쯤 깨어 있는 상태'는 완전한 각성과 숙면의 중간쯤이라고 생각하면 된다. 그 상태가 어떤 의미인지 너무 깊게 생각하거나 고민하지 말자. 그저 아기를 지켜보며 졸음 신호를 찾으면 된다.

다음은 평소 타이밍을 기막히게 잘 맞춰 아기가 대다수 졸음 신호를 보이지 않았다는 한 부모의 사례다.

> 여기서 말하는 '졸다'는 잠들기 직전을 의미하지 않습니다(눈이 반쯤 감겨서 뜨지 못하는 상태). 저희 아들은 아기일 때 10분쯤 움직임이 하나도 없었습니다. 평소에는 틈만 나면 꿈틀대던 아이라 잘 알 수 있었죠. 무언가를 오랫동안 응시하기도 했습니다. 이때가 바로 낮잠을 재울 기회였습니다. 그 시점을 지나 정말로 피곤해지면 도통 잠을 자려 하지 않았어요. 그래서 저는 '먼 곳 응시'가 시작되면 기저귀를 확인하고 포대기에 싸서 잠자리에 눕혔습니다. 한동안 모빌을 가만히 보다가 잠을 자더군요.

낮잠시간에 자리에 눕힐 때 아기는 깨어 있어야 한다. 자고 있는 아이를 슬그머니 내려놓고 방을 빠져나가는 것이 아니다. 우리는 부모가 흔들거나 토닥여주지 않아도 아기가 스스로 잠들 수 있기를 바란다. 잠들기 전 졸린 상태를 포착하도록 노력하자. 대부분 잠에서 깬 후 1~2시간이 지나면 나타난다. 30~90분쯤 신호를 주시하면 언제 잘 준비가 되었는지 어렵지 않게 알 수 있다. 행운을 빈다!

졸음 신호
활동량이 줄어들어 몸을 덜 움직이고 조용해진다
초점 없는 눈으로 주변을 게슴츠레 응시한다

눈꺼풀이 내려앉는다

귀를 잡아당긴다

움직임이 느려지고 주위에 관심을 보이지 않으며 소리가 줄어든다

장난감이나 사람에 관심이 줄어든다

빠는 힘이 약해지고 속도가 느려진다

하품을 한다

졸린 상태를 넘기면 수면부족으로 인한 피로가 나타나기 시작한다.

지나치게 피로한 상태로 진입했다는 신호

약하게 짜증과 투정을 부리고 칭얼댄다

잠에서 깨면 울음을 터뜨린다

눈을 부빈다

저자 한마디 ●
이런 증상이 나타나면 잠이 부족해서 SOS(short on sleep) 신호를 보낸다고
생각하세요. '도와주세요! 잠을 자야 해요!'

우리는 건강에 나쁜 음식을 피하기 위해 영양성분표를 읽는다. 하지만 건강에 나쁜 인스턴트 수면에 대비할 성분표는 없으니 대신 아이 '읽는' 법을 배워야 한다. '마의 시간'이 위력을 다 발휘하지 않아도 아이는 늦은 오후에 약하게 짜증이나 투정을 부릴 수 있다. 이렇게 저녁에 행동이나 감정이 이상하게 변하는데도 왜 일부 부모는 인스턴트 수면이나 수면부족이 원인이라고 깨닫지 못하는 걸까?

아이가 최대의 SOS 신호를 보낼 때 대다수 부모가 그 현장에 없고 어린이집 교사나 유모가 돌보기 때문이다. 부모가 퇴근해서 집으로 돌아와

아이와 만나면 자연히 신이 나서 같이 놀아주고 저녁을 먹는다. 그사이에 피곤하다는 신호는 자취를 감추게 된다. 부모가 SOS 신호를 놓치는 또 다른 이유는 아이가 눈앞의 텔레비전이나 비디오게임에 정신이 팔려 있기 때문이다. 부모가 전자기기를 보고 있는 경우도 있다. 어떤 부모는 본인부터 일평생 잠이 부족했기에 건강한 잠의 진가를 모른다. 아예 경험한 적이 없기 때문이다. 아니면 '마의 시간'을 자연스러운 과정으로 생각하는 부모도 있다. 연구결과 생후 3, 6, 11개월 아기는 밤에 잠을 많이 잘수록 낯선 사람과 환경에 더 수월하게 적응했다. 반면 생후 6~36개월 사이에 자다가 많이 깬 아이는 성격이 더 까다로웠다.

졸리지만 깨어 있는 상태에서 침대에 내려놓았더니 아기가 울면 어떻게 해야 할까? 연습을 거듭하면 깨어 있는 상태로 눕힐 수 있다. 만약 내려놓자마자 큰 소리로 운다면 즉각 안아 올려 달래준 다음, 몇 시간 후나 다음날 다시 시도한다. 울지 않고 작은 소리를 낸다면 잠시 기다린다. 그대로 잠이 들 수도 있고 울기 시작할 수도 있다. 울기 시작하면 얼른 안아 올린다. 첫 시도에 스스로 잠들지 않는다고 실망하지는 말자. 연습이 필요할 뿐이다. 하다 보면 짜증이 날 것이다. 첫 주에는 성공확률이 겨우 10%밖에 되지 않기 때문이다. 하지만 2주차가 끝날 즈음에는 20%로 올라간다. 성공확률은 매주 두 배씩 뛰고 몇 주만 버티면 훨씬 수월해진다. 그러니 긍정적인 태도로 임하자! 몇 달간 연습을 하고 아기의 수면리듬이 발달하면 언제 잠을 자야 하는지 감으로 예상할 수 있다. 시간이 흘러 아이가 필요한 만큼 잠을 충분히 자면 졸음을 나타내는 신호가 아예 사라지는 깜짝 놀랄 현상이 발생한다. 수면 주기가 증가세로 돌아서려는 순간과 달래서 재우는 타이밍을 완벽하게 일치시킨 덕분이다. 서핑 선수처럼 파도에 올라 오랫동안 흐름을 탈 수 있다. 끈기를 갖고 연습하고 시행착오를 거치며 타이밍을 익힌다면 성공은 따놓은 당상이다.

졸리지만 깨어 있는 상태로 눕히는 연습을 할 때에는 간밤에 잠을 푹 자서 컨디션이 가장 좋은 아침에 시도해야 성공확률이 높다. 특히 기상시간과 첫 번째 낮잠시간 사이의 간격이 짧을수록 좋다(30~90분). 모유수유를 하는 엄마는 모유를 짜서 젖병에 담고 아빠에게 맡긴 후 집을 나와야 성공하기 쉽다. 엄마는 없고 아빠는 젖을 더 줄 수 없음을 아는데 어차피 피곤하니 그냥 잠을 자기로 하는 것이다.

산통이나 극도의 피로에 시달리는 아기는 졸음 신호를 보이지 않기도 한다. 대신 깨어 있다가 갑자기 피로의 신호를 보이기 시작한다. 막 졸리기 시작할 때 누워서 자기 때문에 스스로 충분히 잠을 잔 아기도 졸리다는 신호를 보이지 않는다. 그렇다면 졸음 신호란 단순히 피곤한 것이 아니라 정말 과도하게 피곤하다고(수면부족) 은근히 표현하는 것이라는 의미가 된다.

앞에서 말한 것처럼 일부 부모는 전자기기(텔레비전, 스마트폰, 컴퓨터)에 정신이 팔려 졸음 신호를 알아차리지 못한다. 주말 동안 그런 것들을 다 치우고 아기만 지켜보는 것도 신호를 포착하는 하나의 방법이다.

또한 졸음과 피로를 알리는 신호는 부모가 아이를 데리고 너무 신나게 놀거나 아이가 비디오게임, 텔레비전, DVD에 빠져 있으면 잘 보이지 않는다. 자녀가 전자기기 없이 어떻게 행동하고 노는지 지켜보기 바란다. 특히 저녁에 집중해서 관찰하라.

> **저자 한마디** ●
> 왜 스스로 잠들지 않고 부모가 달래줘야만 잠을 잘까요? 부모가 잠이 부족하거나 흥분할 일이 있거나 몸이 좋지 않으면 자녀의 수면이 관심 밖으로 밀려납니다. 수유를 하면 곧 잠을 잔다고 생각하기 때문에 수유에만 신경을 쓰기도 하죠. 정신이 산만하면 아이의 졸음 신호를 알아보지 못합니다. 산통이 있을 때도 아이 스스로 잠드는 법을 배우지 못해요.

달래기

졸린 상태에 달랜다는 말이 정확히 무슨 뜻일까? '달래기'는 평온한 상태로 되돌리는 것을 말한다. 짜증이나 울음의 강도를 낮추고 조용하며 침착하게 만들어준다는 의미다. 아기를 위로하고 흥분을 가라앉힌다. 아기는 부모의 따스한 품에 안겨 자기가 사랑과 보호를 받고 있음을 느낀다.

가장 좋은 방법은 오랫동안 스킨십을 하고 무언가를 빨게 하거나 슬며시 흔들어주는 것이다. 때로는 음식물 쓰레기 처리기나 헤어드라이기 같은 커다란 기계 소리로도 달래기가 가능하다. 하지만 자극적인 요소에 아기를 지나치게 노출시켜서는 안 된다. 처음에는 촉각(마사지, 문지르기, 입맞춤, 흔들기, 안은 자세 고치기), 시각(밝은 불빛, 모빌이나 텔레비전/졸음을 느낄 때는 은은한 불빛이나 어둠), 리드미컬한 움직임(그네, 요람, 드라이브, 산책) 중에 한 가지만 이용해보자. 너무 많은 감각으로 자극하거나 강도가 높으면 더 흥분하게 된다. 그러나 계속해서 까다롭게 군다면 여러 가지 방법을 조합해 사용하는 것도 나쁘지 않다.

아기의 리듬에 맞춰 행동 방향을 정해야 한다. 아기가 긴장해서 몸을 잘 움직이지 않고 숨 넘어갈 듯 흐느낀다면 등을 가볍게 쓰다듬어주거나 뺨을 맞대고 호흡 패턴에 따라 천천히 비빈다. 팔다리를 마구 휘저으며 몸을 들썩일 때는 업어주면 관심이 집중되어 행동을 멈출 것이다. 하다 보면 아기의 미묘한 리듬에 익숙해지고 자연히 반응하게 된다.

부모는 아기에게 어떤 달래기 방법이 잘 통하는지 실험하고, 하나를 발견했다면 아기가 거기서 잠을 연상하도록 일관성을 유지해야 한다. 하지만 엄마와 아빠의 방법이 꼭 같지 않아도 괜찮다.

• 리드미컬한 흔들림

리드미컬하게 움직이는 것만큼 효과적으로 아기를 달래주는 방법은 없다. 요람, 흔들의자, 아기그네, 아기띠를 사용해 움직여주자. 자동차에 태워 드라이브를 가거나 같이 춤을 춰도 좋다. 산책만으로도 충분하다. 아기의 반응을 보며 가볍게 움직이거나 기운차게 빙글빙글 돌려도 된다. 살며시 흔들거나 위아래로 뛰게 해도 흥분을 가라앉히는 효과가 있다. 어떤 부모는 엘리베이터처럼 아기를 들었다가 내리는 동작이 효과적이었다고 말한다. 이런 움직임은 자궁에 있을 때와 느낌이 비슷해 아기의 마음이 편해지는지도 모르겠다.

• 그네와 유모차, 자동차

리드미컬하게 흔드는 동작은 전통적인 요람이나 그네, 유모차, 자동차는 물론 부모의 품이나 아기띠 같은 도구로도 해줄 수 있다. 이런 움직임은 아기를 달래는 효과가 있지만 잠을 재우는 용도는 아니다. 물론 움직이는 요람이나 그네에서 잘 수도 있다. 하지만 얕은 잠이기 때문에 원기가 회복되는 깊은 잠의 효과를 누리지 못한다. 다시 강조하지만 중요한 것은 수면의 '양'이 아니라 '질'이다.

집 안의 어둡고 조용한 방에서 서서히 움직이는 그네를 타고 잘 때는 움직이지 않는 아기 침대에서 잘 때와 느낌이 비슷하다. 아이가 이 방법으로 가장 잘 잔다면 잠이 든 후에 그네 전원을 끄고 일어날 때까지 제자리에 둔다. 시간이 지나면 그네를 건너뛰고 곧바로 아기 침대에 눕힌다. 산통이 있는 아기에게는 생후 3~4개월 산통이 가라앉은 후에나 가능한 이야기다.

집 밖에서 리드미컬하게 흔들리는 유모차에 타고 있어도 졸음이 밀려올 수 있다. 그때는 조용한 공원에서 유모차를 멈추고 아기가 가만히 잠을 자는 동안 부모는 신선한 공기를 만끽한다. 하지만 조명이 밝고 시끄러운 쇼핑몰이나 공공장소에서 낮잠을 자면 금방 깨고 피로도 풀리지 않는다.

일반적으로 집에서 낮잠을 자도록 계획해야 부모가 스케줄을 정리해 강화수면이나 생물학적 리듬과 일치하는 낮잠, 이른 취침시간 등을 생각할 수 있다. 반대로 쇼핑몰처럼 번잡한 곳에서 자주 낮잠을 자는 아이는 만성적으로 잠이 조금씩 부족해 자극으로 가득한 공간에서도 정신없이 잠든다. 그러므로 내가 움직이면서 재우기보다는 움직이지 않는 침대에서 재우라고 말할 때는 집에 있는 그네에서 재우지 말라는 것이 아니라 집 밖에서 재우지 말라는 뜻이다.

• 빨기

무엇이든 빨게 하면 아기는 쉽게 진정된다. 엄마의 가슴, 젖병, 고무젖꼭지, 손가락, 손목을 내주면 달래는 데 도움이 된다. 모유수유를 하는 아기가 잠들면서 젖을 빨 때와 배고파서 젖을 빨 때 어떻게 다른지 확인하는 방법이 있다. 졸면서 젖을 빨 때는 아주 조금씩 삼키며 빠르고 반복적으로 입을 움직인다. 반대로 배가 고프면 리드미컬하게 빨고 삼키는 과정을 되풀이한다. 하지만 까다로운 아기는 규칙적으로 빨고 삼키지 않는다. 삼키기보다는 빠는 횟수가 더 많고 빨기 시작했다가 멈추고 제멋대로다. 젖병으로 우유를 먹일 경우, 아기가 허겁지겁 많은 양을 먹는다고 배고프다는 뜻은 아니다. 극도의 짜증/산통을 경험하는 아기는 필요 이상으로 우유를 빨고 많은 양을 토해낸다.

　빠는 행위는 효과적으로 흥분을 가라앉히기에 많은 아기가 젖을 빨다가 잠들곤 한다. 그래서 나는 부모가 일부러 빨지 못하게 방해하는 것이 굉장히 부자연스럽고 아기의 건강에 해롭다고 생각한다. '울지 않는 수면문제 해결법'으로 인기를 끈 책이 하나 있다. 그 책은 아기가 젖을 빨고 있으면 잠들기 전에 떼어놓으라고 말한다. 그래도 계속 젖을 빨려고 하면 못하게 입을 막으라는 것이다! 역시 인기 많은 책에서는 아기가 빨면서 스스로 진정할 수 있다고 설명하면서도 젖을 빨다가 잠이 들면 깨우라고 조언한다. 뿐만 아니라 저자는 이 연습을 생후 1개월부터 시작하라고 지시한다! 책들은 아기가 젖을 빨다 잠이 들면 수면문제가 생긴다고 추측하고 있다. 이 추측을 검증하는 증거는 존재하지 않는다. 우리 병원을 찾은 엄마들은 달래서 재우는 시간에 아기가 젖을 못 빨게 일부러 막지 않고 아기는 아주 잘 잔다. 두 책 모두 수유와 수면이 긴밀히 연결되어 있다고 잘못 생각하고 있다. 그래서 더 오래 재우려면 억지로 우유를 먹여야 한다고 권한다. '집중 수유', '탱크를 가득 채운다', '배고플 때 깨우고 배가 차면 재워라'는 그야말로 무지를 드러내는 표현이다. 수면/각성리듬을 통제하는 주체는 위장이 아니라 두뇌다. 나는 아기의 욕구를 따를 때 훨씬 건강에 이롭고 효과적이라고 생각한다. 아기가 배고프다고 하면 우유를 먹이고, 피곤하다고 하면 재워라. 무엇을 원하는지 모르겠다면 배가 차든 흥분이 가라앉든 잠이 들든 만족할 때까지 엄마의 젖이나 젖병을 빨게 하자.

• 엄마 가슴

가끔은 밤이나 낮에 우유 없이 아기가 스스로 잠들 기회를 주자. 이럴 때는 부모가 조금 달래준 후 졸리지만 잠들지 않은 상태로 아기를 잠자리에 내려놓아야 한다. 이 방법을 편하게 느끼고 잘 받아들이는 정도는 엄마와 아기마다 차이가 있으니 남들과 비교하지 말고 우리 집에 잘 맞는 방법을 시도해보기 바란다.

필요한 경우 엄마 가슴을 이용해 달래도 문제는 없다. 다른 방법으로 효과를 보지 못했다면 더욱 그렇다. 이런 상황은 아기가 세컨드 윈드 증상을 보이고 지나치게 피곤할 때, 혹은 생후 6주가 되어 짜증/울음이 극에 달했을 때, 산통이 있을 때 주로 나타난다. 엄마가 잠이 절실할 때도 가능하다. 때로는 엄마 가슴을 이용해 재우고 때로는 다른 방법을 이용한다고 무슨 문제가 생기겠는가? 우리는 전쟁이 아니라 육아를 하고 있다.

고무젖꼭지는 아기가 잠을 자게 돕고 유아돌연사증후군의 위험도 낮춘다. 잠을 잘 재우기 위해 밤에 한두 번 고무젖꼭지를 갈아줘야 한다면 그렇게 하라. 하지만 교체 횟수가 너무 많다면 엄마나 아빠의 잠이 부족해진다. 이제는 도구를 주기보다 스스로 잠드는 법을 가르쳐야 할 때일지도 모른다. 아기가 크고 고무젖꼭지를 침대 밖으로 던진다면 일일이 주워서 다시 물려주지 말고 그냥 한 상자를 사는 편이 좋다. 아니면 아기의 목둘레보다 많이 짧은 띠(목이 졸릴 경우를 대비해서)가 달린 제품에 집게를 부착해 아기 잠옷에 고정시키는 방법도 있다. 이렇게 하면 고무젖꼭지의 도움을 받으면서 스스로 잠드는 법을 배울 수 있다.

• 포대기에 싸기

껴안았을 때처럼 부드러운 압박을 느끼면 기분이 좋아진다. 포대기나 카시트, 아기띠, 딱딱하지 않은 아기 이동 도구로도 부드러운 압박감을 줄 수 있다. 이 또한 태어나기 전 엄마 배 속에서 느꼈던 편안한 느낌과 비슷하다. 리드미컬한 움직임과 부드러운 압박감이 아이를 편안하게 해주는 이유는 사람의 아기가 너무 빨리 태어나기 때문일지도 모른다. 조산아 이야기가 아니다. 다른 영장류에 비해 사람은 임신 기간이 짧다. 인간의 골반이 직립 자세를 유지하도록 진화하며 더 좁아졌기 때문이라는 이론이 있다. 그래서 사람 아기는 골반의 좁은 입구를 빠져나오기 위해 태어날 때 몸집이 작아야 한다. 그 이론이 맞는다면 리드미컬한 움직임과 부드러운 압박감은 태아가 자궁에 있을 때의 느낌을 다시 살려 아기를 진정시키는 효과를 발휘하는 것이다.

자녀의 수면에 도움이 된다면 포대기에 감싸보자. 앞의 고무젖꼭지처럼 잠을 잘 재우기 위해 포대기를 한두 번씩 다시 싸줘야 해도 그럴 가치가 있다. 하지만 하룻밤에 여러 번 다시 싸매주느라 부모가 잠을 자지 못한다면 결코 좋은 방법이 아니다. 지금은 아이가 스스로 잠드는 법을 배우는 시간이다. 포대기가 싫어서 발로 찬다면 거기서 멈춰야 한다.

• 마사지

아기 마사지는 다양한 문화권에서 오래전부터 전해 내려왔다. 마사지가 특히 좋은 점은 엄마나 아빠에게도 이롭다는 것이다. 사랑을 담아 아기를 마사지하며 부모는 미소를 보내고 다정하게 말을 건네거나 노래를 불러준다. 이렇게 아기에게 온 신경을 집중하는 동안 부모도 긴장이 풀린다. 친밀하게 접촉하며 아기는 부모와, 부모는 아기와 유대를 쌓는다. 모유수유를 하지 못하는 아빠도 마사지로 자녀와 유대를 쌓을 수 있다. 투정을 달래려는 목적으로만 생각하지 말고 태어났을 때부터 해보자. 천연 착즙 과일이나 식물성 기름을 이용하여 부드럽게 피부를 어루만지고 근육을 주무른다. 동작 하나하나를 조심스럽게 해야 한다. 그림이 있는 책이나 인터넷 동영상을 참고하면 도움이 된다. 아기 마사지는 아기의 심한 투정을 치료하는 방법이 아니다. 하지만 달래는 효과만큼은 분명하다. 전화기는 꺼두자. 이때 명상용 음악을 들어도 좋다. 마사지는 우유를 먹이고 옷을 갈아입히고 목욕을 시키는 것과 다르다. 아기를 편안하게 해주며 부모도 내면의 평화를 찾는다. 이자가 붙는 계좌에 예금을 해두었다가 더 힘든 시기에 꺼내 쓴다고 생각하면 된다. 은행에 돈이 아니라 사랑을 맡긴다는 차이가 있을 뿐이다.

• 소리

자장가에는 어떤 힘이 있을까? 아기는 침착해지고 잠에 빠져든다. 부모는 긴장을 풀고 자신이나 자녀를 더 편하게 대한다. 내가 제작한 CD 《아기를 달래는 자장가Sweet Baby Lullabies to Soothe Your Newborn》 수록곡을 비롯한 자장가는 부모가 자녀에게 사랑을 보내는 만국공통어다. 자장가 등의 음악이나 노래, 콧노래에는 아기를 달래는 효과가 있다. 책을 읽어주거나 말 걸기, 자연의 소리도 도움이 된다. 음이 급격히 높았다 낮아지는 음악보다는 하프시코드(피아노와 비슷한 중세 악기—옮긴이)나 기타 연주처럼 정적인 게 더 효과적이라는 연구결과가 있다. 소음기는 아기를 달래고 거리의 소음을 차단하는 데 유용하다. 다만 안전을 위해 가장 낮은 설정으로 맞추고 가능한 한 아기와 멀리 떨어진 곳에 두어야 한다. 음악을 들을 때는 아기를 부드럽게 쓰다듬거나 마사지를 해주면 좋다.

• 그 밖의 방법

침대 진동기, 뜨거운 물주머니, 허브티, 심장박동이나 자궁 소리를 사용하면 기적적인 효과가 일어난다고 하지만 덜컥 믿지는 마라. 이 세상에는 트림시키는 방법, 유두의 크기와 형태, 젖병 빨대, 수유와 수면 자세, 양털 패드, 산모를 위한 식사, 특별한 분유, 고무젖꼭지, 이유식 등에 관해 얼토당토않은 말이 넘쳐난다. 척추지압 요법이 아기에게 좋다는 확실한 증거는 없다. 앞에서 언급한 항목은 심한 투정이나 울음, 아기의 성격, 수면습관과 전혀 관계없다. 의사의 처방 없이 쓸데없는 물건을 구매하는 경우도 많다. 장내 가스를 제거한다는 시메티콘 같은 약을 조사해보니 플라시보 효과가 전부였다. 또 다른 유명 알약에는 카모마일, 인산칼슘, 카페인에 활성 벨라도나 극소량(0.0000095%)밖에 들어 있지 않았다. 어떤 약의 성분은 천연 블루베리향, 생강 추출물, 아니스 오일, 육두구 오일, 2% 알코올이었다.

알코올이 들어 있으니 일부 아이가 진정할 만도 하다. 제발 성분표기를 꼼꼼하게 읽기 바란다. 천연 물질, 착향료, 허브는 생체기능을 변화시킬 수 있다. 천연 허브와 식물을 연구하는 생약학 전문가에게 그 식물이나 허브가 위험한지 알아봐야 한다. 성인에게 안전하다고 해서 신생아에게도 안전하다는 보장은 없다.

도구도 주의하라. 많은 아기가 흔들거리는 물침대에 빠지거나, 트램펄린 같은 침대의 난간에 목이 껴서, 베개에 숨이 막혀 사망한다. 처방약도 주의해야 한다. 1998년 5월 22일자 〈런던 타임스〉에 대문짝만 한 헤드라인이 실렸다. '장내 가스 제거제 복용 후 유아 사망.' 조산사는 '배에 가스가 찼다고 진단'해 박하수라 생각하는 약을 처방했다.

민간요법 사용에도 신중해지자. 한 어머니는 유명한 책에 나온 대로 모든 소금 대체물과 락토바실러스 아시도필루스균을 섞어서 줬다가 아기를 죽일 뻔했다. 의심스러울 때는 시도를 말아야 한다.

• 모든 게 효과가 있다, 한동안은

허브티, 자궁 소리, 양털 담요 등 어떤 방법이 아기를 진정시키는 효과가 있다고 믿으면 한동안은 실제로 효과가 나타나는 것처럼 보인다. 전문가의 조언을 믿기 때문에 도움이 될 것이라고 진심으로 기대한다. 하도 피곤하다 보니 해결이 가능하다는 희망은 더 커지기 마련이다. 그래서 원래 아기의 울음이 날마다 다른데도 그 방법이 통한다고 착각하게 된다. 실제로는 감정이 왜곡되어 플라시보 효과가 나타났을 뿐이다.

처음에 엄마는 새로 바꾼 분유나 허브티 덕분에 아기 상태가 호전되었다고 잘못 받아들인다. 물론 며칠만 지나도 현실을 인식하며 착각은 산산조각난다. 어떤 의사는 엄마의 말을 믿고 아기가 새로운 자극을 받아 하루이틀 문제가 정말 개선되었다고 동의하기도 한다.

새로운 자극은 중요하지 않다. 부모는 특별한 차나 도구를 끊고 몇 주후 다시 사용했더니 효과가 없었다고 말했다. 다시 말해 두 번째에는 플라시보 효과가 없는 것이다. 두 번째 시도를 하는 시기와 심한 투정/울음이 자연히 사라지는 시기가 우연히 일치할 경우, 부모와 의사는 쓸모없는 방법이 실제로 효과를 발휘했다고 확신할 수도 있다.

아기를 달래는 방법

아기를 달래는 방법은 많지만 크게 몇 가지 유형으로 나뉜다.

1. **리드미컬한 흔들림**: 돌보는 사람의 품, 그네, 자동차, 유모차, 흔들의
   자, 흔들침대, 앞뒤로 움직이기
2. **빨기**: 엄마 가슴, 젖병, 고무젖꼭지, 손목, 손가락
3. **부드러운 압박감**: 포대기, 마사지, 보들보들한 천으로 만든 이동 도구
4. **소리**: 자장가(내가 제작한 CD 《아기를 달래는 자장가》도 있다), 자연의
   소리, 음악, 조용한 말소리, '쉬' 하는 진정시키는 소리

달랠 때 우는 아이

우리 병원에 다니는 새내기 부모에게 질문을 하나 했다. 아기가 칭얼댈
때 어떻게 달래고, 잠들기 전 어떤 방법으로 달래서 졸음을 느끼게 하는
가? 규칙적인 리듬으로 서서히 쓰다듬고 흔들어주는 방법이 빠른 속도
로 통통 튀게 하거나 몸을 토닥이는 방법보다 효과적이라고 입을 모았
다. 하지만 한 엄마는 아기의 투정이 심해지면 동작이 빨라지고 힘이 들
어간다고 말했다. 그랬더니 아기가 투정을 가라앉혔다며 아마도 아기와
그 방법이 잘 맞았기 때문인 것 같다고 해석했다. 하지만 다른 부모에게
는 도움이 되지 않았다. 한 엄마는 아기의 투정이 심해질 때 동작의 속도
와 강도가 높아지는 이유는 엄마가 스트레스를 표출하는 것이라고 말했
다. 또 다른 엄마는 책이나 친구가 추천한 여러 방법을 시도해보았지만
결국에는 자기에게 편한 방법에 정착했다며 '최고'의 방법은 없을지 모르
지만 엄마와 아기에게 가장 잘 맞는 방법은 있을 것이라고 했다.

그래도 가끔은 아빠가 아이를 더 잘 달랜다는 것에는 동의했다. 아빠
는 엄마에 비해 감정을 배제하는 편이고 마치 성인을 대하듯 아기에게
말을 건네기 때문이라고 했다. "잘 들어봐. 이제 잠깐 동안 너를 안아서
흔들다가 침대에 눕힐 거야. 자야 할 시간이니까. 알아들었지? 아빠 힘
들게 하지 말자."

수면훈련을 일찍 시작했다는 다른 엄마의 말을 듣고 출산 1주 후부터

아기에게 스스로 잠드는 법을 가르치기 시작한 엄마도 있었다. 한 엄마는 몇 번 성공을 하고 나니 자신감이 붙어, 밤에 울어도 가만히 내버려두기로 결심했다고 한다. 아기는 단 하루만 20분 정도 작은 소리로 울다가 잠들었다. 그때가 생후 4주였고 5~6개월이 된 지금까지도 그녀의 아이는 혼자 힘으로 잘 자고 있다. 먼저 경험한 엄마는 놀라거나 경악에 찬 표정을 짓지 않았다. 그저 미소를 머금고 고개를 끄덕였다. 마음이 불안하지 않다면 신생아 때에도 더 많은 부모가 밤에 아기가 몇 분 울다가 스스로 진정하는 경험을 할 수 있을 것이다. 나는 생후 38주 쌍둥이 부모에게 쌍둥이 한 명을 돌보다 다른 한 명이 울음을 터뜨릴 때, 그 아이의 순서가 되기도 전에 울음을 그치고 잠들 수 있다고 설명했다. 심하지만 않다면 10~20분 작은 소리로 운다고 해서 큰일이 나지는 않는다.

하지만 흥미로운 사례가 하나 있다. 진찰 전 생후 2주 아기를 달래서 진찰대에 올려놓자 아기가 낑낑대더니 작은 소리로 울기 시작했다. 나는 아기 엄마에게 말했다. "울음소리가 커지지만 않는다면 시계를 보면서 혹시 이대로 잠이 들지 1~2분간 가만히 둬봅시다." 엄마는 즉각 "지금 큰 소리로 우는 거 아닌가요?"라고 반응했다. 나는 예방주사를 맞은 후 같은 경우가 큰 울음이고, 지금은 조용히 울고 있다고 했다. 보아하니 경험이 별로 없는 엄마는 작게 흐느끼는 울음과 큰 소리로 악을 지르는 울음을 잘 구분하지 못하는 것 같았다. 그래서 아기에게 스스로 잠드는 법을 가르칠 때 절대 울음을 허용하지 않는다. 나는 부모에게 이 이야기를 들려주며 수면훈련을 할 때의 경험담을 물었다. 몇몇의 대답은 다음과 같았다.

아기가 격하게 울고 있다고 느낀 엄마 이야기를 듣고 한마디 하지 않을 수 없었어요. 저도 처음에는 아들이 우는 소리가 실제로 제게 '상처'를 준다고 생각했습니다. 하지만 남편은 제 문제를 이해하지 못하고 별로 심하게 울지 않는다고 여겼어요(다른 사람도 우는 소리가 딱히 크지 않고 힘들어하지 않는 것 같다고 말했고요). 제가 봤을 때, 수면부족에 호르몬 문제까지 겹치고 엄마로서 처음 겪는 책임감이 너무 무거웠던 것 같아요. 그래서 아이가 울 때마다 과민반응을 한 거죠. 시간이 흐르고 경험도 쌓이니 조금씩 나아지더군요.

저는 웨이스블러스 박사님 사무실에서 열리는 부모 모임에 자주 참석하고 있어요. 태어난 지 11주 된 딸을 잠자리에서 울게 두는 훈련을 시작해 효과를 톡톡히 보고 있답니다. 생후 4주 때 처음으로 20분 만에, 시도하자마자 성공한 편이에요. 이후 나흘 동안 아예 울지 않았고 울어도 금세 그쳤습니다. 저에게 미친 엄마, 나쁜 엄마라고 하는 사람도 있을 거예요. 하지만 덕분에 딸이 더 편안하게 잠든다고 생각합니다. 저는 깨어 있는 시간을 짧게 유지하고(보통 30~45분) 밤에 일찍 재워요(저녁 5:30~6:30). 그리고 그칠 때까지 울게 내버려둡니다. 생후 11주인 지금 딸아이는 매일 밤 12~14시간을 자고요, 낮잠도 아주 잘 자요. 저도 엄마로서 최상의 컨디션으로 딸을 대할 수 있습니다. 마음을 편하게 먹고 신념을 따르는 게 가장 좋다고 생각해요. 울게 놔두는 방법은 언제 시작해도 이르지 않습니다. 우유를 든든하게 먹이고 기저귀를 갈아주었다면 어둡고 조용한 방에 눕히고 문을 닫으세요. 베이비 모니터도 끄고 20~30분 텔레비전을 보면서 상황을 지켜보기 바랍니다.

• 아이 달래기에 도움이 되는 수단들

아기의 20%는 산통을 앓아서 달래기 더 힘들다. 아기가 산통에 시달리는데다 달래기 수단까지 부족한 가족은 어찌할 바를 모르고 스트레스를 받기 쉽다. 나머지 80%는 비교적 달래기 쉽고 부모도 웬만하면 과도한 스트레스를 받지 않는다. 그러므로 아기에게 산통이 있는지 주의 깊게 살펴보고, 어떻게 도움을 받을지 잠시 생각해보자. 부모 한 사람만으로는 부족할 때가 많다. 아기가 짜증을 부리고 자주 울며 달래기 힘들다면, 아기를 달래는 데 사용 가능한 수단이 한정되어 있다면, 출산 전에 침대와 관련해 세웠던 계획(부부와 같은 침대를 쓰거나 아기 침대를 구입하거나)을 수정해야 할 수도 있다.

아기 성향과 부모의 달래는 능력 사이에서 균형을 잡아야 한다. 아기마다 표현 방법이 다르고, 부모의 능력도 각양각색이다. 부모가 짜증과 울음을 달래고 잠을 유도하는 데 영향을 미치는 요인은 다음과 같다.

부모가 아기를 달래는 데 영향을 미치는 요인

- 육아에 참여하는 아빠/방관하는 아빠
- 부부간에 생각하는 육아 방법의 일치/불일치(예: 모유 또는 분유, 아기 침대 또는 가족 침대)
- 부부싸움
- 부부관계
- 산후우울증
- 관심이 필요한 다른 형제
- 모유수유가 쉽다/어렵다
- 아기나 부모, 형제자매가 앓고 있는 질환
- 집의 방 개수
- 가족, 친구, 이웃의 도움
- 수면습관을 도와주는 조부모/방해하는 조부모
- 가사도우미를 고용할 능력
- 보모를 고용할 능력
- 재정난(예: 엄마가 조만간 복직해야 한다)

☾ 낮잠을 많이 잔다

아기가 태어나면 '아기처럼 잠을 잔다'는 표현이 무슨 의미인지 알게 된다. 며칠 동안 아기는 거의 하루 종일 잠을 잔다. 이 시기에는 젖을 잘 빨지 않고 보통 체중도 줄어든다(아기가 예정일보다 일찍 태어났다면 이렇게 졸음을 이기지 못하는 기간이 더 길어진다. 예정일을 지나서 태어난 아기의 경우는 기간이 짧거나 아예 없을 수 있다).

그러다 며칠이 지나면 깨어 있는 시간이 늘어난다. 아기의 신경계가 정상적으로 발달하고 있다는 표시다. 사나흘이 지나면 두뇌가 각성을 하고, 마침 이때쯤 모유의 양이 충분해진다. 아기는 눈을 더 크게 뜨고 주위를 돌아보며, 엄마의 젖을 빠는 시간이 늘어나고 힘도 강해진다. 며칠 지나지 않아 키, 몸무게, 머리둘레가 급격히 성장한다. 며칠 더 지나면 깨어 있는 시간도 조금 더 길어진다. 엄마 아빠를 유심히 바라보고 얼굴과 목소리를 인식하지만 장난감이나 모빌 같은 물건에는 호기심을 보이지 않는다. 주변의 소리나 색, 움직임도 신경 쓰지 않아서 아무 데서나 잠을 잘 잔다. 투정/산통이 심한 아기는 사정이 달라서 태어난 지 며칠밖에 안 되었을 때도 쉽게 잠들거나 잠들어 있지 못한다. 모든 아기는 조금씩 호기심이 생기며 행동, 움직임, 목소리, 소음, 진동, 빛, 바람 같은 것을 알아차린다. 이 시점이 되면 '아기처럼 잠을 잔다'는 지나간 이야기다.

낮 동안 아기는 1~2시간 깨어 있다가 졸음을 느끼고 잠을 자고 싶어 하는 '기간'이 있다. 가끔 아이를 1~2시간은 꼭 깨워둔 후에야 재워야 한다고 잘못 생각하는 부모가 있다. 1~2시간 원칙은 상한선이지 하한선이 아니다.

나는 낮잠을 연구하던 중 그 기간이 존재함을 발견했다. 낮잠은 대부분 짧기 때문에 아기는 30~90분 정도만 깨어 있다가 다시 잠들려 한다. 낮잠을 오래 자고 최대 1~2시간 깨어 있어도 편안해하는 아이도 있을 것이다. 자녀의 낮잠 욕구에 따라 너무 오래 깨어 있게 하지는 말자.

아기를 유심히 관찰하며 졸음의 신호를 찾는다. 졸음을 느끼기 시작하자마자 달래주면 아기는 수월하게 잠들 것이다. 예외로 짜증/울음이 심한 아기는 수월하게 자지 않는다. 이런 아이를 재우려면 더 오랜 시간 공을 들여야 한다. 또 생후 6주가 되면 저녁에 투정을 부리는 행위도 극에 달하는데, 이때도 아기는 쉽게 잠들지 못한다.

아기가 졸려 하기 시작하는 시점을 알아보는 방법이 몇 가지 있다. 졸음 신호를 관찰하라. 활동이 둔해지고 팔다리의 움직임도 줄어든다. 눈이 흐릿해지고 눈꺼풀도 내려앉아서 엄마 아빠를 봐도 전보다 멍한 눈빛이다. 젖을 빠는 힘도 약하고 속도도 줄어든다. 생후 6주가 지났는데 주위 사람을 보고도 웃지 않고 관심을 보이지 않는다. 바로 이때 달래서 재워야 한다. 모든 아기는 잠에서 깨면 1~2시간 내에 이런 상태가 된다.

부모가 전자기기를 보고 있으면 졸음의 신호를 놓칠 수 있다. 조부모가 아기를 너무 오래 깨워두거나 부모가 아기를 데리고 볼일을 너무 많이 보면 아기는 흥분 상태가 되어(세컨드 윈드) 스스로 잠들기 힘들어한다. 활동적인 놀이뿐만 아니라 너무 오래 깨어 있는 시간도 아기에게는 지나친 자극이다. 요즘에는 아이를 어린이집이나 보모에게 맡기는 것이 흔해졌다. 따라서 낮잠을 못 자고, 적게 자고, 낮잠이 일주기리듬과 맞지 않는 아이가 갈수록 늘고 있다. 그렇다면 어떻게 해야 할까? 하루쯤 취침시간을 많이 앞당기면 부족한 낮잠을 조금은 보상해줄 수 있고, 주말에 잊지 않고 양질의 잠을 자게 해주면 아이가 휴식을 취하게 된다.

만약 졸음이 오는 시간을 놓치면 어떻게 될까? 아기는 너무 지치고 주위에서 자극을 지나치게 많이 받아 잠들지 못한다. 피로가 쌓이면 몸은 스트레스를 받는다. 이제 피로를 이기려고 세컨드 윈드라는 호르몬 변화가 나타나고, 그 때문에 아기는 더 잠들 수 없다. 아기마다 스스로 잠드는 능력과 스트레스를 견디는 능력에 차이를 보인다. 너무 오래 깨어 있었다고 모든 아기가 흥분하지는 않는다. 하지만 잠에서 깨고 1~2시간 내에 다시 자고 싶어 하는 욕구를 부모가 놓치지 않으면 아기는 잠을 더 잘 자고 평온해진다. 나는 이것이 아기에게 스스로 잠드는 법을 가르치는 첫걸음이라고 본다.

수면훈련은 타이밍 감각을 기르는 것으로 시작한다. 그래야 아기가 잠들기 전 자연스럽게 졸음을 느끼는 시점에 달랠 수 있다. 어둡고 조용한 환경에서만 잠을 잘 자는 아기가 있고, 주변 환경에 그리 예민하지 않은 아기도 있다. 자녀의 특성을 존중하고 부모의 생활 방식에 억지로 맞추려 하지 말자. 나는 잠을 수유에 비유하곤 한다. 배고픈 아기에게 우유를 주지 않는 부모는 없다. 언제 배가 고플지 늘 예상하고 있다. 그래야 때맞춰 우유를 먹일 조용한 곳으로 이동하기 때문이다. 누가 달리면서 아기에게 우유를 먹이겠는가. 잠도 마찬가지다.

신생아가 잠을 자지 않는다면 계속 달래보려 노력한다. 울게 두거나 무시해서는 안 된다. 앞쪽에 생후 4주짜리를 울게 놔둔 엄마의 사연이 나와 있다. 나는 보통 스스로 잠드는 법을 가르치기 위해 아기를 울게 두라고 조언하지만 신생아는 얘기가 다르다. 신생아의 버릇을 망칠 일은 없다. 갓 태어난 아기에게 우는 습관을 가르치지는 못한다.

🌙 취침 의식

부모가 달래주면 아기가 안정감을 느끼는 것과 같이, 정해진 취침 의식도 아기의 흥분을 가라앉히는 데 도움이 된다. 두 가지 모두 자연스럽게 긴장을 풀고 졸음을 느끼는 상태를 연상시키기 때문이다. 그리고 취침 의식도 졸음 신호가 피로 신호로 바뀌기 전에 일찌감치 시작해야 한다. 아이가 조금 크고 수면패턴이 규칙적이면 대체로 '정확한 시간'에 잠을 자서 취침시간을 예상하기 쉽다. 다음 목록을 보며 여러분의 개인적인 선호도와 자녀의 나이를 감안해 선택해보자. 잠을 잘 때마다 같은 순서를 따라야 한다. 취침 의식이 규칙적이면 더 쉽게 잠들고 자다가 잘 깨지도 않는다. 어렵지 않은 의식을 정해서 고수하라. 엄마와 아빠가 사용하는 의식이 서로 달라도 괜찮다. 아기는 각각의 의식에 익숙해질 것이다.

취침 의식

– **잠들기 전**: 자극을 삼간다, 소리를 낮추고 조명 밝기를 낮춘다, 아기를 이리저리 옮기지 말고 놀이도 그만해 활동량을 줄인다

– **침실**: 조용하고 어두우며(암막커튼을 사용하라) 따뜻해야 한다, 하지만 너무 따뜻해서는 안 된다

– **목욕**: 목욕 후 가볍고 부드러운 손길로 마사지를 한다

– **잠옷 입기**: 아기가 편안해하고 긴장을 푼다면 포대기에 감싼다, 건조기로 따뜻하게 데운 담요를 사용한다.

– **자장가**: 나직한 노래, 음악, 콧노래 같은 소리를 들려준다

– **흔들어주기**

– **껴안아주기**

– **우유 먹이기**: 하지만 아기가 소리를 낸다고 곧바로 다시 먹이지는 않는다

– **졸음을 느끼지만 잠을 자지 않는 상태로 자리에 눕히기**: 하지만 일부러 깨우지는 마라(산통을 앓는 아기는 성공하기 어렵고, 생후 6주 아기도 초저녁에는 힘들다)

– **책 읽어주기**

– **조용한 놀이하기**

– **기도 들려주기**

– **이 닦아주기**

일단 취침 의식을 정했으면 고수하고 인내심을 가져야 한다. 놀이시간이 아니라는 사실을 아기가 이해하려면 시간이 조금 걸리기 때문이다.

이 말도 덧붙여야겠다. 조산아나 수면문제를 교정하는 아기라면 모를까, 절대 자는 아기를 깨워서는 안 된다.

🌙 모유냐 분유냐, 가족 침대냐 아기 침대냐 그것이 문제로다

보통 모유수유를 하면 가족 침대에서 자기 때문에 수유 방식과 침대 종류는 떼어놓기 힘든 문제다. 이 둘을 정할 때 고려할 요소는 여러 가지다. 아기를 달래기 쉬운지, 가족이 잠을 푹 자고 있는지에 따라 달라진다. 다음의 질문을 스스로에게 던져보자.

1. 아이를 울리지 않으려고 하루에 총 3시간 이상 달래주는가? 아기 안고 걷기, 흔들어주기, 자동차에 태워 드라이브하기, 포대기에 감싸기, 노래 불러주기, 물 틀어주기, 배고프지 않을 때도 젖이나 젖병 물리기, 고무젖꼭지 물리기 등을 하는 시간을 전부 더하라는 뜻이다. 3시간이 넘는가?
2. 이 행동을 일주일에 사흘 이상 하는가?
3. 이렇게 아기를 달랜 지 3주 이상 지났는가?

세 가지 질문에 전부 '그렇다'고 답했다면 여러분의 아기는 산통을 앓고 있다. 열심히 달래준 덕분에 울지 않을지는 몰라도 투정은 끊이지 않을 것이다. 아무리 달래도 울음을 그치지 않는 아기도 있다. 그렇다면 당장 5장부터 읽기 바란다. 지금 어떤 어려움에 직면했는지 이해할 수 있을 것이다.

'아니다'라고 답한 질문도 있지만 아기가 자주 투정을 부리는 경우, 생후 6주경 저녁에 유독 심하다면 일반적으로 까다로운 아기라 할 수 있다.

모유와 분유

보통은 모유수유가 아기와 엄마에게 가장 좋다고 여긴다. 엄마는 남편이나 친정엄마 등 가족의 도움 여부에 따라 결정을 내린다. 조산, 쌍둥이, 산후문제 같은 요소도 영향을 미친다. 하지만 많은 아기가 입양, 조산, 질병으로 분유를 먹고 자란다. 젖병은 유축한 모유와 분유를 모두 담을 수 있으니 '젖병수유'는 분유에 국한된 용어가 아니다. 분유를 먹는 아기도 모유를 먹는 아기 못지않게 건강하게 자란다. 많은 연구가 모유수유를 한다고 심한 투정/산통을 예방하지 못하고, 수면장애 또한 예방하거나 유발하지 않는다고 증명했다. 밤중에 모유를 먹는 아기는 분유를 먹는 아기에 비해 수유를 자주 한다. 하지만 엄마가 아기의 작은 소리에도 더 빠르게 반응하기 때문인지, 모유가 소화가 잘되어서인지는 밝혀지지 않았다. 연구결과를 보면 수면/각성리듬은 모유/분유, 수시로 수유/규칙적으로 수유 같은 요인에 상관없이 발달한다. 아기용 시리얼을 젖병에 넣어 먹이는지, 숟가락으로 먹이는지도 마찬가지다. 선천적으로 소화기 계통에 장애가 있는 아기는 정맥주사나 위장튜브로 영양을 공급받는다. 지속적으로 공급되기 때문에 굶주릴 일이 없다. 이런 아기의 수면/각성리듬 발달도 다르지 않다. 내가 부모에게 '잠은 배가 아니라 뇌와 관련이 있다'라고 말하는 이유다. 질환과 관련해 드문 예외도 있지만 분유를 바꾼다고 투정/울음이 줄어들거나 수면의 질이 높아지지 않는다.

• 우리 아기는 우유를 충분히 먹고 있을까

소아과에 방문할 때마다 체중을 재면 의사는 체중이 늘고 있으니 아기가 충분히 우유를 먹고 있다고 안심시켜줄 것이다. 하지만 간혹 아이가 정말로 배고픈 것은 아닌지 확신하지 못하는 때가 있다. 아기는 배가 고프지 않아도 그냥 짜증이 나면 엄마 가슴이나 젖병을 빤다. 그렇게 하면 흥분이 가라앉기 때문이다. 밤에 아기가 정말로 배가 고픈지 알 수 있는 방법은 세 가지다.

1. **빨고 삼키는 패턴을 눈여겨본다.** 배가 고픈 아기는 빨아서 젖이 입에 차면 삼킨다. 따라서 빨고 삼키고, 빨고 삼키는 패턴이 이어진다. 대개 한 번 빨면 곧이어 삼킨다. 한밤중에 까다로운 아기가 보이는 패턴은 다르다. 빨고 빨고 빨다가 삼킨다. 한 번 삼키기 전에 여러 차례 젖을 빨 것이다.

2. **밤에 모유수유를 한 직후 젖병을 물린다.** 젖을 충분히 먹은 아기는 젖병을 물려도 별로 빨지 않는다. 아기가 소량을 천천히 먹는다면 엄마 젖을 조금 더 빨고 싶지만 충분히 먹었고 배고프지 않다는 뜻이다. 만약 많은 양을 허겁지겁 빤다면 부족하다는 뜻이다. 하지만 산통을 앓는 아기는 빠른 속도로 빨다가(배가 고파서가 아니라 진정하기 위해) 뱉어낸다.

3. **한 번쯤은 아빠가 젖병으로 수유를 한다.** 정말로 배가 고프거나 목이 마르면 많은 양을 빠르게 마실 것이다. 그렇지 않다면 자다 깨기는 했지만 배고프지 않다는 의미다.

밤에 아기가 소리를 낼 때마다 젖을 물리고 싶은 욕구를 참아야 한다. 그렇게 행동하면 아기의 잠을 부분적으로 깨우거나 완전한 각성 상태가 될 수도 있다. 결국 분산수면이 나타나고 밤마다 우는 것이 습관으로 굳는다. 아기는 배고프지 않아도 엄마와 있고 싶어서 더 큰 소리로 자주 울게 된다. 모유수유하는 엄마와 같은 침대를 쓴다면 상황이 다르다. 자주 깨서 수유를 해도 엄마와 아기 모두 각성보다는 수면 상태에 가깝기 때문이다(같은 침대를 쓰지 말아야 할 이유는 1장을 참고하자).

물론 젖을 충분히 먹이지 않으면 배가 고파서 투정을 부리고 울거나 잠을 설칠 것이다. 그러면 체중이 늘지 않는다. 모유 공급을 늘리도록 도움을 받고 병 때문에 체중이 줄어들지는 않는지 진찰도 받아야 한다. 나는 우리 병원을 찾아온 새내기 엄마에게 아기가 생후 2~3주가 되면 24

시간마다 한 번씩 유축한 모유나 분유로 젖병수유를 하라고 조언한다. 아빠를 비롯한 친척도 아기에게 우유 먹이는 기쁨을 누리게 하고, 엄마도 하루에 한 번 잠깐이나마 푹 쉬면서 다 헐어서 고통스러운 젖꼭지를 치료할 수 있다. 엄마 아빠가 데이트를 즐기며 에너지 재충전도 가능하다. 아빠는 투정/울음이 심한 때나 한밤중에 엄마가 잠을 더 자도록 많은 도움을 줄 수 있다. 아이를 키워본 경험이 있고 전에도 모유수유에 성공한 엄마는 젖병수유를 더 일찍 시작한다. 모유수유를 잘해낼 것이라 확신하고 병원에서부터 분유를 먹이거나 모유를 짠다. 하루에 한 병쯤으로는 아기가 혼란을 느끼지 않고 모유수유에 지장을 주지 않는다는 사실을 잘 안다. 24시간마다 한 병씩 주라는 것은 아기가 젖병에 익숙해지도록 하는 의도다. 그보다 횟수가 적어도 잘 받아들이는 아기가 있지만, 대부분 하루를 거르면 젖병을 거부한다.

가족 침대와 아기 침대

우리의 목표는 건강하게 잠을 자는 가족이다. 그래서 여러분도 가족 침대(공동수면 또는 침대공유라고도 부른다)를 고려해보았을 것이다(거듭 말하지만 같이 잠을 자지 말아야 할 이유는 1장을 참고하기 바란다). 출산 전부터 아기와 같이 자기로 결정하는 부모도 있다. 꿈꾸던 가족의 모습이기 때문이다. 낮이고 밤이고 무제한으로 젖을 물리고 아기를 보살피며 잠도 같이 자면 부모와 아기 사이에 더 강력하고 끈끈한 유대가 생긴다고 여기는 부모는 아기가 태어나자마자 같이 자기 시작한다. 연구자들은 이런 아이를 가리켜 '조기 공동수면 아동'이라 부른다. 반대로 가족 침대를 생각조차 하지 않다가 아기의 투정/울음이 너무 심해서, 아니면 아이가 잠을 잘 못 자서 같은 침대를 쓰는 부모도 있다. 이런 아이에게는 '역행 공동수면 아동'이라는 용어를 사용한다. 연구결과를 보면 공동수면을 한 아기는 훗날 자라서 수면문제를 드러낸다. 이런 문제 대부분은 주로 역행 공동수면을 한 아이에게 발생하는 듯하다. 정리하자면 일부 부모는 가족 침대가 수면문제를 단기적으로 일부분밖에 해결하지 못한다는 결과에 직면하고 스스로 잠드는 법을 배울 기회가 없었기에 아이는 자기 침대로 돌아가서도 계속 수면장애에 시달린다.

밤새도록, 아니면 몇 시간이라도 가족 침대에서 다 같이 자는 가족이 많다. 같이 자는 행위 자체만으로는 좋다 나쁘다 할 수 없다. 미국에서 실시한 연구는 가족과 함께 자는 아이의 내면에 여러 감정적인 스트레스가 유발된다는 결과가 나왔다. 하지만 스웨덴에서는 정반대의 연구결과를 선보였다. 사회마다 나체나 목욕, 성(性)을 보는 시각이 다르기 때문일지도 모른다. 그냥 가족의 방식이라고 생각하면 된다. 부모와 자녀에게 정서문제나 심리문제를 일으키지는 않는다.

하지만 부모든 아이든 잠을 충분히 못 잔다면 가족 침대는 잠재적인 문제를 일으킬 우려가 있다. 이런 상황은 대개 1~2세 아이에게 해당한다. 그때가 되면 엄마 아빠와 같이 자는 아이는 밤에 자주 깬다. 그것이 습관으로 굳으면 자기 침대로 돌아가려 하지 않는다.

가족 침대를 사용해서 즐겁다면 괜찮다. 하지만 아이를 안고 한 침대에서 계속 자다가는 차후에 잠자리를 바꾸기 힘들다는 사실은 알아야 한다. 당장은 아기의 수면문제를 해결하는 방법 같겠지만 시간이 흐른 후에도 아이와 붙어서 자야 할지도 모른다.

반면 많은 가족은 처음 몇 달만 가족 침대를 사용하다 아기 침대로 잠자리를 바꿔준다. 그러다 새벽 5~6시가 되면 아이를 침대로 데려와 잠깐 꺼안고 온기를 나눈다.

하루 종일 아기와 같이 자는 집도 있고, 밤에만 같이 자는 집도 있다. 밤새도록 같이 자는 집, 몇 시간만 같이 자는 집도 있다. 부부 침대에서 같이 자기도 하고, 침대에 작은 아기 침대를 붙이는 방법도 있다. 갓 태어난 아기 외에 다른 아이들도 한 침대에서 재우는 집, 침대는 아니고 침실만 같이 쓰는 집도 있다. 이렇게 다양한 형태를 전부 '가족 침대'라고 부른다. 여러 문화권에서는 전통을 따르거나 침실이 부족하다는 이유로 침대를 공유한다. 일본이나 전통 부족 사회에서는 부모와 떨어져 자는 아이가 드물다. 대중적으로 함께 자는 방식이 인기가 높다. 아기를 달래는 행위를 가장 효과적으로 설명하는 말이 '품에 안다'다. 이 말을 생각하면 침대에서 아기를 보듬고 있는 모습이 자연히 떠오른다.

하지만 미국 소비자제품 안전위원회Consumer Product Safety Commission와 미국소아과학회에서는 가족 침대를 권장하지 않음을 꼭 밝혀둬야겠다. 매트리스와 침대 구조물(머리판, 발판, 난간, 프레임), 벽이나 옆에 놓인 가구 사이에 몸이 낄 위험이 있기 때문이다. 술을 마시거나 향정신성 약물을 먹어서 또는 몸이 아파서 건드려도 깨지 않을 만큼 깊은 잠에 빠진 성인에게 깔리거나 숨이 막힐 위험도 있다. 단단하지 않은 표면이나 축 늘어진 이불도 질식의 원인이 된다. 공동수면이 유아돌연사증후군을 예방한다는 증거는 어디에도 없다. 극도의 투정/산통을 예방한다는 증거도 존재하지 않는다.

그러므로 가족 침대를 사용하고 싶다면 안전한 환경을 마련하라. 밤에 술을 마시거나 약을 먹지 말고 아기를 반드시 똑바로 눕혀 재운다. 또한 침대와 벽, 가구 사이의 공간을 전부 채우고 힘없이 늘어진 침구를 침대 밖으로 뺀다.

이유식과 수유패턴

밥을 든든하게 먹으면 졸음이 밀려온다. 그러니 이유식을 먹이면 아기도 더 잘 자지 않을까? 전혀 그렇지 않다. 수유패턴은 수면/각성패턴을 바꾸지 못한다.

모유수유를 하든, 젖병수유를 하든 밤잠의 길이는 영향을 받지 않는다. 나는 수시로 젖을 먹는 아기와 선천적 장애로 위장튜브·정맥주사를 통해 영양을 공급받는 아기를 비교한 연구가 가장 설득력 있다고 생각한다. 수시로 젖을 먹는 아기는 배가 고파졌다가 배가 차기를 반복한다. 위장튜브 아기는 배가 고파질 일이 없다. 수면연구소에서 관찰 카메라로 잠을 자는 모습을 지켜보자 양쪽의 차이는 없었다. 이유식과 관련된 연구도 있다. 연구결과 유아용 시리얼을 비롯한 이유식을 먹는다고 밤잠이 달라지지 않았다. 수유 방법(모유/분유, 규칙적/요구할 때마다 수유)이나 이유식이 잠에 영향을 준다고 증명하는 연구는 지금까지 하나도 없다.

하지만 엄격한 엄마가 모유보다 분유를 선호한다는 연구결과는 있다. 분유를 먹이는 엄마는 상대적으로 아기의 행동을 통제하려 하고 수유 때마다 얼마를 주었는지 양을 확인하는 경향이 있다. 이런 부모는 밤에 자다 깨는 아기의 수면패턴을 해결해야 할 문제로 보고, 영양보다는 부모와 놀고 싶어 하는 아기의 욕구를 먼저 고려한다. 반면 모유수유를 하는 엄마는 모유가 건강에 이롭다는 사실을 더 잘 인식하고 있어 자다 깨는 아기에게 더 빠른 속도로 자주 반응한다. 아기가 영양분을 필요로 할 때 가장 먼저 반응해야 한다고 보기 때문이다. 시간이 흐르면 아기는 밤에 엄마와 만나는 즐거움을 배운다. 이제 아기는 잠에서 깨면 관심을 받을 것이라 예상한다.

생후 4개월에는 모유수유를 하는 아이나 분유수유를 하는 아이나 밤에 깨는 패턴이 비슷하다. 하지만 생후 6~12개월이 되면 모유수유를 하는 아기가 더 자주 깬다.

요점은 수유 방식에 따라 수면의 질이 달라지지 않는다는 것이다. 분유는 모유보다 걸쭉해 보이지만 1온스에 20칼로리가 들어 있다는 점은 똑같다. 모유를 먹던 아이에게 분유를 주거나 젖을 뗀다고 밤잠이 길어지지 않는다. 하지만 모유수유가 본의 아니게 밤에 자다 깨는 버릇을 키울 가능성은 존재한다. 모유수유가 어떻게 자다 깨는 습관을 만들었는지 한 엄마의 이야기를 들어보자.

매런은 1984년 7월 18에 태어났습니다. 임신 중일 때도 별문제 없었고, 예정일을 사흘 넘겨 라마즈 분만으로 어렵지 않게 출산을 했습니다.

모유를 먹이기로 결정했지만 딱히 언제까지 먹이겠다는 계획은 없었어요. 매런은 한 2주 정도 평범하게 행동했습니다. 그러다 2주가 되니 아이가 날이면 날마다 울어대는 거예요. 정말로 산통이면 더 심하게 울었을 테지만 저희는 그럴 때마다 '매런이 산통을 앓는다'고 보았습니다. 울음을 도무지 그치지 않았지만 크게 불평하지 않고 견뎠어요. 한 번 울음이 터지면 1~2시간 계속되었지만 심한 날에는 8~10시간까지도 악을 쓰고 울었습니다. 산통을 가라앉히려고 매런과 같은 침대에서 자고, 잠자리에 뜨거운 물주머니를 대주기도 하고 별별 방법을 다 써봤어요. 물론 아무 효과도 못 봤죠. 그러더니 생후 2개월이 되자 산통이 갑자기 사라졌습니다.

2개월부터는 매런과 유대감도 쌓이고 아주 행복하게 보냈습니다. 7개월까지는 아이에게 거의 모유만 먹였어요. 7~10개월부터 아침과 점심에 조금씩 이유식을 먹였고요. 매런은 늘 유쾌하고 명랑합니다. 모유를 먹였기 때문에 성격이 아주 밝은 것 같아요.

매런의 낮잠 패턴은 지극히 정상이었습니다. 아침에는 저와 같이 잠을 자곤 했어요. 모유수유를 하는 10개월 동안에는 저도 밤마다 두 번씩은 깨서 젖을 물렸죠.

양가 부모님은 모유를 그만 먹이라고 난리도 아니었습니다. 아이가 태어나고 2개월부터 시작해서 7개월쯤 극에 달했죠. 저희 부부는 예의가 있으니 잠자코 듣기만 했어요. 8개월 즈음 시험 삼아 모유를 짜보긴 했지만 내가 잠을 더 자자고 젖을 짜고 싶은 생각은 없었습니다. 모유를 직접 주는 방법이 더 편하고 저도 아이도 더 만족스러웠으니까요. 하지만 밤잠이 부족한 채로 1년 가까이 보내고 나니 정말 말도 못하게 피곤해지더라고요. 그래서 젖을 떼고 젖병수유를 할 때라고 판단했습니다.

매런은 제 계획에 찬성하지 않았습니다. 저도 분유를 주기 싫었지만 아이는 분유라면 질색을 했습니다. 거의 일주일 동안 우유를 거부하지 뭐예요. 결국 오전 낮잠을 잘 때는 모유를 먹이기로 했죠. 아침이나 차를 타고 있을 때 주스(오렌지, 사과, 배)를 주자 아이도 조금씩 젖병에 적응하기 시작했어요. 덕분에 아침 늦게 남편 래리가 우유를 먹이는 동안 저는 쉴 수 있게 되었지요. 강아지 모양의 특별한 젖병에 담아서 주자 그렇게 싫어하던 우유도 곧잘 먹더군요. 며칠이 지나자 '멍멍이 주스'에 더 긍정적으로 반응하고 우유를 먹이기 위해 제가 만든 놀이에도 즐거워하기 시작했어요.

매런은 11개월이 되면서 젖을 완전히 뗐습니다. 그전까지 취침시간만큼은 모유를 먹이고 있었어요. 하지만 잘 때 우유를 먹기 시작한 후에도 매런이 한두 번씩은 깨서 우유를 달라고 울며 보채는 거예요. 이제는 아이가 밤새 잠을 자도록 가르쳐야 했습니다. 사람들은 혼자서 울다가 자도록 두라고 조언을 많이 했어요. 산통을 앓던 시절처럼 '대여섯 시간 내내 울어도' 그렇게 하래요. 그 방법도 고려해보았지만 그냥 매일 밤 한두 번 매런에게 따뜻한 우유를 먹이고 자장가를 불러주며 흔들어 재웠어요. 가장 궁금한 점은 이거였습니다. 매런은 왜 자다가 깨는 걸까요?

저희는 습관이 돼서 그렇다는 결론을 내렸습니다. 엄마 아빠와 같이 있으면서 안정감을 느끼고 싶다고요. 그래서 취침 의식을 새로 바꾸었습니다. 한참 같이 놀아준 후에 흔들어 재우지 않고 아이가 가장 좋아하는 인형을 안겨 침대에 눕혔습니다. 자다 깨면 따뜻한 우유는 줘도 침대에서 안아 올리지는 않았어요. 첫날 밤 저희가 방을 나오자 매런은 10분간 울더니 인형에 머리를 기대고 잠이 들었습니다.

적어도 1시간은 울 줄 알았는데 믿기 힘들었죠. 얼마나 마음이 놓였는지 몰라요. 2~3일 더 우유를 먹이되 안아주지 않자 매런은 밤새 깨지 않고 잠을 자기 시작했습니다.

11개월이 지날 무렵에는 이런 취침 의식이 자리를 잡았어요. 매런은 웬만하면 울지 않습니다. 든든한 저녁, 목욕, 가벼운 놀이, 따뜻한 우유 8온스, 포옹, 제일 좋아하는 인형만 있으면 끄떡없어요. 베이비시터에게 맡겨도 문제없습니다. 돌을 맞은 매런은 드디어 꼬박 8시간 잠을 자게 되었어요. 지금 와서 돌이켜보면 왜 진작 젖병으로 바꾸고 혼자 재우지 않았나 싶어요. 부모님은 저희가 너무 아이에게 오냐오냐한다고 늘 경고하셨거든요. 그 말이 맞았는지도 모르겠어요. 하지만 뭐, 초보 엄마 아빠는 다 그렇지 않을까요?

🌙 생후 6주가 되면 취침시간을 앞당긴다

출산예정일로부터 6주가 되면 아기의 두뇌가 발달해 특정 인물을 보고 웃을 수 있고 저녁시간에 더 차분해진다. 밤에 4~6시간 동안 깨지 않고 자고 취침시간도 빨라진다. 이렇게 놀라운 변화는 부모의 육아법과 관계없이 찾아온다. 6주는 엄마가 밤잠이 조금 늘고 이성이 돌아오는 시기이기도 하다. 그러니 조금만 참기 바란다.

6주가 지나면 자칫 아기가 생리적으로 졸음을 느끼는 시간보다 늦게 재워서 원치 않는 수면부족을 야기할 가능성이 있다. 생리적 취침시간은 일주기리듬을 따르고 늦은 오후나 초저녁 아기의 기분이나 행동 변화로 짐작할 수 있다. 그래서 시계보다는 아이를 주시해야 하는 것이다. 졸음 신호가 나타나는 즉시 달래서 재우자. 흐름을 타라는 말이다. 전자기기를 곁눈질하다 보면 미묘한 신호를 놓칠 위험이 있다. 늦게 퇴근한 부모가 아기와 신나게 놀아줄 때도 **신호가 잘 드러나지 않는다**. 그러므로 아기가 혼자 있을 때 유심히 지켜봐야 한다. 이따금씩 특별한 날이면 조금 늦게 재워도 괜찮다. 하지만 다음날 아기가 힘들어한다면 늦게 재울 가치가 있었는지 가슴에 손을 얹고 생각해보자. 걸핏하면 늦게 자는 아기는 밀린 잠이 쌓이고 쌓이기 때문에 반드시 부작용이 나타난다.

3~4개월 된 아기를 키우는 부모는 내게 잠에 관해 상담을 청한다. 생후 6~8주까지는 잘 잤다고 한다. 하지만 이후로는 잠들기 어려워하고 밤에도 자다 깬다는 것이다. 나는 그런 부모를 만나면 생후 2개월 즈음 수면장애가 나타나기 전에 아이가 초저녁에 어떤 모습인지 기억하느냐고 묻는다. '조금 더 일찍 잘 수 있었을까요?'라는 질문에 백이면 백 '그렇다'라고 대답한다.

한 부모는 이렇게 표현했다. "건강한 잠을 가르치려면 무조건 일찍 재워야 합니다. 아이가 깊은 잠을 자고 아침에 개운하게 일어나기를 바란다면 이른 취침시간이 필수예요."

부모라면 당연히 저녁에 자녀와 시간을 보내고 싶을 것이다. 하지만 나는 매일 늦게 자지 말고 아기를 목욕시키고 옷을 갈아입히고 우유를 먹이고 놀아주는 활동은 저녁이 아닌 아침에 하라고 조언한다. 아침에 서두르지 않으려면 부모도 일찍 잠자리에 들어야 한다. 이렇게 하려면 퇴근 후 아기 얼굴을 제대로 못 보는 아쉬움이 생긴다. 하지만 매일 아침 잠을 푹 자서 편안해하는 아기와 즐거운 시간을 보내면 된다. 또 주중에 충분히 휴식을 취했기에 주말을 더 편안하고 즐겁게 보낼 수 있다.

건강한 잠의 힘을 모르거나 늦은 취침시간이 수면장애의 직접적인 원인임을 모르는 부모는 아이를 일찍 재우려 하지 않는다. 그래서 나는 이런 부모에게 일찍 자면 성장호르몬 분비가 늘어나 키가 더 큰다는 장점을 말해준다. 성장호르몬은 잠잘 때만 나오고 특히 자정 전에 자야 효과가 있다.

요즘에는 산통보다 늦은 취침시간 때문에 생기는 수면문제가 더 많은 느낌이다. 전자기기를 보고 있거나 맞벌이를 하는 부모가 늦게 퇴근하는 탓에 초저녁에 나타나는 졸음 신호를 보지 못해서 취침시간이 점점 늦어지는 것이다.

부모 중 80%는 아기가 스스로 잠들도록 수면훈련을 할 때 울어도 그냥 두어야 한다. 하지만 20%는 아이가 산통을 앓기 때문에 처음 몇 달간 울음을 멎게 하고 잠을 재우기 위해 아기를 계속 달래줘야 한다. 산통을 앓는 아기에게는 '결심을 하는 즉시 시작하라'는 표현이 맞지 않는다.

산통을 겪을 때는 아무리 노력해도 아기가 잠을 충분히 자지 못하는 것 같지만 걱정할 필요는 없다. 이후에도 부모가 달래서 재워야 하고 스스로 잠들지 못하더라도 처음 몇 달은 수면시간을 최대한 늘리고 울음을 최소한으로 그치게 하는 데 최선을 다해야 한다. 아기가 산통에 시달리는 부모는 주위의 도움을 받아 잠시 숨을 돌린다고 해도 절대 죄책감을 느껴서는 안 된다. 생후 3~4개월이 되면 확인 후 달래기 방법, 점진적 소거법으로 바꿔서 아이가 스스로 잠드는 법을 배우게 해야 한다(4장 참조). 산통을 넘기고 잠을 푹 잔 아기는 내가 《까다로운 아기를 기르는 부모에게Your Fussy Baby》에서 설명한 대로 별로 울지 않고도 변화에 적응할 것이다. 하지만 산통을 넘겨도 잠이 부족하다면 적응을 못하고 울기 쉽다. 우는 것도 힘들지만 잠이 부족하면 더 힘들기 때문이다.

생후 3~4개월에 스스로 잠드는 법을 배우지 못하는 아기는 점점 부족한 잠이 쌓여 만성 수면부족이 될 위험이 있다. 산통을 벗어난 후에도 잠이 부족하다고 생각한다면 생후 3~4개월이 넘기 전에 수면문제를 고쳐줘야 한다.

하지만 산통을 앓는 아기라 해도 생후 6주가 되면 취침시간을 앞당겨도 무리가 없다. 이런 아기는 졸린 표시를 내지 않아서 조금 힘들다. 그러므로 시도를 하고 싶다면 토요일에 시작하는 것이 좋다. 엄마와 아빠가 모두 집에 있어서 서로 도와줄 수 있고 시간 여유도 많기 때문이다. 오후 4~5시의 잠을 마지막 낮잠으로 판단한다. 낮잠을 자고 일어나면 얼마나 잤느냐에 따라 30~90분 후 재울 계획을 세운다. 그런 다음에는 아이가 졸음을 느끼지만 아직 잠이 들지 않은 상태로 침대에 눕힌다. 졸음이 잠에 가까워도 괜찮다. 만약 심하게 운다면 즉시 들어서 안아준다. 울지 않는다면 잠시 아이를 방에 혼자 두었다가 돌아와 잠에 빠져드는지 확인한다. 일요일 밤에도 반복한 후 성과가 있는지, 부모 입장에서 불편하지 않은지 생각해보고 결정을 내리자. 여기서 포기하고 3~4개월까지 기다릴 수도 있고, 몇 주 후에 다시 시도할 수도 있다.

늦게 자면 어떻게 될까?

아이를 밤늦게 재우면 어떤 결과가 나타날까? 수면부족으로 아침에 몹시 신경이 예민해져 낮잠도 자기 힘들다. 심지어 낮잠을 못 잘 수도 있다. 낮잠을 안 자면 저녁에 수면탱크가 바닥나고(마의 시간) 더욱 흥분하게 된다. 그러니 또 밤이 오면 쉽게 잠을 못 자고 자다가 깰 수밖에 없다. 악순환이 거듭되는 것이다. 반대로, 일찍 자면 신경이 안정되어 낮잠을 오래 잔다. 부모가 졸린 신호를 포착하기도 쉽고 마의 시간도 찾아오지 않는다. 즉 잠이 잠을 부르는 '선순환'이 일어난다.

부모가 습관적으로 늦게 자면 아이가 잠을 거부하고 잠드는 데 오래 걸리며 자다가도 깬다는 사실을 모를 수 있다. 물론 밤이 깊으면 아이는 결국 잠이 들고 만다. 하지만 이렇게 늦게 자면 아이의 건강을 해치고 부모와 아기 모두 스트레스를 받는다. 그 결과 부부 사이에도 갈등이 생기고 엄마와 아빠 각각도 스트레스에 시달리게 된다.

밤에 너무 늦게 자서 낮잠도 더 늦게 오랫동안 자는 때도 있다(예: 오후 1~4시). 이렇게 되면 마의 시간은 나타나지 않지만 일찍 재우기도 힘들어진다. 그리고 아이가 잠이 부족해도 퇴근한 부모와 같이 노느라 피곤한 기색이 안 보일 수도 있다. 어떤 부모는 자녀의 취침시간이 너무 늦다고 생각하지 않는다. 저녁 9시에서 8시로 취침시간을 앞당겨봐도 별

효과를 못 봤기 때문이다. 하지만 이들은 아기가 저녁 7시쯤 졸리기 시작해 8시에는 이미 세컨드 윈드가 발생했다는 사실을 모르고 있다. 그러므로 늦은 오후나 초저녁에는 시계보다는 아이를 유심히 보며 졸린 기색을 살피는 것이 더 중요하다. 회사 일 때문에 불가능하다면 믿을 만한 사람에게 부탁해도 되고, 시간적 여유가 있는 주말에 직접 하는 방법도 있다.

☽ 생후 3~4개월이 되면 낮잠을 사수하라

아이가 주위 환경을 인식하기 시작하면 조명이 밝거나 시끄러운 곳, 유모차 같은 데서 쉽게 잠들지 못한다. 아기의 발달하고 있는 낮잠리듬을 이용하여 낮잠을 오랜 시간 깊이 자게 만들어보자. 낮잠리듬은 생후 3~4개월 즈음 나타나기 시작한다. 이때가 되면 졸음이 밀려오는 '파도'를 탈수 있다. 파도가 세컨드 윈드로 부서지기 전에, 그처럼 졸리지만 깨어 있는 시점을 포착하고 달래서 재우기 시작해야 한다. 오후 낮잠보다는 오전 낮잠이 먼저 규칙적으로 굳어진다. 대개 오전 9시에 한 번, 정오부터 오후 2시까지 한 번 낮잠을 잔다. 그리고 늦은 오후나 초저녁에 한두 번 더 오후 낮잠을 잔다. 처음에는 오전과 오후 낮잠이 짧은 편이지만 생후 4~6개월이 되면 정해진 시간에 1~2시간씩 오래 낮잠을 낮다. 늦은 오후에는 굳이 매일 자지 않는 낮잠이 있는데 보통 오전 낮잠에 비해 짧다.

생후 3~6개월이 지나면 생리적으로 졸린 시간 전후에 어쩌다 낮잠을 재우는 일이 생긴다. 그 바람에 의도치 않게 낮잠을 건너뛰거나 낮잠을 잘 자지 못해 수면부족이 누적될 수 있다. 생물학적 리듬에 따라 졸음을 느낄 때 자는 낮잠이 건강한 낮잠이다. 집 밖이나 움직이는 곳에서 자는 낮잠은 집이나 조용한 공원에서 자는 낮잠보다 피로를 풀어주는 효과가 없다.

한 부모는 이렇게 썼다. "4개월 된 아이의 잠이 아직도 주기와 어긋나고 있어서 오후 낮잠은 정해진 시간대로 재우기 시작했어요. 하지만 오전 낮잠은 졸리다는 신호를 보고 재웁니다."

🌙 아이 방에서 텔레비전을 없애라

아이 방에 텔레비전을 두는 것은 수면장애를 자초하는 셈이다. 2007년 전국 표본조사를 실시한 결과, 18%의 2세 이하 아동의 방에 텔레비전이 있었다. 3~4세는 43%였고 5~6세로 가면 75%로 수치가 껑충 뛰었다. 통계가 틀리지 않는다면 어린 나이에 건강한 수면습관을 배우지 못한 여파로 심각한 발달장애를 비롯한 질환이 아이들 세대 전체에 퍼질 가능성이 있다. 최근 연구는 아동비만 문제에 관심이 집중되어 있다. 그것도 중요하지만, 현대인의 생활 방식은 비만에 비해 잘 보이지 않는 또 다른 문제도 퍼뜨리고 있다. 잘 보이지 않는다고 장기적인 악영향이 덜하지는 않다.

🌙 수면장애를 예방하고 치료하는 법

때로는 '아이를 울게 내버려둬도 되는가'에 대한 찬반 토론이 벌어진다. 평범하게 투정을 부리는 80%의 아기는 부모에게 수단만 충분하다면 **울지 않아도 되는 방법**으로 **수면문제를 예방**할 수 있다. 예를 들어 수면훈련을 일찍 시작하고, 아빠를 비롯한 많은 사람의 손을 빌리고, 아기가 졸음을 느끼지만 잠들지 않았을 때 침대에 눕힌다. 낮잠을 많이 자게끔 해주고, 밤에는 배가 고플 때만 젖을 먹이며, 취침 의식을 습관으로 정해놓는다. 혹은 생후 6주 무렵부터 취침시간을 앞당기고 3~4개월 즈음에는 낮잠을 꼬박꼬박 재운다. 그렇게 한다면 생후 4개월에 피로로 고생하는 아기가 많지 않을 것이다(100명 중 4명꼴인 5% 이하). 수면문제를 예방하거나 교정하려 할 때는 아이가 울 수도 있다. 하지만 이런 아기는 수면패턴이 눈 깜짝할 사이 빠르게 개선된다.

반면 투정이 심하거나 산통을 앓는 20%는 부모가 가진 수단이 엄청

날 경우 울지 않아도 되는 방법(항상 안아주고 즉각 반응하며 잠이 들 때까지 계속 달래주는 방법 등)으로 **수면문제를 예방**할 수 있다. 하지만 20명 중 약 27%(100명 중 5명 정도)는 틀림없이 생후 4개월에 극심한 피로에 시달린다. **수면문제를 바로잡으려는 과정**에서 더 많이 울고, 수면패턴이 개선되어도 오래 걸리며 극적인 효과가 나타나지 않는다. 아이가 잠을 자지 않고 쉴 새 없이 투정을 부리고 우는 바람에 벌써 4개월째 수면부족에 시달리고 있는 부모 입장에서 참으로 힘든 상황이다.

생후 4개월 이전에 아이가 울다가 스스로 잠들게 하는 부모도 있다(4~6장 참조). 이들은 출산 후 몇 주가 지났을 때 스스로 잠들게 해보고 성과가 보이자 재빨리 온 가족의 수면부족을 끝내기로 마음먹었을 것이다. 어떤 엄마는 출산휴가가 끝나 복직을 해야 해서 부모의 도움 없이도 아이가 밤에 잠들 수 있는지 간절히 확인하고 싶었을지도 모른다. 너무 지치고 막막해서 점점 우울해지고 자기 아이에게조차 분노와 원망을 느끼는 엄마도 그 방법을 시도했을 것이다. 이런 상황을 접했을 때, 나는 아이 아빠에게 아내를 도와 아기를 재우고 우유를 주고 밤에 달래는 역할을 맡으라고 말한다. 엄마는 몇 시간 동안이라도 바람을 쐬거나 방해받지 않고 잠을 잘 수 있어야 한다. 이런 조언을 실행하기 불가능한 집도 있다. 하지만 내 의도는 아이에게 밤에 관심을 조금만 줄여보라는 것이다. 밤에 우유를 두 번만 주고 잠깐이든 더 오랜 시간이든 울음소리에 반응하지 말아보자. 이렇게 4~5일 밤만 시도한다. 투정이 심하거나 산통이 있는 아기의 경우는 울음을 그치지 않아서 계획을 포기하게 된다. 그렇다면 당분간은 수면시간을 최대로 늘리고 울음을 최소한으로 줄일 방법에 의지하며 아이가 조금 더 클 때까지 기다린다.

엄마 아빠가 수면장애 예방과 치료를 방해한다?

아이가 스스로 잠드는 법을 배우게 하면 수면문제를 예방할 수 있다. 순한 아이를 둔 부모는 이 방법이 쉬운 편이라고 생각한다. 하지만 아이의 성격이 까다로우면 부모가 고생하게 되어 있다. 아기의 성격 문제는 잠시 접어두고(7장 참조) 다른 질문을 생각해보자. 왜 스스로 잠들게 가르치는 법을 어려워하지 않는 부모가 있는가 하면, 반대로 너무 오래 걸리고 힘들다고 불평하며 포기하는 부모가 있는가. 간단히 대답하자면, 아기가 태어난 후 과거의 안정적인 삶으로 돌아갈 수 있는 역량이 부모마다 천차만별이기 때문이다.

출산 무렵 태아와 산모에게 아무 이상이 없는 이상적인 가족을 생각해보자. 부부가 사이가 좋고 둘 다 육아에 적극적으로 참여한다. 육아관도 일치해 엄마는 산후우울증에 걸리지 않는다. 돌봐야 하는 아기도 1명뿐이고, 모유수유도 그리 어렵지 않다. 가족 중 아픈 사람도 없고 아기방도 따로 있으며 친척과 친구가 서로 도와주겠다고 나선다. 가사와 육아를 도와주는 사람을 두고 있고, 금전적인 어려움도 없어 엄마가 일찍 복직할 필요가 없다. 이렇게 천운을 타고난 가족은 아이에게 스스로 잠드는 법을 가르치는 데 도움이 될 수단이 넉넉하다고 할 수 있다. 그러나 이렇게 운 좋은 사람은 소수에 불과하다. 그들도 갑자기 현실적인 문제가 닥치면 아이의 수면훈련을 제대로 할 수 없다. 직장 내 스트레스, 가족의 응급 상황, 크고 작은 불화가 있으면 아기가 미묘하게 내보이는 졸음 신호를 못 보고 지나친다. 그래서 선천적인 수면리듬을 강화할 기회를 놓치고 만다.

하지만 걱정할 필요는 없다. 그럭저럭 어떻게든 아기의 수면훈련을 열심히 도울 수 있고, 어렵겠지만 대부분 성공한다. 자신감을 갖자. 진전을 보이다가도 차질이 생기는 경우가 있지만 끈기 있게 일관성을 유지한다면 온 가족의 건강한 잠이라는 보상을 손에 넣을 수 있다.

처음 몇 달 동안 아기를 달랠 수단이 많을수록 변화무쌍한 수면욕구에 적절히 대응하기 좋으므로 태어나서 4개월 사이 아기가 잠을 충분히 잘 가능성이 높다. 그래서 4개월 후에 생기는 **수면문제를 예방할 수 있다.**

하지만 대다수 부모는 이상적인 가족처럼 도움을 받지 못하기 때문에 처음 몇 달은 아무리 노력해도 아기가 피곤함을 느끼고 투정이나 짜증을 부리거나 엉엉 우는 날이 많다. 때때로 좌절하더라도 포기하지는 마라. 전체적인 계획을 고수해야 한다. 참는 자에게는 먼 훗날 복이 찾아온다. 포기하면 아기가 스스로 잠드는 법을 배우지 못하고 장기적으로 나타나는 수면문제를 막을 길이 없다.

운 나쁘게도 산통으로 고생하는 아기는 혼자 힘으로 잠들지 못하므로 처음 몇 달은 부모가 달래서 재워야 한다. 어쩔 수 없는 일이니 자책하지는 말기 바란다. 생후 4개월이 지나면 산통을 앓는 아기도 스스로 오래 잠드는 법을 익힐 수 있다. 그때 수면훈련을 시작하면 된다.

육아만큼 고생스러운 일이 또 있을까. 모든 가정에 통하는 매뉴얼이 없고 이제 익숙해졌다고 생각하는 찰나, 아기의 행동이 몇 번이고 달라져서 처음부터 다시 시작해야 한다. 하지만 아기가 잘 자면 부모도 잘 잔다. 잠을 잘 자면 우리 가족에게 맞는 계획을 짤 수 있고, 아기의 변화에 맞춰 계획도 이리저리 수정할 수 있다.

생후 몇 달 사이에 아기의 수면훈련을 도와줄 수단이 부족할 경우, **문제를 치료**하기는 더 힘들어진다. 하지만 부모의 문제로 수면문제의 예방과 치료가 더 어려워지는 경우도 있다. 그래서 가뜩이나 힘든 육아가 더 고생스러워진다. 몇 가지 문제는 무척 민감하고 개인적이라 아이에게 최대한 정성을 쏟지 못하는 상황도 있다. 단순히 수면훈련에 조금 걸리적거리는 문제도 있다. 심각하게 방해가 되는 문제가 있다면 아이의 수면문제를 해결하기 전에 전문가에게 상담을 받아봐야 한다. 부모가 안정되기 전까지는 아이를 도울 수 없다.

'걸리적거린다', '방해한다'는 말은 무슨 의미일까? 몇 가지 예를 들어 보겠다.

정보나 수단 부족 아이는 육아 매뉴얼을 들고 태어나지 않는다. 아이가 어릴 때는 나이에 맞는 수면욕구나 스케줄에 관해 비현실적인 기대나 오해를 할 수 있다. 건강한 잠을 자면 어떤 점에서 좋고, 잠이 부족하면 어떤 문제가 생기는지 모르는 부모도 있다. 어떻게 아이에게 선을 긋고 훈육을 하고 아이를 대할지 잘못된 조언을 따르거나 아예 감을 잡지 못하는 부모도 있다. 마음을 제대로 다잡았어도 적절한 방법이나 수단이 없으면 어찌할 바를 모르고 일관성을 유지하지 못한다.

죄책감, 피로를 느끼고 육아를 대수롭지 않게 여김 마음처럼 아이를 곁에서 돌보지 못해 죄책감을 느끼기도 한다. 이런 부모는 아이의 뜻을 다 받아주기 쉽다. 혹은 아이를 자기 업무 스케줄에 맞춰 밤늦게까지 재우지 않는 이기적인 부모도 있다. 어떤 이는 일찍 잠자리에 들어서 잠을 많이 자는 것보다 엄마나 아빠와 밤늦도록 시간을 보내는 것이 더 중요하다고 진심으로 믿는다. 회사를 다니는 부모는 아이를 늦게까지 재우지 않는 경우가 많다. 늦은 오후에 피곤해하는 모습은 보지 못하고 세컨드 윈드의 영향으로 활발하게 움직이는 모습만 보기 때문이다. 일이 너무 많아서 파김치가 된 부모는 일관성 있는 육아를 하지 못한다. 너무 힘들어서 아이가 울 때마다 항복하고 요구를 들어주기 일쑤다. 죄책감이나 피로 외에 부모의 부재도 문제다. 요즘은 육아를 도맡아서 하는 부모가 많지 않다. 근무시간이 길어서 아기는 주로 어린이집 교사나 보모의 보살핌을 받는다. 이런 부모는 현실을 부정하고 사태의 심각성을 깨닫지 못한다. 특히 엄마보다 육아에 소홀한 아빠는 대수롭지 않게 이런 말을 한다. '크면 나아지겠지', '별일 아니잖아.'

부부 사이가 나쁨 크게 세 가지 경우가 있다. 첫째, 한 부모가 사랑을 받고 싶고 내 편을 만들고 싶어서 아기를 낳은 후 아기의 사랑을 빼앗기지 않으려고 지나치게 뜻을 다 받아준다. 이런 부모는 자녀가 내 편을 들어줘야 자존감이 올라간다. 극단적이지만 배우자에게 분노나 원망을 표출하는 수단으로 아이의 사랑을 갈구하는 사람도 있다. 아이는 갈등하는 엄마와 아빠 사이에서 인질이나 다름없다. 둘째, 주도권 싸움을 한다. 무조건 자기가 옳고 더 많이 안다고 오만하게 주장하고 상대의 얘기는 듣지도 않는다. 육아에도 타협이 없다. 둘이 공유하는 원칙도 없다. '내 방식을 따르지 않을 거면 나가라'는 식이다. 셋째, 서로 소통이 되지 않는다. 일관성 있게 실행 가능한 계획을 세우려 해도 효과적으로 커뮤니케이션을 하지 못한다. 그래서 계속 싸움만 하는 것이다.

부모의 사랑을 받지 못한 기억 자기 부모와 관계가 나쁘기 때문에 내 아이는 나를 좋아하기를 바라는 마음이 간절하다. 어린 시절 내 감정을 부모가 알아주지 않았다고 생각하기 때문에, 항상 자녀의 감정을 신경 쓰며 배려한다. 과거에 내 부모가 그랬던 것처럼 아이의 감정을 상하게 하고 싶지 않다. 아이에게 가장 좋은 친구가 되고자 한다. 그러다 보니 무언가를 요구할 때마다 받아주게 된다. 마찬가지로 아이의 기를 꺾거나 자존심에 상처를 주고 싶지 않다. 이런 부모는 자녀에게 자신을 투영시키고 있다. 하나의 고유한 인격체로 보지 않고 어린 시절 응어리를 '해결'해줄 대상으로 보는 것이다.

권위 없는 부모 규칙을 정하고 권위를 세우려 할 때마다 왠지 불편해하는 부모가 있다. 이유는 여러 가지인데, 우선 다른 사람에게 무엇을 하라고 지시하기보다 도움을 요청하는 성격, '자유롭게 살자'가 원칙이라 규칙을 세우고 싶지 않아하는 유형, 규칙이 나와는 상관없다는 듯 행동하는 부류가 있다. 부모부터 책임감 없이 행동하고 절제를 못하니(예: 불법 약물 사용) 자녀에게 '안 돼'라고 말할 수 없거나 극단적인 경우 반항적인 삶을 살고 싶었지만 그렇게 하지 못한 부모는 반항하는 자녀를 보며 대리만족을 느끼기도 한다.

가정 내 스트레스 돈이 없어 걱정하고 직장에서 책임져야 할 일로 힘들어하거나 사랑하는 가족이 병에 걸리는 등의 스트레스에 시달리면 규칙이나 계획을 세우고 취침시간 같은 스케줄을 지킬 힘이 없어진다. 일상이 혼란스럽고 위기를 넘기면 또 위기가 닥친다. 부모가 주도권을 잡지 못하고 질질 끌려 다닌다. 깊이 생각하지 않고 감정적으로 대응하는 경향도 있다. 육아를 자유방임형으로 하지는 않고 일관성이 지나치게 없을 뿐이다.

부모에게 불안장애, 우울증, 주의력결핍 과잉행동장애(ADHD), 조울증등의 정신건강 문제가 있음 미국 성인의 18%가 불안장애를 겪고 5%가 우울증, 4%가 ADHD, 1%가 조울증에 시달린다. 잠이 부족하면 증상은 더욱 심해진다. 이처럼 부모가 정신건강 문제를 인식하지 못하고 치료하지 않은 환경에서 자녀의 수면문제를 해결하도록 가르치고 지도하면 실패하기 십상이다. 성인 ADHD를 앓을 확률은 엄마와 아빠 모두 같다. 하지만 육아와 관련한 문제는 엄마가 ADHD 환자일 때 더 두드러진다. 규칙적인 취침시간이나 낮잠 같은 스케줄과 일과는 보통 엄마가 관리하기 때문이다.

1~2세 아동 7,000명 이상을 대상으로 한 연구에서, 연구팀은 밤에 자주 깨는 아이와 푹 자는 아이를 비교했다(11장의 '부상' 참조). 자다가 자주 깨는 아이의 부모(특히 엄마)는 그렇지 않은 아이의 부모에 비해 **우는 소리가 들리면 울음을 그치게 하려고 곧바로 아이에게 간다.** 많은 엄마가 늘 짜증이 나고 '감당할 수 없다'고 표현했다. 이런 엄마는 아빠에게 아이를 믿고 맡기지 못하는 부부 갈등의 징후도 보였다. 아이가 자다 깨는 원인을 엄마의 우울증에 초점을 맞춘 연구는 두 가지가 더 있다.

2012년 마샤 와인라웁Marsha Weinraub 박사는 생후 6~36개월에 밤중에 자다 깨는 것의 위험요인을 광범위하게 연구한 논문을 발표했다. 위험요인에는 남자아이, 더 까다로운 성격, 모유수유(젖을 빨면서 잔다), 엄마의 우울증과 높은 감수성 등이 있었다. 엄마의 감수성은 정형화되지 않은 놀이 활동 중 엄마와 아이가 상호작용하는 모습을 영상으로 촬영해 측정했다. 와인라움 박사는 감수성이 높은 엄마에 대해 이렇게 설명했다. "아이가 자기 힘으로 잠들게 두지 않고, 잠에서 깨면 달래주거나 젖을 먹이며 반응함으로써 아이가 스스로 잠드는 능력을 기르지 못하게 방해한다. 밤에 자다 깰 때마다 부모가 반응하면 아기는 잠에서 깼다는 신호를 갈수록 강하게 보내고 부모의 개입을 예상한다. 하지만 부모가 반응하지 않으면 신호를 보내는 행동을 사라지게 할 수 있다. 이 의견을 뒷받침하는 사실들도 발견되었다. 생후 5개월에 **자다 깬 아이에게 젖을 먹이면**(배가 고프지 않을 때도) **밤새 푹 자지 못할 가능성이 높다.** 생후 17~29개월 때 취침시간에 부모가 곁에 있으면 밤에 자다가 자주 깬다." 연구 책임자는 이렇게 썼다. "가장 좋은 방법은 매일 밤 같은 시간에 아기를 침대에 눕히고 스스로 잠들게 두는 것이다(즉 졸리지만 깨어 있는 상태로). 그리고 **깨는 즉시 반응하고 싶은 욕구를 참아야 한다.**" 다른 연구와 반대로 "애착 안정성과 분리불안의 정도를 측정했지만 모자의 애착관계는 자다 깨는 문제와 관련이 없었다." 밤에 불필요하게 아이에 반응할 때의 결과는 두 연구에서 동일하게 나타난다. 엄마의 우울증에 대한 또 다른 연구도 같은 결과를 보였다.

더글러스 테티Douglas Teti 박사는 엄마의 우울증 증상과 자녀의 수면 문제 사이의 관련성을 조사했다. 그 결과 '우울증을 앓는 엄마'의 행동이 유아의 수면에 영향을 미친다는 사실이 드러났다. 이 연구를 조금 더 상세히 소개하고자 한다. 연구진은 집 안과 아이 방에 카메라 여러 대를 달아 엄마의 행동을 관찰하며 기록했다.

> 유아의 수면에 관해서라면, 밤에 아기 곁을 지키지 않으면 아기가 버림받았다고 느낄 것이라거나, 젖을 주지 않으면 아기가 배고파질 것이라고(아기가 불평하지 않아도) 인지하는 엄마는 그렇지 않은 엄마에 비해 취침시간에 더 오래 아이와 함께 있고 그 결과 아이가 더

자주, 오랫동안 잠에서 깨게 만든다. 엄마의 우울증 증세가 심할 경우, (대체로) 취침 의식을 차분히 진행하지 못한다. 이런 엄마는 취침시간 전에 텔레비전을 켜고, 아기 옆에서 더 큰 아이가 시끄러운 소리를 내며 놀게 둔다. 아기의 욕구(예: 굶주림)에 예민하게 반응하지 않고, 잘 시간을 넘겨서도 아기를 재우지 않는다. 이들은 관찰에서 아기의 소리에 아주 신속하게 반응했다. 예를 들어 생후 12개월 아기를 키우는 엄마는 밤중에 아기에게 과도할 정도로 주의를 기울였다. 밤새도록 (불만을 표현하지 않아도) 소리에 아주 빠르게 반응했다. 다른 엄마 2명은 밤에 자는 아이를 갑자기 깨우는 모습을 보였다. 한 엄마는 잘 자던 생후 1개월짜리 아기를 깨워서(예: 젖을 주려는 목적이 아니다) 부부 침대로 데려왔다. **이런 행동은 우울증이 심하다고 한 엄마에게만 나타났다.** 마지막으로, 취침시간 이후 자녀 (특히 조금 큰 아이들)에게 허용 범위를 정해주지 못하는 모습도 관찰되었다. 대표적으로 한 엄마는 생후 24개월짜리의 취침시간을 통제할 수 없었다. 나머지 가족이 자는 동안, 아이는 텔레비전이 켜진 방에서 새벽 2시까지 깨어 있으며 이따금씩 방을 나와 집 안을 돌아다녔다. 그러다 결국에는 엄마가 아이를 데려와 잠들 때까지 품에 안고 있었다.

연구진은 이렇게 결론을 내렸다.

우울증 증상이 심하고 밤에 자녀를 과도하게 걱정하는 엄마는 아이의 평범한 소리(예: 부모를 부르는 신호가 아닌 옹알이)에도 민감하게 반응하는 경향이 있었다. 배고파 보이지 않는데도 아이를 안아 올려 젖을 먹이고, 아기 침대에서 얌전히 자는 아이를 부부 침실로 옮기기도 했다(그 과정에서 아기가 깬다). 또한 취침 스케줄이 따로 없어 아이가 깨어 있는 시간만 길어졌다. 밤에 아이가 괜찮은지 **과도하게 걱정하는 엄마**는 아이가 부모의 관심을 필요로 하지 않아도 자녀가 배고픈지, 목이 마른지, 불편한지 등 **걱정스러운 마음을 달래려** 아기 방을 찾아가 잠을 방해하는 것으로 보인다. **우울증** 증상이 심한 이들은 자신의 정서적 욕구를 채우려 밤에 아이와 시간을 보내려 한다.

정리하자면, '우울증에 걸린 엄마'의 행동으로 아기는 밤에 자다가 깬다. 아무 이상이 없고 방금 젖을 먹였는데도 자녀를 돌보고 젖을 먹여야 한다고 잘못 믿기 때문이다(인지장애).

앞의 연구는 엄마의 영향력을 강조한다(5장 참조). 우울증과 아기의 수면에 대해 인지장애가 불러오는 엄마의 행동은 밤에 자는 아기를 깨운다. 반대도 가능하다. 아기가 밤에 깨면(산통) 밤중에 엄마가 보이는 행동이 우울증과 인지장애를 일으키는 것이다. 앞에 나온 테티 박사의 연구에서는 두 번째 경로가 문제에 기여하는 요인이었다. '엄마의 우울증과 아기가 자다 깨는 행위 사이의 인과관계에는 엄마와 아기의 영향력이 모두 작용할 가능성이 아주 높다.' 결론적으로는 양쪽 방향에서 서로 영향을 주고받는 듯하다.

우울증이 있는 부모는 도움을 받을 수 있다. 수면에 관한 교육도 좋다. 2014년에 발표된 논문 〈조기 유아 수면장애와 산후우울증 예방하기: 무작위 실험Preventing early infant sleep and crying problems and postnatal depression: A randomized trial〉은 '출산 후 4주가 지났을 때 아이의 수면과 울음에 대해 교육을 받은 부모는 밤중 수유를 하는 횟수가 적었다'라는 사실을 증명했다. 또 다른 논문은 다음과 같을 때 예방에 성공한다는 결론을 내렸다. '생후 3주에 아기가 건강해서 정상적으로 체중이 증가한다면 밤에 깼을 때 수유시간을 늦춰 깨는 행위와 젖을 먹는 행위를 분리할

수 있다. 기저귀를 갈거나 만져주면서 조금씩 시간을 늦추고 아기를 우는 채로 두지는 않는다.'

심리치료를 받아야 할까?

치료 전문가는 한 아이디어를 모든 가족에게 어떻게든 적용하려는 때가 있다. 이런 치료사는 부모의 말은 듣지 않고 그 가족에게 효과가 없었던 방법을 자꾸 강요한다. 조언 자체는 좋지만 문제의 뿌리를 뽑아버리려면 매일 노력해야 한다는 말을 분명하게 전달하지 못하는 경우도 있다. 나를 찾아온 환자들도 수없이 경험한 이야기다. 너무 늦게 자서 생긴 수면문제를 성공적으로 바로잡은 후 부모는 내게 묻는다. "이제 다들 잠을 푹 자게 되었으니 아이를 밤에 늦게 재워도 괜찮을까요?"

유명 아동 심리학자인 카렌 피어스Karen Pierce 박사는 우선 근본적인 질문을 던진다. "변화로 가는 길에는 많은 장애물이 있습니다. 그것이 아이인가요? 아니면 엄마와 아빠? 더 넓은 범위의 가족, 혹은 가정 밖의 스트레스 때문인가요?" 피어스 박사는 특정 가정에서 문제해결을 막는 구체적인 장애물이 무엇인지 확인하는 것이 중요하다고 강조한다. 장애물을 확인해 처리하면 아이의 수면문제를 해결하는 데 에너지를 집중할 수 있다.

아동 심리학자 로버트 대니얼스Robert Daniels 박사는 "아이가 어떤 행동을 하기 바라십니까? 어떤 결과를 원하죠? 치료 종료를 알리는 시점은 언제일까요? 어떻게 되었으면 좋겠나요?"라는 질문으로 시작한다. 부모는 치료를 계획하기 전에 목표와 그 목표를 이룰 방법에 합의를 봐야 한다. 목표가 서로 일치하지 않으면 협조가 불가능해 치료도 실패로 돌아간다. 대니얼스 박사는 대다수 부모가 목표는 일치하지만 목표를 이루는 방법에 의견 차이가 있다고 말한다.

아동 심리학자 비키 라빈Vicki Lavigne 박사는 부모의 행동이 아이의 행동에 영향을 미친다는 사실을 직시하라고 목소리를 높인다. 부모는 아이의 문제나 특이한 성격 때문에 걱정할 것이 아니라 자신의 행동부터 돌아봐야 한다. '우리 애는 의지가 강해요' 같은 말보다 성공을 가로막는 부모의 행동을 생각하라.

역시 아동 심리학자인 존 베이츠 박사는 범위를 넓혀 여기저기에 도움을 요청하라고 조언한다. 친척과 친한 친구, 지역 정신건강 센터, 부모 모임, 종교 지도자와 이야기를 나눠보라. 많은 도움을 받고 좋은 수단을 확보할 수 있는데 초보 엄마 아빠는 잘 모르기 때문이다.

출산 직후 몇 달 동안을 아기 달래기에 전폭적으로 투자하고 싶다면 부모는 부부 사이의 문제를 아이의 수면문제와 분리하고 그 밖의 장애물을 차단한 다음, 우선순위를 정하거나 전문가와 상의를 해야 한다. 처음 몇 달 동안 끌어모을 수 있는 수단을 전부 모은다면 향후 **수면문제를 예방**할 가능성이 높아진다.

가족에게 적합하고 질서 잡힌 규칙을 세우거나 부부 갈등을 해소하기 위해, 아니면 큰아이의 몸에 밴 수면문제를 교정하기 위해 전문가의 도움을 받아야 할 때도 있다. 어린 자녀에게 건강한 잠을 자는 습관을 심어주려면 아이가 나를 미워할 수 있다는, 나를 덜 사랑할 수 있다는 두려움이나 죄책감을 뒤로하고 단호히 행동할 용기를 가져야 한다. 사랑이 넘치는 가정을 꾸리고 싶다면 아이와 부모 모두 잠을 충분히 자야 한다. 그것이 내가 할 수 있는 최고의 처방이다.

핵심

초장에 수면문제의 싹을 자르고 싶은데 가정에서 일어나는 문제로 차질을 빚고 진전을 보이지 않는다면 생후 4개월 내 수면훈련을 하는 데 사용 가능한 수단을 모두 동원하여 더 열심히 노력해야 한다.

1. **스스로 잠드는 법을 가르친다** 수면훈련을 하는 중이라고 아이가 꼭 울지는 않는다. 참고 견딘다면 성공할 것이다.

> **일찍 시작하기** 언제 시작해도 결코 늦지는 않지만 최대한 일찍 할수록 수월해진다
>
> **많은 손 빌리기** 아빠는 물론 다른 사람도 동원하라
>
> **졸고 있지만 아직 깨어 있을 때 잠자리에 눕히기** 옳은 방법을 찾으려면 시행착오를 겪어야 한다

2. **잠들기 전에 달랜다** 내 아이에게 효과적인 방법을 찾는다. 다른 아기와 비교하지 않는다. 우리 가족에게 어떤 방법이 가장 잘 맞는지 알고 싶다면 7장을 참고하라.

3. **낮잠을 많이 재운다** 잠깐 깨어 있었다면 아이의 졸음 신호나 시간을 보고 낮잠을 재운다. 이렇게 하면 세컨드 윈드를 막을 수 있다. 잠이 잠을 부른다는 사실을 잊지 말자.

저자 한마디

퇴원해 집으로 돌아온 직후부터 시작하자. 아이가 1~2시간 깨어 있었다면 졸면서 반쯤 깨어 있는 상태로 낮잠을 재운다.

4. **취침 의식을 정한다** 일관성을 유지하면 교차로의 노란 신호등처럼 아이가 다음을 예상할 수 있는 신호를 준다(3장 취침 의식 참조).

5. **모유 대 분유, 가족 침대 대 아기 침대** 다른 사람이 좋다고 주장하는 것을 따르지 말고 우리 가족에게 맞는 결정을 내려야 한다. 미국소아과학회는 유아돌연사증후군을 이유로 가족 침

대를 권하지 않는다(3장 참조).

6. **생후 6주 무렵 취침시간을 앞당긴다** 아기가 조금 자라면 시험 삼아 조금 더 일찍 재워본다.

7. **생후 3~4개월이 되면 낮잠을 사수한다** 낮잠을 잘 재우고 취침시간을 앞당기면 사람들과 어울릴 기회가 줄어든다. 하지만 아기가 잠을 잘 자면 얼마나 마음이 편해지는지 모른다.

8. **방에 전자기기를 두지 않는다** 화면이 있는 기기는 무엇이든 건강한 잠을 방해한다.

9. **수면문제의 예방 대 치료** 수면문제를 성공적으로 예방하면 아이는 울지 않는다. 부모가 만든 수면문제를 치료할 때나 산통이 있는 아기가 수면훈련을 할 때는 울 수 있다.

10. **부모에게 문제가 있거나 장애물이 있으면 수면문제의 예방과 치료가 더 힘들어진다** 부모에게 어떤 문제가 있으면(3장 참조) 아이에게 수면문제가 나타나고 지속될 가능성이 높다. 아이가 태어나기 전부터 아기가 잠을 잘 자도록 이런 문제를 인식하고 계획을 세워야 한다. 필요하다면 전문가의 도움을 받는다.

CHAPTER 4

수면문제 해결하기

3장 수면문제 예방하기는 '건강한 수면습관을 들이는 법'이라고 제목을 바꿔도 무방하다. 부모는 아이를 키우며 손 씻고 이 닦기, 자전거 탈 때 헬멧 쓰기, 차에서 안전벨트 매기 등 여러 건강한 습관을 가르친다. 수면 습관도 마찬가지다. 4장 역시 중요하다. 페니실린 주사 한 방을 맞고 끝나는 치료법이 아니고 살다 보면 수면 스케줄이 어쩔 수 없이 흐트러지는 일이 생기기 때문이다. 수면 스케줄은 자주 어긋나므로 자녀의 건강한 수면 스케줄을 바로잡을 때는 일회성보다는 **지속적인 치료 과정**이라고 생각하자.

모든 부모는 단둘이 오붓한 시간을 보내고 잠을 더 잘 수 있게 아이가 잘 자기를 바란다. 때로는 잠이 아이에게 얼마나 이로운지 모르는 부모도 있다(2장 참조). 또는 수면부족 같은 본인들의 문제로 아이의 건강한 잠에 도움이 되는 생활습관을 따르지 않으려는 부모도 있다(3장 참조). 물론 생활습관을 바꾸기는 만만찮은 일이고 잠이 부족한 사람에게는 더 힘들다. 그래서 이번 시간에는 습관을 바꾸어야 하는 이유를 필요 이상으로 여러 가지로 설명하려 한다. 더 많은 정보를 접하면 생활을 바꿔야겠다는 의지가 충만해질 것이라 믿는다. 또 일부 독자도 수면부족으로 괴로워하고 있다는 점을 감안해 머리에 쏙쏙 박히도록 요점을 일부러 여기저기 반복해서 강조했다.

실제로 자녀에게 건강한 잠을 주려면 내 아이가 잠을 잘 못 자고 있음을 이해해야 한다. 그것이 가장 중요한 첫 단계다. 잠시 건강하지 못한 잠이 가져오는 다섯 가지 행동에 집중해보자. 약화시키거나 뿌리를 뽑아야 할 목표 행동들이다.

우리 아이는 건강한 잠을 자고 있을까

생후 3~4개월이 지났을 때 다음의 행동이 보이면 잠이 건강하지 않다는 뜻이다.

1. 마의 시간이 나타난다
2. 수면후무력증에 시달리고 자다 깨면 운다(1장 참조)
3. 낮잠을 자기 전 피곤한 기색이 보이거나 세컨드 윈드가 발생한다(1장과 3장 참조)
4. 오후에 외출했을 때 움직이는 유모차나 자동차에서 쉽게 잠이 든다
5. 아침에 침대에서 나오지 않으려 하고 두통을 호소하는 아이는 대개 잠이 부족하다(Short On Sleep), 수면부족으로 괴로워서 '도와주세요! 잠을 자야 해요!'라고 SOS 신호를 보낸다고 생각하라

자주 묻는 몇 가지 질문에 대답을 해보았다.

Q: 이렇게 부자연스러운 훈련은 옳지 않아요.

A: 건강한 수면습관은 선천적으로 타고나는 재능이 아니라 학습된 행동입니다. 만성적인 분산수면의 '자연스러운' 결과로 아이를 고생시키고 싶지 않다면 수면교육으로 도와줘야 합니다.

Q: 젖을 먹이면서 재우면 밤에 자다 깨는 문제가 생긴다고 들었어요.

A: 젖을 먹이면서 재우는 방법 자체를 옳다 그르다 할 수는 없습니다. 다만 빈도가 너무 잦거나 밤중에 일어났을 때 젖을 물리면 자다 깨는 문제를 일으키기도 합니다. 낮잠이나 밤잠을 재울 때 원한다면 수유를 해도 되지만 젖을 다 먹으면 아이가 잠을 자든 깨어 있든 잠자리에 눕히고 뽀뽀를 해주며 인사를 한 뒤 돌아서서 불을 끄고 방에서 나와야 합니다.

Q: 아기가 엄마 가슴에서 잠을 연상하기 때문에 젖을 먹지 않으면 밤늦게 다시 잠들지 못한다고 하던대요.

A: 말도 안 되죠! 저희 병원에 다니는 엄마도 다 잠들기 전이나 자다 깼을 때 아이가 배고파하면 젖을 먹입니다. 엄마가 모유수유를 할 수도 있고, 아빠가 젖병을 물릴 수도 있어요. 아이를 침대에 눕힐 때는 대부분 졸음은 오지만 잠에 깊이 빠지지는 않은 상태입니다. 저는 젖을 먹여서 재우는 것이 아주 자연스럽다고 생각해요. 그 행동 자체로는 수면장애가 일어나지 않습니다. 아이가 조금 더 크면 상황 판단 능력이 커집니다. 저녁식사 후에는 디저트를 기대하지만 아침식사 때는 아니죠. 이런 상황 판단 능력이 아이에게도 있다고 봅니다. 한밤중에 배가 고플 때는 젖을 먹지만 고프지 않으면 젖을 먹지 않는다는 사실을 배울 거예요.

Q: 한참 울게 놔두었더니 먹은 것을 다 토했어요. 이러다 또 다른 문제가 생기는 거 아닐까요?

A: 많이 울리지 않을 다른 방법을 고려해보세요. 하지만 매번 구토를 한다면 곧바로 가서 씻겨준 후에 다시 방을 나옵니다.

Q: 저절로 나쁜 습관이 사라지지 않을까요?

A: 믿기 힘들겠지만 한 연구팀이 수면장애가 있는 18세 대학 신입생의 엄마들에게 물어보니 아기 때도 잠을 잘 자지 못했다고 합니다. 어렸을

때 수면훈련을 할 기회를 주지 않으면 혼자서 잠드는 법을 평생 익히지 못해요.

Q: 습관이 계속된다고 쳐요. 하지만 엄마가 밤에 딸아이를 돌봐주는 게 정말로 잘못인가요?

A: 여러분 자신의 감정이 어떤지 생각해보세요. 예일 대학교 연구팀은 건강하지 못한 습관을 끊지 못해 모든 엄마가 불안감을 느끼고 자녀에게 분노를 키우며 죄책감까지 가진다는 사실을 증명했습니다. 이런 감정은 한참 후에나 사라져요. 밤에 자꾸 아이를 깨우면 점점 부족한 잠이 쌓이고 말 것입니다.

☾ 수면문제를 해결하려면

스스로 잠드는 법을 가르친다

수면훈련은 수면문제를 성공적으로 해결하기 위한 모든 방법의 기본이다. 수면훈련과 연관 주제(취침 의식, 이른 취침시간, 규칙적인 낮잠, 부모의 문제)를 이해한다면 내가 어떤 방법으로 어떤 성과를 얻고 싶은지 전체적으로 그림을 그릴 수 있다.

3장을 다시 꼼꼼하게 읽어보고 이 사실을 염두에 두자. 아이가 낮잠을 제대로 못 자거나 밤에 너무 늦게 자서 세컨드 윈드가 나타난다면 어느 방법을 선택해도 효과를 보지 못한다. 실제 효과가 나타나더라도 속도가 무척 느릴 것이다.

문제를 치료하면 수면의 질은 그 후에 개선된다. 결코 치료와 동시에 개선되지 않는다. 우선 밤잠부터 시작해 오전 낮잠, 오후 낮잠 순서로 효과가 나타난다. 밤잠은 불과 며칠 만에 개선될 수도 있지만 낮잠은 훨씬 오래 걸리기도 한다.

소거법 (완전 소거법)

소거법, 일명 완전 소거법은 아이가 스스로 잠드는 법을 터득하도록 일단 잠자리에 눕혔으면 수유할 때를 제외하고는 제한 시간 없이 다음날 아침까지 가서 돌봐주지 않는다는 의미다. 물론 소거법을 이용하는 부모는 안전문제와 질병을 유념하고 주의 깊게 살펴야 한다. 아이가 아프다 싶으면 즉시 달려가 이마를 만져보고 필요하다면 체온을 잰다. 구토나 호흡장애 같은 증상이 없는지 확인한다. 하지만 달려온 부모를 보고 '좋아!'라고 말하는 듯한 표정으로 미소를 짓거나 멀쩡해 보인다면 어르거나 달래지 말고 곧바로 방에서 나와야 한다.

가끔은 달래주고 가끔은 무시하는 행위를 '간헐적 강화intermittent reinforcement'라고 부르는데 이는 밤에 더 자주, 더 오래 큰 소리로 우는 버릇을 심어주는 지름길이다. 엄마 아빠와 놀고 싶어서 열심히 울면 이따금씩 보상을 받기 때문이다. 다시 와서 조용히 소리로만 달래거나 부드럽게 쓰다듬어주기만 해도 간헐적 강화가 일어난다. 아기에게는 최소한의 접촉도 아주 강력하게 동기를 부여해준다. 소거법으로 효과를 보려면 정해진 수유시간 외에는 일관적으로 부모와 아기 사이의 접촉이 없어야 한다.

처음에 성공을 거둬도 며칠이나 몇 주 후에는 '폭발 반응'을 예상해야 한다. 관심을 얻기 위해 울거나 부모를 부르는 행동이 다시 나타나는 것이다. 그동안의 행동과 일치하지 않으므로 아이에게 달려가 아프지 않은지 확인하라. 대개 부모가 도착하면 울음을 그치고 웃을 것이다. 그러면 아무 말도 하지 않고 입을 맞춰준 후에 방을 나온다. 절대 달래주지 말아야 한다. 아기는 지금 예전 방식으로 돌아갈 수 있는지 시험하는 중이다. 이때 계획이 실패했거나 차질을 빚었다고 잘못 해석해 스트레스를 받는 부모도 있다. 하지만 아니다. 이런 행동을 미리 예상하고 계획을 계속 밀고 나가야 한다.

밤잠리듬은 생후 6주 무렵 생기므로 6주부터 소거법을 이용해 수면리듬에 맞는 밤잠을 재울 수 있다. 하지만 보통은 생후 몇 달이 지나야 소거법을 실천에 옮긴다. 어렸을 때부터 하지 말라는 뜻은 아니다. 3장과 5장을 보면 '무려 생후 3~4주부터' 산통이 있는 아기에게도 수면훈련을 성공시킨 사례가 나와 있다.

낮잠리듬이 생기는 3~4개월 아기의 경우는 소거법을 낮잠시간에 딱 1시간만 사용해야 한다.

부모는 밤에 우는 아기에게 반응하지 말라는 원칙을 가장 힘들어한다. 아기가 지금 배가 고픈지 아닌지 확실히 알 방법은 없다. 생후 6~8주부터 4개월까지 전부는 아니어도 대부분은 밤에 배가 고파져서 두세 번 우유를 먹어야 한다. 하지만 4개월이 넘으면 1~2회로 줄이고 9개월부터는 밤중에 수유를 할 필요가 없다. 그러니까 아이가 배고파 보이면 젖을 먹이지만 그 밖의 경우에는 반응하지 말라는 이야기다. 모유수유를 하는 엄마는 특히 마음을 굳게 먹기 힘들 것이다. 모유량과 관련해 확신이 없기 때문이다. 만약 젖을 물렸을 때 한 번 빨고 곧바로 삼킨다면 배가 고프다는 뜻이다. 정말로 배가 고픈 것 같다면 젖을 먹인다. 한밤중에 수유를 할 때는 다정한 태도를 보이되 말은 걸지 말고 아기와 접촉을 최소한으로 줄여야 한다. 다 먹였으면 뽀뽀를 하고 짧게 안아준 후 다시 침대에 눕힌다. 오래 달래면 다시 잠들기 힘들어진다.

열 달을 다 채우고 태어난 아기의 경우에는 생후 몇 주가 지나고 밤에 수유를 해야 한다면 마지막 수유시간으로부터 적어도 4시간을 기다린다. 이 시기에는 4시간 정도 젖을 먹지 않아도 견딜 수 있기 때문이다. 자기 전인 저녁 7시에 한 번 먹었으면 밤 11시 전까지는 아기를 보살펴주거나 젖을 먹여서는 안 된다. 그리고 한밤중에(밤 11시에서 자정 무렵) 자다 깨서 처음 수유를 할 때는 열심히 젖을 빨다가 몇 시간 후에는(가령 새벽 2~3시) 젖을 빠는 힘이 약해질 수 있다. 그러다 새벽 4~5시에 다시 배가 고픈 것처럼 행동한다. 이런 패턴이 나타난다면 젖을 열심히 빠는 자정과 새벽 4~5시에는 항상 아이 방으로 가서 젖을 물리고, 두 번째 수유(새벽 2~3시)는 생략한다. 밤사이에 두 번만 젖을 먹이는 것이 일반적인 패턴이다.

아이가 정말로 배가 고픈지 확인하고 싶다면 아빠가 유축 모유나 분유가 든 젖병을 물려보자. 다양한 시간에 아빠가 수유를 하고 아기가 얼마나 많은 양을 빠르게 먹는지 보면 정말로 배가 고파서 젖을 원하는지 알 수 있다. 젖병을 물릴 때는 아이의 행동을 관찰해야지, 양을 계산해서는 안 된다. 빠는 속도가 느려지면 거기서 수유를 끝낸다. 그렇게 하면 더 오래 잘 것이라는 착각으로 '배를 가득 채우는 방법'을 시도하지만 그 시간 동안 아이도 부모도 깊은 잠을 잘 기회를 놓칠 뿐이다.

밤에 불필요한 수유를 하지 않고 아기가 울 때마다 일일이 달래줘서 우는 행동을 습관으로 만들지 않는다면 울음은 차츰 줄어들어 사라질 것이다. 밤에 부모가 관심을 줄이면 수면패턴이 나타나 스스로 잠들게 된다. 생후 6주부터 밤잠의 체계가 잡히고 타인을 보며 미소를 짓기 때문에 6주를 넘긴 아기를 부모가 밤에 달랜다면 진정 효과는 없고 같이 어울리고 싶다는 자극만 준다. 한밤중에 달래기를 너무 자주 하면 자연스럽게 발달하는 수면리듬과 충돌해 아이는 엄마 아빠와 함께 있고 싶어서 점점 잠을 거부한다.

> **저자 한마디** •
> 아기가 밤에 배고프다고 하면 젖을 줍니다. 밤에 졸리다고 하면 재워야 해요.

상한 소거법

아이가 끝없이 울지 않도록 울게 놔두는 시간에 상한을 정하고 싶을 수도 있다. 부모는 가만히 두면 아이가 몇 시간씩 울까 봐 두려워한다. 개인적으로는 최대 45분까지를 추천한다. 상한을 정해놓으면 한없이 울음소리를 참고 무시하지 않아도 되니 마음이 편안해지고 소거법에 도전할 때도 자신감이 붙는다. 상한 시간을 그보다 짧게 정할 경우에는 아이가 어느 정도 울면 보답으로 엄마 아빠가 와서 달래준다고 생각하게 될 위험이 있다. 대개 아이가 45분 이상 울면 낮잠이 부족하거나 밤에 너무 늦게 자서 몹시 피곤하다는 뜻이다.

공존 소거법

소거법을 사용해도 아이가 잠들 때까지 같은 방에 있어야 불안하지 않은 부모도 있다. 공존 소거법은 분리불안으로 수면문제가 일어난다는 증명되지 않은 가설을 근거로 한다. 소거법을 실시하는 중 방에 있는 공존 소거법과 점진적으로 방에서 나가는 '후퇴' 전략을 결합할 수도 있다. 이 방법으로 결과를 보려면 적어도 7일은 있어야 한다.

> **저자 한마디** ••
> 아이가 울어도 힘들지만 잠을 자지 않으면 더 힘듭니다.

Q: 소거법을 썼을 때 얼마나 오래 울까요?

A: 스스로 잠들 수 있는 요소(3장에서 설명한 것처럼 많은 사람의 도움을 받는다, 졸리지만 깨어 있는 상태로 잠자리에 눕힌다, 낮잠을 많이 재운다 등)가 전부 존재하고 너무 늦게 자지 않으며 자녀가 생후 4개월을 넘었다는 가정하에서는 보통 3~5일이 걸립니다. 잠이 부족하면 첫날에 45~55분씩 몇 번이나 웁니다. 다음날은 조금 더 길 수도, 짧을 수도 있고요. 두 번째 날에 더 많이 우는 이유는 특히 큰 아이일수록 부모의 관심을 얻으려고 더 노력하기 때문이에요. 셋째 날은 훨씬 좋아지고(20~40분 울음) 넷째 날이나 다섯째 날이 되면 더 이상 울지 않습니다. 달래기 후 엄마가 외출을 하고 아빠가 침대에 눕혀주면 울 가능성이 적어요. 나이가 많거나 산통을 앓았던 아이라면 3~5일보다 조금 더 걸릴 수도 있습니다. 생후 4개

월 이전이고 산통을 겪지 않은 아이는 적게 울고요.

　문제가 빠르게 개선되지 않는다면 아이 스스로 잠드는 데 필요한 요소가 충족되지 않았거나 밤에 너무 늦게 잤기 때문이다. 낮잠이 부족하거나 재우는 방법에 일관성이 없기 때문일 수도 있다.

　《쌍둥이의 잠》 집필을 앞두고 자료조사를 하던 중, 나는 쌍둥이에게 동시에 수유를 하느라 잠이 지독히 부족해져 생후 4개월 이전(출산예정일로부터 계산)부터 소거법을 시도하는 부모를 보았다. 취침시간이 이르고 낮잠을 잘 자는 쌍둥이는 3~5일 만에 소거법의 효과를 본다. 첫째 날은 30~45분간 울다가 둘째 날은 10~30분, 셋째 날은 최대 10분밖에 울지 않는다. 그러므로 **생후 4개월 이전에 소거법을 실시할수록 적게 운다는 결론**이 나온다.

　'밤잠'의 체계가 잡히기 시작하는 생후 6주 직후(출산예정일로부터 계산)에 완전 소거법이나 상한 소거법을 시도해야 하는 상황이 있다. 그렇게 결정을 내릴 만한 이유는 아주 많기 때문에 정확히 어떤 상황인지 여기서 일일이 나열하기는 힘들다. 간단히 설명하자면 부모가 극심한 육아 스트레스를 받고 있고 아무리 노력해도 수면습관이 개선되기는커녕 악화될 때, 다른 방법이 통하지 않고 효과가 없어 보일 때는 5일에 걸쳐 소거법을 시도해봄직하다. 이상적으로는 낮잠을 최대한 오래 재우고 적게 울리기 위해 어떤 방법이든 써야 한다(예: 그네). 그리고 아이가 졸음을 느끼지만 잠을 자지 않고 깨어 있는 상태로 침대에 눕히는 과정을 잠시 동안 생략한다. 하지만 반드시 세컨드 윈드가 시작되기 전에 밤잠을 재워야 한다(취침시간은 보통 오후 6~8시지만 필요하다면 더 일찍 재운다). 부모가 협동 플레이를 할 수 있는 토요일부터 시작해야 성공확률이 높다. 밤에 아기가 정말 배가 고프다 싶으면 언제든 젖을 먹인다. 원한다면 하룻밤 2회 이상도 괜찮다. 만약 5일이 지나도 눈에 띄게 나아지지 않는다면 일단 포기하고 밤잠시간을 최대로 늘리는 데 집중한다. 몇 주 후에 다시 시도해보자. 소아과를 방문해 아이가 건강하고 체중도 늘고 있다는 사실을 확인받으면 안심이 될 것이다.

이 방법을 이용하면 생후 6주를 막 넘긴 아기 중 일부의 밤잠문제는 해결된다. 실패하는 원인이 아기에게 있는지(예: 산통), 부모에게 있는지(예: 일관적이지 않은 육아)는 모르겠다. 부모와 아기의 상호작용 때문일 수도 있다(예: 불필요하게 수유를 많이 한다). 가장 일반적인 이유는 밤에 너무 늦게 자서 세컨드 윈드 증상이 나타났기 때문이다.

백 가지 이론보다는 하나의 경험담이 더 실감난다. 그래서 지금부터는 소거법에 성공한 부모의 사례를 소개하려 한다.

둘째까지 생후 8주 정도에 소거법을 실시했어요. 첫째 때는 아이 산통이 심해서 어쩔 줄을 몰랐죠. 둘째는 날이 갈수록 수면문제가 심해지는 케이스였습니다. '24시간 연속 수면' 단계가 지나고 생후 6주부터 하루하루 잠이 줄어드는 거예요. 자정이나 새벽 2시에 일어나서 몇 시간씩 깨어 있었습니다. 제가 말도 못하게 우울해하자 남편은 고맙게도 편히 잘 수 있도록 딸을 데리고 거실에서 잠을 잤어요. 그때 첫째는 18개월이었고요. 셋째 날 밤에는 두 아이 모두 적당한 시간에 혼자 힘으로 잠이 들어 밤새도록 잤습니다(중간에 몇 번 젖은 먹였어요). 때로는 수면훈련을 너무 일찍 시작하지 않았나 죄책감이 들기도 해요. 그냥 참고 견딜 수 있지 않았을까 하는 생각도 들지만 후회는 없습니다. 저희는 완전 소거법을 선택했어요. 산통이 있는 첫째는 중간에 살펴보고 방을 나갔을 때 더 심하게 반응했거든요. 큰아이가 소거법으로 효과를 봤기 때문에 둘째에게도 그대로 적용했습니다. 첫날 아이가 2시간 동안 울고 난 후에 방에 들어가 젖을 먹이자 잠이 들었어요. 하지만 훈련에는 전혀 방해가 되지 않았습니다.

두 아이가 생후 2개월쯤일 때 소거법으로 훈련을 했어요. 아직 포대기로 감싸서 재울 때라서 저희가 밤에 보살펴주지 않아도 포대기가 풀리지 않게 꼭꼭 싸맸습니다. 고무젖꼭지나 손가락을 빨지는 않았어요(5개월부터는 두 가지 행동 모두 나타났지만요). 그래서 아기를 포대기로 싸서 소거법을 할 수 있었습니다(4~5개월쯤 아무 문제없이 포대기를 치웠어요). 하지만 아기가 손가락을 빠는 버릇이 있다면 그때 포대기를 침대에서 없애도 됩니다. 많은 사람이 두 가지를 동시에 진행한다고 해요.

아들 데이비드가 태어나기 전, 남편 론과 저는 상담을 하면서 저희에게 맞는 소아과 선생님을 선택했습니다. 앞으로 아이가 충분한 보살핌을 받을 거라는 생각에 든든한 마음으로 진료실을 나왔어요. 선생님이 수면장애에 특별히 관심을 가진 분이기는 했지만 체내시계가 밤낮이 바뀌어 있는 아이를 낳을 줄은 꿈에도 상상하지 못했습니다.

처음부터 그러지는 않았어요. 사실 처음 몇 주는 틈틈이 젖을 먹이고 기저귀를 갈아주느라 기진맥진이었죠. 하지만 점점 긴장이 풀렸고 모든 게 정상적으로 돌아가고 있다는 생각이 들었는데 데이비드는 갈수록 밤에 잠을 자지 않고 초롱초롱해졌어요. 저희 부부는 아이의 발달 속도가 빨라서 그렇다고 생각했어요. 잠에서 깨면 같이 놀 수 있으니 일어나는 시간이 기다려졌습니다. 하지만 차츰 패턴이 보이더라고요. 데이비드는 밤에 잠을 자기 싫었던 거예요.

선생님은 저희 이야기를 듣고는 우선 원래 그렇게 행동하는 아기가 있다고 안심시켜주셨어요. 생후 6주부터 수면훈련을 견디기에 데이비드는 아직 어렸습니다. 그래서 남편과 저는 이대로 조금 더 지켜보기로 했습니다.

데이비드가 2개월이 되었을 때 저는 이도 저도 못하는 상황이 되었습니다. 출산휴가가 끝나가고 있었기 때문이죠. 너무 피곤해서 일어설 힘도 없었어요. 데이비드에게 계속 모유수유를 하고 싶은 마음도 있었고요. 복직하기 전에 대책을 강구해야 했습니다. 그래서 웨이스블러스 박사님에게 연락해 진료 예약을 한 거예요.

먼저 데이비드의 몸 상태를 진찰했습니다. 건강은 완벽했어요. 그런 다음에는 상담을 진행하면서 데이비드의 수면습관을 바꿔줘야 한다는 선생님의 설명을 들었습니다. 어둡고 조용한 방에서 자야 한다고 하셨어요. 야간 조명이나 음악 같은 것은 필요 없었습니다. 낮잠은 최소 45분~1시간을 재워야 했어요. 데이비드가 그보다 일찍 일어나면 필요한 만큼 잠을 잘 때까지 혼자 내버려두어야 했습니다. 이제는 데이비드를 늦게 재우지 말고 오후 7~9시에 잠자리에 눕히라는 말씀도 하셨어요. 잠을 조금밖에 자지 못하니 자동차나 유모차, 그네에서는 절대 재우지 말라고 하셨죠.

저희는 다음 주 월요일부터 실행에 옮기기로 했습니다. 마침 일요일이 어머니날이었어요. 밤 9시에 젖을 먹이자 데이비드는 9시 30분쯤 품 안에서 잠이 들었습니다. 조심스럽게 침실로 옮기고 거실로 나와 인터콤을 켰어요. 9시 45분까지는 조용하더니 손가락 빠는 소리가 들리더군요. 저는 '뭐, 금방 다시 잠들겠지'라고 생각했어요. 하지만 10시가 되자 아이는 울기 시작했습니다. 데이비드는 밤 12시 30분까지 무려 2시간 30분이나 울음을 그치지 않았습니다. 아이가 울 때마다 얼마나 답답하고 화가 날지, 얼마나 아플지 아이 심정이 그대로 느껴졌습니다. 저도 화가 났어요. 데이비드가 미웠고 선생님, 남편도 원망스러웠습니다. 제 자신에게도 분노가 치밀었고요. 데이비드는 한참 만에 잠이 들었고 다음날 아침 6시 45분에 제가 젖을 먹이려고 깨울 때까지 일어나지 않았습니다.

저희는 아침에 일부러 아이를 깨우기로 웨이스블러스 박사님과 계획했습니다. 제가 출근하기 전 데이비드가 일어나야 젖을 먹일 수 있기 때문이었죠. 데이비드의 컨디션은 괜찮아 보였습니다. 저는 피곤해서 죽을 지경이었지만요.

화요일에는 혼자 깨도록 일부러 깨우지 않았습니다. 그날은 낮잠을 2시간~3시간 30분씩 잤지만 스케줄은 그리 규칙적이지 않았어요. 그날 밤 아이는 8시 30분에 낮잠에서 일어났습니다. 젖을 먹이고 목욕을 시킨 후 놀아주다가 마지막으로 한 번 더 수유를 하고 밤 10시 50분에 깨어 있는 상태로 침대에 눕혔어요. 웨이스블러스 박사님이 추천한 것보다 늦은 시간이었죠. 데이비드는 10시 50분부터 11시 15분까지 울었습니다. 겨우 25분밖에 안 울다니? 이렇게 쉬워도 되는 걸까? 의욕이 샘솟았습니다. 몇 주 동안 밤에 자지 않던 나날은 안녕이었습니다. 이날도 데이비드는 밤새도록 잠을 잤어요. 여전히 취침시간을 앞당기지는 못했지만 우는 시간은 갈수록 줄어들었습니다. 셋째 날에는 21분만 울고 다음날 아침까지 아무 소리도 내지 않았어요.

론과 제가 이제야 숨통이 트인다 싶었을 때, 데이비드는 원상태로 돌아왔습니다. 넷째 날에는 거의 1시간 30분 동안 울었어요. 기운이 쫙 빠졌습니다. 잠깐 되돌아가는 현상일까 아니면 지난 사흘의 성과는 우연일 뿐이었나?

아이가 젖을 먹고 싶어 한다고 생각해 빠르게 반응하면 오히려 짜증을 내고 수유를 거부했습니다. 그런 날은 정말 울음이 영영 그치지 않을 것 같았습니다.

수면훈련을 시작한 지 3주가 지났을 때, 저희 세 사람은 정말 손발이 맞게 되었습니다. 저와 론은 데이비드가 언제 하루를 마무리하려는지 알 수 있었고, 아이를 늦은 시간까지 깨워두지 않았어요.

당시 생후 11주였던 아들은 산통이 아주 심했습니다. 큰딸도 산통을 앓았던 적이 있어서(딸은 울기보다 투정을 많이 부리는 유형이었어요) 산통이 지나가는 4개월까지 기다릴 것이 아니라 지금 수면훈련을 시작해도 가능성이 있다고 생각했습니다. 아이를 위해서도 그렇고, 솔직히 말하자면 저희 가족을 위해서도 이른 수면훈련이 필요했습니다. 다들 피곤해서 기운이 없었고 막내는 잠이 심각하게 부족했어요. 오후 5시 30분에 침대에 눕히고 완전 소거법을 사용하기로 했습니다. 나흘 정도 지나니 밤에 훨씬 오래 잤고, 낮잠도 아주 성공이라고는 못해도 그럭저럭 잘 잤어요. 여전히 다른 아이보다 더 까다롭게 구는 때가 많지만, 취침 의식을 지키고 일찍 재우자 하늘과 땅만큼 차이가 생겼어요.

첫째는 생후 10주에, 둘째는 12주에 수면훈련을 시작했습니다. 첫째는 산통이 아주 심해서 잠이 무척 부족했어요. 16주까지 기다려 훈련을 시작할 여유가 없었습니다. 아이를 재우기 위해 준비를 하면서도 훈련을 하는 내내 그렇게 울 줄이야! 그건 생각도 못했어요. 어쨌든 아이는 만반의 준비를 갖췄습니다. 자기는 몰랐겠지만 그 정도로 잠이 필요했던 거죠. 공동수면을 하다 아기 침대에 재우기 시작했으니 굉장한 변화를 느꼈을 거예요. 울음을 터뜨리기는 했지만 처음 며칠은 자기 침대에서 비교적 빠르게 잠이 들었습니다. 이어서 그동안 밀린 잠을 보충하기 위해 저녁 5시면 잠자리에 들었고 아침 7시에 기상했습니다. 젖을 먹기 위해 중간에 깼어도 혼자 힘으로 다시 잠들었어요. 둘째는 첫째보다 훨씬 순해서 훈련을 시작하기도 전에 이미 어느 정도는 스스로 잠들 수 있었습니다. 수면훈련을 시작하고 이틀이 지나자 계획대로 착착 진행되었습니다. 그러고 보면 수면훈련을 할 준비가 안 된 사람은 애들이 아니라 저였던 것 같아요. 하지만 일단 마음을 먹으니(아이가 울 때마다 달려가려는 저를 남편이 잡아줘야 했습니다) 아이들이 더 행복해졌고, 저도 따라서 행복하고 날카롭지 않은 엄마가 되었습니다. 바로 앞이 아니라 멀리 내다봐야 합니다. 언젠가는 가슴 찢어지고 불가능할 것 같았던 시간을 견딘 자신에게 감사하는 날이 올 거예요.

최근에 생후 3개월(13주) 된 아들에게 완전 소거법으로 수면훈련을 했습니다. 3~4일이 걸렸지만(처음 이틀은 상당히 힘들었어요) 깜짝 놀랄 만큼 효과가 좋아서 저희 가족의 문제를 해결해주었습니다. 다른 아이는 몰라도 저희 아들은 3개월이 훈련을 시작하기에 가장 적당했어요. 아이는 포대기를 둘둘 말고 카시트에 앉아 고무젖꼭지를 빨아야만 잠을 잤습니다. 15분마다 고무젖꼭지를 다시 물려주지 않으면 자다 깨서 울었어요. 부모 입장에서도 힘들고, 계속 자다 깨는 아이도 괴로웠을 겁니다. 생후 8~12주 사이에 점진적인 소거법을 가끔씩 시도해봤어요. 10분이나 15분, 20분을 기다렸다가 방에 들어가서 달래주었죠. 하지만 아이는 지치지 않았습니다. 지난 주, 3개월이 되었을 때 저희는 완전 소거법을 써보기로 했습니다. 심적으로 정말 힘들었지만 거짓말처럼 성공했어요. 훈련 과정은 3~4일 정도였습니다. 첫째 날 저녁 6시 30분에 재우자 아이는 거의 90분 동안 울었습니다. 세컨드 윈드가 시작되었던 거예요. 모든 부모가 그렇겠지만 가슴이 찢어지는 줄 알았습니다. 그러다 평소 수유를 하는 새벽 1시까지 잠이 들었지만, 이후 몇 번이나 자다가 일어났습니다. 저희는 그냥 울게 두었어요. 다음날은 60분쯤 울었습니다. 두 번 젖을 먹을 때만 일어났고요. 셋째 날부터는 취침시간을 30분 당겨 저녁 6시로 옮겼습니다. 아이는 5분만 울었고 밤에 젖을 먹겠다고 깨는 횟수도 한 번으로 줄었어요. 훈련 마지막 날에는 잠자리에 누운 후로 단 한 번도 울지 않았습니다. 아이가 태어나서 이렇게 오래 잔 적은 처음이었어요. 8시간 연속으로 잔 후에 젖을 먹으려고 깼습니다. 예전처럼 오전 6시에 일어나지 않고, 밤에 두 번 깨서 젖을 먹으면 오전 7시 30분까지 잤습니다. 이제는 낮잠도 패턴이 생겼고 포대기가 없어도 자기 침대에서 스스로 잠이 듭니다. 낮잠은 하루에 1~3시간씩 서너 번 정도 자요. 아침에 일어나서 1시간~1시간 30분이 지나면 낮잠을 잡니다. 전과 달리 잘 때 울지도 않고 일어날 때도 울기보다는 웃으며 옹알이를 한답니다. 며칠 동안 정말 가슴이 아팠지만(아직도 극복하지 못한 것 같아요) 항상 울던 아이가 어쩌다 우는 아이로 바뀌었습니다. 잠도 얼마나 잘 자는지요. 일어나면 초롱초롱한 눈으로 웃으며 같이 놀자고 합니다. 앞으로 자라면서 다른 방법으로 훈련을 계속해야겠지만 소거법은 정말 시도할 가치가 있는 훈련법이에요.

아들이 생후 4개월일 때 소거법으로 효과를 보았습니다(이제는 두 돌이 됐어요). 아이를 포함해 모든 사람이 스트레스를 적게 받을 방법이라고 생각해 선택했죠. 아이가 졸음을 느끼면 먹이고 씻겨서 깨어 있는 상태로 침대에 눕히는 것이 계획이었습니다. 첫째 날 아들은 35분 동안 울었고, 저도 따라서 울었어요. 하지만 곧 7시간을 자는 거예요! 중간에 한 번 일어나더니 다시 잠들어 4시간 후에 일어났어요! 천국에 온 기분이었어요. 둘째 날은 기분이 더 좋아 보였고 낮잠도 훨씬 잘 잤어요. 얘가 정말 우리 아들인지 의심스러웠다니까요! 셋째 날 밤은 20분 울다가 9시간이나 깨지 않고 잤습니다.

밤새 한 번도 깨지 않고 일어난 노동절 아침을 평생 잊지 못할 거예요. 소거법을 시작한 지 며칠밖에 지나지 않았는데도요. 저는 엄마로서 노력한 보답으로 선물을 받은 기분이라고 말하고 다녔습니다. 며칠이 더 지나자 이제는 잠자리에 눕혀도 전혀 울지 않았습니다. 저와 남편은 아기나 어린이가 제대로 활동하려면 잠을 자야 한다고 굳게 믿어요(부모도 마찬가지죠!). 저희는 아들에게 '잠을 잘 능력'을 줬다고 말해요.

저자 한마디 ••••••••••••••••••••••••
성공하려면 세컨드 윈드가 생기지 않도록 일찍 재우는 것이 중요합니다. 대체로 자녀가 생후 4개월이 지나서 소거법을 시작하면 더 힘들 거예요. 다들 수면부족으로 스트레스가 상당하고 습관이 몸에 깊이 배어 있으니까요. 하지만 늦게 시작해도 효과는 빠르게 나타난답니다!

생후 6개월일 때 스티븐은 어느 모로 보나 건강하고 튼튼하고 행복한 아기였습니다. 하지만 단 하나, 잠을 잘 자지 않는다는 문제가 있었죠. 스티븐은 낮잠을 자동차나 유모차, 엄마 아빠의 품에서만 잤습니다. 아기 침대에 눕히면 곧바로 깨서 다시 안아줄 때까지 울었어요. 밤잠패턴은 조금 달랐지만 여전히 사람의 기운을 빼놓았습니다. 저녁 8시면 곧장 침대에 눕혔지만 1시간도 안 되어 일어나는 탓에 잠깐 달래주어야 했습니다. 다시 11시에 잠이 들면 젖을 먹으려 새벽 5시에 일어날 때까지 중간에 두세 번씩 깼어요.

이런 습관으로 스트레스가 이만저만이 아니었습니다. 저는 스티븐을 막 낳았을 때만큼이나 피곤했어요. 시시콜콜한 문제를 해결하기에는 마음의 여유가 없었습니다. 다른 가족에게 날카롭게 대했고 남편이 10분만 늦게 퇴근해도 버럭 화를 냈어요. 변화가 시급했습니다. 남편이 집에서 도와줄 주말이 다가오고 있었기 때문에 그날 밤부터 시작하기로 했습니다.

오후 8시에 아기를 침대에 눕히자 9시 30분쯤 처음으로 깼어요. 엄마 아빠가 오지 않으니 20분 정도 울다가 잠들더군요. 새벽 2시와 4시에도 자다 깨서 20분씩 울었어요. 오전 6시에 울음소리가 들리자 저는 얼른 아이 방으로 달려갔습니다. 빨리 품에 안고 어젯밤 그대로 건강하고 행복한지 확인하고 싶었어요.

이후 며칠이 지나는 동안 놀랍게도 스티븐은 우리가 정한 스케줄에 아주 빠르게 적응했습니다. 몇 번은 10~15분 정도 울었지만 1시간씩 우는 일은 없었어요. 낮잠을 규칙적으로 자고 밤에도 깨지 않습니다. 가끔 중간에 깨도 1~2분 울고는 알아서 다시 잠들죠.

지금까지 살면서 우는 아기를 달래주지 않고 내버려두는 것만큼 괴로운 일은 없었습니다. 하지만 다 지나고 보니 그렇게 하기를 정말 잘했다는 믿음이 생겼어요. 엄마로서 힘든 일이 닥쳐도 얼마든지 해결할 수 있다는 자신감까지 커졌습니다.

책에서 미국 원주민처럼 아기를 '달고' 어디든 데리고 다녀야 한다는 내용을 읽었습니다. 저도 산책을 하거나 볼일을 볼 때마다 아들을 캐리어로 안고 다녔습니다. 생후 10개월 정도 되었을 때 밤잠패턴이 생겼어요. 저녁 8시에 젖을 먹여서 재우고 침대에 눕히면 밤 10시에 일어나 울었습니다. 기저귀를 갈아주고 다시 젖을 먹여 재운 후 조심스럽게, 아주 조심스럽게 침대에 다시 눕혔어요. 이 과정을 매일 밤 2시간마다 반복했습니다. 침대에 등이 닿자마자 잠에서 깨 처음부터 다시 시작해야 하는 날도 있었지요. 밤이 깊어질수록 아이는 점점 피곤해했습니다. 눕자마자 잠에서 깼고 다시 달래서 재우는 시간도 훨씬 길어졌어요. 아침 6시만 되면 하루를 시작해 낮잠은 어쩌다 잠깐씩만 잤습니다. 제게서 떨어지지 않으려 해서 저녁을 먹는 동안에도 안고 있어야 했어요. 하루는 우는 아이에게 젖을 물려도 영 진정하지 않더라고요. 어떤 방법을 써도 울음을 그치지 않았습니다. 그 순간 깨달았죠. 이 아이에게는 잠이 절실하지 엄마가 필요한 게 아니구나. 우리 둘 다 에너지가 바닥난 상태였습니다. '울게 놔두는 방법'은 들어서 알고 있었어요. 잔인하다고 생각했죠. 하지만 남편이 원했고 확실히 변화가 필요한 시점이기도 했어요. 내가 잠을 못 자는 건 둘째치고 아들이 수면부족에 시달리고 있었기 때문이에요. 지나치게 피곤한 아이의 증상을 전부 보였습니다. 쉽게 놀라고 갑자기 큰 소리가 들리면 주체할 수 없이 울었어요. 스스로 잠들지 못하고 잠이 들어도 금방 깼습니다. 책을 읽으니 밤에 울 때마다 엄마가 가서 보살핀다면 제 생각과 달리 마음이 편안해지고 진정되는 것이 아니라 오히려 자극을 받아 잠이 오지 않는다고 하더군요. '밤중육아'니 '애착육아'니 하는 글들은 도움이 되기는커녕 아들을 힘들게 했어요. 저희는 소거법을 시도하기로 결심했습니다. 첫째 날 평소처럼 오후 8시에 눕혔지만 10시에 아이 우는 소리를 듣고도 방으로 가지 않았어요. 일평생 그렇게 힘든 일은 처음이었습니다. 하지만 아들을 위해 노력해보고 싶었어요. 아들은 45분을 울었습니다. 죽을 것만 같은 심정이었어요. 신경이 바짝 곤두섰죠. 저도 울어버렸습니다. 열이 나는 몸은 부들부들 떨리고 땀이 쏟아졌어요. 심장은 미친 듯이 뛰었고요. '내가 자기를 버렸다고 생각할 거야. 다시는 나를 믿지 못할 거야.' 이런 생각도 했죠. 하지만 일단 울음을 그치자 밤새도록 잤습니다. 그때까지 아들은 4시간 이상 연속으로 잠을 잔 적이 없었어요. 저는 아이가 죽은 줄로만 알았습니다. 하지만 다음날 아침, 잠을 푹 자서 기분 좋은 모습으로 일어나 몇 시간 뒤 놀이 공간에서 다시 잠들었습니다. 태어난 후 젖을 먹지 않고 잠든 것은 그때가 처음이었어요.

저희는 아들이 필요한 만큼 잠을 자도록 했습니다. 오후 6시에 목욕을 하고 동화책을 읽어준 후 젖을 먹이는 취침 의식을 세우고, 졸리지만 깨어 있는 상태일 때 잠자리에 눕혔어요. 낮잠은 하루에 두 번 잤습니다. 취침 의식을 간단하게 줄여 낮잠을 재우면 오전에 2시간, 이른 오후에 1시간 동안 잤어요. 어째서인지 낮잠시간에는 전혀 울지 않고 곧바로 잠에 빠져들었습니다. 하지만 밤에는 여전히 침대에 누워 45분간 울었어요. 정말 힘들고 고통스러운 시간이었습니다. 그래도 일단 잠이 들면 놀랍게도 12시간씩 자는 거예요. 낮에 훨씬 명랑해진 아이를 보며 저희는 이 방법을 고수하게 되었습니다. 더 차분해졌고 처음 몇 주 동안은 졸음도 늘어났습니다. 울지도 않고 주의력 지속 시간이 길어졌어요. 이제 아들은 밤에도 울지 않고 밤새도록 잠들어 최소 12시간을 잔답니다.

수면 상담을 하다 보면 아이가 아직도 밤에 운다는 엄마의 전화가 처음 2~3일 동안 많이 온다. 하지만 내가 차근차근 질문을 하면 엄마는 아이가 밤에 6시간 연속으로 잠을 자거나 오전 낮잠을 2~3시간 깨지 않고 잔다고 설명한다. 전에도 그런 적이 있냐는 질문에 대답은 항상 똑같다. "처음이에요." 건강한 수면습관이 새로 생겼다는 사실을 확인하면 아이가 울어도 목표로 가는 과정이라고 받아들일 수 있다.

여기서 전문 심리학 저널에 실린 사례를 하나 소개할까 한다. 문체가 조금 딱딱하겠지만 양해해주기 바란다. 이 사례를 읽으면 소거법이 아이에게 전혀 해롭지 않다는 사실을 알 수 있다.

사례 연구: 떼쓰는 행동을 없애는 법

칼 윌리엄스Carl D. Williams

본 논문은 강화 요인을 제거함으로써 폭군 같던 한 남아의 떼쓰는 행동을 성공적으로 치료한 과정을 설명한다. 실험 대상은 생후 21개월이었다. 아이는 태어나서 18개월까지 심각한 병을 앓았던 경험이 있었다. 이후 건강이 회복되며 체중과 체력도 증가세를 보였다. 이 아이는 상태가 좋지 않았던 몇 달 동안 독차지하던 관심과 보살핌을 여전히 요구했다. 특히 취침시간이 되면 심하게 떼를 썼다.

부모와 이모가 번갈아가며 밤잠과 낮잠시간에 아이를 재웠는데 만약 침대에 눕힌 후 부모가 방을 나가면 아이는 다시 돌아올 때까지 악을 쓰고 투정을 부렸다. 그 결과, 부모는 아이가 잠들 때까지 방을 떠날 수 없었다. 방에서 책을 읽으려 하면 책을 내려놓을 때까지 울음을 그치지 않았다. 아이는 부모를 제멋대로 통제하려는 행동을 즐겼고, 잠을 자지 않으려고 최대한 버텼다. 부모는 아이가 잠이 들 때까지 1시간 30분에서 2시간까지 방에서 가만히 기다려야 했다.

아이를 진찰해 신체가 건강하다는 사실을 확인한 후, 떼를 쓰는 행동을 강화하는 요인을 제거하기로 했다. 강화 요소가 없으면 행동이 사라질 것이라는 학습 원칙에 따라 부모와 이모는 여유를 가지고 편안하게 아이를 침대에 눕혔다. 아이를 달래준 후 부모는 방을 나와 문을 닫았다. 아이가 비명을 지르고 화를 내도 다시 방에 들어가지 않았다. 문을 닫은 시점으로부터 비명을 지르고 우는 시간을 측정했다. 처음 침대에 눕혔을 때는 45분간 계속 비명을 질렀다. 두 번째 시도에는 전혀 울지 않았다. 지쳐서 울 힘이 없었기 때문일 가능성도 있다. 열 번째에 이르자 부모가 나가도 칭얼거리거나 울지 않고 오히려 웃음을 보였다. 부모는 아이가 잠들기 전까지 기분 좋은 소리를 내는 것을 들을 수 있었다.

약 일주일 후, 이모가 침대에 눕힌 후 아이는 악을 쓰고 투정을 부렸다. 이는 아이 방에 다시 들어가 잠들 때까지 머물렀기 때문에 떼를 쓰는 행동이 자연히 돌아왔다는 의미로 해석이 가능했다. 다시 한 번 이 행동을 소거할 필요가 있었다.

이후 2년이 지나는 동안 이 아이는 잠자리에서 떼를 쓰지 않았다.

이 사례에서는 체벌로 행동을 교정하지 않았다는 점을 강조하고 싶다. 단지 강화 요소를 제거하자 떼를 쓰는 행동이 사라졌다. **아직까지 부작용은 관찰되지 않았다. 현재 3년 9개월이 된 아이는 다정하고 표현력이 풍부하며 사교성도 뛰어나다.**

첼시는 이제 세 돌이 다 되어갑니다. 아이를 침대에 눕힐 때마다 한바탕 전쟁을 치르고 있어요. 생후 18개월 무렵부터 첼시는 하룻밤에 75~100번은 침대에서 기어 나와 집 안을 돌아다닙니다. 그 문제는 '큰 침대'로 바꾸면서 해결된 듯 보였어요. 이제는 밤새도록 깨지 않고 잘 잡니다. 하지만 아이를 재우는 일은 여전히 저희에게 시련입니다.

문에 펜스를 치고 잠그는 방법으로 아이를 가두기도 했습니다. 간식을 보상으로 이용해 원하는 행동을 유도해보기도 했죠. 불행히도 이때 일관성 있었던 것은 일관성 없는 제 행동뿐이었습니다.

방을 나올 경우 엄마가 방에 펜스를 칠 거라는 사실을 알자 첼시는 점차 말을 듣고 방을 나가지 않기 시작했습니다. 하지만 그 방법에는 문제가 있었어요. 제가 일관성 없이 행동하자 아이가 점점 도전을 하는 거예요. 어느 날은 거실에 나타나서 이렇게 말합니다. "엄마, 안아주고 잘 자라고 키스해주세요." 어느 부모가 그렇게 사랑스러운 부탁을 거부하고 아이를 방에 가두겠어요? 그래서 포옹과 키스를 해주고 침대로 돌려보냈지요. 다음 날은 물을 달라고 하고, 또 얼마 있으니 서너 번 침대 밖으로 나와 별별 요구를 합니다. 포옹, 키스, 물, 반창고, 무서운 소리… 끝이 없어요! 일주일도 되지 않아 잘 자라는 인사를 하고 아이가 잠들기까지 1시간 이상이 걸렸습니다. 웹스터 사전을 보니 '일관성'이라는 단어를 '자기모순에서 벗어나다; 조화를 이루다' 라고 정의하더군요. 저는 첼시와 조화를 이룰 날을 간절히 기다리고 있습니다.

첼시 엄마는 '불행히도 이때 일관성 있었던 것은 일관성 없는 제 행동뿐이었습니다'라고 말했다. 다시 말해 조금 큰 아이에게 어떤 행동을 가르치려다 실패했다면 원인은 방법이 아니다. 부모가 일관성 있게 접근하지 못했기 때문이다.

한 아빠는 지금까지 했던 행동이 잘못되었고 아이에게 악영향을 미쳤다는 사실을 인정하기가 괴로웠다고 말했다. 대체 어떻게 했기에 그럴까? 아기가 태어난 지 몇 달밖에 되지 않았는데 부부는 거의 2시간에 한 번씩 우는 소리가 조금이라도 들릴 때마다 가서 돌봐주었다. 그 아빠는 남을 탓하고 원망하기가 훨씬 쉬웠다고 고백했다. 밤에 아기에게 너무 많은 관심을 주면 안 된다고 말하는 나 같은 사람이 대표적이었다. 딸이 밤에 계속 자다 깨고 낮에 짜증을 부리는 것이 자기들 책임이라기보다는 내가 조언을 잘못했기 때문이라고 비난하는 편이 더 간단했다. 다른 엄마는 일부 부모가 내 조언에 심한 거부감을 느끼는 이유가 단순하다고 말했다. 죄책감 때문이었다. 맞벌이 부부는 아이와 보낼 시간이 별로 없어 퇴근 후 저녁시간에 같이 놀아주며 아쉬움을 달랜다. 늦은 취침시간이 아이의 건강에 해롭다는 생각조차 하지 않아서, 일찍 재우라는 내 조언이 틀렸다고 결론 내린다. 설령 틀리지는 않아도 장기적으로 아이에게 해로울 것이라 생각하는 부모도 있다.

자녀가 밤에 자다 깨는 행동을 부모가 강화하지만 않으면 이런 습관은 빠르게 사라진다. 심리학자들은 생후 몇 달 사이 밤에 자다 깨는 습관을 지속적이고 규칙적으로 강화할수록 강화 행동을 제거했을 때 쉽게 문제를 해결할 수 있음을 증명했다. 습관을 고치기 위해 밤에 아이를 불필요하게 돌보지 않는 방법은 간단하고 기억하기 쉽다는 장점이 있다. 또한 전 과정이 며칠밖에 걸리지 않는다. 단점이라면 처음 며칠 동안 아이를 울게 놔두면서 부모가 참기 힘든 고통을 느낀다는 것이다. 그 점에서 많은 사람이 가혹하고 잔인한 방법이라고 생각한다. 개개인마다 가치 판단이 다르겠지만 이 방법이 효과적이고 안전하다는 사실은 꼭 알아주었으면 좋겠다. 성공을 보장한다.

밤중에 최소한이라도 아이를 달래준다면 모든 노력이 수포로 돌아간다. 아이는 부모가 더 많이 달래주기를 기대하며 오랫동안 힘차게 울 것이다. 그러므로 '눈 딱 감고 반창고를 떼는 것처럼' 소거법을 결심했다면 수유시간을 빼고는 절대 아이 방을 들여다보지 마라.

> **저자 한마디** •
> 부모 입장에서는 이마에 뽀뽀를 하거나 이불을 다시 덮어주는 것, 쓰다듬고 토닥여주는 것처럼 가벼운 달래기가 별것 아니라고 생각할 수 있습니다. 하지만 그런 행동은 수면훈련을 크게 방해합니다.

한 부모는 소거법을 이렇게 설명했다. "소거법은 지나치게 흥분하고 피곤해하는 아기에게 추가적인 자극을 차단해 필요한 만큼 잠을 자도록 신중하게 관리하고 계획적으로 접근하는 방법이다."

Q: 밤에 엄마를 찾아 우는 아기를 어떻게 방치하겠어요.

A: 아기를 울게 둔다고 방치하는 것이 아닙니다. 아기가 혼자 잠드는 법을 배울 기회를 줘서 독립심을 적극적으로 키워주는 방법이에요. 스스로 행동을 바꿀 수 있는 능력을 존중하는 방법이기도 하고요.

Q: 얼마나 오래 울게 두어야 하나요?

A: 낮잠을 규칙적으로 만들 때는 1시간을 넘겨서는 안 돼요. 하지만 밤에 깨지 않고 자게 하고 싶다면 아이가 배고프거나 아프지 않는 한, 시간 제한을 둘 필요가 없습니다. 밤에 우는 시간을 임의로 짧게 제한하면 그때까지 울면 된다고 받아들일 위험이 있어요. 제한이 없으면 저항을 멈추고 잠을 자야 한다는 사실을 터득합니다.

Q: 울게 두는 방법이 왜 좋다는 거죠? 더 커서 생각을 할 수 있을 때까지 기다렸다가 수면훈련을 하면 안 됩니까?

A: 본질적인 문제는 울음이 아닙니다. 아이가 스스로 잠들 수 있도록 자리를 비켜주자는 겁니다. 울게 '놔두는' 것이지, 아이를 아프게 해서 '울리라는' 말이 아니에요. 커서도 잠을 제대로 못 잔다면 잠자는 법을 가르치기 더 힘들어집니다. 게다가 잠이 부족하면 아연이나 비타민 섭취가 부족할 때처럼 신체 건강에도 해로워요.

Q: 울면 건강에 나쁘지 않을까요?

A: 꼭 그렇지는 않습니다. 오히려 **우는 동안 학습된 반응을 잊는 속도가 빨라진다**는 연구결과도 있어요. 아이는 울면서 엄마 아빠가 안아줄 것이라는 기대를 더 빠르게 버린다는 뜻이죠. 건강에 나쁜 습관을 바로잡으려 할 때는 눈물이 기억상실을 유발하는 동인이 되어 도움을 줍니다.

점진적 소거법

점진적 소거법이란 짧은 시간 동안은 아기가 투정을 부리거나 울어도 달래지 않고 두는 방법이다. 예를 들어 5분을 정해놓았다면 5분이 지난 후에 아기를 안아서 어르고 젖을 먹이는 등의 방법으로 달랜다. 다음에는 10분, 그다음에는 15분으로 시간을 늘린다. 아이가 울기 시작하는 시점부터 부모가 달래는 시점까지의 시간을 5분씩 계속 추가한다. 시간을 연장하는 과정에서 수면훈련이 이루어져 부모의 도움 없이도 아이 스스로 잠들기를 바라는 것이다.

달래서 재우는 역할을 아빠가 맡고 그동안 엄마는 집을 나가 있으면 아기는 잠이 들기 전에 적게 운다. 이유는 크게 두 가지다. 첫째, 아빠는 젖을 줄 수 없다는 사실을 알기 때문이다. 울어봤자 소용이 없지 않은가? 둘째, 아빠보다는 엄마가 부족한 잠으로 규칙적인 스케줄을 지키기 힘들어하기 때문이다. 엄마는 아기가 잠들었다는 아빠의 전화를 받기 전까지 산책을 하거나, 카페에서 커피를 마실 수 있다. 친구를 만나 놀아도 좋다. 어떤 엄마는 아기가 잘 때만 집을 비우는 것이 아니라 아예 하룻밤을 친구 집이나 호텔에서 보내며 그동안 부족했던 휴식과 수면을 보충한다. 금전적 여유가 있으면 1박 2일 동안 스파 호텔에서 자기관리를 하는 방법도 자신만이 아닌 가족을 위한 현명한 선택이다. 아기를 두고 어디 갈 수 없다는 엄마도 있지만 그래도 전혀 나쁠 것은 없다.

연구결과, 점진적 소거법이 성공하려면 4~9일이 걸린다고 한다. 빠르게 진전이 보이지 않는다면 수면훈련의 모든 요소를 갖추지 않았거나 취침시간이 너무 늦기 때문일 것이다. 아이가 낮잠을 제대로 안 자거나 잠을 재우는 방법에 일관성이 없기 때문일 수도 있다. 일반적으로는 아기를 '그냥' 안아서 부부 침대로 데려온 후 젖을 물려 재우는 함정에 빠지기 쉽다.

이 방법은 많은 부모에게 소거법보다는 잔인하지 않다는 인상을 주고 아이에게도 잘 통한다. 하지만 점진적 소거법은 완전 소거법보다 시간이 오래 걸리고, 연장된 시간을 기록해두어야 한다. 완전 소거법은 상대적으로 더 단순하고 성공하기 쉬운 방법이다. 따라서 향후 수면장애가 자연스럽게 다시 찾아온다면 점진적 소거법보다는 완전 소거법을 사용하는 편이 부모 입장에서 더 수월할 것이다.

아기가 심한 투정/산통으로 고생하거나 생후 4개월이 넘었다면 부모가 수면부족으로 기력이 바닥나고 아기도 피로가 지나치게 쌓였을 가능성이 높다. 따라서 일관성 있는 육아를 하기로 결심해도 아기가 우는 소리를 참고 견디지 못하고 무너지기 때문에 점진적 소거법에 실패하거나 성공하더라도 오래 걸릴 가능성이 높다.

반응 대가를 이용한 긍정적인 규칙과 점진적 변화

이 방법을 사용하면 취침 전쟁을 최소화할 수 있다. 취침 의식을 길게 늘려 차분하면서도 즐거운 시간으로 만들어주면 세컨드 윈드가 최소한으로만 발동하거나 나타나지 않는다. 침대에 눕히려 할 때 아이가 저항하면 즉각 침대에서 안아 올린다(반응 대가). 이후 다시 진정하면 달래는 취침 의식을 다시 시작한다. 아이는 잠드는 과정을 생각할 때 울음이나 불쾌한 감정이 아닌 부모의 달래기를 떠올린다(긍정적인 규칙). 그리고 침대에 누우면 잠을 잔다고 생각하기 시작한다. 이처럼 침대에서 수면을 연상하는 '자극제어' 기법은 뒤에 가서 자세히 설명하겠다. 아이가 저항 없이 잠이 들면 취침시간을 조금 일찍 앞당긴다(점진적 변화).

내가 경험해보니 이 방법을 사용하는 일부 부모는 현실적인 문제로 인해 밤늦은 시간에 피곤한 아이를 차분하게 돌보기 힘들어한다. 그들은 어서 개인적인 시간을 보내고 싶어 아이를 재우는 과정을 빨리 끝내기를 바란다. 이렇게 조급해하면 밤에 오랜 시간 침착하게 달랠 수가 없다. 이 방법과 아래에서 설명할 예고각성은 치밀하게 짜인 연구 환경에서는 잘 통하지만 실생활에서는 그리 효험을 보지 못할 수가 있다.

예고각성

예고각성이란 자녀가 밤에 일어나는 대략적인 시간을 알아두었다가 그 시간이 되기 전에 미리 깨워서 울음을 차단하는 방법이다. 필요하다면 젖을 먹이고 기저귀를 갈아준 후 다시 달래서 재우면 된다. 조디 민델Jodi Mindell 박사는 예고각성이 소거법보다는 느리지만 분명 효과가 있다는 사실을 증명했다.

대다수 부모는 예고된 시간에 어린 자녀를 깨우기를 꺼린다. 아이에게나 부모에게나 잠은 무척이나 소중하기 때문이다.

최근 티모시 모건탈러Timothy Morgenthaler 박사는 네 가지 수면문제 해결법에 대한 여러 논문을 검토해 근거가 탄탄한지 조사했다. 각각의 논문을 연구의 질적인 측면에서 분석했다. 예를 들어, 대규모 아동 집단을 대상으로 한 무작위 전향적 연구가 소수의 아동을 대상으로 하는 비무작위 후향적 연구보다 우수하다고 판단했다. 우수한 연구가 입증하는 권고안은 수면문제 해결법의 '표준'이다. 즉 그 방법의 효과를 뒷받침하는 근거가 확실하다는 뜻이다. 반면 상대적으로 질이 낮은 연구에서 입증하는 권고안은 '지침' 수준이라 효과를 장담할 수 없다.

유일하게 효과가 있다고 보는 표준 권고는 소거법이다. '일반적으로 효과가 있다고 알려져 있지만 완전 소거법을 받아들이는 부모는 많지 않다. 일부 부모는 공존 소거법이 더 받아들이기 편하다고 생각한다. 공존 소거법이란 방식은 비슷하지만 소거법을 실시하는 동안 부모가 아이 방에 남아 있는 방법을 말한다.' 다시 말해, 소거법이 현실적으로 가장 효과적이지만 일부 부모가 보기에는 너무 가혹한 방법이다.

지침 수준의 권고안에는 점진적 소거법, 반응 대가를 이용한 긍정적인 규칙과 점진적 변화, 예고각성이 포함된다. 하지만 '예고각성 기법은

선뜻 응하는 부모가 별로 없고 아주 어린아이에게는 그다지 쓸모가 없다는 연구결과가 있다.'

소거법과 점진적 소거법을 비교한 또 다른 연구에서는 소거법을 사용하는 부모가 육아 스트레스를 적게 느낀다는 사실이 밝혀졌다. 평범한 수면방해에 스트레스를 덜 받는 부모가 생일, 휴일, 질병 같은 특수 상황으로 수면습관이 바뀔 때마다 소거법을 실시하려 한다는 내 관찰과 일치하는 대목이다. 이렇게 반복적인 소거법은 보통 하룻밤이면 문제가 해결되는데 '재설정' 과정이라고도 부른다(자세한 설명은 뒷 내용 참조). 한 번이라도 용기를 내서 완전 소거법에 도전했다면 앞으로 필요할 때마다 다시 실행하기가 한결 수월해진다. 처음의 수면문제는 지나간 과거가 된다. 하지만 점진적 소거법은 효과를 보기까지 더 오랜 시간이 걸리기에 가뜩이나 육아 스트레스로 힘들어하는 부모는 수면습관이 바뀌어 아이가 지쳐도 웬만해서 그 방법을 다시 시도하려 하지 않는다. 이미 스트레스를 받고 있는 상황에 더 많은 스트레스를 유발하고 싶지 않기 때문이다. 그래서 처음의 수면문제를 다시 부르고 만다.

한편 아이가 더 크면 밤에 배가 고픈지 아닌지 확실하게 구분할 수 있으므로 완전 소거법을 사용하기 쉽고 그에 따라 부모가 더 일관적인 태도를 유지한다. 반대로 점진적 소거법은 사전에 계획을 치밀하게 짠 후, 며칠 동안 일관성을 유지하며 조금씩 계획을 수정해야 한다. 나는 쉽고 단순할수록 성공확률이 높아진다고 생각한다.

확인 후 달래기

밤에 우는 아이에게 달려가는 이 기법은 우는 아이를 무시하는 소거법에 비해 어렵지 않다. 일명 '확인 후 달래기' 기법은 아기가 울면 곧바로 아이 방으로 가 최소한으로 달래주는 것을 말한다. 쓰다듬고 토닥여주거나 '쉬쉬' 소리를 내며 진정시킨다. 아기 침대나 요람을 가볍게 흔드는 방법도 있다. 엄마가 즉각 반응하기 때문에 아이는 잠에서 완전히 깨지 않았고 아직 전력을 다해 울지도 않는다. 그래서 점진적 소거법과 달리 최소한의 달래기로도 충분하다. 아기의 울음소리가 들리자마자 불을 켜지 않은 채 조용히 방으로 들어가 괜찮은지 확인하고 부드럽게 달래준다. 하지만 아이를 들어 올려서는 안 된다. 그보다는 배를 문지르거나 머리카락을 쓰다듬거나 침대를 가볍게 흔들어주자. 흔들기, 노래 부르기를 최소한으로만 하고 필요하다면 젖을 물려 울음을 그치고 잠들게 한다. 확인 후 달래기 기법은 주로 애착육아(자세한 설명은 뒷 내용 참조)를 하는 부모가 관심을 보인다. 아이에게 '정서적으로 안정감'을 준다고 생각하기 때문이다. 울 때마다 응답을 받으므로 아이는 엄마에게 '버려졌다는 느낌을 받지 않고' 믿음을 키운다.

하지만 완전 소거법이나 점진적 소거법 등 울게 놔두는 방법이 아이에게 해롭다는 증거는 존재하지 않는다. 더 나아가 확인 후 달래기 기법을 사용하면 아이가 엄마의 관심을 받고 싶어서 더 자주 오랫동안 울게 될 위험이 있다. 그뿐만 아니라 밤에 우는 아기를 조금만 달래기는 무척 힘들다. 한편 아이가 충분히 잠을 자고 투정/산통이 심하지 않을 경우에는 괜찮은 방법이다. 이때 부모는 최소한으로만 관심을 보여서 아기가 스스로 잠드는 기술을 배우기를 바라야 한다. 우는 아이에게 달려가는 사람이 아빠라면 더욱 효과적이다. 흔히 저지르는 실수는 아기를 '딱 한 번만' 안아 올려 부부 침대로 데리고 온 후 젖을 먹여 다시 재우는 것이다.

문제가 빠르게 개선되지 않는다면 아이 스스로 잠드는 데 필요한 요소가 충족되지 않았거나 밤에 너무 늦게 잤기 때문이다. 낮잠이 부족하거나 재우는 방법에 일관성이 없기 때문일 수도 있다.

생후 6개월 이상의 아기는 '확인 후 달래기' 기법으로 성공할 가능성이 낮다. 달래기에 오히려 자극을 받은 아기는 엄마가 안아주고 같이 놀아주기를 바라며 더 심하게 울기 시작한다.

또한 산통을 앓은 적이 있고 부모가 달래야만 잠을 자거나 잠이 굉장히 부족한 상태일 때도 성공하기 어렵다.

소음기

끊이지 않고 들리는 소리는 간헐적인 소리의 신호 강도를 낮추는 역할을 한다. 탁상 선풍기를 틀거나 음악을 틀어주면 거리의 소음이 일부라도 줄어든다. 소음기는 안전을 위해 가장 낮은 강도로 설정하고 아기와 최대한 멀리 떨어뜨려놓아야 한다.

점진 요법

아기가 잠에서 깨도 혼자 힘으로 다시 잠들 때까지 밤에 자다 깨는 횟수를 조금씩 줄여가는 방법을 '점진 요법'이라 부른다. 기간을 정해두고 아이 방을 찾아가는 횟수를 줄이면 점차 달래지 않아도 아이 스스로 잠이 든다. 아이에게 자전거 타는 법을 가르쳐주는 과정을 연상하면 된다. 처음에는 엄마의 손이나 보조바퀴로 균형을 잡아주지만 아이가 자신감이 생기고 실력이 좋아질수록 도와주던 행동을 조금씩 줄인다. 다음은 자다 깨는 습관을 없애기 위해 단계적으로 점진 요법을 사용한 예시다.

- 아이가 울면 즉시 반응한다, 울음을 그칠 때까지 함께 있어준다
- 모유수유를 하지 않고 아빠가 젖병으로 우유를 먹인다
- 우유를 주스로 바꾼다
- 주스를 조금씩 희석해 나중에는 물만 준다
- 젖병을 주지 않는다
- 침대에서 안아 올리지 않는다
- 노래를 부르거나 말을 걸지 않는다
- 토닥이거나 손을 잡아주는 것 같은 스킨십을 최소한으로만 한다

- 눈을 맞추지 않고 무표정한 얼굴로 아이를 대한다
- 아이에게 손을 대지 않고 옆에 앉아만 있는다
- 며칠에 걸쳐 서서히 의자를 아기 침대에서 문으로 옮긴다
- 아이와 보내는 시간을 줄인다
- 울음소리를 듣고 반응하기까지의 시간을 늘린다

> **저자 한마디** ●
> 부모의 관심이 줄어들 때마다 아이가 현재의 습관을 포기하지 않으려고 안간
> 힘을 쓰므로 문제가 개선되기 전에 잠시 악화되는 상황을 대비해야 합니다.

아이가 조금 더 크고 자기 침대를 사용할 경우에는 점진 요법을 '의자 기법'이라고도 부른다. 침대 옆에 놓았던 의자를 문 밖까지 매일 조금씩 이동시키기 때문이다.

영국의 정신과 의사들은 잠자리에 들지 않으려 하거나 밤에 자다 깨는 3세 아동을 대상으로 실험을 했다. 상담을 받은 부모는 일주일 동안 수면일기를 썼고 실험 목표에는 아이가 자기 침대에서 자는 것, 밤새도록 침대에서 나오지 않는 것, 밤에 부모를 깨우지 않는 것이 포함되어 있었다. 실험 과정에서 아이의 수면문제를 강화하는 요인을 찾아 점차 없애 나가거나 강화 효과가 적은 보상으로 임시 대체했다. 이는 갑작스럽게 상황을 바꾸지 않고 점진적으로 개선하는 방법이었다. 연구에 참여한 부모는 다음과 같은 방식으로 버릇을 강화하는 요소를 점차 제거했다. (1) 아빠가 15분 동안 침대에서 동화책을 읽어준다. (2) 아이가 잠들 때까지 아빠가 방에서 신문을 읽는다. (3) 최소한으로만 돌보고 다시 침대에 눕힌다. (4) 아이가 잠들기 전에 아빠가 방에 있는 시간을 조금씩 줄인다.

다른 방법도 있었다. (1) 부모가 번갈아가며 아이에게 반응한다. (2) 우유는 먹이지 않고 울음을 그칠 때까지 안아서 달래준다. (3) 아이가 잠들 때까지 침대 옆에 앉아만 있는다. (4) 취침시간에 아이와 스킨십

을 최소화한다.

이 연구에 참가한 아동 84%가 발전된 모습을 보였다. **점진 요법의 성공확률을 높이는 두 가지 요인이 부모와 관련 있다는 점은 놀랍지 않다. 즉 부부 간의 불화가 없고 상담시간에 부부가 함께할수록 성공확률은 높아진다.** 또한 잠들기를 거부하는 등의 한 가지 문제가 사라지거나 줄어들면 밤에 자다 깨는 것처럼 다른 문제도 빠른 속도로 사라졌다. 연구에 참가한 엄마의 절반이 정신적 문제로 치료를 받아야 했지만 그렇다고 아이의 문제해결에 '지장을 주지는 않았다'.

이 연구는 아이의 행동을 바꾸려면 전문가의 직접적인 지도를 받아야 한다고 강조한다. 물론 부부 간의 갈등이나 엄마의 우울증 같은 문제도 고려해야 하고 이것이 치료의 성패에 영향을 미치지만 가장 초점을 맞춰야 할 대상은 아이의 행동이다.

영국의 또 다른 연구팀은 잠자리에 들기까지 적어도 1시간이 걸리는 아이, 하룻밤 최소 세 번은 깨서 20분 이상 다시 잠들지 못하는 아이, 자다가 부모 침대로 가는 아이를 대상으로 실험을 했다. 가장 먼저 부모는 자녀의 현재 수면패턴을 수면일기에 기록했다. 이후 심리치료사가 부모와 상담을 하며 점진 요법을 바탕으로 한 프로그램을 짜주었다. 부모의 관심을 '조금씩 줄이고' 말을 잘 들으면 긍정적인 강화를 추가했다. 또 취침시간을 앞당기고 취침 의식을 만들었다. 바로잡아야 할 행동을 확인한 후 각 아이에게 맞는 프로그램이 만들어졌다. 엄마들은 정신적인 문제가 있는지 검사를 받았다. 정신건강 문제가 있는 엄마는 치료를 중단할 가능성이 높았다. 이는 치료 과정이 얼마나 힘겨울지 알 수 있는 부분이다. 하지만 네다섯 차례에 걸쳐 과정을 완수한 가족은 90%가 성과를 올렸다. 논문 집필진은 이렇게 결론을 내렸다.

아동의 취침습관이 매우 짧은 시간 내에 급변할 수 있다는 사실은 밤에 자다 깨는 행동에 부모의 반응이 아주 중요한 역할을 한다는 것을 증명한다. 수면장애의 원인이 아동의 불안감이거나 부모의 무관심이라면 부모의 관심을 줄여 수면패턴을 빠르게 개선하는 효과를 얻지 못한다. 치료에 성공하기 위해 목표 행동을 단계별로 분석하는 데 부모의 도움이 필요하다. 한 번 성과를 올리면 부모의 사기와 자신감이 올라갔고 밤에 평온한 나날이 이어짐으로써 앞으로도 치료를 계속하겠다는 의지가 굳건해진다.

여러 연구를 보면 소거법을 실시했을 때도 점진 요법을 실시한 후와 마찬가지로 부모의 태도가 개선되었다. 자세한 설명은 뒷 내용을 참고하기 바란다.

중요

부모의 관심을 줄여 수면패턴을 빠르게 개선할 수 있다는 사실은 수면장애의 원인이 부모의 무관심이나 아동의 불안감이 아님을 증명합니다.

나도 이런 사례를 수없이 보았다. 약간이라도 진전이 있으면 자신감이 붙어서 아이에게 단호한 태도로 나가도 죄책감 때문에 포기하는 일이 없다. 점진적 소거법으로 성과를 올린 후 사기와 자신감이 증가하면 소거법으로 바꿀 용기도 생긴다. 그렇게 되면 불가피한 수면장애가 다시 나타나도 소거법에 또 도전하기 쉽다.

아이가 진료실에서 치료 계획에 귀를 기울이는 것 같을 때도 있다. 무언가 달라지리라 예상해서인지 바로 그날부터 아이가 잠을 잘 잤다는 이야기가 많이 들린다. 나는 아이가 부모의 침착하고 다정하면서도 단호한 태도에서 변화를 예감하고 그에 반응한다고 생각한다.

오랫동안 여러 가지 방법으로 달래주다가 조금씩 아이에게 관심을 끊는 방법(점진 요법)은 치료 과정이 부드럽게 진행된다는 장점이 돋보인다. 하지만 짧게는 며칠에서 길게는 몇 주씩 걸리기 때문에 중간중간 아이가 울음을 터뜨린다는 단점도 있다. 점진 요법이 부분적으로만 성공하거나 완전히 실패하는 주요 요인은 다음과 같다. (1) 부모가 계획과 스케줄을 잘 세워도 생활하다 보면 예측할 수 없는 일이 터진다. (2) 간헐적 긍정 강화가 습관을 굳히는 힘이 얼마나 강한지 모른다('이번 한 번만 우유를 줘야지.'). (3) 부모가 지치고 참을성을 잃어서 결심이 약해진다.

앞에서 말했듯 점진적으로 개선하는 방법(점진 요법이나 점진적 소거법)으로 시작했다가 답답하고 피곤해서, 혹은 완벽하게 성공을 거두지 못해서 소거법으로 넘어가는 부모가 많다. 무엇보다도 어느 방법으로든 조기에 시작해 진행 과정을 지켜보는 것이 성공의 지름길이다.

그네

아기를 깊게 재울 때 그네를 사용할 수 있다. 산통이 있으면 그네에서만 낮잠을 자는 아기도 있다. 돌봐줘야 할 아이가 더 있는 부모가 주로 사용하고 단순히 습관적으로 쓸 수도 있다. 하지만 달래기에 항상 그네를 사용하면 아이가 스스로 잠드는 법을 배우지 못한다. 아이가 그네에서 잠이 들었다면 낮잠시간 내내 그네에 두거나 아기 침대로 잠자리를 옮겨준다. 결국에는 모든 아이를 아기 침대로 옮겨 혼자 힘으로 잠드는 법을 배우게 해야 한다. 그러나 그네에서 아기 침대로 잠자리를 옮긴다고 무조건 수면훈련이 되지는 않는다. 아기가 잠드는 기술을 습득하고 저항 없이 아기 침대를 받아들이기까지 몇 달이나 고생해야 하는 경우도 있다.

그네에서 아기 침대로 잠자리를 바꿀 때 다른 요인도 도움이 된다. 가령 취침시간이 빨라지는 생후 6주경에 취침시간을 앞당기며 아기가 졸면서 반쯤 깨어 있을 때 침대에 눕히면 세컨드 윈드가 예방된다. 또한 생후 3~4개월 이전에는 낮잠 사이의 간격을 짧게 유지하고 3~4개월이 지나면 달래서 재우는 과정을 낮잠리듬과 일치시킨다. 생후 6개월이 지나면 아이가 더 큰 소리로 오랫동안 저항할 수 있으니 싫다고 우는 소리를 무시할 필요가 있다.

그네에서 아기 침대로 옮기기 위해서는 우선 움직이는 그네에서 깊은 잠이 들면 그네를 끄고 그대로 놓아둔다. 움직임이 없는 곳에서 자는 데 익숙해지게 하는 것이다. 나중에 깊은 잠이 들었을 때 아기 침대로 옮긴다. 그다음에는 아예 그네를 사용하지 않는다.

아기가 생후 6주를 넘지 않았고 산통이 없다면 그네를 사용할 필요가 없다. '아침에' 일어나서 1시간쯤 지나면 졸면서 반쯤 깨어 있는 상태로 아기 침대에 눕히는 연습을 한다. 처음에는 몇 분 동안 가볍게 울지도 모른다. 아침에 일어나 1시간 후로 시간을 정하는 이유는 밤잠을 자고 일어나 피로가 풀린 상태라 세컨드 윈드를 막을 수 있기 때문이다.

생후 6주 이상인 아이도 그네를 치우고 졸지만 반쯤 깨어 있는 상태로 '침대에 눕혀' 스스로 잠드는 기술을 터득하게 한다. 아빠가 달래서 재워도 효과적이다. 이때도 침대에 눕히면 작게 칭얼거릴 수 있으니 몇 분 동안 무시하며 아이가 스스로 잠드는지 지켜본다. 하지만 큰 소리로 울음을 터뜨리면 안아 올리고 다음을 기약하라.

그네에서 아기 침대로 옮기는 과정에서 계속 큰 소리로 운다면 더 오랜 시간 그네에 놓아둔다(움직여도 되고 전원을 꺼도 된다). 그네에서 아기 침대로 무사히 옮겼어도 그네에서 잘 때보다 낮잠이 짧아진다면 낮잠시간을 잠시 앞당겨보자. 이후 아기 침대에서 자는 시간이 늘어나면 낮잠시간도 원상태로 되돌린다.

시행착오는 피할 수 없다. 성공하는 듯 보이다가도 다시 문제 행동이 나타나 좌절감도 들 것이다. 하지만 아이의 나이에 맞는 계획을 고수하고 잠에 필요한 요소(취침시간, 밤에 깨지 않는 강화수면, 낮잠 타이밍)를 전부 고려한다면 성공이 멀지 않다.

🌙 낮잠훈련

생물학적 낮잠리듬은 생후 3~4개월부터 발달하기 시작해 6개월이면 완전히 자리를 잡는다. 따라서 생후 3~4개월이 되었으면 졸면서 반쯤 깨어 있는 상태로 달래는 시점을 생물학적 낮잠리듬과 맞춰야 한다. 가장 먼저 발달하는 것은 오전 낮잠이다. 초반에는 규칙적이어도 짧게만 자고 일어난다. 낮잠훈련은 생후 3~6개월 사이에도 아기가 준비가 되었다고 생각하면 시작해도 좋다. 생후 6개월이 넘었다면 언제라도 괜찮다. 하지만 6개월 이전에는 낮잠리듬이 아직 약하기 때문에 실패할 가능성이 높다. 그렇더라도 며칠간 시도해봐서 나쁠 것은 없다. 특히 산통을 앓았던 아이는 아주 조용하고 어두운 방에서만 낮잠을 잘 자지만 다른 아이는 그렇게 예민하지 않다. 집 안의 다양한 공간에서 실험을 해보자. 도로 소음이 심한 어떤 집은 임시로 어둡고 조용한 대형 드레스룸 문을 열어 낮잠 장소로 이용했다. 빛이나 소리도 영향을 미치지만 밤잠을 제대로 자지 못한다면 어느 나이에서든 낮잠훈련이 실패할 수 있다.

낮잠훈련의 순서는 다음과 같다. 아기를 달랜 후 졸면서 반쯤 깨어 있는 상태로 잠자리에 눕힌다. 때는 오전 9시경이 적당하고, 아침에 일찍 일어났다면 가능한 한 오전 9시와 가까운 시간에 시작한다. 아이가 낮잠을 1시간보다 적게 잘 시나리오는 세 가지가 있다.

1. 아이를 내려놓으면 울음을 터뜨리고 절대 잠들려 하지 않는다. 그럴 때는 1시간 동안 반응하지 말고 무시하며 오전 낮잠을 시도한다. 아이가 정 잠들지 않는다면 1시간 후에 침대에서 안아 올리고 열심히 같이 놀아준다. 일종의 1시간 상한 소거법이라고 생각하면 된다. 점진적 소거법과 확인 후 달래기 기법은 낮잠에 잘 통하지 않

는다. 낮잠시간이 그리 길지 않기 때문이다.

2. 아기를 내려놓았을 때 곧바로 잠이 들거나 잠시 혼자 있다가 잠이 든다. 하지만 수면시간은 **30분이 채 되지 않는다**. 그럴 때는 두 가지 중에서 선택할 수 있다.

A. 아주 잠깐만 젖을 먹이거나 흔들어주고 쓰다듬어주며 '쉬쉬' 소리를 내 최소한으로 달랜 후에 아이를 혼자 놔두는 방법으로 낮잠을 연장한다. 그래도 계속 자지 않고 운다면 낮잠을 여기서 끝내거나 30분 더 울게 놔두며 다시 잠들지 지켜본다. 30분 후에도 안 자고 있다면 안아 올리고 적극적으로 같이 놀아준다.

B. 30분 더 반응하지 않고 도움 없이 잠드는지 지켜본다. 30분이 지나도 깨어 있다면 안아 올리고 적극적으로 같이 놀아준다.

낮잠을 연장시키려는 시도나 30분 더 아기를 무시하는 방법으로 효과가 나타나지 않는다면 과감하게 포기하자. 생후 6개월이 넘으면 둘 중 어느 방법도 통하지 않는다.

3. 아기를 내려놓았을 때 곧바로 잠이 들거나 잠시 혼자 있다가 잠이 든다. 하지만 수면시간이 **30분은 넘지만 1시간에 턱없이 미치지 못한다**. 그럴 경우에는 아주 잠깐만 젖을 먹이거나 흔들어주고 쓰다듬어주며 '쉬쉬' 소리를 내 최소한으로 달랜 후에 아이를 혼자 놔두는 방법으로 낮잠을 연장한다. 길어질수록 낮잠을 연장하기 어려우므로 낮잠시간을 끝내고 아이와 함께 즐겁게 보내도 좋다. 하지만 혼자 힘으로 다시 잠드는지 보려고 30분 더 무시하는 방법은 절대 사용하지 말아야 한다.

세 가지 시나리오 모두 생후 6개월이 안 된 아기는 안아 올린 후 같이 놀아주며 오후 낮잠시간까지 깨워두어야 한다. 목표는 정오에서 오후 1시까지이지만 오전 낮잠을 자지 않았거나 짧게만 잤다면 오전 10~11시까지밖에 버티지 못할 수 있다. 한편 생후 6개월보다 한참 어린 아기는 하루 종일 수면시간을 최대로 늘리고 울음을 최소한으로 줄이는 데 집중한다. 단 깨어 있는 시간을 짧게 유지하고 졸면서 반쯤 깨어 있는 상태로 자리에 눕힌다. 또 아빠나 다른 사람의 도움을 받아 밤잠을 푹 자게 한다. 생후 6개월 이전의 아기는 밤잠을 잘 자기 시작하고 며칠이 지나면 오전 낮잠의 체계가 잡힌다.

'오전 낮잠'은 '오후 낮잠'에 앞서 발달한다. 오전 낮잠의 토대가 밤잠인 것처럼 오후 낮잠의 토대는 오전 낮잠이다. 따라서 자녀가 생후 6개월이 되지 않았다면 오전 낮잠부터 습관으로 들인 후 오후 낮잠을 공략하는 것이 좋다.

만약 자녀가 생후 6개월을 넘겼다면 두 가지 낮잠리듬이 다 발달했을 테니 다음의 방법으로 오후 낮잠에 도전하자. 일단 오전 낮잠패턴이 잡히면 아기를 정오에서 오후 1시 사이에 졸면서 반쯤 깨어 있는 상태로 침대에 눕힌다. 오전 낮잠은 보통 규칙적이지만 짧기 때문에 필요하다면 더 일찍 눕힌다. 혹은 오전 낮잠과 오후 낮잠 훈련을 동시에 실시해도 무방하다. 위에서 설명한 세 가지 시나리오는 오후 낮잠훈련에 적용해도 된다.

늦은 오후에 세 번째 낮잠을 자는 아기도 있지만 짧게 끝나고 시간도 불규칙적이다. 다른 아기는 아예 세 번째 낮잠을 자지 않는다. 혹시 세 번째 낮잠을 재우려는데 아기가 운다면 즉각 안아 올린다. 세 번째 낮잠은 일명 '울지 않는 낮잠'이다. 침대에 눕자마자 아기가 운다면 곧바로 안아 올려야 하고, 아이를 달래거나 무시하는 방법으로 낮잠을 연장하지 않는다. 일반적으로 세 번째 낮잠을 너무 늦게 자거나 오래 잔다면 밤에 일찍 잘 수 없다. 오후 4시 넘어서까지 세 번째 낮잠을 자면 이른 밤잠리듬과 취침시간을 맞추기 힘들어진다.

　앞에서 말한 것처럼 낮잠습관을 들일 때는 엄마가 집을 나가고 아빠가 아기를 재워야 가장 효과가 좋다. 아기는 후각으로 엄마가 없음을 판단하고 아빠가 달래기를 할 때 저항하지 않는다. 그러니 낮잠훈련은 가급적 아빠가 집에 있는 주말에 시작하라.

☾ 밤잠은 잘 자는데 낮잠을 못 자는 이유

아기의 낮잠(그리고 밤잠)을 결정하는 요인은 크게 세 가지다.

1. 부모의 행동 부모가 집밖에서 볼일을 보거나 친구와 어울리는 동안에는 낮잠시간이 짧고 깊은 잠을 자지 못해 원기회복 효과가 별로 없다.

2. 아이의 선천적인 특징 예를 들어 일부 아이는 '규칙적'인 성격을 지녔다. 그런 아이는 다른 아이에 비해 수면리듬이 더 규칙적이다. '불규칙적'인 아이를 키우는 부모는 자연히 답답함을 느끼게 된다. 더 '규칙적'인 아이보다 자녀의 수면패턴이 종잡을 수 없기 때문이다. 기질은 대개 타고나기 때문에 '불규칙적'인 자녀의 수면 스케줄을 예측 가능하게 만들기 위해 '규칙적'인 아이의 수면 스케줄을 베낀다고 해서 효과를 볼 수는 없다. 타고난 기질 중에는 '민감도'도 있다. 민감도란 아이에게 반응을 이끌어내기 위해 필요한 외부 자극의 양을 의미한다. 일부 아이는 상대적으로 더 민감하고 반응 역치가 낮다. 그래서 빛, 소음, 진동으로 쉽게 자극을 받는다. 개개인마다 낮잠의 길이도 유전적으로 다르다. 생후 18개월까지 낮잠을 오래 자는 아이가 있는가 하면, 짧게 자고 끝내는 아이도 있다. 세 가지 요인 모두 밤잠보다는 낮잠에 영향을 미친다.

3. 아이의 환경 빛과 소음, 진동은 밤잠보다 낮잠에 영향을 준다.

부모는 다음의 세 가지 이유로 낮잠보다 밤잠에 더 영향을 미친다.

1. 저녁 무렵 피곤해진 부모는 정말로 아이를 재우고 싶어 한다. 아이의 건강도 하나의 이유지만 둘만의 오붓한 시간을 보내고 싶은 마음도 있다. 부모는 더 일관성 있는 취침 의식을 지킬 수 있다.
2. 생후 6주 이후에 발달하는 아이의 밤잠리듬은 강력하고 예측하기 쉽다.
3. 밤은 낮보다 더 어둡고 조용하며, 밤잠은 밖이 아닌 집의 아기 침대에서 잔다.

부모는 다음의 세 가지 이유로 낮잠에 미치는 영향력이 적다.

1. 낮에는 개인적인 볼일, 약속, 손님, 다른 자녀 같은 요소가 아기의 낮잠과 충돌된다. 다른 일을 해야 하는 시간에 쫓겨 일관성 있게 낮잠 일과를 지키기 힘들다. 어린이집에 다니거나 보모, 조부모가 육아를 담당하면 낮잠과 관련한 변수가 더 많아진다. 또한 전자기기에 정신이 팔려 있으면 미묘한 졸음 신호를 알아차리지 못해 낮잠 타이밍을 놓치고 만다. 부모가 맞벌이를 하는 집도 취침시간이 너무 늦어지기 쉽고, 아이에게 마음을 너무 쓰는 보모는 밤에 아이 혼자 잠을 자지 못하게 할 수 있다. 그래서 양질의 밤잠을 자지 못하고 낮잠에도 문제가 생긴다.
2. 낮잠리듬은 생후 3~4개월 즈음 발달하기 시작하며 생후 6개월은 되어야 예측 가능하고 길어진다. 따라서 생후 6주와 6개월 사이에 밤잠은 부모가 예측할 수 있는 시간에 자지만 낮잠은 그렇지 않다. 낮잠은 시간이 흐르며 변화를 겪는다. 아이가 클수록 낮잠 횟수가 줄고 나중에는 낮잠을 자지 않는다. 규칙적이지 않은데다 갈수록

횟수도 줄기 때문에 언제 졸음이 오는지 리듬을 잡기 힘들다. 같은 나이라도 주변 환경의 자극에 민감하고 낮잠리듬이 규칙적인 기질을 타고났느냐 아니냐에 따라 낮잠은 크게 달라진다. 앞에서 설명한 것처럼 선천적으로 낮잠을 오래 자는 아이도 있고, 적게 자는 아이도 있어 낮잠패턴은 더욱 다양해진다.

3. 낮에는 빛이 환하고 더 시끄럽다. 낮잠시간에 바깥으로 나가 아기띠나 유모차에서 잠을 잘 수도 있다.

> **저자 한마디** ··
> 오전 낮잠을 오전 9시에, 오후 낮잠을 정오에서 오후 2시 사이에 재우기 위해서는 다른 때에 아기를 재우지 않아야 합니다. 그렇지 않으면 이 낮잠 스케줄에 절대 맞추지 못합니다.

기상시간을 조정한다

만약 취침시간이 너무 늦다면 자지 않겠다고 거부하거나 밤에 자다가 깰 수 있다. 늦은 취침시간이나 분산수면으로 기상시간도 늦어지고 낮잠 스케줄도 엉망이 된다. 부모가 취침시간을 간단하게 앞당기고 싶다면 아이를 오전 6~7시 같은 이른 아침에 깨운다. 이렇게 하면 밤잠의 일주기 리듬을 앞당길 수 있다. 특히 일어나서 밝은 햇빛을 맞으면 더 효과적이다. 바꿔 말하면 아이의 밤잠리듬이 이제는 더 일찍 시작하는 것이다. 리듬이 바뀌면 부모는 취침시간을 앞당기기 수월해진다. 논문을 보면 다른 방법을 사용하지 않고 기상시간만 앞당기는 사소한 변화로도 밤에 자다 깨는 횟수가 급격히 줄어든다고 한다. 이는 아이가 잠드는 시간이 특히 중요하다는 사실을 확실하게 증명해준다.

• 언제 하루를 시작할 것인가

소거법, 점진적 소거법, 확인 후 달래기 기법 등으로 수면문제를 해결할 때 아이는 오전 6시경 하루를 시작할 것이다. 6시는 대략적인 시간이다. 오전 5시 30분이나 6시 30분도 당분간은 기상시간이 될 수 있다. 하지만 그보다 이른 새벽 4시나 4시 30분에 일어나서는 안 된다. 그때 일어나면 다시 잠들기 힘들어지고 그 정도로 일찍 하루를 시작하면 오전 8시만 되어도 졸음이 쏟아져 오전 9시나 오후 12~1시 낮잠을 결코 재울 수 없다. 자녀의 나이에 따라 새벽 4~5시경 조용히 젖을 먹이고 기저귀를 갈아주면 그 후에 울음소리가 들려도 무시한다. 배고파하지 않는다면 아예 아이 방으로 들어가지 않을 수도 있다.

• 너무 이른 기상시간

생후 몇 개월이 지나고 밤잠과 낮잠리듬이 자리를 잡으면 몇몇 아이는 **잠을 아주 충분히 잤기 때문에** 부모로서는 너무 이른 시간에 기상한다. 새벽 5시~5시 30분만 되어도 하루를 시작할 준비가 완료되었다. 여기서 잠을 아주 충분히 잤다는 말은 취침시간이 이르고 밤에 자다 깨지 않으며 낮잠에 전혀 문제가 없다는 의미다. 이런 아기의 아침잠을 날리는 방법은 나로서도 알 길이 없다. 많은 부모는 아이를 밤늦게 재우면 아침에 늦게 일어난다는 논리에 끌리겠지만 하루에 낮잠을 두세 번 자야 하는 생후 몇 개월 때는 그 논리가 통하지 않는다. 그리고 늦게까지 재우지 않으면 잠들기를 거부하거나 밤에 자다 깨는 버릇이 생기는 역효과가 일어난다. 하지만 시도해서 나쁠 것은 없다. 점진적으로 취침시간을 뒤로 미뤄보자. 만약 잠을 거부하는 행동이 나타난다면 그때 포기한다. 조금 더 커서 낮잠을 한 번만 자는 아이는 성공할 가능성이 반반이고, 잠을 거부하는 취침 전쟁이 벌어지지 않는 한 상황에 따라 몇 주간 계속해도 된다. 밤잠을 푹 자지만 낮잠은 자지 않는 아이의 취침시간을 늦추는 작전은 성공할 때도 있다. 하지만 원하는 결과를 얻기까지 몇 주나 걸릴 수 있다. 문제 개선에 오래 걸리는 이유는 취침시간을 조금씩만 늦춤으로써 기상시간을 뒤로 옮기는 힘을 아주 서서히 만들고 있기 때문이다.

결국 '잠이 충분한 아기'는 스스로 더 늦게 잠이 들지만 그러는 시기는 생후 4~12개월 사이다. 그때까지는 아침에 일찍 깨는 아기를 감당하기 위해 부모도 이른 시간에 잠자리에 들기를 권한다.

간혹 부모가 의도치 않게 너무 이른 기상시간을 유도해 습관으로 굳히는 경우도 있다. 새벽 5시에 잠을 깨는 3세 아이가 있다고 상상해보자. 부모는 자신들이 잠을 더 잘 수 있도록 아이에게 비디오테이프를 틀어준다. 이제 비디오 보는 즐거움을 안 아이는 아침에 가벼운 잠을 떨치고 일어나는 법을 배워 더 이른 시간(새벽 4~5시)에 억지로 깨고 부모가 달래서 재우지 않으면 다시 잠들지 않는다. 내 경험상 부모가 비디오를 끊고 반항을 외면하면 결국 아이는 더 늦게까지 잠을 잤다. 이른 아침에 부모가 어린아이와 아주 재미있게 보내는 시간도 '기상시간'에 비슷한 효과가 있는지는 모르겠다. 나는 새벽 5시~5시 30분의 기상시간이 점점 앞당겨지는 아이(이 아기는 완벽하게 숙면을 취하고 저녁 일찍부터 잠자리에 들었다)를 둔 부모에게는 5시 30분에 아이 방으로 가되 심한 자극을 주지 말라고 조언했다. 자극은 주지 말라는 말은 평소처럼 환하게 불을 켜고 큰 소리로 반가운 인사를 하지 말고, 어둡고 조용한 방에서 부드럽게 기저귀를 갈아주고 젖을 먹이라는 뜻이다. 그렇게 하면 엄마 아빠와 즐겁게 놀기 위해 이른 아침잠을 거부하는 행동을 미연에 방지할 수 있다.

피로가 무척 쌓인 아기는 취침시간을 늦추면 문제가 더 심각해진다. 숙면을 취한 아이와 반대로 피곤해하는 아기는 저녁 무렵 신경이 극도로 예민한 상태이기 때문에 한밤중이나 얕은 잠을 자는 이른 아침에 쉽게 잠들지 못하고 자주 깬다. 스스로 잠드는 기술이 없는 아이라면 더더욱 그렇다. 오히려 이런 아이는 취침시간을 앞당겨 밀린 잠을 해소하면 새벽 4~5시에도 편안해져 부모의 도움 없이도 다시 잠들 수 있고 더 늦게까지 잠을 잔다. 기상시간이 너무 이른 문제를 해결하려면 건강한 수면의 모든 요소가 충족되어야 한다.

지나치게 피곤한 상태로 너무 일찍 일어나는 아이가 흔히 보이는 문제가 있다. 그 나이대에는 하루에 오후 낮잠 한 번만 자야 하는데, 그 대신 이른 낮잠을 자는 것이다(너무 일찍 일어났기 때문에). 이런 아이는 낮잠을 자야 할 오후 12시에서 2시 사이에 피곤하지 않아 더 늦게 낮잠을 잔다(오후 2~3시). 그러는 바람에 취침시간이 늦어지고 기상시간은 더 빨라진다. 우리의 목표는 낮잠리듬에 맞춰 낮잠을 재우는 것이다. 따라서 이런 악순환을 끊기 위해서는 낮잠을 오후에 딱 한 번 재우도록 노력해야 한다. 아이가 너무 일찍 일어났기 때문에 늦은 아침시간은 견디기 힘들 수 있다. 밤잠을 푹 자고 아침에 일어났다면 오전 10시에서 정오까지 피곤해도 비교적 버티기 쉬워진다. 반면 오후 전에 낮잠을 허용하면 부모와 아이 모두 휴식이 필요한 오후 4~5시가 더욱 버티기 힘들어진다. 그보다 이른 시간에 낮잠을 한 번 재우면 취침시간이 앞당겨져 기상시간이 너무 이른 문제를 해결할 수 있다. 잠이 잠을 부른다는 사실을 명심하자.

☾ 부모가 취침시간을 정한다

데이터를 보면 1970년대 이후로 아이의 취침시간은 점점 늦어지고 있다. 아이고 이글로스타인Igo Iglowstein 박사는 세 가지 출생 집단(1974~78년, 1979~85년, 1986~93년)을 연구한 결과, 생후 6개월에서 5년 된 아동이 갈수록 늦게 잔다는 경향을 발견했다. 첫 번째 집단에서 2세는 오후 7시 8분에 잠자리에 들었고 세 번째 집단의 경우는 오후 8시 30분에 잠을 잤다. 취침시간이 늦어지는 경향은 앞에서도 이야기했고 곧이어 그 이유를 자세히 알아볼 예정이지만 침실에 텔레비전을 두는 요인이 두드러지게 나타났다. 10~14세의 경우, 첫 번째 집단과 세 번째 집단의 취침시간은 각각 오후 8시 45분~8시 59분과 오후 9시 43분~10시 2분이었다. 통계적으로 차이는 그리 크지 않다.

하지만 14세 아이에게 **19분 차이**는 중요하게 작용한다. 미셸 쇼트 Michelle Short의 연구는 주중에 부모가 취침시간을 정해 일찍 잠을 재우면 수면시간이 늘어나 낮에 졸리지 않고 피로감을 덜 느낀다는 사실을 증명했다. 연구에 참여한 십대 아이는 주중에 부모가 취침시간을 정해 주지 않은 아이에 비해 23분 일찍 잠을 잤고, 평균적으로 수면시간이 19분 많았다. "매일 19분을 추가로 잔다고 하면 사소해 보일 수 있지만 이렇게 **잠이 쌓이자** 낮 동안의 활동이 원활해졌고 더 나아가 정서 조절 능력이 개선되고 정신질환 위험이 줄어드는 **효과를 보였다.**" 1장에서도 말했지만 수면에 관해서라면 작은 변화로도 큰 영향력을 가져올 수 있다.

> **저자 한마디** ·
> 겨우 19분만 잠을 더 자도 아이에게 이로운 효과가 나타납니다.

이글로스타인 박사가 마지막으로 연구한 집단은 1993년에 태어났다. 그 후로 밤에 침실에서 화면이 있는 전자기기를 사용하는 추세가 급격히 증가해 나이를 가리지 않고 모든 아이의 취침시간이 더욱 늦어졌다.

임시로 오후 5시 30분에 재운다

오후 5시 30분이라는 임시 취침시간은 짧은 낮잠이나 생물학적 리듬과 어긋나는 낮잠, 너무 늦은 취침시간, 밤의 분산수면, 낮잠 횟수 감소 등으로 잠이 밀렸을 때 효과적이다. 오후 5시 30분 취침시간으로 성과를 올리기까지 얼마나 걸릴까? 여러 변수에 따라 다르다. 평소에 잘 자다 갑자기 수면장애가 생겼을 수도 있고, 만성적인 수면문제가 있을 수도 있다. 산통, 수면훈련, 강화수면이나 분산수면, 낮잠 횟수, 어린이집 같은 요소로도 기간은 달라진다. 나이가 많고 수면부족이 심할수록 안정을 찾기까지 더 오랜 시간이 걸린다. 하룻밤 사이에 감쪽같이 문제가 해결되리라는 기대는 버리자(하지만 불가능한 얘기는 아니다). 동시에 모든 수면문제를 공략해야 한다. 나머지 수면문제를 다 무시하고 취침시간만 오후 5시 30분으로 정한다고 기적처럼 치료가 되지는 않는다. 변화의 효과가 확실히 나타나는지 보려면 최소 5~7일은 기다려야 한다. 어떤 부모는 아이의 수면을 개선하기 위해 변화를 시도했다가 며칠이 지나도 진전이 보이지 않자 포기하거나 다른 방법으로 바꾼다. 그러다 보니 짧은 시간 내에 너무 많은 방법을 사용하고 전혀 성과가 보이지 않아 답답함만 느낀다.

임시 취침시간 오후 5시 30분이 도움이 될지 어떻게 알 수 있을까? 해답은 오후 4~5시 사이 아기의 모습에 있다. 조금 언짢고 쉽게 투정이나 짜증을 부리며 기력이 없고 예민하다면 수면탱크가 바닥났으니 오후 5시 30분이나 그 이전으로 취침시간을 임시로 옮겨야 한다는 뜻이다. 아이가 텔레비전이나 DVD를 시청하고 있으면 위와 같은 수면부족의 신호를 알아차리기 힘들다. 사람들을 명랑하게 대하고 침착하며 집중력이 높고 부모에게 매달리지 않는다면 현재 취침시간에 문제가 없다는 의미다. 갑작스럽게 수면 스케줄이 어긋난 후 단 하룻밤 취침시간을 5시 30분으로 앞당기는 부모도 있다. 이것이 재설정 기법이다(아래 참조).

재설정 기법

아이가 평소 잠을 잘 자다가 졸음이 누적되거나 수면무력증을 겪는다면 심각한 수면장애가 나타나기 전에 재설정 기법으로 부족한 잠을 얼른 채워주어야 한다. '재설정'이란 부족한 잠을 채워주기 위해 딱 하룻밤 극히 이른 시간으로 취침시간을 옮기는 것을 말한다. 저항과 핑계는 전부 무시하기 바란다(소거법). 빠르게 건강한 수면리듬을 되찾아야 한다. 어떤 가정에서는 1년에 한두 번만 재설정 기법을 사용하지만, 1년에 여러 차례 재설정이 필요한 가정도 있다. 다음은 일부 부모의 경험담이다.

저는 한 달에 한 번씩 5시 30분으로 취침시간을 재설정하는 방법이 지극히 정상이라고 생각합니다. 세 아이를 키우는데, 첫째가 그런 타입입니다. 밑의 두 아이는 감기나 여행으로 잠을 놓쳐도 알아서 보충해요. 하지만 첫째는 아닙니다. 큰아이가 잠을 더 자게 하려면 취침시간을 앞당기는 방법밖에 없습니다. 저희는 여행을 많이 하고 (친척들이 최소 5시간 거리에 살거든요) 집을 찾아오는 손님도 많습니다(한 달에 한 번은 한두 명이 꼭 와요). 병이나 여행 같은 이유로 재설정 기법을 사용한다면 잘하고 있는 거예요.

아들이 낮잠을 건너뛰었거나 너무 짧게 잤을 때(30분), 많이 피곤해할 때 재설정 기법을 사용합니다. 지난주에는 오후 5시 15분에 잠자리에 든 후 젖을 먹기 위해 중간에 두세 번 깼지만 다음날 아침 오전 6시 30분까지 잤어요. 재설정 기법은 효과적이지만 그 효과가 지연되는 경우도 있습니다. 밤에 일찍 자고 일어난 후 낮잠을 더 오래 자지만 평소 스케줄과 어긋납니다(오전 8시, 오전 11시, 오후 2시). 이럴 때는 하루 더 오후 6시에 잠을 재워야 정확한 스케줄대로 낮잠을 자더군요(오전 9시, 정오). 아이가 세 번째 낮잠을 자지 않는다면 취침시간을 오후 6~7시로 되돌립니다. 아들은 언제 잠을 자든 오전 6시 20분 정각에 일어나요. 더 일찍 일어날 일이 없기 때문에(더 늦게 일어날 일도 없고요) 아이를 위해서라도 일찍 잠자리에 눕히려 해요.

잠이 시작하는 시점을 잠깐 앞당김으로써 아이가 밤에 더 잘 자고 부족한 잠을 채울 수 있다. 이로써 낮잠의 질도 향상되고, 낮잠을 잘 자면 오후 6시 30분~7시처럼 취침시간이 조금 더 늦어진다. 하지만 문제가 해결된 후 취침시간을 미뤘더니 잠들기를 거부하고 밤에 자다 깬다면 취침시간을 오후 6시로 조정한다. 아이의 건강한 잠을 위해 이른 취침시간을 선택할 때는 시행착오가 따르기 마련이다.

☾ 이른 취침시간을 선택하는 법

취침시간을 조금만 앞당긴다

늦게 퇴근하거나 어린이집에서 아이를 늦게 데려오는 부모는 저녁에 아이와 함께 놀고 싶어 한다. 이런 시간을 중요하게 여기는 마음은 이해할수 있다. 그들은 근본적으로 이런 소통의 시간을 줄일 마음이 없기에 일부 부모는 취침시간을 15~20분쯤 조금만 앞당기기도 한다. 만약 잠이 부족한 아이의 문제가 그리 개선되지 않는다면(잠들기를 거부한다, 잠들기까지 오랜 시간이 걸린다. 밤에 자다 깬다, 낮에 행동·발달 문제를 보인다, 낮잠시간이 짧다) 취침시간이 여전히 너무 늦다는 뜻이다. 금방 좌절해 실패했다고 선언하지는 마라. 그보다는 4~5일간 취침시간을 15~20분씩 앞당긴다. 아이가 침착하게 침대로 갈 때까지 이 과정을 반복한다. 만약 아이가 졸음을 느끼고 고분고분 침대에 눕지만 쉽게 잠들지는 못한다면 과정을 거꾸로 돌려 15~20분 더 깨어 있게 한다.

그렇지만 이는 늦게 퇴근하는 부모에게는 불가능한 얘기다. 현실적으로는 육아가 다 그렇듯, 가능한 한 최선을 다하자. 예를 들어 아기는 오후 7시에 자야 하지만 부모는 8시가 최선이다. 그럴 때도 8시가 9시보다는 낫다. 인생이 완벽할 수는 없으니 너무 자책하지는 말기 바란다. 최대한 이른 시간에 아이를 재우면 된다. 육아를 대신 맡아주는 사람에게 목욕과 수유, 옷 갈아입히기를 해두라고 부탁한다. 달래기는 최소한으로만 하고 능력껏 이른 시간에 아이를 재운다. 부모도 일찍 잠자리에 들면 다음날 자녀와 아침시간을 즐길 수 있다. 아이를 씻기고 옷을 갈아입히고 우유를 먹인 후 함께 놀아주면 아침시간이 기쁨으로 가득해진다. 낮잠 스케줄은 엄격하게 지켜야 한다. 낮잠을 푹 자고 개운하게 일어나야 밤까지 편안하게 깨어 있기 때문이다. 주말에는 배터리가 재충전되도록 낮잠을 꼭 재우고 취침시간을 앞당긴다. 우리 병원을 찾아오는 맞벌이 부부 중에는 퇴근 후 밤늦게 아이를 보지 않고 매일 아침과 주말에 아기와 즐거운 시간을 보내는 이들도 있다. 가족 모두 충분한 휴식을 취하기 때문에 아쉬워도 타협할 수 있다.

취침시간을 훨씬 앞당긴다

본인들부터 수면부족에 시달리고 있거나 아이가 잠이 부족해 괴로워한다는 사실을 알아차린 부모는 절실히 자녀의 수면문제를 개선하려 한다. 이런 부모는 하루 빨리 마음이 편해지고 싶어 취침시간을 '1시간 이상' 한참 앞당긴다. 이렇게 앞당긴 취침시간이 일주기리듬과 일치해 아이가 양질의 잠을 자고 원기를 회복할 수도 있지만 새로운 취침시간이 너무 이르다면 역효과가 일어날 가능성이 크다. 아침에 푹 자고 일어날지언정 기상시간이 너무 이르기 때문에 낮잠 문제가 생긴다. 단기적으로는 아이가 잠을 거부하지 않고 자다 깨지도 않으니 이득이겠지만, 그 대가로 아이를 따라 일찍 일어나야 하고 한 번 생긴 낮잠문제는 잘 사라지지도 않는다. 여기서 사용할 해결책은 시행착오를 거치며 원래 너무 늦었던 취침시간과 현재 너무 이른 취침시간 사이의 적합한 시점을 찾는 것이다.

어느 계획을 선택하든, 취침시간을 앞당기고 그 시간에 아이가 잘 잔다면 기존의 취침시간이 너무 늦었다는 사실을 인정해야 한다. 이른 취침시간을 선택하는 데는 시간이 걸리고, 오후 4~5시쯤 자녀가 보이는 감정과 행동에 따라 **변화를 주어야** 한다. 만약 아이가 어린이집을 다니고 집과 어린이집의 낮잠시간이 크게 다르다면 그에 맞춰 취침시간도 **변화를 주어야** 한다.

물론 부모는 직장에 있을 테니 오후 4~5시에 아이의 감정과 행동이 어떻게 달라지는지 볼 수 없다. 게다가 집에 도착했을 때면 함께 놀고 동화책을 읽어주며 즐거운 시간을 보내는 동안 아이의 수면부족 상태가 겉으로 드러나지 않을 수도 있다. 이런 부모는 취침시간을 앞당긴다고 뾰족한 수가 생기겠냐며 의심한다. 또 일찍 자면 기상시간도 빨라져 다음 날 일찍 잘 수 없다고 우려하는 부모도 있다.

일찍 잔 아이는 아침에 원기가 회복되어 일어난다. 따라서 낮잠도 더 잘 잔다. 낮잠문제가 개선되면 부모는 취침시간을 조금 늦게 미룰 수 있다. 아이가 피곤해하지 않지만 여전히 새벽에 자다가 깬다면 취침시간을 조금 늦춰보자. 앞에서도 말했지만 거듭 강조하고 싶은 말이 있다. 자녀에게 알맞은 취침시간을 찾는 과정은 대부분 시행착오를 겪는다. 마치 움직이는 과녁을 맞히는 일과도 같다. 하지만 취침시간을 너무 늦게까지 미루면 다시 수면부족이 누적될 테니 신중을 기해야 한다.

낮잠 횟수가 세 번에서 두 번으로 줄어들 때, 혹은 두 번에서 한 번으로 줄어들 때 낮잠이 줄어든다는 이유로 취침시간을 잠시 앞당기는 집이 있다(오후 5시 30분). 하지만 이렇게 취침시간을 한참 앞당기면 아이가 너무 일찍 일어나는 역효과가 발생한다. 아이는 평소 낮잠을 자는 시간보다 먼저 졸음을 느끼고 오전 9시의 첫 번째 낮잠이나 유일한 오후 낮잠을 지키지 못하게 된다. 하루 종일 낮잠 스케줄이 꼬이기 때문에 오후 4~5시만 되면 체력이 바닥나 5시 30분에 자기를 원한다. 이른 낮잠시간이 너무 이른 기상시간이라는 문제를 만든 상황이다. 하지만 부모가 취침시간을 늦춰 문제를 바로잡으려 하면 세컨드 윈드가 발생해 아이가 잠을 거부한다. 많은 부모는 이런 딜레마를 언급하며 내게 이렇게 말한다. "오후 5시 30분이라는 쳇바퀴에 갇힌 기분이에요!"

5시 30분이라는 쳇바퀴

앞에서 부모가 자녀의 잠을 지켜주려다 5시 30분이라는 취침시간의 쳇바퀴에서 헤어 나오지 못하는 과정을 알아보았다. **아이가 어리다면** 다음의 방법으로 5시 30분이라는 쳇바퀴에서 탈출할 수 있다.

낮잠 횟수가 세 번에서 두 번으로 줄어드는 중이라면 **첫 번째 낮잠까**

지 깨워둔다. 그렇지 않으면 나머지 낮잠 스케줄이 전부 어긋날 것이다. 오전 7시 30분~8시에 낮잠을 재우고 엉뚱한 시간에 오후 낮잠을 자서 수면탱크가 바닥나는 늦은 오후에 괴로워하는 아이를 보느니, 오전 9시까지 조금만 투정을 참는 편이 낫다.

마찬가지로 낮잠 횟수가 두 번에서 한 번으로 줄어들 때는(물론 아이가 너무 일찍 일어날 때는 일시적으로 이른 취침시간을 유지해야 하지만) **한 번 자는 낮잠을 오후로 미룰 수 있다.** 낮잠을 미루는 일은 여간 까다롭지 않아서 고된 늦은 아침시간이 왠지 천천히 흐르는 느낌이 든다. 하지만 포기하고 한 번의 낮잠을 아침에 재워버리면 아이가 늦은 오후에 더 심하게 투정을 부리기 때문에 아이와 부모 모두 대가를 치를 것이다.

세컨드 윈드가 발생하기 때문에 낮잠 횟수가 줄어드는 과정은 수월하게 진행될 수가 없다. 그러니 여유를 가져야 한다. 한 달은 걸릴 것이고, 너무 이른 취침시간에 갇혔다는 느낌이 들 수도 있다. 하지만 장담하는데 그 상태가 영원히 지속되지는 않는다. 최대한 전환 과정을 매끄럽게 만들기 위해서는 처음부터 아이가 피로를 느끼지 않고 푹 쉬어야 한다. 그래야 낮잠 횟수가 줄어드는 동안 모든 사람이 편안해진다. 반대로 항상 수면부족의 위기에 있는 아이는 낮잠을 한 번만 걸러도 훨씬 힘들어한다.

앞에서도 말했지만 잠이 시작하는 시점을 잠깐 앞당김으로써 아이는 밤에 더 잘 자고 밀린 잠을 보충할 수 있다. 밤잠문제가 사라지면 낮잠의 질도 높아지고 어린아기의 경우에는 오후 6시 30분~7시로 취침시간이 늦어질 것이다. 조금 큰 아이는 그보다 더 늦게 잠을 자기 시작한다. 일부 부모는 적절한 취침시간을 찾기 힘들어 좌절감을 느끼기도 한다. 취침시간이 조금만 늦거나 이르면 주위를 맴돌기만 하고 건강한 수면을 손에 넣을 수 없다.

한 부모의 경험담을 들어보자.

아이는 지금 24개월이 되었습니다. 특히 지난 6개월 동안 취침시간이 너무 일러서(오후 6시~6시 30분) 오전 5시~5시 15분에 깨곤 했습니다. 그래서 과감하게 오후 7시로 시간을 늦추어보았어요. 웨이스블러스 박사님의 방법을 신봉하는 저희로서는 큰 결심이었죠. 취침시간을 오후 7시로 늦추는 방법은 성공적이었습니다. 한 4주 정도는요. 그때부터 아이의 감정이 오후 4~6시 사이에 널을 뛰기 시작했어요. 낮잠 중간에 깨더니 어느 날은 밤에도 자다가 깨는 거예요. 아이의 잠이 부족해지고 있다는 걸 알고 저희는 취침시간을 다시 오후 6시~6시 30분으로 바꾸었습니다. 현재까지 그 시각은 변하지 않고 있어요. 그에 따라서 아침에도 일찍 일어납니다(매일 오전 5시~5시 30분).

딜레마에 빠진 거죠. 아이를 아주 일찍 재우면 아주 일찍 일어나요. 조금 늦게 재우면 일찍 일어나는 문제에는 도움이 되지만 점점 수면 부족이 쌓이게 됩니다. 두 가지 선택이 있었죠. (a) 이른 취침시간을 유지하고 이른 기상시간을 받아들인다. (b) 더 늦게까지 아이가 잠을 못 자게 '부담'을 주고 부작용을 감당한다. 솔직히 말하자면 어느 쪽도 달갑지 않았습니다. 저는 이런 궁금증이 생겼어요. '아이가 아직 낮잠을 잔다면 취침시간이 계속 바뀌어도 괜찮은 걸까?' 아이에게 잘 통하는 취침시간을 도저히 못 찾을 것 같아요. 몇 주만 지나면 너무 이르거나 너무 늦은 게 드러나요.

여기서 아이의 '아주 이른 취침시간'이 오후 6시~6시 30분이었다는 점에 주목하자. 취침시간을 오후 6시~6시 30분으로 정하지 말고 잠시 오후 5시 30분으로 옮겨 규칙적으로 재웠거나, 아예 오후 5시 45분~6시 15분처럼 조금 더 이른 시간을 고수했더라면 성공했을지도 모른다. 하지만 취침시간이 일러도 낮잠과 밤잠시간은 얼마든지 달라질 수 있다.

나이가 있고 고질적인 문제에 시달리는 아이의 경우에는 일시적으로 취침시간을 크게 미뤄 늦잠을 자게 한다. 늦잠을 잤을 때 칭찬을 듬뿍 해주고 실질적인 보상(예: 간식, 스티커, 별표)을 제공한다. 그러면 취침시간이 조금씩 앞당겨져도 계속 칭찬과 보상을 받기 위해 늦은 기상시간을 지키게 된다. 4장 앞부분의 '반응 대가를 이용한 긍정적인 규칙과 점진적 변화'도 참고하기 바란다.

☾ 규칙적인 취침시간

존 베이츠 박사 연구팀은 5세 아동을 대상으로 가정 내 스트레스, 가족의 생활 방식, 아이의 망가진 수면패턴(수면시간, 취침시간의 비일관성, 늦은 취침시간), 유치원 적응력 사이에 어떤 관계가 있는지 직접적으로 평가를 했다. 수면패턴이 망가진 아이는 유치원에 잘 적응하지 못했다. 연구진의 분석에 따르면 망가진 수면패턴은 행동문제의 직접적인 원인이었다. 가정 내 스트레스나 가족의 생활 방식이 수면장애와 행동문제를 유발한다는 증거는 전혀 발견할 수 없었다. 베이츠 박사는 이렇게 결론 내렸다. "가정 내 스트레스와 가족의 생활 방식과는 독립적으로, 불규칙한 수면이 행동 적응 변화의 요인이었다."

취침시간이 규칙적이지 않거나 밤 9시 이후에 잠을 자는 7세 아동을 연구한 결과, 규칙적으로 일찍 자는 아이에 비해 행동문제가 더 많았다. 취침시간이 불규칙적이어서 생기는 문제는 얼마든지 바로잡을 수 있다.

취침 의식

3장에서 설명한 것처럼 취침 의식을 세우면 아이의 건강한 잠에 도움이 된다. 내 아내는 아들에게 취침 의식으로 '돌고래 놀이' 이야기를 들려주었다. 돌고래는 바다 깊숙이 헤엄을 치지만 가끔씩 숨을 쉬기 위해 물 위로 올라왔다가 다시 물속으로 깊이 들어가 잠을 잔다고 설명했다. 그런 다음 아들에게 밤에 돌고래인 척 놀이하자고 말했다. 자다가 깨어나도 전혀 이상한 일이 아니지만 혼자 힘으로 다시 잠들어야 한다는 것이다. 이 방법은 효과가 있었다.

수면일기

수면일기란 아기가 어떻게 잠을 자는지, 설치지는 않는지 보여주는 그래프를 말한다. 온라인 수면일기 그래프를 사용할 수도 있고, 직접 만드는 방법도 있다. 여러 개의 막대그래프로 이루어진 수면일기에는 매일 아기가 깨어 있는 시간, 잠든 시간, 침대에 조용히 있는 시간, 침대에서 우는 시간을 기록한다. 아이에게 하루 종일 일어나는 일을 분 단위로 상세하게 적는 일반적인 일기보다는 수면일기가 훨씬 유용하다. 사소한 사항에 집중하다 보면 나무가 아닌 숲을 보기 힘들어지기 때문이다. 수면일기는 숲을 한눈에 보게 해주는 도구다.

수면일기를 만드는 방법은 다음과 같다. 가로축에는 날짜를 적고 세로축에는 시간을 적어 하루 24시간을 각각의 막대로 표현한다. 깨어 있는 시간과 잠자는 시간의 막대는 서로 다른 색깔로 칠해야 한다. 우는 시간, 수유시간, 침대에서 깨어 있는 시간, 침대에 누워 있는 시간, 부모의 품에 안겨 있는 시간도 전부 표시할 수 있다. 수면일기를 꼼꼼히 살펴보면 며칠, 심지어 몇 주 동안 각각의 타이밍을 주의 깊게 관찰할 수 있다. 이른 취침시간 같은 변화를 기존의 패턴과 비교해볼 수도 있다. 그래프로 나타내면 우는 시간이 줄어들고 낮잠이 길어지는 등의 경향도 쉽게 드러난다. 성공으로 나아가는 길에 잠깐 차질이 빚어진 경우라면, 아이가 울고 불편해해도 수면일기를 보며 계속 밀고 나가고자 하는 의지가 꺾이지 않는다.

쌍둥이나 세쌍둥이는 아이마다 매일 따로 막대그래프를 그리지 말고, 같은 표에 각각의 아이를 상징하는 2~3개의 막대를 나란히 그린다. 그렇게 하면 일정 기간 동안 한 쌍둥이의 스케줄을 나머지와 맞게 조금 바꿀 수 있는지 보일 것이다.

침대 사수

1~2세 아이가 침대에서 나왔을 때는 부모의 관심을 많이 받을 수 있다. 그러다 보니 호기심이 커지고 엄마 아빠와 함께 있고 싶어 침대에서 나오는 행동을 계속하게 된다. 아이의 잠을 보호하고 수면문제를 예방하고 싶다면 텐트형 아기 침대를 추천한다.

2012년 미국 소비자제품안전위원회Consumer Product Safety Commission는 아이가 갇히고 질식할 위험이 있다고 특정 제조업체에서 생산한 텐트 침대를 전량 리콜했다. 그 후로 안전하게 만들어진 텐트형 침대, 침대 덮개가 나왔으니 그런 제품을 이용해 아기가 침대에서 나오지 못하게 할 수 있다. 아이는 텐트형 침대에 들어가면 쉽게 나오지 못하고 부모는 아이가 다칠까 걱정하지 않고도 우는 아이를 두고 방에서 나올 수 있다. 아이가 영리하게 텐트에서 나올 방법을 알아낸다면 지퍼를 접착 테이프로 막아야 한다. 일반침대로 잠자리를 바꿨던 아이를 다시 텐트형 아기 침대로 돌려보낸다고 해서 실패감을 느낄 필요는 없다. 많은 아이가 텐트형 침대를 개인적인 은신처로 여기고 좋아한다. 혼자 사용할 수 있는 천막이나 요새로 생각한다. 다시 아기 침대를 쓴다고 슬퍼하거나 화내는 아이는 없다. 텐트형 침대는 아이가 침대에서 기어 나왔을 때 조용히 달래서 재울 수 없거나 그러고 싶지 않은 가족에게 특히 유용하다. 소수의 아기는 일반침대를 좋아하고 거기서 벗어나지 않으려 한다. 하지만 대다수 아기에게 일반침대는 엄마와 아빠를 찾아가기 쉬워졌음을 의미할 뿐이다.

일부 부모는 텐트형 침대가 '아이를 우리에 갇힌 동물처럼 텐트에 가둔다'는 기분이 든다며 방문에 울타리를 치거나 방문을 잠그는 방법을 선호한다. 하지만 문 앞을 지키고 서서 아이가 방을 나가지 못하게 할 때는 부모의 관심을 받으려고 더 치열하게 잠을 거부할 것이다. 대다수 가족은 텐트형 침대를 받아들이고 효과를 본다. 하지만 울타리나 방문을 잠그는 방법에 대해서도 한 번 알아보자.

내가 생각했을 때 이 방법은 도저히 문제를 해결할 방도가 없어 절박해진 가족이 사용하는 최후의 수단이다. 얼핏 극단적인 방법 같다는 느낌이 들 수 있지만 지금까지 내가 관찰한 바를 자세히 설명하려 한다. 현실에서는 결혼생활이 다 꿈처럼 아름답지 않고 아이와 시간을 보내겠다고 일찍 퇴근하지도 못한다. 모든 사람이 수면훈련을 조기에 실시해 문제를 해결할 수 없다. 솔직히 말하자면 규칙적인 수면 의식을 지키기조차도 힘들고 불편하다. 방이 하나인 집에서 쌍둥이를 키우거나, 병든 가족을 돌봐야 하거나, 아이가 중이염 같은 질환으로 자주 고생하는 등 부모가 어떻게 할 수 없는 상황이 겹치면 건강한 수면을 놓치게 되고 만다. 모든 방법이 실패로 돌아가고 수면부족으로 온 가족이 스트레스에 시달리고 있다면 어떻게 해야 할까?

2세 정도 되는 어린아이의 부모는 아이 방에 울타리를 둘러 방을 나가지 못하게 한다. 혹은 안전문을 달고 부부침실 문을 닫는 방법도 있다. 어느 쪽이든 아이는 안전하고 밤에 부모와 접촉해 자극을 받을 일이 없다. 보통 1~2일이면 모든 것이 정상으로 돌아가기 시작한다. 아이가 문을 두드리고 소리를 지르며 우는 소리를 무시하기 위해 귀마개를 꽂아야 할 수도 있다. 잠든 후에 다시 침대에 눕혀도 되고, 놔두어도 괜찮다. 자기 방에서 잠이 들었다면 확실하게 칭찬을 해주자.

3세 이상의 아이라면 다른 방법도 이미 써보고, 차분하게 설명도 하고, 으름장도 놓고, 혼도 냈을 것이다. 어떤 부모는 엉덩이를 때리기도 했겠지만 체벌로는 절대 문제를 해결할 수 없다. 이처럼 모든 방법에 실패했을 때는 문에 단단한 잠금장치를 다는 방법이 정답일 수 있다. 문이

살짝 열린 채로 더 이상 열리지 않고 완전히 닫히지도 않게 문을 고정한다. 아이의 손가락이 문 사이에 끼지 않을 정도로 문을 열어두고 잠금장치를 걸어야 한다. 문을 완전히 닫거나 문을 잠그면 부모나 아이나 심한 분리불안을 느낄 위험이 있다.

아이와 함께 잠금장치를 구매하고 문에 설치할 때도 지켜보게 하거나 아이의 도움을 받는다. 때로는 잠금장치를 문에 설치하는 모습만 봐도 행동이 교정된다. 아이에게는 방에서 나오면 되돌려 보내고 문을 잠글 것이라고 이야기한다. 아이는 십중팔구 부모의 진지한 태도를 이해하고 애초에 방에서 나오려는 시도조차 하지 않는다. 워낙 중요한 말이라 다시 강조하고 싶다. 아이의 건강한 잠을 되찾아주려 필사적으로 노력하는 부모는 잠금장치를 새로 달아도 실제로 사용할 일은 없다. 오늘이 새로운 규칙이 시작되는 날이라는 사실을 처음부터 아이가 이해하기 때문이다.

잠금장치를 사서 설치하면 특정 시간 이후에 방을 나오는 행위를 용인할 수 없다는 메시지가 간접적으로 전달된다. 아이는 부모가 진심이라는 사실을 깨닫는다. 자꾸 매달리는 아이를 떨어뜨리느라 스트레스를 오래 받지 않아도 되고 문을 열려고 아이가 끙끙대는 반대편에서 지키고 서 있지 않아도 된다.

만약 아이가 시험 삼아 방에서 나온다면 다시 집어넣고 문을 잠근다. 격렬하게 울면서 떼를 쓰는 아이도 있겠지만 대개 하룻밤으로 그칠 것이다. 앞으로는 방문이 다시 잠기지 않았으면 하는 마음이 더 커지기 때문이다.

하지만 단순히 문을 잠그는 행위 자체만으로는 문제를 해결할 수 없다. 여전히 늦게 자거나 기상시간이 비정상적이라면, 낮잠을 너무 늦게 자거나 아예 자지 않는다면, 취침시간이 불규칙적이라면, 닫힌 문 너머로 아이에게 말을 건다면 아무 소용이 없다. 아이는 여전히 지나치게 피곤한 상태 그대로다. 문을 닫든 닫지 않든 곧장 효과가 나오는 방법은 없다. 지친 아이의 피로를 덜어줄 약은 더더구나 존재하지 않는다.

수면 규칙을 세우고 조용히 잠자리로 돌려보내기

2~3세가 되면 아이는 부모가 어떤 재미있는 일을 하는지 보고 싶어 침대에서 나오는 경우가 많다. 또는 밤늦게 영화가 보고 싶다고 하고 출출해서 간식을 먹으려고도 한다. 하지만 아이는 무엇보다도 아빠 엄마를 찾아가 부부 침대를 차지하고 싶어 한다. 이러면 어른의 수면에 방해가 되고 아이도 자다 깨는 분산수면을 경험하게 된다.

내가 고안한 '수면 규칙' 전략은 2세 반을 넘긴 아이에게 잘 통한다. 1단계는 위에 수면 규칙이라 적힌 포스터를 만들어 아이 방 벽에 테이프나 압정으로 붙이는 것이다. 포스터 없이 말로만 앞으로의 계획을 이야기한다면 효과가 떨어진다. 포스터는 아이를 지속적으로 일깨워주는 역할을 하기 때문에 반드시 필요하다. 잠을 부르는 행동을 하도록 독려하고 잠을 쫓는 행동(노래 부르기, 소리 지르기, 뛰어다니기)을 하지 못하게 한다. 포스터를 그림, 형광펜, 스티커로 꾸미고 아이에게 도움을 청한다. 포스터가 형형색색 화려해질수록 동기부여 효과가 높아진다. 맨 앞에 아이의 이름을 써서 취침시간마다 부모가 '존의 수면 규칙'을 읊으면 존이 귀를 기울이게 만든다. 밤잠과 낮잠을 잘 때 규칙을 낭독하고 어기면 어떻게 되는지 설명한다. 일관성을 위해 수면 규칙은 낮잠과 밤잠 모두에 적용해야 한다. 낮잠시간에 잠을 자지 않았지만 아이가 1시간 동안 수면 규칙을 따랐으면 성실상을 준다. 성공확률을 높이고 싶다면 세컨드 윈드가 생기지 않도록 취침시간을 넉넉히 앞당겨야 한다. 잠잘 때가 되면 이렇게 말한다. "존, 잠잘 때 지켜야 할 규칙 있지? 첫째, 침대에서 나오지 않는다. 둘째, 소리를 내지 않는다. 셋째, 눈을 감고 뜨지 않는다. 넷째, 잠을 자려고 노력한다."

_____의 수면 규칙(자녀의 이름을 쓴다)

1. 침대에서 나오지 않는다

2. 소리 내지 않는다

3. 눈을 감고 뜨지 않는다

4. 잠을 자려고 노력한다

로봇이 아닌 이상, 완벽하게 일관성을 유지하기는 힘들다. 육아를 하며 80%만 일관성 있게 행동한다면 인간으로서 완벽에 가까운 셈이다. 하지만 소리를 내지 않고 다시 잠들라는 규칙을 정했을 때는 5~7일은 100% 일관성을 유지하도록 노력하라. 그래야 장난이 아니라는 사실을 아이가 납득할 수 있다. 변화는 밤잠부터 시작해 낮잠으로 조금씩 퍼져 나갈 것이다.

아침에 수면 규칙시간이 끝났음을 알릴 때는 아주 잔잔한 클래식 음악이 나오는 시계 라디오나 아침 기상시간을 나타내는 그림이 뜨는 디지털시계를 사용한다. 또는 기상시간에 불빛 색이 바뀌는 조명을 사용해도 좋다. 아이에게 음악이 들리거나 불빛 색이 바뀌기 전까지, 그림과 디지털시계의 숫자가 일치할 때까지 수면 규칙을 꼭 지켜야 한다고 설명한다. 그때가 되면 엄마를 부를 수 있고, 엄마도 아이에게 즉시 달려간다. 이 계획에서는 보상과 특권이 빠뜨릴 수 없는 요소다.

잠을 자고 일어나자마자 규칙을 잘 지켰다는 '보상'을 준다. 사탕, 과자, 몸에 좋은 간식, 스티커, 작은 장난감, 특별한 이벤트나 여행도 가능하고 전자기기 사용시간을 더 허락해줄 수도 있다(타이머 사용). 그뿐만 아니라 포옹, 뽀뽀, 칭찬도 보상이 된다. 밤에 수면 규칙을 읊어준 후, 아이에게 협조를 하면 어떤 상을 줄지 설명한다. 사탕을 선택했다면 유리병에 사탕을 넣고 냉장고 위에 올려놓는다. 아이가 볼 수 있는 곳에 보상이 있으면 의욕이 샘솟을 것이다. 한 엄마는 아이가 잠든 후에 특별한 인형 아래 사탕을 놓는 방법으로 보상을 했다. 아침에 일어났을 때 사탕을 떨리는 마음으로 찾는 것도 동기부여의 일환이었다. 말을 잘 들은 아이에게는 밤잠과 낮잠에서 일어나자마자 보상을 주어야 한다. 설령 낮잠에는 문제가 없더라도 일관성을 위해 낮잠 후에도 보상을 한다. 또한 달력에 스티커나 별표를 붙여 스티커 3~4개를 모으면 더 큰 상을 준다. 이렇게 하면 즉각적인 보상을 줌과 동시에 당장의 만족을 참게 할 수도 있다. 몇 주 동안 문제없이 잠을 잤다면 곧바로 보상을 주기보다는 '보상 항아리'에 사탕을 넣고 저녁식사 후에 준다. 이렇게 기다렸다가 보상을 주면 높아진 자존감이 간식을 대체할 수 있다. 나중에는 보상을 버리고 포옹, 뽀뽀, 칭찬을 계속한다. 물론 동기부여가 충분하지 않은 보상은 성공하기 힘들다. 새로운 습관이 자리 잡기 전에 보상을 멈추거나 일관성 없이 줄 때도 영락없이 실패하게 되어 있다.

여기서 잠시 보상과 뇌물의 차이점을 짚고 넘어가야겠다. 간혹 아이의 행동 변화를 유도하기 위해 무언가를 주어서는 안 된다고 주장하는 사람이 있다. 그것은 뇌물이라는 것이다. 하지만 뇌물은 원하는 행동을 하기 '전에' 준다. 간단히 대답하자면 우리는 아이가 바람직한 행동을 한 '후에' 웃어주고 안아주고 칭찬을 해준다. 아이는 그렇게 친구와 장난감을 나누고 예의를 지키고 사회적으로 바람직한 습관을 기른다. 하지만 엄마와 놀고 싶어서 잠을 자지 않기로 단단히 결심한 2~3세 아이에게는 웃음, 포옹 같은 보상은 행동을 바꾸기에 충분하지 않다. 보상에 반대하는 사람은 이론을 이야기하며 이의를 제기한다. 하지만 내가 설명한 맥락대로 보상을 사용한다면 효과가 확실하다.

아이가 어리고 행동에 대가가 따른다는 개념을 잘 이해하지 못한다면 특권을 제한하지는 말고 오로지 보상만 사용한다. 하지만 커서 그 개념을 이해한다면 말을 듣지 않았을 때 '특권을 제한'한다. 방 조명 낮추기,

방문 적게 열어놓기, 전자기기 사용시간 줄이기, 침대에서 장난감이나 인형 치우기 등이 대표적인 방법이다. 아이가 침대에서 나올 때마다 점차 문을 닫을 수도 있다. 바닥에 3~4개 테이프로 표시를 하고 침대에서 나올 때마다 문을 조금씩 닫는 것이다. 만약 침대에서 나오지 않으면 첫 번째 테이프 표시까지 문을 열어둔다. 조명을 밝혔다 켰다 조절하는 것도 일종의 점진적인 전략이다.

수면 규칙을 소리 내어 읽고 규칙을 지켰을 때 아침에 받게 될 보상을 알려준 후, 규칙을 지키지 않으면 어떤 특권을 제한할지 설명한다.

보상만이 전부가 아니라는 사실을 기억해야 한다. 아이가 집 안에서 좋아하는 일을 생각해보고 그것을 특권이라 지칭한다. 야외 활동이나 독서, 그림 그리기, 블록 쌓기 같은 창조적 활동은 절대 제한해서는 안 된다. 그보다는 DVD나 텔레비전 시청, 컴퓨터 게임, 인형이나 트럭 같은 장난감 놀이처럼 수동적인 활동을 생각한다. 그중 한 가지 활동을 특권으로 선택한다. 이제 수면 규칙을 읽어준 후 이렇게 말한다. "존, 이 규칙을 잘 지키면 아침에 일어나서 간식을 고르고 트럭을 가지고 놀 수 있어." 이때 트럭은 상자째 장롱에 넣는다. 만약 규칙을 잘 지켰다면 아침에 "규칙을 잘 지켜줘서 정말 고마워. 자, 간식을 고르렴. 트럭을 가지고 놀아도 좋아"라고 말한다. 규칙을 지키지 않았을 때는 이렇게 말한다. "규칙을 어겼으니까 다음에 규칙을 지키기 전까지는 간식도 트럭도 없어." 혹은 규칙을 어길 때마다 장난감 트럭을 몇 개씩 치워서 갖고 놀 트럭이 줄어드는 모습을 아이 눈으로 직접 확인하게 할 수도 있다. 트럭이 100개 있다면 한 번에 10개씩 없앤다. 규칙을 지켰을 때도 숨겨둔 장소에서 10개씩 꺼내 돌려준다. 존이 트럭에 관심을 잃었다면 다음번에는 트럭과 더불어 다른 특권을 제한한다. 계속 제한하는 특권을 추가하면 된다. 어느 정도 큰 아이에게 특권을 제약하지는 않고 보상만 사용한다면 절대 성공하지 못한다.

조용히 잠자리로 돌려보낸다는 말은 아이가 방에서 나오면 말없이 안
아서 침대에 도로 눕힌다는 뜻이다. 자기 침대에서 나왔거나 어느새 엄
마 아빠 침대에 들어왔다면 그냥 돌려보낸다. 아이가 방을 나오면 곧바
로 알 수 있게 문고리에 종을 매달아놓는다. 신호를 이용하면 아이가 자
신의 행동을 인식할 수 있고 부모도 일관성 있는 육아가 가능하다. 밤에
종소리가 들리면 어떤 부모가 나설지 미리 협의를 하고 방을 나오는 아
이를 가로막는다. 다정한 태도나 엄격한 태도는 보이지 않는다. 아무 말
도 하지 않고 덤덤하게 대하면 된다.

아기를 침대로 돌려보낼 때는 반드시 침묵을 지켜야 한다. 왜 잠을 자
야 하는지 다정하게, 혹은 엄하게 설명하면 말로써 관심을 표현하게 된
다. 아이는 이제 관심을 더 받으려고 침대에서 나오려는 욕구가 강해진
다. 이렇게 대응하면 문제 행동을 더 자주 하게 부추길 뿐이다. 부정적
인 관심도 관심이라는 사실을 이해하지 못하는 부모가 많다. 소리를 지
르거나 화를 내도 아이는 문제 행동을 계속하겠다는 마음이 더 커진다.

아이에게 수면 규칙을 읽어준 후 이렇게 덧붙일 수도 있다. "엄마는 너를 정말 사랑하지만 너도 엄마도 잠을 자야 해. 만약 방을 나오면 우리 절대 말을 하지 않는다." 처음 이틀은 잠을 오래 잘 수 있다는 생각을 버려야 한다. 아이가 예전 행동을 하려고 수도 없이 시도할 것이다. 한 사람이라도 잠을 자기 위해 부부가 매일 밤 교대하는 방법도 있다. 하지만 하룻밤에 교대를 해서는 안 된다. 아이가 두 사람의 행동을 다르게 예상할 수 있기 때문이다. 일관성 있게 조용히 침대로 돌려보내면 아이는 침대에서 나와봐야 별 소득이 없다는 사실을 금세 깨닫고 밤새도록 자기 시작한다. 요약하자면 아이가 침대에서 나올 때마다 부모는 감정 표현을 하지 않고 말없이 안아 침대로 돌려보내라는 이야기다.

밤이 됐든 1시간 낮잠을 자야 할 시간이 됐든, 아이가 수면 규칙을 지키지 않겠다고 거부하면 조용히 침대로 돌려보낸다. 수면 규칙과 조용히 침대로 돌려보내는 전략을 사용할 때는 문제가 개선되기 전에 일시적으로 더 심각해질 수도 있다. 마치 아이가 예전으로 돌아가려고 있는 힘껏 노력하는 듯하다. 하지만 인내심은 보상을 받기 마련이다. 많은 아이는 자신의 성과에 뿌듯함을 느끼고 수면 규칙을 잘 따랐다고 자랑한다. 아주 귀엽고 영리한 한 소녀는 세 장의 수면 규칙 포스터를 뜯고 나서야 부모의 뜻을 이해했다. 그다음부터는 친구들에게 어깨가 으쓱해서는 규칙대로 잠을 잔다고 자랑하고 다녔다. 그러니 낙관적으로 생각하자.

> **저자 한마디** •
> 버릇을 고치는 시기에는 문제가 개선되기 전에 더 심각해질 수도 있습니다.

다수의 연구를 보면 부모가 마침내 수면문제를 해결했다고 생각해도 조만간 다시 문제가 나타난다고 한다. '반향 효과'라고 하는 이 현상은 규칙이 아직 적용되는지 확인하려고 아이가 시험을 하기 때문에, 혹은 부모가 잠시 방심해서 건강한 수면패턴을 유지하는 규칙을 일관성 있게 지키지 못했기 때문에 발생한다. 이를 가리켜 '추돌사고'라고 부르는 부모도 있다. 추돌사고처럼 난데없이 갑자기 일어나 상황을 절망적으로 만들기 때문이다. 문제가 자주 되돌아와도 일시적이니 좌절할 필요는 없다. 효과를 봤던 방법을 고수한다면 언젠가 그 문제는 완전히 사라질 것이다. 잠을 푹 잔 아이들은 가끔씩 규칙을 어겨도 스케줄이 엉망이 되지 않고 잘 견딘다. 하지만 성공적으로 문제를 해결했더라도 1년에 몇 번은 심각한 수면문제가 다시 나타날 수 있다. 그럴 때는 취침시간을 아주 많이 앞당기는 재설정 기법과 함께 지금까지 설명한 방법을 사용한다.

이제 조금 더 큰 아이를 위한 다섯 번째 수면 규칙을 생각해보자.

수면 규칙

음악이 들릴 때까지 방에서 나오지 않습니다(새 소리, 알람 소리가 들리거나 전등 불빛 색이 변하기 전까지).

이 규칙은 너무 일찍 일어난 아이가 방을 나와서 형제나 부모를 괴롭힐 때 적용된다. 이번에도 시계 라디오, CD/MP3 플레이어의 알람 기능이나 알람시계로 아이가 방에서 나와도 되는 시간을 설정한다(이때 큰 소리가 나지 않게 시계를 베개 아래에 놓아둔다). 아니면 아침에 설정한 시간이 되면 색이 변하는 토끼 조명을 사용해도 좋다.

태어난 이후 순순히 잠을 잔 날이 없고 이제 막 세 돌이 된 몇몇 아이는 수면 규칙을 다 어기고 방 안을 뒤집고 다니거나 조명을 다 켜고 늦게까지 잠을 자지 않는다. 이런 아이에게는 추가로 강화 요법이 필요하다. 예를 들어 한동안 텐트형 아기 침대에 재운다거나, 전구를 빼서 방 안을 어둡게 한다. 또는 침실 문에 잠금장치를 달아야 할 때도 있다. 어떤 방법을 선택하든 아이가 수면 규칙을 잘 지키면 텐트를 치우거나 전구를 다시 달거나 잠금장치를 해제하는 보상을 준다.

수면 규칙을 세우고 조용히 침대로 돌려보내면 침대에서 나오는 습관을 3~4일 안에 교정할 수 있다. 전처럼 밤중에 아이와 절대 대화를 하지 말아야 한다(긍정적인 대화든 부정적인 대화든). 대화는 침대에서 나오는 습관을 더욱 굳히는 강화제 역할을 한다.

여기서 이 전략에 관해 자주 듣는 질문 몇 가지에 답을 해보겠다.

Q: 밤에 무서워하는 아이를 혼자 두고 싶지 않습니다.

A: 달래기 시간을 더 늘리고 아이를 보호해줄 드림캐처(좋은 꿈을 꾸게 해준다는 장식 – 옮긴이)나 수호천사 인형을 구매합니다. 아니면 방 안을 돌아다니며 괴물들을 자루에 잡아 가지고 나가는 방법도 있습니다. 또 아이에게 무서울 때 딱 한 번만 울릴 수 있는 종을 주고 종소리가 나면 곧바로 응답하세요. 한밤중에도 한 번쯤은 엄마가 찾아온다는 사실을 알기 때문에 안정감이 들 것입니다. 아이 방을 찾아갈 때는 언제까지 달래기를 할지 시간을 정하고 소리가 크게 나지 않도록 타이머를 베개 아래에 둡니다. 달래기 시간을 조절하면 부모와 아이 모두 어느 정도 기대를 하는 동시에 이 상황을 규칙으로 받아들일 수 있습니다. 달래기 시간을 정하지 않아 일관성 없이 어느 날은 오래 있고 어느 날은 잠깐만 머문다면 아이가 더 많이 달래주기를 바라며 반항하는 법을 배우게 됩니다. 아이에게는 타이머가 울리면 뽀뽀를 하고 나가서 내일 아침까지 돌아오지 않겠다고 말해야 합니다. 얼마가 지나면 아이는 타이머 알람소리가 작별을 의미하며 다시는 부모가 돌아오지 않는다는 사실을 깨닫고 저항 없이 잠들 거예요. 이걸 여섯 번째 수면 규칙으로 정할 수도 있습니다. '겁이 날 때 종을 흔들면 엄마나 아빠가 딱 한 번 방으로 온다.' 종을 함부로 흔들지 말라고 주의를 줍니다. 한 번 이상 종을 흔들면 수면 규칙을 어겼으니 특권을 제한할 것이라고 확실히 말해줘야 해요. 조금 더 큰 아이는 쿠폰 전략(뒷 내용 참조)도 도움이 됩니다.

Q: 아기 침대에서 내려올 때 떨어져서 다치지 않을까요?

A: 흔히 하는 걱정이죠. 아이에게 매번 달려가거나, 커다란 어린이용 침대를 사주는 핑계로 가장 많이 쓰입니다. 하지만 아이가 침대에서 내려오면서 바닥에 엉덩방아를 찧는다고 심각한 부상을 입을 일은 없습니다.

Q: 계획이 실패로 돌아갈 수 있나요?

A: 그럼요. 부모 중 한쪽이 협조를 하지 않고 적극적으로든 소극적으로든 계획을 방해하면 성공하기 힘듭니다. 한 아빠는 매일 한두 번 아기에게 몰래 분유를 먹이곤 했습니다. 결국 아기는 소변을 너무 자주 봐서 심각한 기저귀 발진이 떨어지지를 않았어요. 발진을 치료하는 과정에서야 아빠의 행동이 드러났던 거죠. 아직 취침시간이 너무 늦거나 낮잠이 부족해서 아이가 만성피로를 느낄 때도 실패할 가능성이 있습니다.

Q: 아기 침대에서 나오지는 않지만 울면 어떡하죠?

A: 잠을 자지 않겠다고, 침대에서 나오겠다고 우는 아이를 달래지 않는 것은 아이를 다치게 해서 울리는 것과 다릅니다. 아이를 홀로 두거나(소거법) 점진적 소거법을 시도해보세요.

한 가족은 생후 26개월이 된 딸 니콜에게 앞에서 소개한 5단계 계획을 실행했다. 니콜은 26개월 내내 잠을 잘 자지 못했다. 잠들기도 힘들어했고 잠이 들었다가도 깨기 일쑤였다. 니콜은 매일 자기 침대에서 나와 엄마 아빠 침대로 가려고 했고 보통 뜻을 이루었다. 하지만 남동생 대니얼이 태어난 후로 니콜의 부모는 이 버릇을 고쳐야 한다고 결심했다.

다음 기록을 보면 어떤 결과가 나왔는지 알 수 있다.

첫째 밤: 오후 8시 13분~9시 45분 – 69번 침대로 돌려보냄. 새벽

2시 15분에 잠깐 일어났다가 오전 8시 30분까지 취침.

둘째 밤: 오후 8시 20분~10시 30분 – 145번 침대로 돌려보냄. 새벽 2시 15분에 잠깐 일어났다가 오전 7시 20분까지 취침.

셋째 밤: 오후 9시 14분(취침시간) 이후 – 침대로 돌려보낸 횟수 0번! 새벽 3시 20분에 한 번 깼다가 오전 7시 40분까지 취침.

완벽하다!

여기서 중요한 점은 니콜이 방에서 나오는 때가 대부분 잠자리에 들고 1~2시간 이내라는 사실이다. 많은 아이가 이 패턴대로 행동하니 훈련 기간이라고 꼭 밤을 새야 한다는 생각을 할 필요는 없다. 조용히 잠자리로 돌려보내는 훈련을 할 때 처음 3~4일은 취침시간에서 1시간 정도 아이 방 근처에 앉아 있기를 권한다.

니콜이 훈련을 시작하고 사흘이 지나자 자다가 침대에서 나오는 행동은 사라졌다. 그뿐만이 아니었다. 전에는 낮잠시간에 니콜이 잠들 때까지 방에 있던 엄마는 15~20분간 책을 읽어준 후 밖으로 나왔다. 니콜의 부모는 여러모로 아이 돌보기가 편해졌다고 말했다. 옷을 갈아입힐 때도 투정을 부리지 않았고 말대답도 줄었으며 성격도 밝아졌다. 그리고 자기 일을 척척 알아서 할 수 있게 되었다. 어쩌면 그동안 니콜의 취침시간이 너무 늦어서 나쁜 수면습관이 나타났는지도 모르겠다.

쿠폰 전략

한 연구에서 잠들기를 거부하는 3~6세 아동에게 취침시간 후에 부모가 방문하거나 아이가 방에서 나갈 수 있는 기회와 교환 가능한 쿠폰을 주었다. 쿠폰을 사용한 후에는 관심을 달라고 애원해도 부모가 무시했다. 쿠폰을 받은 아이는 그렇지 않은 아이에 비해 방을 나오고 부모를 부르며 우는 횟수가 현저히 적었다. 쿠폰 전략과 유사하게 앞에서 설명한 대로 침대 곁에 종을 놓는 방법도 있다. 종을 울리면 부모가 곧바로 방으로 오지만 하루에 딱 한 번만 사용해야 한다는 규칙이 필요하다. 언제든 엄마 아빠가 자기를 보러 올 수 있지만 기회가 한 번뿐임을 이해한 아이는 자제력을 갖고 이 특권을 사용할 것이다.

밤의 취침문제를 낮에 바로잡는다[1]

3세 이상은 '밤의 취침문제를 낮에 바로잡는 방법'으로도 수면문제를 해결할 수 있다. 저명한 아동 심리학자 에드워드 크리스토퍼슨Edward Christophersen 박사는 밤에는 온 가족이 피곤해서 아이가 잠자리를 거부하고 자다 깨는 문제를 감당하기 힘들기 때문에 낮에 보이는 행동부터 공략해야 한다며 이 방법을 고안했다. 이 전략을 자세히 소개한다.

여기서 세 번째 항목인 '긴장을 풀어야 한다'를 가리켜 크리스토퍼슨 박사는 이렇게 말한다. "낮에 아이 혼자 차분해지게 가르치는 가장 쉬운 방법은 생활하다 보면 당연히 찾아오는 짜증스러운 순간에 스스로 마음을 가라앉히게 하는 것이다." (크리스토퍼슨 박사의 '혼자 차분해진다'는 내가 주장하는 '스스로 잠이 든다'와 비슷한 용어다.) 이 말을 크리스토퍼슨 박사는 퍼즐 등을 완성하려고 힘들어할 때마다 아이에게 달려가 도와주지 않는다는 의미라고 설명했다. 아이에게 무언가 신경 쓰이는 일이 있을 때 가끔은 혼자 해결하는 법을 배우도록 내버려둬야 한다. 크리스토퍼슨 박사는 일부 엄마가 아이의 적당한 스트레스를 외면하는 법을 배워야 한다고 주장했다. 학교에서 울면서 돌아오거나 아주 무시무시한 경험을 했을 때 외면하라는 말이 아니다. 한 연구에서는 낮에 짜증을 견디는 법을 배운 아이가 취침시간과 밤에 자다 깼을 때 문제를 보이지 않았다고 했다. 여기서 크리스토퍼슨 박사의 설명을 직접 들어보자.

---

1) 《Beyond Discipline: Parenting That Lasts a Lifetime》 2판, 에드워드 크리스토퍼슨 저(KS 쇼니 미션: 오버랜드 프레스, 1998), 127~128. 1998년 에드워드 R. 크리스토퍼슨에 의해 저작권 취득. 저작권자의 허가를 받아 게재함.

아이가 밤에 잘 자기 위해 갖춰야 할 세 가지 요소

1. 피곤해야 한다

2. 조용해야 한다

3. 긴장을 풀어야 한다

세 가지 요소를 모두 충족했고 '스스로 조용히 하는 기술'을 익힌 아이는 수월하게 잠이 든다.

1. 피곤해야 한다 잠자리에 들 때 아이를 피곤하게 만드는 가장 쉬운 방법은 매일 같은 시간에 깨우고 낮에 적절한 운동을 시키는 것이다. 에너지를 상당히 소모하는 활기찬 운동이 좋다. 유아의 경우는 바닥에 두고 엄마가 하는 행동을 오래 지켜보게 한다. 이때 아기는 엄마를 많이 보기 위해 고개를 들고 있어야 한다. 대부분 낮잠을 자고 일어나 매일 20분씩 운동을 하면 충분히 피곤해진다.

2. 조용해야 한다 집 전체를 조용하게 하거나 아이 방만 조용하게 할 수 있다. 아이 방만 조용하게 하려면 방문을 닫는 방법이 가장 쉽다. 처음 며칠은 밖의 소음을 차단하기 위해 난로나 에어컨을 켜야 할 것이다.

3. 긴장을 풀어야 한다 스스로 차분해지는 법을 배운 아이만이 긴장을 풀고 편안히 있을 수 있다. 이는 기분이 나쁘거나 화가 나고 짜증이 났을 때 어른의 도움 없이 흥분을 가라앉힌다는 의미다. 큰 아이(최소 6세)에게는 긴장이완 요법(뒷 내용 참조)을 가르칠 수 있지만 영아와 유아는 스스로 이 기술을 연습하게 해서 각자 잘 맞는 방법을 찾도록 도와야 한다. 낮에 아이 스스로 마음을 가라앉히게 가르치는 가장 쉬운 방법은 생활하다 보면 당연히 찾아오는 짜증스러운 순간에 혼자 마음을 풀게 하는 것이다.

스스로 마음을 가라앉히는 행동 부모가 젖을 먹이거나 안아서 흔들어줘야 잠을 자는 아기는 어른이 재워주는 방법밖에 배우지 못했기 때문에 어른이 없으면 잠들지 못한다. 인형이나 애착담요를 안으면서, 또는 손가락을 빨면서 혼자 잠을 자는 아기는 스스로 긴장을 푸는 귀중한 기술을 터득한 셈이다. 이는 앞으로 커서도 도움이 된다.

아이의 감정 쉽게 잠자리에 들고 밤새 깨지 않는 아이는 건강한 잠을 잔다. 이런 아이는 낮에 성격이 밝고 어른도 낮 동안 기분이 좋아진다. 아이 스스로 잠드는 기술을 가르치려면 며칠에서 일주일까지 걸리겠지만 이 행동을 익혀두면 남은 평생 유용하게 쓰일 것이다.

여기서 설명한 세 가지 요소는 낮에 가르칠 수 있다는 추가 장점이 있다. 그래서 부모는 취침시간에 아이의 행동문제에 대처해야 한다는 두려움을 덜 수 있다. 공동수면을 선택한 부모도 아이 스스로 잠드는 기회를 줄 수 있다. 아이가 먼저 잠든 후 부모의 취침시간이 되면 그때 가족 침대에 눕는 것이다. 이렇게 하면 아이는 공동수면의 이점을 누리는 동시에 스스로 긴장을 푸는 기술을 배운다.

☾ 침실에서 텔레비전과 전자기기를 치운다

텔레비전이나 그 밖의 화면 달린 전자기기는 다양한 수면문제와 짧은 수면시간을 유발한다. 이 경우 부모가 나서서 모든 전자기기를 치우고 강제로 불을 끄는 방법은 강력한 효과를 발휘한다(10장 참조). 전자기기는 지난 30년 사이 조용히 수면 위로 떠올랐지만 아직 대중적인 인식이 약한 공중보건 문제다. 내가 1980년에 수집한 데이터에서는 텔레비전을 시청하면 수면시간이 줄어든다는 강력한 증거가 없었다. 하지만 당시는 아이 방에 텔레비전이 별로 없던 시대였다. 그 직후부터 방에 텔레비전을 두는 집이 훨씬 많아지기 시작했다. 1988년이 되자 3~10세의 10%가 방에 텔레비전을 두었다. 1999년에는 26%로 증가했고 텔레비전을 많이 보는 아이일수록 수면문제가 더 많이 나타났다. 2005년에는 무려 40%까지 뛰었다. 심지어 2세 이하에서도 방에 텔레비전이 있는 아이가 18%나 되었다. 2013년에는 10~18세 사이에서 텔레비전 시청시간, 컴퓨터·휴대전화·비디오게임 사용시간이 많아질수록 취침시간이 늦고 수면시간이 적다는 조사결과가 나왔다. 2014년에는 2, 4, 6, 9세처럼 어린 아이도 텔레비전을 많이 보며 잠을 적게 잤다.

☾ 긴장을 푸는 방법

지금부터는 좀 더 큰 아이를 위해 두 가지 주요 관점에서 어떻게 재우고, 어떻게 건강한 수면습관을 유지할지 살펴보려 한다. 수면문제를 치료하는 과정에서는 잠을 못 자면 과다각성 상태가 되고, 과다각성 상태가 되면 잠을 못 자는 악순환의 고리를 끊어야 한다. 아이가 조금 크면 어른처럼 심리치료사와 긴장이완 훈련을 진행하며 수면문제를 개선할 수 있다. 긴장을 풀어 잠들기 전 각성도를 낮추면 수면 과정이 시작된다. 다음은 몇 가지 긴장이완 기법이다.

1. **점진적인 긴장이완** 각각의 골격근에 힘을 주었다가 풀고 긴장이 풀어지는 느낌에 집중한다.

2. **바이오피드백** 골격근 내 긴장 정도에 따라 변화하는 시각·청각 자극에 초점을 맞춘다. 점진적 긴장이완과 바이오피드백을 동시에 사용하면 근육에 긴장이 풀어져 쉽게 잠들 수 있다.

3. **자기 암시** 팔과 다리가 무거워지고 따뜻해진다고 반복적으로 자기 암시를 걸며 긴장을 푸는 방법이다.

4. **역설적 의도** 잠들려고 억지로 노력하면 악순환이 생긴다는 사실을 근거로 하는 방법이다. 악순환은 깨어 있는 데 집중하면 깨뜨릴 수 있다.

5. **명상을 활용한 긴장이완 훈련** 방법은 다양하지만 어떤 사람은 호흡을 할 때 몸으로 느끼는 감각에 집중만 해주어도 잠이 잘 온다.

자극 조절과 시간 조절

'자극조절' 기법은 잠이 잘 오도록 침실 환경을 꾸미는 치료법이다. 침대에서 텔레비전을 보거나 책을 읽거나 무언가를 먹으면 잠을 자기 힘들다. 따라서 이런 행동은 반드시 중단해야 한다. '시간 조절' 기법을 사용할 때는 규칙적이고 건강한 수면 스케줄을 세운다.

불면증 전문 심리학자인 리처드 부친Richard R. Bootzin은 자극 조절 기법의 요소를 첨가한 훈련방법을 다음과 같이 설명했다.

자극 조절 훈련법

1. 졸릴 때만 잠자리에 눕는다.

2. 잠을 잘 때를 제외하고는 침대에 눕지 않는다. 다시 말해, 침대에서 숙제를 하거나 책을 읽거나 텔레비전을 보지 않는다. 침대에서 음식을 먹거나 고민하지도 않는다.

3. 잠을 못 이루겠다면 일어나서 다른 방으로 간다. 시계를 봐서는 안 되지만 약 10분 정도 지났는데도 잠이 오지 않으면 침대에서 나와야 한다. 원하는 만큼 깨어 있어도 좋다. 집중해서 할 만한 일을 하되(독서가 가장 좋다) 전자기기는 사용해서는 안 된다. 졸음이 오면 침실로 돌아간다. 우리의 목표는 침대에 누우면 **곧바로** 잠이 드는 것이다. 만약 침대에 누운 지 10분이 지나도 잠이 오지 않는데 계속 누워 있다면 규칙 위반이다. 잠을 잘 수 없어서 화가 나거나 답답한 마음으로 침대에 누워 있지 말아야 한다.

4. 여전히 잠이 오지 않는다면 3번을 반복한다. 잠이 올 때까지 밤새도록 이 과정을 따른다.

5. 알람을 설정하고 간밤에 얼마를 잤든 매일 같은 시간에 일어난다. 이렇게 하면 몸이 일관성 있는 수면리듬을 익힐 수 있다.
6. 낮잠을 자지 않는다.

성인 수면을 대표하는 연구자 로잘린드 카트라이트Rosalind Cartwright 박사는 부친의 자극 조절 기법을 응용해 어린이가 잠을 더 쉽게 잘 방법을 가르쳤다.

1. 잠들기 전, 시간을 정해놓고 아이가 좋아하는 활동을 한다. 타이머는 15~20분 정도로 설정한다. 어떤 활동을 해도 좋지만 장소는 침실이 아니어야 한다.
2. 욕조에 견딜 수 있을 만큼 뜨거운 물을 받고 라벤더 오일을 첨가해 15~20분 거품목욕을 하게 한다. 긴장을 풀기 위한 목욕이니 욕조에 있는 동안 독서나 음악 감상은 금물이다. 목욕은 머릿속을 지배하던 운동, 숙제 같은 활동을 마친 후 마구 쏟아지는 근심이나 생각을 막아준다.
3. 거품목욕을 한 후에는 곧바로 침대에 눕힌다. 독서, 음악 감상, 통화 같은 활동은 하지 않게 한다. 눈을 감고 잠을 청하도록 한다.

이런 훈련법이 소용없다면 낮에 운동량을 늘린다. 그래도 아이가 잠을 잘 자지 못하고 지나치게 피곤해 보이며 야외 활동에 관심이 없다면 혹시 몸이 아프거나 우울증에 걸리지 않았는지 잘 살펴본다.

아이도 우울증에 걸리고 피로가 심한 십대 청소년이 일부러 미친 사람처럼 위험한 '사고'를 일으키는 것은 일종의 자살 기도다. 자녀가 우울증에 걸린 것 같다면 즉각 전문가의 도움을 요청해야 한다. 학교의 상담교사나 주치의, 지역 자살예방센터를 찾아가 보자.

약물치료

최근 주디스 오언스Judith Owens 박사는 약물치료와 아이의 잠에 관한 논문을 발표했다. "대체로 약물치료(멜라토닌 포함)는 불면증을 앓는 아이에게 가장 먼저 처방하는 방법이 아니고 유일한 치료 방법도 아니다. 약물을 사용하지 않는 치료법이 더 장기적인 효과가 있다고 밝혀졌다(예: 약을 끊은 후에도 지속된다)." 30여 년 전, 나는 졸음을 유발하는 항히스타민제를 일시적으로 이용해 아이를 재워야 녹초가 된 부모도 잠을 자고 아이의 수면습관을 더 잘 바꿀 수 있다는 잘못된 생각을 했다. 하지만 몇 번 시도를 하고 나니 약물을 간절히 원하는 부모는 자녀의 건강한 잠을 위해 필요한 변화를 꺼리는 부류라는 사실이 명백하게 드러났다. 그 후로는 약물을 처방하지 않고 있다.

경고

심한 피로를 느끼는 아이가 재훈련으로 잠을 잘 자기 시작할 때 처음에는 전보다 더 피곤해 보일 수 있습니다. 전부터 존재했지만 과다각성, 흥분 상태로 감춰져 있던 피로가 드러나기 때문입니다.

☽ 해결방법을 선택하라

수면문제가 나타나도 다행히 대부분은 교정할 수 있다. 아이가 잘 자지 않는다면 우리 가족의 환경과 아이의 나이에 맞춰 생물학적으로 건강한 수면 스케줄을 세워줘야 한다. 식사시간에 건강한 음식을 선택할 때와 다르지 않다. 하지만 모든 아이에게 통하는 한 가지 방법은 없다. 모든 집의 사정이 저마다 다르기 때문이다.

자녀가 잠을 잘 자게 돕는 방법은 여러 가지다. 나와 우리 아이에게 가장 효과가 좋은 방법을 선택해야 한다. 투정이나 산통이 심한 아이에게 안 통하는 방법도 있고, 달래기 수단이 부족하면 사용하기 힘든 방법도 있다. 어느 정도 나이가 있는 아이에게만 효과적인 방법도 있다. 또 같은 방법이라도 특정 가족이 사용해야 효과가 좋을 때도 있다. 나는 아이의 울음을 전부 무시하는 소거법을 자주 권한다. 산통/투정이 심한 20%의 아기에게 가장 잘 맞는 방법이라고 생각하기 때문이다. 생후 4개월이 지나면 그 20%가 심한 수면문제를 보이는 아이로 자란다. 물론 소거법은 부모 입장에서 가장 힘든 방법일 것이다. 특히 자녀의 투정/산통이 심하지 않은 부모는 더욱 그렇다. 다양한 해결방법을 따져보고 하나를 선택할 수 있도록 크게 세 종류로 나누어보았다.

1. 울리지 않는 방법

– 스스로 잠드는 기술을 가르친다

　많은 사람의 도움을 받고 아빠가 육아에 참여한다

　졸면서 반쯤 깨어 있을 때 달래서 재운다

　낮잠을 많이 재운다

– 수면일기를 쓴다

– 취침 의식을 정해놓고 지킨다

– 움직이지 않는 장소에서 재운다

– 소음기를 사용하고 커튼으로 방 안을 어둡게 한다

– 비용 대가를 이용해 긍정적인 규칙과 점진적 변화 기법을 사용한다

– 정해진 시간에 일어난다

– 기상시간을 조절한다

– 긴장이완 훈련을 한다

– 자극 조절 기법을 사용한다

2. 울지도 모르는 방법

– 점진 요법을 사용한다

- 낮잠훈련을 한다

- 부모가 규칙적으로 이른 시간에 재운다

- 그네에서 재운다

- 텐트형 침대를 사용한다

- 수면 규칙을 세우고 조용히 잠자리로 돌려보낸다

- 쿠폰을 준다

- 취침시간에 발생하는 문제를 낮에 바로잡는다

3. 울게 놔두는 방법

- 소거법(완전 소거법, 상한 소거법, 공존 소거법)을 사용한다

- 점진적 소거법을 사용한다

- 확인 후 달래기를 한다

나와 상담을 한 부모는 낮잠을 많이 자고 깨어 있는 시간을 짧게 유지하는 방법을 강조해야 한다는 이야기를 주로 한다. 아기는 원래 잠을 많이 자기 때문에 일어난 지 1~2시간 안에 다시 재워야 한다는 사실을 부모가 직감적으로 알아차리기 어렵다는 것이다.

중요

아기가 잠에서 깨면 1~2시간 안에 다시 재워야 합니다.

일부 부모는 아이를 울게 둘 것인지 결정하려면 큰마음을 먹어야 한다. 아이를 달래서 재우는 방법 하나뿐이라고 굳게 믿는 부모도 있다. 아이를 절대 울려서는 안 되고 항상 품에 안아 젖을 먹이고 함께 잠을 자면 심한 투정/산통으로 수면문제가 발생하는 것을 예방할 수 있다고 생각한다. 이 방법을 '부드러운 달래기'나 '애착육아'라고 부른다. 아이를 중심으로 하는 부드럽고 따뜻한 육아 방식이고 항상 엄마가 있기 때문에 아기가 안정감을 느낀다. 애착육아를 하는 부모는 '아기를 하루 종일 달고

다닌다'며 자랑스러워하고 자칭 '24시간 부모'라고 부른다. 그 외의 '울게 놔두는 방법', '분리육아'는 부모 중심의 엄하고 냉정한 방식이라고 비판하고 엄마가 반응하지 않기 때문에 아기가 버림받았다고 느낀다고 주장한다. 이런 부모는 아기가 울다가 그쳤을 때는 엄마와의 소통을 '포기'한 것이기에 정서가 안정적으로 자라지 못한다고 말한다. 이렇게 극명히 대조되는 육아 방식에 따라 아기의 성격이나 부모자식 사이의 유대관계도 달라질 것이라고 한다.

하지만 이런 사고방식에는 큰 문제가 있다. 첫째, 어떤 방식이 일정한 결과를 내놓는다는 증거는 없다. 둘째, 방법의 성패에 아기도 크게 영향을 미친다. 셋째, 아기와 엄마의 유대만 중요한 것이 아니다. 아빠, 형제와의 관계 등 가족의 현실적인 생활문제도 아기를 달래서 진정시키고 재우는 능력을 좌우한다. 넷째, 밤에 우는 아이를 항상 보살펴주는 방법과 울음을 외면하는 방법이 전부가 아니다. 위의 '울지도 모르는 방법'에 언급된 것도 그사이에 존재한다. '애착육아'는 투정이 심하지 않고 순한 아이에게 효과가 좋을 수 있다. 이런 아이에게는 달래기와 재우기에 관해 유명한 책에서 읽은 모든 내용이 통한다. 대다수 아이는 건강한 수면습관을 들이는 과정에서 울지 않는다. 그런 행운을 타고나지 못한 부모를 판단하고 비판할 이유는 없다.

소수의 가족은 아기를 달래는 데 필요한 수단이 부족하거나 아기가 심한 투정/산통을 앓고 있어 스트레스를 받아 어찌할 바를 모른다. 결국 아기는 생후 4개월이 되면 피로에 시달리고 성격이 까다로워진다. 이런 아기를 키우는 부모는 대개 아기 침대로 시작했다가 나중에 달래서 재울 때 가족 침대로 바꾸고, 생후 4개월이 지나도 아기가 잘 자지 않자 답답함을 느낀다. 가족에게 맞는 해결책을 선택하려면 아기에게 민감하게 반응하고 유연하게 대처할 필요가 있다.

수면문제를 해결하는 방법을 찾을 때 고려할 또 다른 요인은 부모 자신의 성격과 기질을 잘 알아야 한다는 것이다. 앞에서도 이야기했지만 상대적으로 스트레스를 더 느끼는 부모가 있고 이들에게는 소거법보다 점진적 소거법이 잘 맞는다. 우울증 엄마는 소거법으로 스트레스를 받기 쉽고, 아기의 산통으로 인해 불안장애 증상을 보이는 엄마도 있다(뒷 내용 참조).

또 한 연구는 부모의 훈육 방식을 측정해 엄마의 요인이 소거법의 성공과 실패를 좌우한다는 사실을 발견했다. 두 가지 주요 요인은 느슨함(Laxness 잘못된 행동을 보고도 훈육하지 않는 정도)과 장황함(Verbosity 잘못된 행동을 하는 아이를 말로 구슬리거나 애원하고 길게 설명하는 정도. 적절한 이유를 대며 설명하는 것과 혼동하지 말아야 한다. 논리적으로 설명을 하면 아이는 말을 훨씬 잘 듣는다)이었다.

부모로서 역할에 스트레스를 덜 받고 '느슨하고 장황한 훈육 실수를 덜 하는' 엄마는 소거법을 실시해 좋은 성과를 올린다. 이들은 절차를 더 잘 준수하고 계획에 일관성을 유지한다. 이 연구로 점진적 소거법과 엄마의 성격 사이에 연관성은 발견되지 않았다. 하지만 점진적 소거법은 시도하기 더 쉽다. 다른 연구에서는 결혼생활에 스트레스를 많이 느끼는 부모일수록 점진적 소거법을 잘 받아들인다는 결과도 나왔다. 점진적 소거법으로 시작해 아이의 수면, 행동, 태도가 개선되면 소거법으로 전환하는 가족도 많다. 소거법과 점진적 소거법은 밤잠과 낮잠문제를 해결하는 효과가 있다.

또 다른 연구팀은 임신 전부터 임신 중, 임신 후까지 젊은 여성을 대상으로 조사를 했다. 그러자 태어난 아기의 10%가 심한 투정/산통을 앓고 있었다. 임신 전후나 중간에 불안장애가 있던 엄마일수록 아이의 투정/산통이 심할 확률이 높았다.

이 연구는 다른 연구와 달리 엄마의 우울증과 심한 투정/산통의 연관성을 발견하지 못했다. 임신 전 엄마의 불안장애와 아기의 심한 투정/산통 사이의 관계를 밝힌 연구와 훈육 방식, 소거법 사용의 상관관계를 증명한 연구는 엄마의 문제와 아기의 문제가 상호작용한다는 사실을 강조한다. 엄마와 아기의 문제가 결합되면 절대 아기를 울릴 수 없다는 두려움으로 표출되기도 한다.

왜 나는 아기를 울게 놔두지 못할까?

1. **불우한 유년 시절의 기억이 있다** 어린 시절 기억이 다시 떠오르며 외롭고 관심을 받지 못했던 감정을 불러일으킨다.
2. **워킹맘으로서 죄책감을 느낀다** 아이와 오랜 시간 떨어져 있어야 한다는 사실이 못내 미안하다.
3. **한 번 해봤지만 효과가 없었다** 그때는 아이가 너무 어렸을지도 모른다. 특정 시간 이상 더 많이 울면 엄마가 찾아올 것이라고 행동으로 가르쳤을지도 모른다. 어느 날은 가서 달래고, 어느 날은 무시하는 식으로 의도치 않게 습관을 간헐적으로 강화했을 수도 있다.
4. **밤에 아기와 놀고 싶다** 부모 자신이 건강한 잠을 자지 못하기 때문에 그렇다.
5. **밤에 수유를 하지 않으면 체중이 빠질까 봐 걱정스럽다** 사실이 아니다.
6. **스트레스 받는 일이 많다** 조 더글러스Jo Douglas와 나오미 리치먼Naomi Richman은《잠을 자지 않는 아이In My Child Won't Sleep》에서 이렇게 썼다. "부모가 스트레스를 느끼면 아이는 그에 대한 반응으로 잠을 잘 자지 않을 수 있다. 부부 사이의 갈등으로 스트레스를 받을 경우, 아이가 모른다고 생각하겠지만 알아차렸을 가능성이 높다. 아이가 자다 깨서 부모의 침대로 오는 행동은 부부가 대화로 문제를 해결할 수 없게 하고 효과적인 피임 도구 역할을 한다." 이 말은 조금 큰 아이에게 적용되지만 아기가 어릴 때도 자다 깨는 습관을 해결하지 않거나 같은 침대에서 자게 한다면 부부문제를 회피하려는 목적일 수도 있다.

7. 아기가 울면 나쁜 부모가 된 기분이다 나쁜 부모가 아니라 아기에게 건강한 수면습관을 들여주려고 노력하는 부모다.

'좋은 부모'는 어떤 의미일까? 부모는 아이에게 밥을 먹이고 보호하고 안정감을 주며 지도를 해준다. 아기가 울면 당연히 부모는 우는 아이에게 달려간다. 아기의 울음은 언뜻 '배고파요', '기저귀 갈아주세요', '침대에서 꺼내주세요', '안아주세요', '흔들어주세요' 같은 메시지라고 생각될 수도 있다. 그런데 부모가 곧바로 가서 응답을 해도 아이가 우는 이유는 무엇일까? 만약 울음이 꼭 필요한 메시지를 전달하는 수단이라면 왜 많은 부모는 아이가 울지 않는데도 다정하고 세심하게 아기를 돌봐주는 것일까? 울음으로 신호를 보낸다는 이론은 완벽하지 않다. 울 일이 없음에도 관심을 받고자 우는 아기가 있고, 관심을 받아야 하는데 울지 않는 아기도 있다. 울음은 아기의 본능적인 행동에 지나지 않을 수 있다. 새가 하늘을 날 듯이 아기는 우는 것이다.

일부 새끼 동물은 어미가 가까이 다가오게 하는 소리를 낸다. 이런 소리가 이른바 '근접 호출'이다. 새끼 동물은 보호를 받고 영양을 공급받고 무리에서 떨어지지 않으려 한다. 마찬가지로 아기도 더 이상 생존 목적은 아니지만 먼 과거의 행동이 남아 있어 울음으로 신호를 보내는지도 모르겠다. 우리의 조상이 직립보행을 시작하기 전, 임신 기간은 9개월이 넘었을 것이다. 그래서 현재 아이가 태어날 때의 두뇌는 생물학적으로 성숙하지 않았을 가능성이 있다. 그 결과 처음 몇 달 동안 두뇌가 발달하며 어떤 면은 현실 세계와 맞지 않을 수 있다. 이렇게 비정상적인 상황을 표현하기 위해 울음을 터뜨리는 것이다.

또 중요하게 알아두어야 할 점이 있다. 울음의 의미는 나이가 들면서 바뀐다. 배가 고픈 아기는 살기 위해 음식을 달라고 운다. 하지만 태어나서 처음 몇 달 사이에는 잠을 잘 때 울기도 하고 웃기도 하고 무언가를 빨 수도 있다. 유아기가 되면 저녁식사 후 디저트를 더 먹고 싶어 운다. 조금 더 크면 무서워서 울 것이고, 십대가 되면 절망감을 느낄 때 눈물을 보인다. 결혼식에서 행복에 젖어 울 수도 있다. 모든 울음이 고통을 나타 내지는 않는다. 하지만 부모는 우는 아이에 대해 이야기할 때 울음이 곧 고통이라고 해석한다. 그래서 때로는 은연중에 이런 생각을 하고 만다. '아기를 울리다니 나는 부모 자격이 없어.'

어릴 때 엄마가 아기를 얼마나 위하는지, 얼마나 아기와 가까운 관계 를 맺는지에 대해 고찰하며 '모자 유대 이론'과 '애착 이론'이라는 유명한 개념이 탄생했다. 두 가지 개념 모두 부모 중에서 엄마에게만 초점을 맞 추고 어린 시절 경험이 미래에까지 영향을 미친다고 주장한다.

모자 유대 이론은 아기가 어릴 때 엄마와의 신체 접촉이 많아야 훗날 적응력이 높아진다고 말한다. 이 이론 덕분에 아기가 태어나는 환경을 더 편안하게 만든 바람직한 변화가 일어났다. 전통적인 분만실은 차갑고 비인간적이었던 반면, 요즘의 분만실은 마치 호텔방처럼 꾸민다. 하지만 부작용도 있다. 출산 중 문제가 발생했거나 아기를 입양한 엄마는 태어 나자마자 아기와 접촉하지 못해서 박탈감을 느끼고 향후 아기와의 관계 가 잘못될까 걱정한다. 이론상 아기와 유대가 형성되는 순간은 특정 기 간에만 이루어진다고 알려져 있었다. 새끼 거위가 특정 기간 안에 처음 본 커다랗고 움직이는 대상을 어미로 각인하고 따라다니는 것과 비슷하 다고 생각하면 된다. 인간 아기에게도 그와 같은 특정 기간이 있다는 과 학적 근거는 없고, 출산 직후 특정 기간 안에 '유대'가 이루어지지 않으면 아기와 엄마의 행동에 문제가 생긴다는 증거도 존재하지 않는다.

애착 이론은 엄마와 아기의 상호작용을 고려할 뿐만 아니라 애착관계 가 형성되지 않으면 아기가 성인이 된 후 친구, 연인, 자녀와 원만한 관 계를 맺지 못한다고 주장한다. 이 이론이 있었기에 엄마는 아기가 응석 받이로 변할까 걱정하지 않고 따뜻하게 애정을 듬뿍 주고 스킨십을 많이 해준다. 하지만 24시간 내내 아이에게 관심을 줘야 한다는 인식이 좋다고만은 할 수 없다. 그 결과 치맛바람을 일으키는 '헬리콥터 부모'가 탄생하지 않았던가.

흔히 애착 이론을 왜곡해 '24시간 부모(밤낮을 가리지 않고 아이가 울 때마다 돌봐주는 부모)'가 잠을 자려고 울음소리를 외면하는 '이기적인' 부모보다 아이와 안정적으로 애착관계를 형성한다고 주장한다. 지금까지 쌓인 과학적 데이터는 이 주장을 뒷받침하지 않는다. 오히려 생후 7~27개월 아동을 다룬 논문은 부모에게 떼를 쓰는 아이의 울음을 무시했을 때 (소거법) **아기의 안정감이 크게 높아졌고 모든 엄마의 불안감이 점차 사라졌다는 사실을 입증했다.** 수면장애를 경험하는 아기를 대상으로 한 연구에서도 소거법으로 인해 안정감이 떨어지지는 않는다는 결과가 나왔다. 전 가족 구성원이 잠을 더 많이 자면 다들 행복해진다는 사실은 단순하지만 명백한 진리다. 그때까지 아기의 울음소리를 무시해야 할지라도 말이다.

유명 아동 심리학자 마이클 루이스Michael Lewis는 애착 이론에 관해 사람들이 흔히 갖고 있는 믿음을 탐구했다. 그는 엄마가 아닌 가족 구성원, 가족 외의 사람도 아이의 사교성과 친구관계 발달에 영향을 미친다고 강조했다. 그뿐만 아니라 절묘한 제목의 저서《운명을 바꾸다: 왜 과거는 미래를 예측하지 못하는가Altering Fate: Why the Past Does Not Predict the Future》에서는 과거의 경험보다는 현재 진행 중인 관계에 따라 인간관계 능력이 발달한다고 설명했다.

아주 폭력적이거나 비극적인 사건이라면 모를까, 평범한 가정에서 경험했던 일들의 영향력이 심각할 정도로 과장되어 있다. 아이가 오로지 엄마의 영향을 받는다는 말도 공평하지 않다. 어린 시절이 중요하다고 강력히 외치는 사람은 많은 엄마의 마음에 '잘못된' 결론을 심어주었다. '아기를 울리다니 나는 나쁜 엄마야. 울면 정서적인 상처가 생겨서 영원

히 사라지지 않는다고 하던데.'

과거의 이론을 주장하던 사람은 건강한 수면이 얼마나 이롭고, 수면 모드와 각성 모드가 근본적으로 얼마나 다른지 몰랐다. 아동심리학자, 아동정신과 의사, 소아과 의사가 건강한 수면의 이점을 알게 된 것도 최근의 일이다. 안타까운 일이지만 오늘날까지도 아이의 잠에 관한 교육을 제대로 받지 못한 전문가가 수없이 많다.

아동 보건 전문가에 대한 교육은 느리게 발전하고 있다. 2013년 전국적으로 조사를 한 결과, 소아과 전문의의 3년 과정 실습 프로그램 중 절반만이 2시간에 불과한 수면과 수면장애 교육을 포함하고 있었다. 평균은 4.4시간이었지만 프로그램의 23%는 아예 수면 교육을 실시하지 않았다. 1994년에는 평균 4.8시간이었고 소아과 의사에게 수면 교육을 실시하지 않는 프로그램이 46%였다. 따라서 19년 사이 수면문제를 가르치는 소아과 수련 프로그램은 54%에서 77%로 증가했지만 평균시간은 겨우 4~5시간 정도로 크게 달라지지 않았다. 이 점을 감안하면 왜 어린이의 수면문제를 예방하고 치료하는 방법이 그토록 잘못 알려졌는지 이해할 수 있다. 많은 소아과 의사가 부모에게 수면문제는 자라면서 저절로 사라진다고 잘못 조언하는 이유도 짐작 가능하다. 이 방면으로 정식 교육을 받지 않았기 때문이다.

아기가 어릴 때는 필요한 만큼 잠을 잔다. 엄마와 아이의 관계에서 아이가 주도권을 쥐고 있는 셈이다. 원하든 원하지 않든 엄마는 아기의 욕구를 충족시켜줘야 한다. 내키지 않는다고 배고픈 아이에게 젖을 먹이지 않는 엄마는 없다. 기저귀를 갈기 싫다고 젖은 채로 내버려두지도 않는다. 엄마는 아기의 욕구에 따라 행동한다.

하지만 시간이 지나면 상황이 달라져서 '엄마'가 주도권을 쥐어야 한다. 아이가 크면 엄마는 아이가 요구한다고 해서 몸에 나쁜 인스턴트 음식을 주지는 않는다. 아이가 원한다고 위험하게 높은 나무에 올라가도록 허락할 수는 없다. 잠을 자야 하는 아이가 밤늦게까지 놀고 싶다고 해서 그대로 두면 안 된다. 그렇다면 잠을 '자야 하는' 아이가 '자기 싫다고' 울면서 협조하지 않을 경우에는 어떻게 해야 할까?

울게 내버려둬라: 대중의 의견은 서로 다르다

과거의 잡지부터 현재의 인터넷까지 대중매체에 기고를 하는 사람들 사이에서는 밤에 아기 혼자 울게 놔두는 방법에 대해 제각각의 의견을 보인다. 1984년 9월 잡지 〈매콜즈McCall's〉에는 이런 기사가 실렸다. "아기를 '울게 놔둔다'면 믿음과 자신감이 부족해져 새로운 세상에서 느껴야 할 안정감을 키우지 못한다." 1983년 11월 잡지 〈페어런츠Parents〉에서는 이렇게 말했다. "아기는 주위에 자기를 돌봐줄 사람이 아무도 없다는 느낌을 받을 것이다. 결국 수동적이고 무능력한 사람으로 자라고 분노나 적개심을 품을 수 있다."

한편 〈페어런츠〉 편집장은 셋째 아이를 출산한 후 1985년 10월 호에 이렇게 썼다. "8년 동안 아이를 키우며 우리 부부는 울음소리가 들린다고 곧바로 아이를 안아줄 필요가 없다는 사실을 깨달았다." 그녀가 오래 전에 깨달은 사실을 확인하느라 8년을 기다리지는 말자.

울게 내버려둬라: 전문가의 의견은 만장일치다

대중매체와 인터넷을 보면 다양한 출처에서 각양각색의 조언이 쏟아져 나오지만 전문가의 의견은 무조건 하나로 일치된다. 아동 보건 전문가들이 제시하는 모든 증거를 종합하면 잠을 자기 싫다고 '저항'하는 울음으로는 영구적인 정서적·심리적 문제가 나타나지 않는다는 결론에 이른다. 오히려 그 반대다. 영국 소아과 의사이자 아동 정신과 의사인 위니캇 D. W. Winnicott 박사는 엄마가 아기를 소중하게 안아주어야 한다고 말하는 한편, 아이의 정서 발달에 '혼자 생활하는 능력'이 가장 중요한 척도라고 강조했다. 위니캇 박사는 부모가 아이를 혼자 둠으로써 스스로 안정을 찾는 능력을 가르칠 수 있다고 보았다. 그렇다고 아이를 방치해도 된다는 말로 해석해 아이를 돌보지 않는 핑계로 사용하지는 말기 바란다.

저명한 아동 정신분석가 마가렛 말러Margaret S. Mahler는 아기가 생후 4~5개월이 되면 엄마에게서 분리되는 분리 개별화 과정이 시작된다는 사실을 밝혀냈다. 이때부터 아기는 자연스럽게 어느 정도의 독립심을 키우게 된다.

미국의 아동 정신과 의사 알렉산더 토머스Alexander Thomas 박사와 스텔라 체스Stella Chess 박사는 100명 이상을 대상으로 유아기부터 청소년기까지 추적 조사를 실시했다. 그들은 잠을 규칙적/불규칙적으로 자는지, 그에 대해 부모가 어떻게 반응하는지 알아보았다. "부모의 성공적인 지도로 증상이 사라지자 아이의 신체 기능에 긍정적인 효과를 가져왔고 불안감이나 새로운 증상은 나타나지 않았다. 치료가 성공하려면 근본적으로 부모가 행동을 바꾸어야 한다." 그러니 아이가 밤에 떼를 쓰고 울어도 걱정하지 마라. 아이는 잠드는 '연습'을 하는 중이고 이때 운다고 해서 훗날 정서적·심리적 문제가 생기지는 않는다. 우는 행동 자체만으로는 문제가 생기는 게 불가능하다.

여기서 확실하게 짚고 넘어가겠다. 자연스럽게 낮잠과 밤잠을 자는 동안에는 부모가 떼쓰는 울음을 무시해도 정서적 문제는 절대로 생기지 않는다.

토머스 박사와 체스 박사는 유아의 불규칙한 수면패턴에 유독 주의를 기울였다. 수면패턴이 불규칙한 아기는 오랫동안 큰 소리로 우는 경우가 많았다. 울면서 밤에 자지 않는 아기를 둔 부모에게 어떤 조언을 했냐고 묻자 체스 박사는 이렇게 대답했다. "방을 나가서 문을 닫으라고 했습니다." 그렇게 했을 때 무슨 문제가 생기지는 않았을까? "전혀요. 그런 일은 없습니다."

밤에 울 때마다 달래주러 간다면 아이는 자연스럽게 학습하고 성장할 수가 없다. 부모의 그런 행동은 분산수면을 일으켜 아이가 잠을 쭉 자지 못하게 만들고 불면증을 유발한다.

1세 아동의 울음을 조사한 한 연구팀은 생후 6개월 이후 우는 족족 부모가 반응하는 아이를 한 집단으로 설정하고, 괴로워하며 크게 울 때는 즉각 반응하지만 약한 울음소리에는 반응을 미루는 훈련을 받은 부모의 아이를 두 번째 집단으로 설정해 비교했다. 그러자 부모가 곧바로 반응한 첫 번째 집단은 두 번째 집단보다 훨씬 많이 운다는 결과가 나왔다. 이를 보면 최소 생후 6개월부터 울음으로 관심을 요구하는 법을 배울 수 있음을 알 수 있다. 그보다 어린 나이에도 학습이 가능하니, 가급적 아기가 어릴 때부터 울음소리를 가려서 반응하는 것이 좋다. 초보 엄마에게는 말처럼 쉽지 않겠지만 육아 경험이 있는 엄마는 상대적으로 수월할 것이다.

대개 아이에게 애정을 느끼지 않고 공감하지 않는 엄마, 아이에게 무심한 엄마, 따뜻하게 사랑해주지 않는 엄마는 심리치료나 정신과 상담을 추천받는다. 그 결과, 전문가들은 '모든' 부모가 자녀를 '절대' 울리지 말아야 한다는 입장을 취한다. 울게 놔두면 부모-자식 간의 관계가 냉랭해진다는 두려움 때문이다. 그들이 만난 소수의 가족을 바탕으로 모든 가족에게 그러한 조언을 한다. 하지만 일반 소아과 진료를 하는 의사로서 나는 생각이 다르다. 대다수 부모는 아이를 사랑하고 아이의 욕구에 민감하게 반응한다. 밤에 잠드는 법을 배우는 과정에서 아이를 울게 둔다고 두려워할 필요는 없다. 4장의 점진 요법은 정신과 치료를 받는 엄마도 효과를 볼 수 있는 대안이다.

잠을 잘 자도록 울게 두다가 부작용이 일어나지 않을까?

'아이를 울게 뒀다가 정서문제가 생겨서 영원히 사라지지 않을까 봐 못

하겠어요'라고 걱정하는 부모가 있다. 아이가 건강한 잠을 배우는 동안 저항하는 의미로 운다고 훗날 정서문제가 생긴다는 증거는 없다. 하지만 많은 부모가 걱정을 하고 있으니 이 자리를 빌려 제대로 오해를 풀어야겠다.

간단히 대답하자면 절대 그렇지 않다. 아이가 자는 법을 배우며 울 때 건강에 해로운 부작용이 나타난다는 과학적 근거는 존재하지 않는다. 그래도 아이를 울게 두려니 갈등이 생기는 부모의 심정은 이해할 수 있다. 그런 경우 다음의 사실을 알아두면 마음을 먹기 쉬워질 것이다. 수면학습을 위해 아이를 안전하게 울게 두어도 된다는 사실을 이미 잘 알고 있다면 이 부분은 건너뛰어도 좋다.

나는 1967년 스탠포드 의대에서 수면 연구의 1인자 윌리엄 데멘트 박사의 가르침을 받으며 인간의 생물학적 영역은 각성 상태와 렘수면 상태, 비렘수면 상태 세 가지로 뚜렷하게 구분된다는 사실을 배웠다. 서로 상호작용을 하지만 각각의 영역에서만 발생하는 문제도 있다.

데멘트 박사에 따르면 전통적인 의학은 첫 번째 영역인 각성 상태에만 초점을 맞춰왔다고 한다. 데멘트 박사가 주장하는 바는 사람이 잠을 잘 때와 깨어 있을 때는 근본적으로 다르다는 것이다. 체내시계는 언제 잠을 자야 하는지 알고 두뇌, 체온, 호르몬 수치를 수면 모드로 조정한다. 수면 모드에 들어가면 깨어 있을 때처럼 반응이나 생각을 하지 않고 감각도 느끼지 않는다. 이 말을 믿지 못하겠다면 생후 6주 된 아이를 키우는 엄마에게 아기를 달래기 위해 밤을 샐 때 몸 상태가 어떠한지 물어보라.

다음의 두 가지 사항을 구분하지 못하는 사람은 '불안감'과 '울며 잠들기'를 잘못 생각한다. **(1) 생물학적 수면 모드에 진입했을 때 잠을 자야 한다. (2) 생물학적으로 각성 모드에 있을 때 안정적으로 애착관계를 형성해야 한다.** 어찌 보면 대중이 둘을 구분하지 못하는 것은 당연하다. 아동심리학자, 아동정신과 의사, 소아과 의사 중에서도 건강한 잠의 효과를 연구하거나 그에 관한 교육을 받지 않은 사람이 대부분이기 때문이다. 그들조차 잠든 두뇌와 깨어 있는 두뇌의 차이를 완벽하게 이해하지 못한다. 앞에서 이야기했듯이 오늘날 3년 과정의 소아과 전문의 수련 프로그램에서도 수면 교육은 비중 있게 다루어지지 않는다(겨우 4~5시간). 애석하게도 대중 잡지와 서적, 블로그에 실리는 '전문가'의 조언도 이런 무지를 반영한다.

두뇌의 수면 모드와 각성 모드가 근본적으로 다르기 때문에 각기 다른 문제가 발생한다. 두뇌가 생물학적 수면 영역에 진입하면 야경증 같은 문제가 나타난다. 야경증을 비롯한 수면문제는 두뇌가 각성 영역으로 전환될 때는 절대 나타나지 않는다.

깨어 있을 때도 마찬가지다. 아이가 각성 상태일 때 우리는 칭얼거리는 행동, 친구와 싸우고 나누려 하지 않는 행동, 잘 먹지 않는 행동 같은 문제를 걱정한다. 정서적으로 잘 연결되어 있는지도 염려한다. 아이에게 충분히 사랑을 주고 있는 걸까? 지금 행복해하는가? 안정적으로 부모와 애착을 느끼는가? 아니면 불안해하는가? 아이에게 밥을 먹이고 목욕을 시키고 옷을 입히고 놀아주는 동안 주고받는 상호작용은 무척 중요하다. 하지만 두뇌가 수면 모드로 전환될 때는 애착 불안을 느낄 수가 없다. 수면 모드일 때는 부모와의 상호작용이 아닌 잠이 필요하다. 다시 반복하지만 자연스럽게 낮잠과 밤잠을 자는 동안에는 부모가 떼쓰는 울음을 무시해도 정서적 문제는 '절대로' 생기지 '않는다'.

하지만 각성과 수면 모드의 경계에서 어떤 일이 일어나는지 궁금할 수 있다. 방에 혼자 남은 아이가 수면 모드로 가는 경계를 넘을 때 울고 있다면 안 좋은 문제가 생기지 않을까?

애착육아 전문가 윌리엄 시어스William Sears 박사는 《밤에 하는 육아 Nighttime Parenting》개정판에 이렇게 썼다.

애착육아를 하는 가정은 화목하지만 분리육아를 하는 가정은 불화를 경험한다. **분리육아를 주장하는** 이들은 '아기를 울게 놔두라'고 말한다. …그렇게 천박한 조언으로 희생을 당하기에 우리 아이는 너무도 소중한 존재다. '아기를 울게 놔두라'는 식의 도움이 안 되는 부정적인 조언을 걸러 듣기 바란다. …이렇게 조언하는 사람은 부모의 행동 때문에 아기가 투정을 부린다는 생각을 우리 머릿속에 은연중에 심어주고 있다. …결국 악순환이 끊이지 않는다. **엄마로서 책임을 버리고** 직장을 비롯한 가정 외부에서 만족감을 찾으려 한다. 연구결과 엄마와 젖먹이가 조화를 이루면 아기의 수면패턴이 규칙적으로 자리를 잡는다. [참고: 이 말은 사실이다. 연구 대상이 생쥐일 뿐! 시어스 박사가 어떻게 데이터를 선택적으로 사용해 사실을 왜곡했는지 더 많은 사례는 아래에서 찾아볼 수 있다.] …어려운 상황에서 밤에 아이를 돌보며 할 수 있는 모든 방법을 동원했어도 온 가족이 고통을 받는다면 수면제를 사용해보는 것도 나쁘지 않은 생각이다. …내가 의사 생활을 하며 알아낸 바에 의하면 유아와 아동에게 가장 안전하고 효과적인 수면유도제는 클로랄 수화물 처방약 (녹텍Noctec)이다.

녹텍은 주로 병원에서 자기공명 영상법(MRI), 뇌파 검사(EEG), 인공 와우 이식술, 치과 치료 등에 진정제로 사용된다. 시어스 박사의 말처럼 아이의 잠에 안전하고 효과적이라고 증명된 적은 단 한 번도 없었다.

결론적으로 시어스 박사는 생쥐 연구에 의거해 애착육아를 받아들이고 모든 '자연스러운' 수단을 사용하라고 말한다. 여러분이 그의 처방을 따랐다고 가정해보자. 천박한 조언을 무시하고 '분리육아'를 하거나 '엄마로서 책임을 버리고' 가정 외부에서 커리어를 쌓지 않았다. 그런데도 아기는 아직 잠을 잘 자지 않는다. 그럴 때 시어스 박사는 어떻게 하라고 하던가? 약을 먹여서 재우라고 한다!

웨이스블러스 박사에게 약물은 수면문제의 해결책이 아니다.

나와 달리 시어스 박사는 아이의 잠을 연구할 기회가 없었고, 잠을 잘 재우기 위해 '울게 놔두는 방법(소거법)'에 대한 두려움으로 수면부족이 아이에게 어떤 피해를 입히고 있는지 현실을 보지 못하는 것 같다. 약물을 사용하라는 주장은 위험하다. 잠을 못 이뤘을 때 어떤 문제가 생기는지 모르는 것도 위험하기는 마찬가지다.

시어스 박사는 웹사이트에 그의 의견을 뒷받침한다는 서적 목록을 제시하지만 사실과 다르다. 그가 인용한 논문들은 아동의 수면문제 개선을 위한 소거법을 '전혀' 다루고 있지 않다. 그의 참고문헌을 보면 생쥐와 인간이 아닌 영장류 연구, 아동학대를 포함해 수면과 전혀 관계없는 주제가 대부분이다.

시어스 박사의 참고문헌 목록이 얼마나 부적절한지 보여주는 사례가 있다. 그는 브루스 페리Bruce Perry 박사의 논문 〈공포로 성장하다: 폭력의 고리를 만드는 신경발달학적 요인Incubated in Terror: Neurodevelopmental Factors in the Cycle of Violence〉을 인용하며 웹사이트에 이렇게 썼다. "페리 박사는 만성 스트레스로 뇌간이 과도하게 자극되면 아이의 공격성, 충동성, 폭력성이 증가한다는 사실을 발견했다." 여기서 잠깐! 페리 박사가 연구했다는 '만성 스트레스'는 무엇일까? 소거법을 통해 수면훈련을 하는 동안 아기가 받는 스트레스? 아니다. 페리 박사는 총기난사 사건, 911 테러, 가정폭력을 경험한 아이, 좁은 공간에서 자란 아이의 트라우마/방치가 장기적으로 어떤 영향을 주는지 연구했다. 페리 박사는 아기의 수면을 돕기 위해 '울게 놔두는 방법'에 대한 논문을 쓰지 않았다. 시어스 박사의 참고문헌 목록이 워낙 널리 퍼져 있기 때문에 정정이 필요할 듯하다. **그 어떤 항목에도 소거법을 이용한 수면훈련이 아이에게 악영향을 미친다는 말은 없다.** 시어스 박사가 논문을 얼마나 심하게 오용하는지 더 많은 정보를 알아보고 싶다면 다음 글을 참고해보기 바란다.

http://mainstreamparenting.wordpress.com/2008/06/25/of-sources-and-straw-houses-the-annotated-dr-sears-handout-on-cio.

소거법이나 점진적 소거법이 아이에게 해를 끼치고 부모와 자녀관계를 망가뜨린다는 주장은 사실이 아니다. 시어스 박사 같은 전문가가 동물이나 심한 학대·방치를 경험한 아이를 대상으로 한 연구를 근거로 '울게 나두는 방법'을 이용한 수면훈련이 아이에게 문제를 일으킨다고 주장하는 것은 무책임하다고밖에 할 수 없다. 시어스 박사는 연구자가 아니지만, 연구자들 사이에서는 그처럼 잘못 인용을 하거나 자신의 주장을 입증하는 논문만 선택적으로 인용하는 행위를 가리켜 '지성인의 부정'이라 부른다.

시어스 박사의 유사과학적인 접근법으로 엄마가 자녀의 수면문제에 대처하기 더 힘들어졌다. 소거법을 이용하면 아이에게 문제가 생길 것이라는 근거 없는 두려움을 만들어냈기 때문이다. 아기가 태어난 후 겪는 수면부족만으로도 엄마는 상당한 정신적 스트레스를 받는다. 엄마의 불안한 마음, 아이의 수면문제 사이에 복잡한 상호작용이 일어나는 상황에서 시어스 박사의 견해는 해결책을 찾지 못하게 방해를 한다.

시어스 박사의 무책임한 의견과 달리, 여러 저널에서는 철저한 검증을 거쳐 소거법이 아이가 잠을 잘 자게 돕고 부작용을 일으키지 않는다는 연구결과를 싣고 있다. 소거법을 마친 후 엄마와 아기 모두 문제가 개선되었고 유대관계도 더 깊어졌다.

대표적인 연구 몇 가지를 소개한다.

이상사회심리학저널Journal of Abnormal and Social Psychology(1959): 이 치료법의 부작용이나 후유증은 관찰되지 않았다. 이후에도 3~4

세 아동은 다정하고 활발하며 표현력이 풍부했다.

발달-행동소아과학저널 Journal of Developmental and Behavioral Pediat-rics**(1991)**: 소거법은 아동 수면장애를 빠르고 효과적으로 영구 치료할 수 있는 방법이다. 연구가 진행될수록 엄마의 불안감은 줄어들었다. 이는 소거법으로 수면장애를 치료한 후 부모의 자존감, 우울증, 부부관계, 통제력이 개선되었다는 과거의 연구결과와 일치한다. 이 방법이 아기와 보호자(엄마)의 유대관계와 아기의 안정감을 깨뜨린다고 강력하게 주장하는 사람들이 있었다. 이 가설을 시험하기 위해 아기의 안정감을 포함해 측정하자 결과는 역시 명백했다. 연구가 진행되는 동안 아기가 안정감을 느끼는 정도는 크게 증가했다. 이로써 소거법을 실시하면 아기의 안정감이 줄어든다는 가설은 부정할 수 있다.

소아심리학저널Journal of Pediatric Psychology**(1992)**: 수면장애를 소거법으로 치료한 유아(생후 6~24개월)의 행동 특성과 안정성 점수를 측정해 비교하자 안정성, 정서/긴장, 호감도에 악영향을 끼친다는 증거는 발견되지 않았고 오히려 개선되었다.

미국소아청소년정신의학회지Journal of the American Academy of Child and Adolescent Psychiatry**(1994)**: 수면훈련을 하자 낮 동안 엄마와 아이의 상호작용이 더 늘어났다.

소아과학아동보건저널Journal of Paediatrics and Child Health**(1998)**: 급진 요법(소거법 등)은 아동의 수면문제를 개선했고 엄마의 정서 상태도 크게 좋아졌다. 산후우울증 진단을 받은 산모 다수가 만성 수면부족에 시달리고 있을 가능성이 높다.

이상아동심리학저널Journal of Abnormal Child Psychology**(1999)**: 소거법과 점진적 소거법 모두 수면문제를 치료했고 긍정적인 작용밖에 보이지 않았다. 점진적 소거법이 상대적으로 시행하기 쉽다.

수면Sleep**(2006) :** 아동이 취침을 거부하고 자다 깨는 문제에 대한 행동치료의 해로운 부작용은 어느 연구에서도 확인되지 않았다. 반대로 수면치료에 참가한 아이는 치료 후 더 안정적이고 예측 가능한 행동을 하며 짜증을 내지 않았다. 울음이나 투정도 줄어들었다. 수면 행동치료는 아이의 수면패턴을 개선할 뿐만 아니라 부모의 행복도 증진시켰다. 이런 결과는 여러 연구에서 놀라울 정도로 일관성 있게 나타났다. 아동의 수면장애를 치료한 후 부모의 전반적인 정신건강 상태도 빠르게 개선되었고 우울증 증세도 줄어들었다. 부모로서 자신감이 증가하고 부부관계가 좋아졌으며 육아 스트레스는 감소하였다.

수면Sleep**(2006) :** 수면문제에 행동치료를 실시한 연구 13개는 낮시간 아동의 기능(행동, 정서, 자존감, 부모-자녀 상호작용)과 관련해 부수적인 치료 결과를 다수 발견했다. 대체로 긍정적인 효과가 발생했고 해로운 부작용은 어느 연구에서도 확인되지 않았다. 부모(대개 엄마)의 행복(정서, 전반적인 정신건강 상태, 육아 스트레스, 결혼생활의 만족도)은 12개 연구결과로 측정되었다. 육아의 효과, 결혼생활의 만족도, 육아 스트레스, 엄마의 정서가 개선되는 결과는 모든 연구에서 일관성을 보였다.

아동심리학정신의학저널Journal of Child Psychology and Psychiatry**(2008) :** 엄마의 분리불안 장애는 유아의 수면을 조절하는 역할로 작용한다. 본 연구는 엄마의 분리불안 장애와 아동의 수면-각성 전환의 상호작용을 검증했다.

조기아동발달Early Child Development**(2012) :** 수면문제가 있는 생후 6개월 유아는 수면훈련 프로그램을 시작하고 첫째 날과 셋째 날에 '울게 놔두기(소거법)' 전후로 코르티솔 수치가 증가하지 않았다. 또한 첫째 날 기본 상태(수면훈련 이전)에서 셋째 날 수면훈련을 끝내고 난 후에도 코르티졸 수치는 변함이 없었다. 통계적으로 의미는 없지만 셋째 날 '울게 놔두기' 치료 이후 코르티졸 수치는 첫째 날 측정한 수치보다도 낮았다. 무척 중요한 사실이기 때문에 거듭 말해야 겠다. '울게 놔두기'를 사흘 동안 진행한 후 평균적인 코르티졸 수치는 수면훈련 프로그램을 시작하기 전과 비교했을 때 증가하지 않았다. 더 나아가 넷째 날 코르티졸 수치는 셋째 날보다도 낮았다(실험 후 개인적으로 연락). 또한 웬디 미들미스Wendy Middlemiss 박사는 이렇게 썼다. "첫째 날 모든 유아가 행동으로 스트레스를 표출했다. 수면훈련 프로그램의 1일차에 모두 두 차례 이상 울음을 보였다(괴로워하며 5~10분 이상 우는 것을 한 차례로 계산). 반면 프로그램이 시작하고 사흘이 지나자 모든 아기가 울지 않고 알아서 잠이 들었다. 또한 투정(한 차례 울음보다 짧게 끝남)도 약해졌고 괴로워서 우는 시간이 첫째 날에 비해 짧아졌다. 전반적으로 수면훈련을 통해 내적 스트레스의 표출은 사라졌다고 할 수 있다." 추가로 셋째 날에는 엄마의 코르티졸 수치도 크게 낮아졌다. 아마도 아기가 덜 울고 잠을 잘 잤기 때문일 것이다.

소아과학저널Pediatrics **(2012)：** 수면문제의 행동치료 기법은 5년 후 아동의 감정, 행동, 심리사회적 기능, 부모-자식관계와 애착에 해로운 영향을 미치지 않았다.

발달심리학Developmental Psychology **(2012)：** 아이 스스로 잠드는 법을 배우는 것은 중요하다. 혼자 알아서 잠드는 기술을 가르치는 수면훈련은 규칙적인 수면에 없어서는 안 될 요소다.

내가 직접 관찰한 결과와 철저히 검증된 데이터를 종합하면 아이가 낮에 충분히 휴식을 취했고 이른 시간에 잠자리에 들어 세컨드 윈드를 예방했으며 부모가 우는 아이를 달램으로써 우는 습관을 만들지 않는다면 소거법을 실시하는 동안 우는 날은 며칠밖에 되지 않는다. 그 후로는 온 가족의 수면시간이 늘어 신체적·심리적 효과를 만끽할 수 있다. 내가 연구해보니 생후 4개월 이전의 아동에게 소거법을 적용했을 때 평균적으로 우는 시간은 다음과 같았다.

> 밤 1: 30~45분 쉬지 않고 운다
>
> 밤 2: 10~30분 쉬지 않고 운다
>
> 밤 3: 0~10분 쉬지 않고 운다
>
> 밤 4: 울지 않는다

생후 4개월이 넘으면 보통 이런 패턴을 보인다.

> 밤 1: 45~55분 쉬지 않고 운다
>
> 밤 2: 밤 1과 비슷하게 운다
>
> 밤 3: 20~40분 쉬지 않고 운다
>
> 밤 4, 5: 울지 않는다

만약 취침시간이 너무 늦거나 낮잠을 잘 자지 않는다면 더 오래 걸릴 것이고 아예 효과가 없을 수도 있다.

아동, 부모, 수면을 둘러싼 오해와 논쟁이 왜 그토록 많은지는 몇 가지 이유로 설명된다. 앞에서 알아본 것처럼 1994~2013년 사이 소아과 전문의는 3년의 수련 과정 중 겨우 4시간 정도만 잠에 대해 공부했기에 건강한 수면이 아이와 부모에게 어떤 면에서 이로운지 제대로 알지 못한다 (2장 참조). 또한 애착육아를 할 경우 아이가 어릴 때는 투정/울음을 적게 보이는 반면, 조금 더 크면 밤에 자다 깨는 행동(신호 보내기)이 늘어난다. 따라서 한 육아 방법이 더 우수하다고 말하기는 힘들다. 마지막으로, 현대에는 이전 세대보다 육아에 대한 불안이 더 많을지도 모른다. 두려움을 느낄 뿐만 아니라 확신이 없어 걱정만 한다. '아이가 잠을 잘 자게 하려면 어디서부터 시작해야 할까?'

☾ 수면문제를 해결하고 싶지만 방법을 확실히 모르겠다면

모든 사람에게 통하는 한 가지 해결책은 존재하지 않는다. 다음의 요소를 생각하며 각자 상황에 맞는 방법을 찾아보자.

가족

부모의 직장 스케줄 때문에 취침시간이 너무 늦어진다면 부모 외의 사람이 더 이른 시간에 아이를 재우거나 부부 중 한 사람이 일찍 퇴근하는 방법으로 수면문제를 해결해야 한다. 두 가지 방법 모두 불가능한 가정도 있고, 조금 일찍 퇴근할 수는 있지만 취침시간을 앞당기기에 충분하지 않은 가정도 있다. 그래도 늦게 자는 것보다는 조금이라도 일찍 자는 것이 낫다. 주중에는 가능한 한 최선을 다하고 주말에 양질의 낮잠과 아주 이른 취침시간으로 부족한 잠을 채워주는 데 집중하라.

부부가 서로를 도와주거나 한 사람이 다른 아이를 돌볼 수 있도록 엄마와 아빠 모두 집에 있는 토요일에 수면문제 치료를 시작한다. 시작 전에는 반드시 두 사람 다 4~7일 동안 전념하겠다는 합의부터 완벽하게 되어 있어야 한다. 수면문제를 성공적으로 해결하는 데 있어 엄마와 아빠의 협력과 의사소통은 기본 중의 기본이다. 앞에서도 설명했듯이 인간은 로봇이 아니기에 현실적으로 완벽할 수는 없다. 그렇다고 해도 처음 며칠은 100% 일관성을 유지하도록 온 힘을 다해야 한다. 일관성 없이 행동하거나 하루이틀 하다가 말면 대가를 치르게 된다. 아이에게 울면 부모의 관심을 더 받는다는 사실만 가르쳐주는 것이다. 그렇게 돼도 너무 자책하지는 말고 며칠이나 몇 주 후에 다시 시작하자. 그 시기를 넘기면 계획을 고수하겠다는 결심이 더 단단해진다. 이렇게 새로운 마음가짐으로 계획을 완전히 이행할 수 있다. 이 책을 읽는 부모는 잠이 부족해 고생하고 자녀에게 건강한 수면습관을 심어주지 못해 죄책감을 느끼고 있을 것이다. 그러니 이 말을 다시 강조하고 넘어가야겠다. 어떤 방법으로 효과를 보지 못하거나, 의지가 꺾이거나, 울음소리를 더는 못 참겠다면 잠시 쉬어가도 괜찮다. 의욕이 없을 때는 백기를 들어도 상관없다. 한발 뒤로 물러나 예전처럼 그네나 유모차, 차에서 낮잠을 재우며 다시 계획을 짜고 힘을 비축하자. 그러고 나서 다시 시작한다. 대부분 두 번째 시도에서는 성공해낸다.

엄마에게는 배터리를 재충전할 휴식시간이 필요하며 이는 절대 이기적인 행동이 아니다. 오히려 현명하다고 할 수 있다. 아기 달래기에 가장 많은 힘을 쏟아야 할 사람이 엄마이기 때문이다.

하지만 엄마 혼자 열심히 한다고 성공하지는 못한다. 흥분하지 않으면서도 열의를 갖고 문제를 적극적으로 해결하려는 아빠가 있어야 성공 가능성이 높아진다(3장 참조). 아빠가 참여할 의지를 보이지 않거나 사정상 참여가 불가능하다면 엄마는 아빠가 출장이나 가족 방문 같은 일로 오래 집을 비울 때까지 기다렸다가 아이의 수면문제를 해결해야 한다. 어떤 집은 아빠가 첫날 엄마를 호텔로 보내기도 한다. 엄마의 잠이 너무 부족해 아이의 울음소리를 감당할 수 없기 때문이다. 가끔은 이도저도 못하고 시작조차 힘들어하는 가족도 있다. 그런 상황에 처해 있다면 아주 조금씩 발을 내디뎌보자.

간단한 방법으로 조금씩 시작하라

어떤 집은 엄마가 심각하게 잠이 부족하고 의욕이 나지 않아 수면문제를 해결하려는 시도조차 망설인다. 머리로는 무엇을 해야 하는지 알지만 감정적으로 기운이 하나도 없어 실행에 옮기지 못하는 것이다. 더 이상의 스트레스를 감당할 수 없기 때문에 아기가 울면 스트레스가 더 늘어날까 걱정한다. 지금이 엄마에게는 한계다. 혹은 수면부족으로 머리가 맑지 않아 눈앞의 해결책을 알아차리지 못할 수도 있다. 어느 경우이든 엄마에게 쉬어야 한다고 설득하고 아빠나 다른 사람에게 주도권을 넘겨준다. 아빠는 엄마에 비해 잠이 부족할 확률이 낮으므로 이런 상황에서는 아빠가 나서서 계획을 짜야 한다. 어떤 아빠는 동기부여가 될 만한 다른 이유도 필요로 한다. 그리고 장기적으로 문제가 해결될 것이라는 낙관적인 마음을 먹어야 자신감 있게 시도한다. 하지만 현실적으로는 사정상 도움을 줄 수 없는 아빠, 도움을 줄 생각이 없는 아빠도 많다.

엄마가 혼자 육아를 떠맡고 있다면 처음에는 쉽고 간단한 방법으로 시작해 조금씩 건강한 잠에 다가가자. 방법이 단순하면 무엇을 해야 할지 기억하고 일관성 있게 행동할 수 있다. 가령 취침시간을 아주 조금만 앞당기는 방법도 사소하고 간단하며 기억하기 쉽다. 하루에 한 번, 일주일에 한 번만이라도 엄마가 아닌 다른 사람이 졸면서 반쯤 깨어 있는 상태의 아기를 잠자리에 눕힐 수도 있다. 잠을 잘 자게 된 아이의 정서와 행동이 개선되는 모습을 보면 아이가 저항해도 수면문제를 제대로 해결할 수 있는 더 어려운 방법에 도전하자는 용기가 생긴다. 백문이 불여일견이다. 물론 취침시간을 너무 조금만 앞당겼다면 별 변화가 일어나지 않을 가능성도 있다. 그래도 시도는 해보라. 손해 볼 일은 없지 않은가?

가족의 여러 변수를 고려하면 우리 아이에게 딱 맞는 수면 계획이라도 실행에 옮기기 어려울 수 있다. 현실적으로 모든 문제를 단번에 해결하기 힘들고 어느 정도 속도로 움직여야 하는지 확실하지 않다.

점진적 변화 대 급진적 변화

수면문제를 해결하기 위해 점진적인 방법(확인 후 달래기 기법이나 점진적 소거법)을 써야 하느냐, 급진적인 방법(소거법이나 상한 소거법)을 써야 하느냐에 대해 한 가지 정답은 없다. 점진적 변화는 다정하고 급진적 변화는 잔인하다고 보는 부모도 있다. 하지만 점진적 변화는 결과를 보기까지 오래 걸린다. 어떤 집은 점진적 변화를 원하다가 어느 정도 성과를 본 후 급진적인 변화로 방향을 바꾼다. 예를 들어 점진적 소거법으로 시작했다가 금세 소거법으로 전환하는 것이다.

급진적 방법(소거법)보다 점진적 방법(확인 후 달래기나 점진적 소거법)을 선호하는 부모는 문제가 '재발'한다고 불평하는 때가 많다. 장기적으로 점진적 변화의 성공확률이 낮은 이유는 더 오래 걸리고 질병이나 휴가처럼 자연스럽게 수면패턴을 깨뜨리는 사건이 발생하기 때문이다. 그 이후 점진적 방법으로 건강한 수면습관을 되찾으려다 보면 부모는 굉장한 스트레스를 느낀다. 며칠 동안 점진적 방법을 사용하면 힘들어서 기운이 나지 않고 결국 포기하고 예전처럼 일관성 없이 행동한다. 소거법에 한 번 성공한 부모는 며칠 휴가를 다녀왔거나 친척집을 방문하고 집으로 왔을 때 참기 힘든 울음소리를 단 하루만 견디면 문제가 해결된다는 사실을 안다.

사실 일부 부모는 단호한 태도와 너그러운 태도 사이를 오가며 어느 한 해결책을 고수하지 않는다. 그들은 아이의 실제 행동과 자기가 기대하는 모습을 구분하지 못한다. 그래서 실제 어떤 방법을 쓰고 있고 아이가 어떻게 반응하는지 알 수 있도록 수면일기를 써야 한다는 말이다. 단기간의 '성공'은 아기가 만성피로로 밤에 잠깐 지쳐서 잠드는 때를 가리킬 수도 있다. 혹은 실제 수면습관이 개선되어도 차이가 미묘하기 때문에 아이는 아직 피로를 완전히 떨치지 못했을 수 있다. 그런 상황에서 휴가, 여행, 질병같이 습관을 불규칙적으로 만드는 방해요소가 작용하면 밤에 자다 깨거나 잠들기를 거부하는 문제가 '재발'될 수 있다.

반면 급진 요법으로 재훈련에 성공한 부모는 곧바로 극적인 변화를 보며 오래 남는 부작용도 없다. 문제가 재발하는 일도 적고 수면습관이 자연스럽게 흐트러져도 더 빠르고 완전하게 회복된다. 치료법의 효과가 한참 동안 '유지'되는 모습을 보면 수면습관을 더 엄격하게 통제하고 필요할 경우 전 과정을 다시 반복하겠다는 자신감이 붙는다.

매일의 수면 스케줄을 조금씩 바꾸는 방법이 더 현실적일 때도 있다. 낮잠 횟수가 자연스럽게 두 번에서 한 번으로 줄어들 때, 몇 주에 걸쳐 하루에 한 번 자는 오전 낮잠을 오후로 미루는 것이다. 이때 너무 갑작스럽게 스케줄을 바꾸면 세컨드 윈드가 나타나 낮잠을 못 잘 수도 있다. 오후 6시쯤 낮잠을 짧게 자고 밤에 너무 늦게 자는 것처럼 그 외의 상황에서는 급진적인 변화가 더 효과가 좋다. 솔직히 말해 저녁의 낮잠은 밤잠이라고 해야 한다. 하지만 부모는 취침시간을 너무 갑자기 앞당기면 아이의 몸에 충격을 줄까 봐 두려워한다. 부모 자신이 일찍 자기 힘들어서 점진적으로 수면 스케줄을 바꾸고 싶을지도 모른다. 그럴 때는 원칙대로 행동하라. 아이를 더 늦게까지 깨워두고 싶으면(오전 낮잠을 오후로 미루려 할 때) 점진적인 방법을 사용하고, 취침시간을 앞당기고 싶다면 급진적인 방법을 사용해야 한다. 하지만 여전히 많은 가족은 이른 취침시간을 꺼린다.

이른 취침시간이 두렵다면

많은 부모는 일찍 자면 자연히 일찍 일어나 불편해지리라 걱정을 한다. 보통은 그렇지 않다. 일찍 잠을 자서 숙면을 취한 아이는 새벽에 일찍 일어나도 혼자 힘으로 다시 잠들 수 있다. 그래서 잠이 잠을 부른다는 것이다.

일찍 잠을 자는 아이는 직접적으로 그 혜택을 누린다. 가족에게도 간접적인 효과가 미친다. 집에서 육아를 하는 엄마는 늦은 오후에 '마의 시간'을 견디지 않아도 되고, '마의 시간'이 없으면 피로해질 일이 없어 퇴근한 남편도 차분하게 맞아줄 수 있다. 부부는 밤에 편안히 오붓한 시간을 보내며 사이도 더욱 끈끈해진다. 아이는 이렇게 충분히 휴식을 취한 엄마와 아빠 손에 성장하는 행운을 누린다.

어느 정도가 되어야 이른 취침시간이라고 할 수 있을까? 수면문제를 해결하는 과정에서 부족한 잠을 채우려면 하루에서 며칠은 오후 5시 30분(3세 이하)이나 6시 30분(그보다 큰 아이)처럼 아주 이른 시간에 재워야 한다. 하지만 지나치게 오랫동안 일찍 재우다 보면 역효과가 일어나 이제 원기를 회복한 아이가 잠들기까지 오랜 시간이 걸리고 너무 일찍 기상할 수 있다. 따라서 며칠이 지나 문제가 개선된다면 조금씩 취침시간을 다시 미뤄야 한다. 시행착오를 거치며 너무 늦지 않고 너무 빠르지도 않은 새로운 취침시간을 찾아보자.

질병이나 가족 휴가로 어쩔 수 없이 수면 스케줄이 깨졌다면 바로 다음날은 오후 5시 30분에 아이를 재운다. 나는 이 방법을 수면 스케줄의 '재설정'이라고 부른다. 아주 이른 시간에 침대에 눕히고 우는 소리가 들려도 무시해야 한다. 단 하룻밤의 반항은 즐거운 가족 휴가를 위해 치러야 할 대가일 수 있다. 아이가 어릴 때는 조부모가 자주 방문하고 병치레도 잦기 때문에 하룻밤 아주 일찍 재우는 날이 많을 것이다. 무엇보다 단호한 자세가 필요하다.

시간에 맞춰 취침시간을 정하지 말고 아이가 편안히 잠을 자게끔 필요할 때 앞당겼다가 다시 늦은 시간으로 조정한다. 그것이 우리가 추구해야 할 기본 목표다.

목표가 상충된다면

한 가지 중요한 목표는 생물학적 수면리듬이 시작되는 지점에 맞춰 낮잠과 밤잠을 재워야 한다는 것이다. 자녀가 생후 4개월 정도 되었다면 그전에 졸음을 느끼더라도 수면리듬이 나타날 것으로 예상되는 시간까지 재우면 안 된다. 리듬을 탈 때까지만 깨워두자.

또 다른 목표는 세컨드 윈드가 일어나지 않게 잠이 부족한 아이를 재워야 한다는 것이다. 수면부족이 심각할수록 잠을 자기 어려워지고 자다가도 쉽게 깨기 때문이다. 각성도가 높아지기 전에 일찍 재워야 한다.

특히 자녀가 수면부족일 경우, 위의 두 가지 목표는 상충된다. 그러므로 첫 번째 목표를 달성하기 위해서는 생물학적인 수면시간에 가까워지도록 매일 조금씩 늦게 재우는 점진적인 방법을 써야 한다. 그때는 세컨드 윈드가 조금 발생하겠지만 같이 즐겁게 놀아주거나 오래 달래며 주의를 환기시킨다. 아이에게 가장 맞는 낮잠시간과 취침시간을 찾는 동안 일시적으로 아주 이른 시간(오후 5시 30분)에 밤잠을 재운다. 수면일기를 꼬박꼬박 쓰면 나무가 아닌 숲을 보면서 최적의 시간을 발견할 수 있다. 잠이 부족할 때는 큰 그림이 보이지 않는다.

나무가 아닌 숲을 보라

우리는 아이가 잠을 어떻게 자는지 세세한 부분에 사로잡히기 일쑤다. 그래서 때로는 한 걸음 물러나 나무가 아닌 숲을 보아야 한다. 어떤 부모는 이렇게 말한다. "도와주세요! 아들이 새벽 5시같이 너무 이른 시간에 일어납니다." 핵심은 '이렇게 일찍 일어나는 날이 얼마나 많은가'다. 새벽 5시에 일어나는 날이 10~20%라면 일찍 일어날 수밖에 없는 가족의 사정이 있을지 모른다. 가령 가끔씩 저녁에 첫째 아이의 운동 스케줄이 있으면 덩달아 늦게 잔 아기도 아침에 너무 일찍 일어난다. 그럴 때는 첫째의 운동 경기를 참관하는 동안 베이비시터나 친척, 이웃에게 아기를 맡긴다. 아니면 고칠 수 없는 사소한 수면문제로 받아들이고 참고 견디는 방법도 있다. 하지만 새벽 5시에 일어나는 날이 80~90%에 달할 경우에는 부족한 잠이 누적되어 심각한 문제가 나타날 수 있으니 반드시 습관을 바로잡아야 한다.

매일 밤낮의 잠에 일일이 안달할 필요는 없다. 그러다가는 미쳐버리고 말 것이다. 숲을 보지 않고 나무만 보는 셈이다. 수면문제를 해결할 때는 참을성을 갖고 계획을 고수하고 효과를 보기까지 며칠에서 몇 주는 걸린다는 사실을 잊지 말자. 이 방법이 도움이 되는지 판단하려면 적어도 며칠은 시도해봐야 한다. 효과가 없다면 한 걸음 물러나서 건강한 수면의 요소를 전부 충족시켰는지 확인한다(1장 참조). 한 가지 수면문제에 집중하다 보면 다른 문제도 해결해야 한다는 사실을 알아차리지 못할 수 있다. 문제는 동시다발적으로 해결되지 않고 순차적으로 진전을 보일 수도 있다(밤잠 다음에 오전 낮잠, 그다음에 오후 낮잠). 밤잠이 개선되고 몇 주 후에야 낮잠문제가 해결되는 경우도 있다.

친척과 친구

전 나이에 두루 적용되는 수면패턴이 있기는 하지만 개인차가 있기 마련이다. 부부 간의 호흡, 방의 개수, 산통 등 집집마다 변수는 다양하다. **남의 아이와 비교하지 말고** 우리 아이에게만 집중하자. 조카보다 낮잠을 적게 잔다면 조금 일찍 잠자리에 들면 된다. 친척과 친구가 효과를 봤다고 해서 우리 아이에게도 통하리라는 보장은 없다. 어떤 엄마는 자신이 효과를 본 수면문제 해결법을 주위에 추천했더니 여전히 잠이 부족하다고 조언을 무시하더라고 말한다. 나는 그들의 남편이 계획에 협조적이었음을 알고 있었다. 그래서 친척이나 친구의 남편도 도움을 주었냐고 물으면 아니라는 답이 대부분이었다.

　규칙적인 수면 스케줄은 건강한 수면의 밑바탕이 된다. 하지만 **노예처럼 수면 스케줄에 얽매여서는 안 된다**. 한 달에 한두 번 정도는 휴일 같은 특별한 경우에 낮잠을 건너뛰거나 늦게 자도 괜찮다. 평소 잠을 푹 잔 아이는 이런 상황에서도 잘 견디고 금세 회복한다. 밤에 일찍 재우고 낮잠을 꼬박꼬박 챙기면 아무래도 '인간관계가 좁아진다'. 하지만 잠을 푹 자서 절대 투정을 부리지 않는 아이와 외출하는 '즐거움'을 누릴 수 있다. 아이가 저녁 일찍 순순히 잠들기 때문에 부부가 편안히 오붓한 시간을 보낼 수도 있다.

수면문제를 해결할 때는 다른 사람에게 계획을 **일일이 말하지 않는 편이 좋다.** 엄마도 잠이 부족해 마음이 약해진 상태다. 그러니 계획에 반대하는 친척이나 친구의 신랄한 비판을 듣고 싶지 않을 것이다. 다른 사람보다는 담당 소아과 의사와 이야기하자. 특히 아이에게 습진이나 만성 코골이, 구강 호흡 증상이 있다면 계획을 실행에 옮기기 전에 꼭 상담을 해야 한다.

24시간 돌아가는 수면 바퀴

똑바로 서 있는 바퀴가 24시간마다 서서히 회전하는 모습을 상상해보자. 생김새는 놀이공원의 대관람차 같지만 여기서는 수면 바퀴라 부르려 한다. 수면 바퀴는 아이의 잠을 구성하는 요소가 독립적으로 떨어져 있지 않고 서로 밀접하게 연관되어 상호작용을 한다는 사실을 보여준다.

수면 바퀴의 원동력은 거대한 엔진이다. 어쩌면 이 세상에서 가장 크다고 할 수 있다. 바로 지구의 자전이기 때문이다. 지구가 자전을 하며 낮과 밤이 번갈아가며 나타난다. 수면 바퀴가 돌아가는 속도는 인간이 통제하지 못한다. 부모가 어떤 행동을 하든 끊임없이 돌아간다.

하지만 부모로서 우리는 바퀴 가장자리의 중심에서 뻗어나가는 바퀴살을 튼튼하게 하고 바퀴의 구조를 짜임새 있게 만들 수 있다. 수면 바퀴를 지탱하는 네 가지 바퀴살은 다음과 같다.

1. 일찍 시작하기
2. 많은 사람의 도움받기(아빠를 비롯해 다른 사람을 동원한다)
3. 아이가 졸면서 반쯤 깨어 있을 때 침대에 눕히기
4. 낮잠을 많이 재우기(수면부족이 쌓이지 않고 세컨드 윈드도 나타나지 않는다)

이런 바퀴살은 아이에게 스스로 잠드는 법을 가르쳐주어 바퀴를 지탱한다. 바퀴살이 튼튼하다면 바퀴가 도는 동안 아이는 원활하게 잠을 잘 것이다. 하지만 바퀴살이 약하면 바람이 불 때마다 가장자리가 불안하게 흔들린다. 바퀴살 몇 개가 빠지거나 아예 없다면 가장자리는 구부러지거나 아예 쓰러지고 만다.

대관람차의 가장자리에는 관람차가 하나씩 달려 있지만 24시간 수면/각성 주기로 돌아가는 수면 바퀴의 가장자리에는 여섯 가지 요소가 달려 있다. 저녁 취침시간부터 시작해 수면 바퀴가 한 바퀴 돌아가는 과정을 따라가 보자.

1. 생후 6주가 되면(모든 나이는 출산예정일로부터 계산한다) **저녁에 일찍 자기** 시작한다. 이때 일찍 자는 습관을 심어주지 못하면 세컨드 윈드가 일어나 잠들기를 거부하고 쉽게 잠들지 못하며 잠들어도 밤에 깨거나(분산수면) 아침에 너무 일찍 일어난다. 만약 낮잠이 부족하면 늦은 오후나 초저녁에 세컨드 윈드가 발생해 졸면서 깨어 있는 상태로 아이 혼자 잠들지 못하고 밤새도록 쭉 자는 강화수면도 경험할 수 없다. 그로 인해 잠을 거부하고 자다 깨는 습관(신호 보내기)이 생긴다.

2. 이제 밤에 수유를 할 필요가 없는 생후 6~9개월부터는 밤새도록 깨지 않고 자는 **강화수면**이 이루어진다. 밤에 배고파하면 젖을 먹이되 소리가 들릴 때마다 반응하지는 마라. 배고프지도 않은데 가서 아기를 달래준다면 생후 4~6개월 이후에 밤에 우는 습관이 생긴다. 그때가 되면 달래기를 통해 진정되기보다는 오히려 자극을 받는다. 짧은 수면시간만큼 분산수면은 건강에 해롭고 아침에 너무 일찍 일어나게 할 위험이 있다.

3. **너무 일찍 기상하지 말아야** 한다. 이른 시간에 아이를 깨우면 지

나치게 피곤한 상태로 하루를 시작하기 때문에 낮잠을 잘 자지 못한다. 많은 아기가 오전 5시 30분~6시 30분에 일어나고 있다.

4. 생후 3~4개월 무렵부터 **오전 낮잠**을 규칙적으로 자지만 수면시간은 짧다. 오전 낮잠은 오전 9시에는 자야 한다. 아침에 일어나고도 피로가 풀리지 않아(너무 늦은 취침시간이나 분산수면, 너무 이른 기상시간 때문에) 그보다 일찍 자면 나머지 하루의 수면 스케줄이 엉망으로 변한다. 한편, 오전 낮잠을 너무 늦게 자면 세컨드 윈드 때문에 오후 낮잠을 아이 스스로 자기 힘들어지고 자도 짧게 끝난다. 낮잠시간은 생후 6개월까지 자연스럽게 길어지다가 그 후에 짧아진다.

5. 오전 낮잠이 발달한 직후부터 **오후 낮잠**을 짧게나마 규칙적으로 자기 시작한다. 오후 낮잠은 정오에서 오후 2시 사이에 잔다. 오후 낮잠을 자고도 피곤해서(너무 늦은 취침시간이나 분산수면, 너무 이른 기상시간, 너무 늦거나 빠른 오전 낮잠 때문에) 그보다 일찍 낮잠을 자면 나머지 하루의 수면 스케줄이 엉망으로 변한다. 한편 낮잠을 너무 늦게 자면 세컨드 윈드 때문에 오후 낮잠을 아이 스스로 자기 힘들어지고 자도 짧게 끝난다. 오후 낮잠시간은 생후 6개월까지 자연스럽게 길어지다가 그 후에 짧아진다.

6. **늦은 오후에 자는 낮잠**은 짧고 불규칙적이다. 이런 세 번째 낮잠은 보통 생후 9개월이면 사라진다.

> **저자 한마디** •
> 낮잠을 잘 자면 저녁에 세컨드 윈드가 일어나지 않고 취침시간에도 아이 스스로 쉽게 잠들 수 있습니다.

아이의 나이가 어떻든 부모로서 완수할 첫 번째 과제는 수면 바퀴의 바퀴살을 만드는 것이다. 그런 다음 자녀의 나이에 맞춰 24시간 수면/각성리듬의 여섯 가지 요소를 조립한다. 이때 부모가 흔히 저지르는 실수는 두 가지 유형으로 나뉜다.

간혹 여섯 가지 요소 중 몇 가지에만 집중하면서 바퀴살을 세우지 않는 부모가 있고, 여섯 가지 요소 중에서 하나만(혹은 2~3개) 신경 쓰는 부모도 있다.

> **저자 한마디** ••••••••••••••••••••••••••••••••
> 각각의 요소는 나머지 5개에 영향을 미칩니다. 해당 나이에 한 가지 요소라도 발달하지 않으면 전체 수면 바퀴가 균형을 잃고 쓰러집니다.

☾ 과연 우리 아이는 다를까

Q: 아이는 각자 다 다릅니다. 선생님이 말씀하시는 수면문제 해결법이 우리 아이에게는 통하지 않을 거예요.

A: 부모가 낮잠을 잘 재우고 밤에 취침시간을 적절하게 앞당겨 세컨드 윈드를 예방한다면, 그리고 밤에 아이가 울 때마다 달래주며 우는 행동을 습관으로 만들지 않는다면 '모두' 성공할 수 있습니다. 이 모든 요소가 충족되어야 해요.

Q: 성공담만 고르거나 거짓말로 지어서 책에 쓴 거 아닌가요?

A: 인터넷으로 초판본 서평을 읽어보세요. 아이의 수면문제가 빠르게 해결되었다며 별 5개를 준 서평이 1,300개 이상입니다. 아이가 밤에 너무 늦게 자거나 낮잠을 안 자고, 부모가 밤중에 지나치게 자주 관심을 보이면 성공하기 힘듭니다.

Q: 아이는 다 다르지 않나요? 우리 아이는 그렇게 잠을 잘 필요가 없어요.

A: 일주기리듬은 절대 어길 수 없습니다. 그랬다가는 아이가 대가를 치를 겁니다. 이건 '모든' 아이에게 해당하는 이야기예요.

Q: 밤에 일찍 자는 게 뭐가 그렇게 중요하다는지 모르겠어요.

A: 40년 동안 소아과 진료를 하며 갓 태어났을 때부터 18~22세가 될 때까지의 많은 아이를 만났습니다. 정기검진을 할 때마다 잠들기까지의 시간이 조금 더 길어지지 않았는지 등 사소한 수면문제에 대해 이야기합니다. 아이가 오후 4~5시에 어떤 모습이냐고 물으면 엄마는 이렇게 말합니다. "괜찮아요. 언제나처럼 귀엽고 명랑해요. 활발하게 잘 놀고요." 그럼에도 저는 시험 삼아 1~3일 평소보다 조금 일찍 재워보라고 권합니다. 대부분 사흘이 지나면 엄마는 놀라서 아이가 더 빨리 잠들고 수면시간도 길어졌다고 말해요. 오후 4~5시가 되면 전보다 더 귀엽고 차분해지는데다 초롱초롱하고 참을성도 늘었다고 합니다.

취침시간이 조금 빨라지면 아이가 지금보다 더 순해질 줄 알았냐는 질문에 엄마는 거의 다 아니라고 대답합니다. 그리고 아이를 더 일찍 재우기가 얼마나 불편한지 아느냐고 해요. 그럴 때면 저는 아이가 실제로 일찍 잠들어 좋은 결과가 나타난 것은 전에 더 일찍 잠을 잤어야 할 아이가 너무 늦게 자고 있었다는 증거라고 설명합니다. 일반적으로 취침시간을 10~20분만 앞당겨도 충분합니다. 1장에서도 강조했지만 이렇게 사소한 변화로도 아이의 행동은 크게 변합니다. 물론 너무 늦게 자서 일어난 심각한 수면문제는 조금 일찍 잔다고 해결되지 않지만요.

Q: 공부보다 잠이 중요할 리가 있습니까?

A: 첫 아이를 키우는 부모는 육아 경험이 별로 없어 불안해합니다. 거대한 육아교육 산업은 이런 부모에게 온갖 상품과 서비스를 팔기 위해 일부러 부모의 걱정과 불안감을 이용하죠. 업계는 '이 제품을 구매하거나 이 수업을 들으면 당신의 자녀가 더 크게 됩니다(더 똑똑해진다, 더 영리해진다, 더 강해진다, 더 성공한다)'라는 허황된 약속을 늘어놓으며 발전해왔습니다. 그들이 강요하는 헛소리에 속아 넘어가지 마세요.

부모는 아이에게 이롭다고 홍보하는 제품에 과학적 근거가 없다는 사실을 알아야 합니다. 한때 인기를 얻었지만 현재는 힘을 잃은 육아 산업의 역사는 무척이나 깁니다. 인간능력계발연구소는 발달지체 아동을 치료한다는 '패턴화' 교구를 판매했고(1955), 시카고 대학교 장애아치료 연구소는 자폐증이 자녀에게 냉정하게 구는 '냉장고 엄마'로 인해 발생한다는 잘못된 전제를 근거로 자폐증을 치료했습니다(1967). 요즘에야 효과가 없다고 판명났지만 CD 유통업자는 고전 음악을 들으면 아이의 IQ가 높아진다는 '모차르트 효과'를 이용해 CD를 팔았죠(1997). 디즈니 사에서 유아 교육용으로 광고하고 판매한 베이비 아인슈타인 DVD는 2009년에 리콜 처리되었습니다. 240억 달러 규모의 산업을 자랑하던 프로바이오틱은 아기의 산통을 치료하는 효과가 없다는 사실이 밝혀졌고요. 그럼에도 여전히 셀 수 없는 '교육용' 장난감, 비디오, 게임, 컴퓨터 프로그램은 자녀에게 최고만을 해주고 싶은 순진한 부모를 노리고 있습니다.

오늘날 '아이의 능력을 키우자'고 난리를 피우는 이유는 현대 사회에 접어들며 부모가 직면하는 어려움이 더 많아졌기 때문입니다. 직장을 다니며 자녀와 시간을 보내지 못하는 엄마가 늘었고(그래서 소위 '워킹맘의 죄책감'이라는 말도 생겼죠) 소수의 좋은 일자리를 두고 많은 사람이 경쟁하는 방식으로 세계 경제가 변화했습니다. 정보를 얻고 교육을 받을 기회가 늘어서 부모는 아이에게 더 많이 공부를 시키고자 합니다. 게다가 전자기기가 넘쳐나니 부모가 자녀에게, 자녀가 부모와 형제에게 관심을 집중하기 힘들어졌습니다. 이런 이유들로 우리 아이는 일찍 자지 못하고 낮잠도 거르기 십상입니다.

한번 생각해보세요. 통제를 못할 정도로 악을 쓰고 미쳐 날뛰던 아기를 착하고 귀여운 사람으로 만드는 낮잠의 힘은 과연 무엇일까요?

아이의 활동 스케줄보다 잠이 중요하다는 말을 하려고 너무 목에 핏대를 세우고 있다는 점 잘 압니다. 다른 수업이나 과외, 스포츠보다 잠이 중요하다는 사실을 믿지 못하겠다면 담당 소아과 의사나 아동심리학자, 아동정신과 의사, 조기 아동발달을 연구하는 전문가처럼 아이 교육과 무관한 사람에게 상담을 청해보세요. 물론 코치, 과외교사, 유치원 원장 등 아이 교육으로 이득을 얻는 사람은 의견이 다를 것입니다. 자신을 돌볼 시간을 늘리기 위해 아기교실에 잠시 아이를 맡기는 엄마는 아기를 떨어뜨려 놓는다는 죄책감을 덜고자 아기교실을 아주 높게 평가할 수도 있습니다. 그러니 다른 사람의 조언은 주의 깊게 걸러 들어야 합니다. 다시 한 번 강조하지만 이 책에서 제가 추천하는 방법은 풍부한 경험과 철두철미한 과학적 연구를 바탕으로 하고 있습니다.

저는 잠이 아주 중요하고 잠을 푹 잔 아이는 마른 스펀지처럼 지식을 흡수한다고 생각합니다. 색이 더 선명해지고 소리는 풍성해지며 맛과 향도 오감을 자극하게 됩니다. 다른 사람과 어울리는 생활도 훨씬 즐거워집니다. 졸린 아이가 보는 세상은 흐릿한 유리를 통해 보는 것처럼 재미없고 따분합니다. 교실이나 콘서트장, 회의실, 파티에서 비몽사몽으로 꾸벅꾸벅 졸 때 어떤 기분이었는지 생각해보세요. 지금껏 살면서 너무 졸리고 잠이 부족해 놓친 모든 것을 떠올려보기 바랍니다. 여러분의 아이도 그렇게 살았으면 좋겠나요?

물론 현실은 그렇게 흑과 백으로 나뉘지 않습니다. 완전히 깨어서 침착한 상태와 피곤에 취해 짜증을 부리는 상태 중 하나로만 생활하지는 않지요. 그사이 어딘가에서 어느 때는 이쪽으로, 어느 때는 저쪽으로 움직입니다. 여러분의 자녀도 다르지 않습니다. 부모로서 우리가 할 역할은 언제 공부 스케줄을 짜고, 언제 필요한 만큼 잠을 재우는 데 집중할지 중요도를 판단하는 것입니다. 제가 관찰한 바에 의하면 평소 건강하게 잠을 잔 아이는 가끔씩 수업이나 가족 모임으로 잠을 못 자도 크게 타격을 입지 않습니다.

하지만 정말로 잠을 자야 하는데 아이에게 도움이 될 거라며 수업을 듣게 하려는 생각은 제발 버리기 바랍니다.

부부 간의 불화나 부모의 정신건강 문제도 공부냐 잠이냐를 결정할 때 영향을 미칩니다. 이런 갈등이 있으면 수면문제를 빠르게 해결할 수 없으므로 사전에 가급적 확실히 바로잡아야 해요.

잊지 마세요
아이마다 각기 다른 방법으로 접근해야 합니다.

순하고 규칙적으로 생활하며 평범하게 투정을 부리는 아기는 생후 6주만 되어도 수면훈련의 효과가 나타난다. 그보다 생활이 불규칙하고 투정/산통이 심한 아기는 생후 3~4개월까지 기다려야 효과를 볼 수 있다.

아기는 지금 심정을 말로 표현할 수 없기 때문에 부모가 주의 깊게 살펴봐야 한다. 아이가 활발하게 움직이고 생기가 넘치며 말똥말똥 깨어 있는가? 아니면 밀려드는 잠을 이기지 못하고 넋이 나가 있는가?

중요
인스턴트 음식이 몸에 해롭듯 인스턴트 수면은 두뇌에 해롭습니다.

잠은 체온처럼 몸에서 저절로 조절하는 것이 아니다. 그보다는 식사에 가깝다. 인스턴트 음식만 먹는 아이가 건강하게 자랄 리 없다. 아이가 성장하기 위해서는 영양을 골고루 섭취해야 한다. 식사량이 부족하거나 영양이 불균형하다면 아이가 제대로 성장하고 발달하지 못한다. 건강하지 못한 수면패턴도 마찬가지다.

현실적인 조언
아이의 수면문제를 해결하기 위해 여러 가지를 바꿔야 하지만 그중 일부밖에 손을 댈 수 없다면 주어진 환경 안에서 최선을 다합시다.

중요한 것은 일관성이다. 무언가를 시도하다 다른 방법으로 바꾸더라도 최소 4~5일은 지켜보며 아이에게 도움이 되었는지 확인해야 한다. 인내심을 갖자.

1. 수면일기를 쓴다

2. 가장 큰 수면문제를 확인하고 이 책에서 자녀의 나이에 맞는 장을 찾아 읽는다

3. 자녀의 수면문제를 개선하고 바로잡는 데 필요한 수면 요소가 무엇인지 확인한다

  – 아이 스스로 잠들 수 있어야 한다(3장 참조)

  – 하루 수면시간이 충분해야 한다

  – 낮잠을 자야 한다

  – 중간에 깨지 않아야 한다

  – 수면 스케줄을 지켜야 한다

  – 규칙적으로 자야 한다

4. 내가 할 수 있는 일과 할 수 없는 일을 결정한다(울게 놔두는 방법, 울지도 모르는 방법, 울지 않는 방법). 혹시 부모 자신에게도 해결해야 할 문제가 있지는 않은가?(3장 참조)

중요

건강한 잠은 1년 365일 계속되는 과정입니다. 밤에 울리지 않고 재우는 것으로 끝나는 문제가 아니라는 뜻입니다. 수면문제를 해결하려면 무척 힘이 들고 반드시 일관성을 유지해야 합니다. 처음에는 아이가 더 울지도 몰라요. 하지만 결국에는 잠자리에서 눈물 한 방울 흘리지 않는다는 보상이 찾아옵니다. 스스로 잠이 들고 건강한 잠을 자는 어린이는 최상의 컨디션으로 하루하루를 맞이합니다.

부모도 건강한 잠을 자며 더 좋은 부모, 더 좋은 배우자가 됩니다.

피곤한 부모를 위한 처방

혼자 육아를 전담하고 있다면 단순하게 가야 한다. 바꾸고 싶은 변수나 가족 내 사정이 많겠지만 엄마가 수면부족에 시달리고 있다면 지금은 한 가지 일과를 바꾸기도 힘에 부칠 수 있다. 수면문제를 해결하는 방법에는 대부분 취침시간을 앞당기는 전략이 포함되어 있으니 일단 아기를 일찍 재워보자. 더 복잡한 방법이나 우리 아이에게 꼭 맞는 방법은 다른 이의 도움을 받거나 밀린 잠을 보충하고 난 뒤로 미뤄도 된다.

많은 사람의 도움으로 전면전을 펼칠 수 있다면 자녀의 나이에 맞는 수면 요소를 동시에 공략한다.

데이터도 수집한다. 하지만 일반적인 일기는 너무 상세해 도움이 되지 않는다. 나무보다는 숲을 볼 수 있도록 수면일기를 작성하라. 큰 그림을 그리면 왜 잠을 잘 자는 시간이 있고, 못 자는 시간이 있는지 패턴이 보일 것이다.

엄마에 비해 아빠는 수면부족을 겪을 가능성이 낮으니 아빠에게 계획 구상을 맡긴다. 아이가 건강한 잠을 자도록 돕고 싶은 아빠는 많지만 보통 아내가 하라는 대로만 행동한다. 육아에 있어 지도자는 아내이고 자신은 곁에서 돕는 조력자라고 생각한다. 하지만 엄마가 심각할 정도로 잠이 부족할 때는 수면문제를 해결할 방법을 찾아 적용할 수가 없다. 잠에 관한 책을 읽고 데이터를 수집해 분석하는 일을 아빠에게 맡기자. 실현 가능한지 엄마에게 피드백을 받고 아빠 주도로 계획을 짜서 실행에 옮긴다. 이것은 아빠에게 주어진 임무다. 엄마는 계획이 썩 마음에 들지 않아도 며칠은 남편에게 기회를 줘야 한다. 그동안 에너지를 재충전하고 마음의 안정과 통찰력을 되찾는다. 계획을 수정하거나 포기하기 전에 며칠은 지켜봐야 한다는 사실을 절대 잊지 마라. 일단 성과가 보였다면 참고 기다린다. 계획을 완수하기까지 짧게는 며칠에서 길게는 몇 주씩 걸릴 수도 있다.

의지가 꺾였다면 잠시 계획을 중단한 후 시간을 갖고 재정비를 한다. 나중에 다시 도전하면 된다. 두 번째 시도에 성공하는 경우도 많다.

다른 아이와 비교는 금물이다. 어느 나이이든 수면패턴은 아이마다 다르다. 결과를 비교해서도 안 된다. 부부 간의 호흡, 방의 개수, 산통, 부모의 문제 등 집집마다 변수는 다양하다.

한 달에 한두 번 정도는 휴일 같은 특별한 경우에 낮잠을 건너뛰거나 늦게 자도 괜찮다. 평소 잠을 잘 잔 아이는 이런 상황에서도 잘 견디고 금세 회복한다.

아이에게 습진이나 만성 코골이, 구강 호흡 증상이 있다면 계획을 실행에 옮기기 전에 꼭 전문가와 상담한다.

제2부

건강한
수면습관 들이기
: 유아기부터
청소년기까지

CHAPTER 5

신생아: 생후 1개월

목표 : 아기 스스로 잠드는 기술을 터득하게 돕는다

모든 신생아는 제각각 다르다. 자세히 보면 볼수록 아이마다 얼마나 많은 점이 다른지 극명하게 드러난다. 이중에는 타고난 유전자가 서로 다르기 때문에 나타나는 차이점도 있다. 최근의 수면연구는 사람의 생체시계를 관장하는 유전자에 초점을 맞추는 추세다. 이란성 쌍둥이를 키우는 엄마라면 아이마다 수면주기가 다르다는 말을 들어도 놀라지 않을 것이다. 유전자뿐만 아니라 임신과 출산 과정도 차이를 유발한다. 임신 기간이 37주인지, 42주인지에 따라 다르고 엄마가 흡연이나 과음을 하는 아기와 그렇지 않은 아기도 다르다. 동물연구를 통해 엄마의 생체리듬이 태아와 신생아의 생체리듬에 어떤 도움을 주고, 영향을 미치는지 알아보고 있다. 즉 엄마의 수면/각성패턴이나 식사패턴이 얼마나 규칙적인지, 불규칙적인지에 따라 배 속에서 태아 고유의 리듬이 설정된다는 것이다.

웃음, 빨기, 수면, 신체 활동 등 모든 차이점이 모여 한 아기의 개성을 만들어낸다. 지금부터는 신생아마다 수면패턴이 어떻게 다르고, 자라면서 이 패턴이 어떤 식으로 변화하는지 알아보고자 한다. 개인마다 개성이 다르다고는 하지만 모든 아이에게 공통적으로 적용 가능한 조언도 있다.

아기를 '어떻게' 달랠지 미리 생각하고 계획해야 합니다. 하지만 그보다는 '언제' 달래느냐가 더 중요합니다.

– 아기는 1~2 시간만 깨어 있어도 쉽게 지치고 일부는 1시간조차 편히 버티지 못한다. 낮에는 아기가 잠에서 깬 시각을 기록하고 그로부터 1~2 시간 안에 달래서 낮잠을 재워야 지나치게 피곤해지지 않는다. 최대한 깨어 있는 시간의 간격을 짧게 유지하라.

– 생후 6주가 될 때까지는 대체로 취침시간이 아주 늦고 낮잠과 밤잠의 길이가 그리 길지 않다. 낮에 필요 이상으로 지치기 전에 달래서 낮잠을 재우는 것이 좋다. 아기가 배고프거나 괴로워한다고 판단되면 얼른 가서 반응해주어야 한다. 아기가 지나치게 피곤해하지 않도록 깨어 있는 시간의 간격을 짧게 유지하자.

– 80%는 생후 6주가 지나면 적응력이 조금 더 생겨 수면시간이 길어지고 초저녁부터 졸기 시작한다. 아기가 평소보다 이른 시간에 졸리다는 신호를 보내면 전보다 이른 시간에 달래서 재운다.

– 20%는 생후 6주가 지나도 밤잠에 적응하지 못하고 오래 자지도 않고, 초저녁부터 잠이 오지도 않는다. 하지만 아기가 졸지 않아도 이른 시간에 달래서 재우려는 노력을 해야 한다. 달래기에 시간을 더 투자하자. 오래 흔들어주고 긴 시간 편안하게 목욕을 시킨다. 잠을 잘 때까지 계속 자동차에 태우고 드라이브를 하는 방법도 있다. 이때는 특히 아빠의 도움이 많이 필요하다.

☾ 생후 1주

밤잠: 체계적인 리듬이 없다

낮잠: 체계적인 리듬이 없다

취침시간: 체계적인 리듬이 없다

아기가 태어나면 엄마가 되었다는 기쁨을 누리는 동시에 진통과 출산
으로 기진맥진하고 마취나 진통제의 여파로 몸을 가누지 못한다. 엄마와
아기가 같은 병실을 쓰지 않는 병원이라면 병원 방침에 따라 수유/수면
스케줄이 정해지기 때문에 처음 며칠은 젖을 먹이고 잠을 재우는 걱정을
할 필요가 없다. 수유/수면 스케줄은 일반적인 저혈당 예방 원칙, 간호사
의 교대 근무시간, 면회시간, 바이탈 사인 측정 같은 요소에 따라 결정된
다. 산모는 퇴원하면서 언제 수유를 해야 하는지 안내를 받지만 잠을 재
우는 방법과 시점을 알려주는 사람은 없다. 집으로 가는 동안, 앞으로 아
기에게 젖을 먹이고 잠을 재워야 한다는 생각에 불안하고 초조해지기 시
작한다. 첫아이를 낳은 초보 부모에게는 당연한 감정이다. 둘째를 낳은
부모조차도 아기 둘을 어떻게 돌봐야 하나 걱정한다. 셋째를 낳았을 때
야 비로소 진정한 육아 전문가가 된다.

아기가 임신 기간을 다 채워 태어났다면 부모는 집에 도착하자마자
시간과 관계없이 아기가 배고파하면 젖을 먹이고 용변을 보면 기저귀를
갈아주고 졸려 하면 재운다. 아기는 처음 며칠 동안 잠을 굉장히 많이 잔
다. 예정일보다 먼저 태어난 아기는 상대적으로 더 많이 잔다. 반면 예정
일을 넘겨 태어난 아기는 덜 잔다. 예정일에 맞춰 태어난 아기는 며칠 동
안 젖을 별로 먹지 않고 몸무게가 줄기도 한다. 아주 자연스러운 현상이
니 걱정하지 않아도 된다. 사랑스럽게 잠을 많이 자는 모습을 보고 아기

가 아프다는 오해는 하지 말자.

이처럼 며칠 동안 아기가 차분하고 조용한 기간은 엄마의 젖이 돌기 시작하는 때와 대체로 일치한다. 아기는 하루 종일 15~18시간씩 잠을 굉장히 많이 자지만 한 번 잠들었다 깨는 시간은 2~4시간으로 짧은 편이다. 이 시기의 수면패턴은 낮과 밤을 가리지 않으므로 엄마는 쉴 수 있을 때 수시로 쉬어주어야 한다.

Q: 아기가 졸면서 반쯤 깨어 있을 때 잠을 재워야 한다고 들었어요. 그런데 우리 아기는 수유를 하면 금방 잠들어버려요. 아기를 깨워서 다시 재워야 하나요?

A: 신생아는 보통 수유하는 동안 잠이 듭니다. 자는 아기를 다시 재우려고 깨우겠다는 생각은 말이 되지 않습니다. 생리적 흐름을 거스르는 일이에요. 하지만 조금 더 큰 아기의 경우는 젖을 아주 천천히 빨거나 빨기를 멈췄을 때가 반쯤 잠든 상태예요. 그때 엄마 젖이나 젖병을 빼면 순간 당황한 표정으로 주위를 둘러보며 무슨 문제가 없는지 확인하고는 이내 깊고 편안하게 잠들 것입니다.

그렇다면 아기를 달래거나 수유를 하는 동안 잠들게 두지 말라는 말은 대체 어디에서 나왔을까? 그 이유는 아기 스스로 잠드는 기술을 익혀야 하는데, 달래기나 수유시간에 잠을 자는 아기는 그 기술을 배우지 못하기 때문이다. 두 가지 시나리오를 생각해보자. 첫째, 깨어 있는 시간을 1~2시간 내로 짧게 유지하면서 아기가 언제 졸음 신호를 보내는지 살펴본다(3장 참조). 졸음이 오는 시점에 아기를 달래고 젖을 먹인다. 달래기와 수유가 끝났을 무렵, 더 졸음을 느끼고 수면 모드에 진입하지만 완전히 잠든 상태는 아니다. 이때가 침대에 내려놓는 시점이다. 이제 아기는 스스로 깊은 잠에 빠져들게 된다. 피곤하지 않으므로 쉽게 잠이 들고, 보통 수준의 투정/울음을 보이는 80%는 문제없이 해낸다. 그렇지만 수유 중에 가끔 잠이 든다고 해서 아기를 깨워야 할 필요는 없다. 젖을 다 먹고도 안정감을 위해 계속 젖을 빠는 아이도 많다. 따라서 아기가 자주 엄마 품에서 깊은 잠이 든다면 수유시간과 젖을 빠는 시간을 조금 줄여야 졸면서 반쯤 깨어 있는 상태로 침대에 눕힐 수 있다. 몸무게만 정상적으로 증가한다면 그렇게 해도 전혀 해롭지 않다.

두 번째로, 아기를 오랜 시간 재우지 않아 너무 피곤하게 만드는 시나리오를 생각해보자. 아기는 졸린 상태를 넘어 피로한 지경에 들어선다. 이제는 아기를 달래고 수유가 끝났을 때 깊게 잠들어 있지 않으면 쉽사리 잠자리에 눕지 않고 잠들지도 않는다. 세컨드 윈드가 발생했거나 생후 몇 달 동안 심하게 투정을 부리고 산통을 앓는 20%에 해당하는 아기는 스스로 잠들기를 어려워한다. 자녀가 혼자 힘으로 쉽게 잠들지 못한다면 아이를 지나치게 피곤한 상태로 만들었거나 운 나쁘게도 심한 투정/산통에 시달리고 있기 때문이다.

경고

아기가 태어나고 처음 몇 주는 마치 달콤한 신혼생활과 비슷합니다. 신생아는 예정일을 넘겨 태어나지 않는 한 정말 '아기처럼' 잠을 편안히 잡니다.

모든 아기: 예정일로부터 생후 6주가 되면 저녁시간에 달래서 재우기가 점점 더 어려워집니다.

그중 80%: 생후 6주가 지나면 밤잠에 적응합니다.

나머지 20%: 출산예정일을 기준으로 며칠만 지나면 재우기가 어려워집니다. 생후 3~4개월이 넘어야 밤잠에 적응하는데 2개월 만에 적응하는 경우도 있습니다.

아기를 달래고 재우기가 점점 힘들어지며 어떻게든 손 쓸 도리가 없다면 하루하루 피가 마른다. 3장에서 자세히 설명한 수면훈련은 단순히 아기를 울게 놔두라는 뜻이 아니다. 수면훈련에는 다음과 같은 유형이 있다.

- **스스로 잠드는 법 가르치기**

  일찍 시작하기

  아빠를 비롯해 많은 사람의 도움받기

  아기가 졸면서 반쯤 깨어 있을 때 침대에 눕히기
- **낮에 깨어 있는 시간을 짧게 유지하며 낮잠을 많이 재우기**
- **규칙적인 취침 의식 세우기**

☾ 생후 2~4주: 투정이 늘어난다

밤잠: 체계적인 리듬이 없다

낮잠: 체계적인 리듬이 없다

취침시간: 체계적인 리듬이 없다

처음 몇 주 동안은 아기의 상태를 '파악하기'가 다소 어렵다. 그래서 규칙적인 시간이 아니라 아무 때나 젖을 먹이고 기저귀를 갈아주고 달래서 재워야 한다. 먹고 안기고 자고 싶어 하는 아기의 욕구가 언제 불쑥 나타날지 예상하지 못하기 때문에 아기가 스케줄대로 행동하기를 기대하지 마라. 아기가 원할 때 젖을 먹이고 기저귀를 갈아주며 재워주면 된다.

여기서 '재운다'는 무슨 말일까? 만약 아기가 차분하고 조용한 곳에서 잠을 잘 잔다면 그런 환경을 제공해줘야 한다. 이 나이대에는 어디든 데리고 다니기 쉽고 아무 장소에서나 잠을 잘 자는 아기가 많다. 이런 아기를 두었다면 부모로서 운이 많은 셈이다. 자녀가 밤잠까지 오래 자는 소수에 해당한다면 그야말로 천운이라 할 수 있다. 생후 2~4주에는 신생아 대부분이 밤에 길게 자지 않기 때문이다.

연구에 따르면 생후 몇 주 된 아기가 한 번에 가장 오래 자는 시간은 3~4시간에 불과하며 그나마도 밤낮 구별이 없다고 한다(이 현상은 '밤낮 혼동'이라고 표현하지만 사실 오해의 소지가 있다. 아기가 밤과 낮을 혼동하는 것이 아니라 밤과 낮을 구분하는 체내의 시간 기록 시스템이 덜 발달했기 때문이다). 투정/산통이 심한 아기는 최장 수면시간이 3~4시간도 넘지 않는다. 다만 조산아는 조금 더 길게 자기도 한다.

빛의 양이나 소음 크기를 조절하는 육아 방법은 이 시기 아기의 수면 패턴에 큰 영향을 주지 않는다. 트림을 시키고 기저귀를 갈고 수유를 할 때도 특정한 방법을 쓴다고 해서 달라지는 게 전혀 없다. 그러니 아기에게 '무엇을 해줄지' 생각하지 말고, '함께' 여유롭게 시간을 보내며 즐기자. 아기와 부모 모두에게 즐거운 활동을 하라는 뜻이다. 안아서 보듬어주고 말을 걸어주고 노래를 불러준다. 함께 음악을 듣고 산책을 하고 목욕을 한다. 지금 당장은 적극적인 사랑만으로도 충분하다. 아기의 발달을 자극하는 데 어떤 장난감을 사야 좋을지 고민할 필요는 없다. 모든 부모의 육아를 조금이라도 편하게 만들어줄 구체적인 방법을 단계별로 요약해보았다.

1. 아기가 잘 때 낮잠을 자둔다
2. 아기가 자는 동안 집 안의 전화기를 모두 끈다

3. 아기 없이 잠시 외출을 한다(산책을 해도 좋고 커피를 마시며 친구를 만나거나 영화를 본다)

4. 몇 시간 정도 혼자만의 시간을 계획하고 마련한다

5. 아기를 달랠 수만 있다면 무슨 방법이든 동원한다(아기가 응석받이가 되거나 나쁜 버릇이 들까 봐 걱정할 필요는 없다, 하지만 자는 동안에는 배고프거나 아프지 않아 보인다면 아주 미세한 소리를 내도 무시하라)

6. 그네, 고무젖꼭지 등 안전하고 리듬감 있게 흔들어줄 도구와 아기가 물고 빨 수 있는 도구를 이용한다

아기가 장소와 관계없이 피곤할 때 잘 잔다면 그 여유를 누릴 수 있을 때 만끽하라. 조만간 친구를 만나거나 쇼핑, 운동을 하기 힘들어지는 날이 찾아온다. 그 시기가 되면 일관성 있는 일과에 따라 아기를 재워서 달래야 하고 자극을 덜 주는 수면 환경을 마련해줘야 하기 때문이다.

Q: 왜 분유를 먹는 아기보다 모유를 먹는 아기에게 밤에 수유를 자주 하나요?
A: 모유가 분유보다 소화가 빠르기 때문에 모유를 먹는 아기가 더 빨리 배가 고파집니다. 모유수유를 하는 엄마가 더 민감하고 아기에게 촉각을 곤두세우고 있어 배가 고파서 내는 소리, 그냥 잠을 자면서 내는 소리 등 아기가 내는 소리에 더 자주 반응하기도 합니다. 모유를 먹이는 엄마가 조금 더 헌신적으로 아기를 달래고 수유하기 때문일 수도 있습니다. 아기가 배고프지 않으면서 그저 투정을 부릴 때도 젖을 물려 안정시킵니다. 젖이 가득 차서 불편하기 때문에 젖을 자주 물릴 수도 있겠죠. 분유와 달리 모유는 수유한 양을 눈으로 확인할 수 없으니 아기가 충분히 먹었는지 모르기 때문일 수도 있고요. 분유가 더 진해 보이지만 모유와 분유의 그램당 열량은 같습니다.

Q: 아기가 응석받이로 자라니 같은 방에 요람을 두고 재우면 안 된다는 말을 들었어요.

A: 전혀 그렇지 않습니다. 아기가 가까이 있어야 아기와 엄마 모두에게 젖을 먹이기가 더 수월합니다. 아기가 조금 더 자라 3~4개월 무렵이 되면 방을 따로 써야 잠을 편안히 잘 수 있습니다. 어쨌든 그 시기가 되면 밤에 수유하는 횟수가 줄어들죠.

1장에서 설명한 대로 모든 나이대의 아기는 밤에 잠깐씩이든 오랫동안이든 잠에서 깨는 경우가 보통이다. 짧게 조용한 소리를 내며 깨기도 한다. 특히 생후 4개월이 안 된 아기가 잠에서 깨면 배가 고파서 깼다고 오해하고 젖을 먹이는 경우가 있다. 어느 나이이든 자다 깬 아기에게 부모가 호들갑스럽게 반응하거나 필요 이상으로 개입하면 밤에 울거나 수유하는 습관이 생길 수도 있다. 이런 습관은 부모에게 신호를 보내는 수면문제로 이어진다. 이렇게 되면 아기와 부모 모두 자다 깨기를 반복해 온 가족이 수면부족에 시달린다. 신호를 보내는 문제는 스스로 잠들지 못하거나 아예 잠을 거부하는 아기가 주로 보인다. 시간이 갈수록 자다 깨서 신호를 보내는 횟수가 늘고, 깨어 있는 시간도 함께 늘어나는 경향이 있다.

Q: 아기는 언제부터 깨지 않고 밤새 자나요?

A: 생후 6주가 지나면 조금 더 이른 시간인 오후 6~8시 사이에 잡니다. 그리고 대부분 아침에 깨기 전에 수유를 해야 합니다. 밤중 수유는 이후 몇 달에 걸쳐 서서히 사라져요. 생후 몇 달 후부터는 한밤중에 한 번, 이른 아침에 한 번으로 충분합니다. 모유수유를 하는 엄마와 한 침대에서 자는 아기가 아닌 이상, 몇 달이 지나도 밤에 2회 이상 수유를 하면 자다가 깨는 습관이 생기게 됩니다. 생후 9개월부터는 밤에 젖을 먹일 필요

가 없어집니다. 밤새도록 깨지 않고 자는 것에 관해서는 7장과 8장에서 자세히 설명할 계획입니다.

부모는 아이가 태어나고 몇 주에 걸쳐 일어나는 변화에 대비해야 한다. 아기는 잠들거나 깨어날 때 갑자기 한 차례 경련을 일으키거나 온몸을 심하게 움찔거린다. 졸던 아기가 숙면 상태로 들어서면서 눈알을 위쪽으로 굴리기도 한다. 모두 잠이 들거나 깨는 과정에서 정상적으로 보이는 행동이다. 또한 모든 아기는 두뇌가 발달하며 어느 정도 예민해지고 잠에서 자주 깨고 초롱초롱해진다. 한시도 가만히 있지 못하고 몸을 떨고 비틀고 흔들거나 몸부림을 치는 행동도 보인다. 몸을 꼬고 뒤집으며 딸꾹질을 하기도 한다.

사랑스러운 아기가 까닭 모르게 짜증을 내고 괴로워하거나 불안해 보이는 때가 있을 것이다. 이는 모두 신생아에게 자연스럽게 나타나는 행동이다. 이런 행동은 생후 6주 이후 두뇌의 억제 조절 능력이 발달하며 곧 사라진다.

이유 모를 행동과 투정을 보이는 와중에 아기는 공기를 들이마셔 속에 가스가 찬 것처럼 보일 수 있다. 어딘가 아파 보이기도 한다. 아기가 울음을 터뜨리는데 부모는 그 이유를 알지 못할 수도 있다. 배가 고파 울기도 하지만 그저 투정을 부리는 울음일 가능성도 있다. 모든 부모가 이 점에 혼란을 느끼고 답답해한다.

이 시기의 아기는 부모가 꿈에 그리던 모습이 아니다. 투정을 너무 많이 부리고 쉴 새 없이 울면서 잠을 거의 안 잔다. 게다가 어깨를 덮는 수건을 깜빡 잊을 때마다 여지없이 엄마의 어깨에 토를 한다. 이것이 현실이니 더할 나위 없이 완벽한 아기를 상상하며 스트레스받기보다는 현실의 아기에 적응하는 법을 빨리 터득하는 게 모두에게 이롭다.

☾ 투정 부리고 우는 아이

아기 중심의 영향력: 아기의 역할

• 보통 수준의 투정/울음

투정

아기는 부모가 애써서 달래지 않으면 불안해하거나 짜증을 내며 투정을 부리고 곧이어 울음을 터뜨린다. 투정을 부릴 때 아기는 조금 아프거나 불편해 보인다. 그러나 투정을 부리는 정도가 모두 같지는 않다. 내 아기가 어느 정도로 투정을 부리는지 어떻게 판단할 수 있을까? 연구자와 소아과 의사는 '임의'로 '일반적인 투정'과 '심한 투정' 같은 이름으로 구분한다. 그러나 몸무게가 전반적인 건강 상태를 말해주지 않듯 이런 측정 방식도 전체 그림을 보여주지는 못한다. 그래서 나는 부모에게 측정값을 보고 걱정하지 말라고 충고한다. 그러기보다는 이유 없이 투정을 부리고 우는 행동이 정도와 관계없이 처음에는 늘어나다가 출산예정일로부터 6주가 지나면 줄어들고 2~4개월 무렵에는 거의 사라진다는 사실을 기억하기 바란다.

생후 2~4주까지는 울면서 공기를 삼키는 바람에 배에 가스가 차서 더 투정을 부리고 울음이 심해진다. 따라서 투정과 울음이 얼마나 계속될지 예측할 수가 없다. 그러나 이번 장을 전체적으로 읽어두면 앞으로 닥칠 어려움에 대비하는 데 도움이 될 것이다.

아기가 일반적인 수준으로 투정을 부리는 80%의 부모는 운이 아주 좋은 셈이다. 특별히 부모의 손길을 많이 요구하지도 않는다. 이런 아기는 자연스럽게 스스로 잠드는 법을 터득하며 순하고 침착하다. 잠도 쉽게 드는데다 수면시간도 길다.

이런 아기는 모유수유가 상대적으로 쉽다. 엄마가 잘 쉬고 아기가 규칙적인 습관에 따라 행동하기 때문이다. 주로 목이 마르거나 배가 고플 때 수유를 하므로 수유시간이 짧고 규칙적이지 않다. 투정을 부릴 때는 다른 어떤 방법보다도 엄마 젖을 물리는 게 효과적이다. 실제로 아기를 달래는 데 인기가 많은 방법이 여러 가지인 이유는 무려 80%에 해당하는 이런 아기에게 거의 모든 방법이 잘 통하기 때문이다.

젖병수유를 할 경우 아기에게 분유를 먹일지, 모유를 짜서 먹일지는 가족의 결정사항이다. 아빠나 다른 자녀에게도 아기에게 우유를 먹이는 기회를 주면 엄마가 밤잠을 더 잘 수 있다. 틈틈이 젖을 짜두면 직장으로 쉽게 복귀할 수 있으며, 아빠와 예전처럼 저녁 데이트를 하기도 쉬워진다.

아기가 태어나기 전에 아기와 함께 자고 싶은지(1장 유아돌연사증후군 참조), 아기 침대나 요람을 사용하고 싶은지 결정할 수 있다. 평범하게 투정을 부리는 80%는 어디서 자도 문제가 없다. 어느 환경에서든 잘 적응하고 혼자 알아서 잠이 든다. 밤에만 아기와 함께 자거나 밤잠과 낮잠 모두 같이 잘 수도 있다. 아니면 함께 누웠다가 아기가 잠들면 아기 침대로 옮기고 밤에 첫 수유를 할 때 다시 데려와도 된다. 부부 침대 옆에 보조침대를 붙여놓고 잠깐이나 밤새도록 사용해도 좋다. 이런 아기는 잠이 오는 신호가 확실하기 때문에 잠에서 깬 지 1~2시간 안에 어렵지 않게 재울 수 있다.

어떤 달래기 방법이든 효과가 있고 아기와 부모가 모두 대체적으로 잠을 잘 잔다. 부모가 힘들어할 일이 별로 없고 내 개인적인 판단으로는 산후우울증도 거의 오지 않는다. 그렇지만 보통 수준으로 투정을 부리는 아기 중에도 일부는 투정이 심한 아기처럼 행동하는 경우가 있다. 이때는 육아 계획을 수정해야 한다. 생후 4개월에 접어들며 극심하게 피곤해하는 아기는 80%의 5%밖에 되지 않는다.

생후 4주 사이 아기는 말 그대로 '아기처럼' 평온하게 잠을 잔다. 첫 아이를 낳은 후 내 큰아들 엘리엇은 손자가 '내가 안 그랬어요'라고 말하는 듯한 천진한 표정을 하거나 무언가에 취한 것처럼 잠을 너무 많이 잔다고 묘사했다. 이런 아기를 침대에 눕히기는 더없이 쉽다. 생후 4~8주까지는 깨어 있는 시간이 늘고 예민해지며 저녁에 투정도 많아진다. 엘리엇은 자기 아들이 이제 '누구세요?' 또는 '내 고무젖꼭지 돌려주세요!'라고 하듯 더욱 어리둥절한 표정을 짓는다고 했다.

일반적으로 투정을 부리는 아기가 잠을 잘 자도록 점진적 소거법이나 완전 소거법, 상한 소거법을 사용하고 싶다면 일찌감치 시작해도 좋다. 자세한 방법은 3장(울음과 달래기)과 4장(소거법)을 참고하기 바란다.

울음: 울지 않는 아기는 없다

1945년 메이요 클리닉의 전문 연구진은 앤더슨 알드리치C. Anderson Aldrich 박사의 지휘로 영아의 울음에 관해 집중적으로 연구했다. 첫 번째 연구에서는 신생아실 아기 72명을 관찰했다. 연구진은 아기 개개인을 관찰하기 위해 교대로 일하며 24시간 내내 아기가 울기 시작한 때와 울음의 정도를 기록했다. 한편 젖은 기저귀, 배고픔, 불편한 자세, 추위 등 아이가 우는 원인을 파악하려고 노력했다. 대다수 신생아는 신생아실에 있는 동안 시간당 1~11분 정도 울었다. 관찰 대상인 72명이 하루에 우는 시간은 평균 약 '2시간'이었다. 이는 '모든' 아기가 '매일' 일정 시간은 운다는 뜻이다.

두 번째 연구는 원래 관찰 대상이었던 72명 중 당시 권고 입원기간인 8일 동안 신생아실에 머문 50명을 대상으로 이루어졌다. 연구진이 이 아기를 8일 내내 분 단위로 관찰한 결과, 하루에 최소 48분, 최대 243분 동안 운다는 사실을 알아냈다. '모든' 아기가 '매일' 일정한 시간(하루에 최소 48분)을 울었다. 첫 번째 결과와 하루에 우는 시간도 평균 '2시간' 정도로 같았다.

특정 원인 없이 울 때도 있다

연구진은 배고픔, 구토, 젖은 기저귀, 원인불명 등 우는 이유를 분류하려고 애썼다. 예를 들자면 수유시간 즈음 울면서 무언가를 빠는 입 모양을 한 아기가 젖을 먹고 진정되었다면 울음의 원인은 배고픔으로 규정했다. 연구진이 밝혀낸 바에 따르면 전체 우는 시간의 36%는 배고픔이 원인이었고 소변이 21%, 대변이 8%를 차지했다. 35%가 '원인불명'이라는 점이 특히 흥미롭다. 연구진은 원인을 파악할 수 없는 울음이 무려 30%가 넘는다는 사실에 놀라움을 표했다.

그다음에는 아이가 울 때마다 횟수를 기록했다. 우는 시간과 관계없이 우는 횟수만 헤아린 결과, 원인 없이 우는 횟수가 배고픔 등의 이유로 우는 횟수보다 훨씬 많았다. 연구진은 배고픔으로 인한 울음이 '원인불명'의 울음에 비해 길이는 조금 길지만 빈도가 낮다는 결론을 내렸다.

메이요 연구에서는 울지 않는 신생아는 없고 우는 원인을 대부분 명확히 알 수 없다는 사실이 발견되었다. 연구진은 알려지지 않은 원인으로 빛의 밝기, 연동운동, 위통, 소음, 안정감 상실 등을 추론했다. 또한 아기의 울음은 애정과 리듬감 있는 움직임을 요구하는 표현일 수 있다는 의견을 마치 뒤늦게 생각해낸 것처럼 덧붙였다.

연구진은 산모가 집에서 구체적으로 기록하는 육아일기를 이용해 42명의 연구를 이어갔다. 신생아실에서 9~10일 머문 뒤 집으로 와서 21일 동안 생활한 데이터를 수집했다. 이 아기들은 하루 평균 네 차례 울었다. '모든' 아기가 일정 횟수는 울었다는 뜻이다. 구토, 대소변, 고열, 목욕, 추위, 빛, 소음 때문에 우는 경우(엄마가 원인을 판단했다)는 원인을 알 수 없는 경우보다 적었다.

요약하자면 **우는 원인은 배고픔(25%)에 이어 원인불명(20%)이 두 번째로 높았다.**

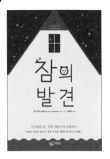
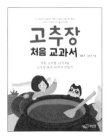
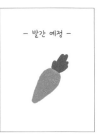

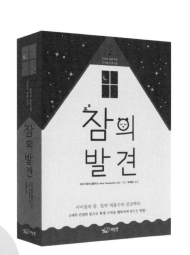

아동과 수면 문제연구의 선구자
마크 웨이스블러스 박사가
조언해주는

잠이야기!!

내가 내리는 처방은 간단하다.
'늘 지금보다 일찍 재우라'는 것이다.
일찍 재우면 다음날 일찍 깨는 일도 없어지고
낮잠 시간도 더 길어진다.
이것이 30년간의 임상경험과 실제로
네 아들을 키우며 얻게 된 결론이다.

아이들의 건강수면법 7가지

1 늘 지금보다 **일찍** 재우세요. **반드시!**

2 아주 어렸을 때부터 수면 훈련을 시키세요.

   스스로 찾을 때까지!!

3 아이의 **시계**가 되어주세요.

4 **혼자 울게** 내버려두세요. 힘들더라도!!

5 말을 아끼고 **행동으로** 보여주세요.

6 아이에게 쏟던 관심을 **줄이세요.**

7 **수면일기**를 써주세요.

주요 차례

▶ '수면문제로 고민하는 부모'라면 자녀의 나이에 맞는 차례를 먼저 읽으면 됩니다.

▶ '아이가 별문제 없이 편안하게 잠을 자는 부모'는 1-3장으로 시작해서 자녀의 나이에 맞는 해당되는 부분을 읽어주세요. 앞뒤까지 읽어두면 더 좋겠지요.

▶ 이 책이 자녀에게 건강한 수면습관을 심어주고 싶은 초보 부모, 또 함께 키워가는 동반자 모두에게 도움이 되었으면 하는 바램입니다.

아기는 하루 평균 2~3시간 운다

1962년 저명한 케임브리지 대학교 소아과 의사 베리 브래즐턴Berry Brazelton 박사는 부모가 기록한 육아일기를 활용해 아기 80명의 울음을 관찰하는 중요한 연구를 실시했다. 배가 고프지 않고 용변을 보지도 않았는데 투정을 부리고 우는 행동은 거의 '모든' 아기에게 나타났다. 80명 중 겨우 12명만 하루에 1시간 30분 이하로 투정을 부렸다. 절반 정도는 하루 2시간 정도 울었고, 생후 6주가 되자 하루 평균 3시간으로 늘었다. 이후 생후 12주가 되자 우는 시간은 하루 1시간 수준으로 줄었다.

저녁에 우는 아기가 많다

한편 브래즐턴 박사는 아기가 가장 많이 우는 시기인 생후 6주 무렵에는 울음이 저녁시간에 집중된다는 사실을 알아냈다. 이맘때 낮에는 거의 울지 않는다. 매일 저녁 같은 시간대에 갑자기 울음을 터뜨리는 것이다. 차분하고 평온하게 있다가 느닷없이 우는 이유에 관해서는 알려진 바가 없다. 제임스 클리먼James A. Kleeman 박사와 존 콥John C. Cobb 박사의 미발표 연구에서도 같은 현상이 관찰되었다. 아기에 대해 설문지를 작성한 엄마 78명 중에서 68명이 '투정 부리는 시간'이 있다고 했고, 그중 50명은 그 시간이 늦은 오후나 저녁에 나타나 저녁 7~9시에 가장 심해진다고 했다.

생후 3개월이 되면 울음이 줄어든다

브래즐턴 박사가 관찰한 결과, 생후 12주가 되면 아기의 울음은 하루 평균 1시간으로 감소했다. 하버드 대학교의 또 다른 연구팀은 집에서 테이프를 활용해 브래즐턴 박사의 연구를 검증했다. 여기서도 생후 6주경에는 울음이 증가하고 12주경에는 감소하는 동일한 흐름이 관찰되었다. 브래즐턴 박사의 연구보다 하루에 우는 양은 적게 나타났지만 관찰 대상이 유아 10명에 지나지 않았기 때문일 수 있다. 이로써 원인을 알 수 없는 울음이 나타나는 시간은 산통을 앓는 시간과 일치한다는 사실이 드러났다. 두 경우 모두 생후 3개월쯤에 안정되었다.

최소 5회의 중요한 연구 자료에서 '산통'은 정상적인 울음의 극단적인 형태일 뿐이었다. 일반적인 투정과 울음이 많아지면 그것이 곧 산통일 수도 있다. 실제로 브래즐턴 박사도 연구에 참가한 아기 중 유난히 많이 우는 아기와 산통을 앓는 아기를 구별할 수 없다는 의견을 냈다. 나도 이 의견에 한 표를 던진다. 일반적인 울음과 산통에는 큰 차이가 없다. 산통은 임신처럼 '그렇다/아니다'로 판단할 수 있는 개념이 아니다. 산통을 앓는 아기는 다른 아기와 똑같이 운다. 다만 더 많이 울 뿐이다. 반대로 말하자면 대다수 아기는 산통을 앓는 아기와 똑같은데 다만 적게 운다.

우는 아이를 어떻게 달랠 방도가 없어서 느끼는 부모의 스트레스를 과소평가해서는 안 된다. 정부 자료에 따르면 영아 살해는 생후 2주부터 증가해 8주에 최고조에 이른다. 연구진은 '8주차에 살해 위험이 최고조에 이르는 이유는 아기가 우는 시간이 생후 6~8주에 가장 길어지기 때문이다'라고 결론지었다.

병원에서 직접 관찰을 했을 때도, 집에서 아기의 우는 소리를 녹음했을 때도, 부모의 육아일기를 분석했을 때도 불안함, 투정, 울음을 측정하는 명쾌한 기준은 없었다. 따라서 심한 투정/산통은 이유를 알 수 없지만 건강한 아이에게도 정상적으로 나타나는 일반적인 투정/울음의 극단적인 형태라고 볼 수 있다.

모든 아기가 울고 투정을 부리는 행동을 보인다. 아기에 따라 정도만 다를 뿐이다. 이런 행동은 임신 46주차에 최고조에 이르고 육아 방법과는 무관하다. 아기는 전형적인 행동 상태(울면서 잠을 깨고, 울음이 그치면 잠든다)와 주간/야간리듬을 보이기 때문에 정상적인 생리 발달 과정을 반영한다는 결론이 합당하다. 한 가지 예는 수면/각성 조절 시스템의 발달을 포함하는 정상적인 생리 발달이다. 모든 아기가 생후 2개월째 되는 달(울음이 최고에 달한 후)부터 밤에 깨지 않고 자기 시작하며, 낮에 주기적으로 자고 깨는 습관도 3~4개월 무렵(산통이 끝나는 시점)에 제대로 자리를 잡는다.

> **저자 한마디** •
> 아기에 따라 정도는 다르지만 모든 아기는 울고 투정을 부립니다. 그러니 산통을 증상보다는 행동이라고 생각하는 편이 좋습니다. 투정과 울음은 아기가 성장하면서 겪는 과정이지 질병이 아니라는 뜻입니다.

• 심한 투정/산통

모리스 웨슬Morris Wessel 박사는 산통을 앓는 아기를 이렇게 설명했다. "건강하고 잘 먹지만 하루에 3시간, 일주일에 3일 이상 계속해서 불안 발작을 보이거나 투정을 부리고 울며 발작이 3주 이상 지속된다." 웨슬 박사는 아기가 울기 시작해서 3주가 지나면 많은 보모가 일을 그만둔다는 점을 고려해 '3주 이상'이라는 기준을 붙였다고 한다. 전문적인 보모는 경험에 의거해 아기가 3주 이상 울면 앞으로도 계속 울 가능성이 높다는 사실을 안다. 보모가 떠나고 밤에 홀로 아기를 돌봐야 하는 엄마는 3주 후 아기가 늘 울기만 한다고 호소하며 웨슬 박사를 찾아왔다. 웨슬 박사의 연구에서는 대략 26%의 아기가 산통을 앓았다. 일링워스R. S. Illingworth 박사는 산통을 '수유량 부족 같은 원인이 없음에도 아기가 쉴 새 없이 격렬하게 움직이고 날카롭게 소리 지르는 발작'으로 정의했다. 두 연구자는 약 150명의 아기를 관찰했다.

이 행동의 '시작 나이'는 전형적이다. 웨슬 박사와 일링워스 박사 모두 생후 며칠간은 발작이 없으나 생후 2주에는 80%, 3주에는 거의 100%가 발작 증세를 보인다는 사실을 발견했다. 조산아는 출산일과 관계없이 출산예정일에 맞춰 발작이 시작됐다. 생후 1개월 동안에는 밤낮 아무 때나 울지만 시간이 더 지나면 거의 저녁에만 운다. 80%는 저녁 5~8시 사이에 울기 시작해 자정 무렵 울음을 그친다. 12%는 저녁 7~10시에 시작해 새벽 2시경에 그친다. 낮부터 밤까지 발작을 보이는 아기는 8%에 불과하다. 이런 행동의 '종결 나이'도 전형적이다. **50%의 아기는 생후 2개월, 30%는 생후 3개월, 10%는 생후 4개월에 사라진다.** 아기의 행동 상태는 산통과 연관성이 있다. 산통을 앓는 아기 중에 84%는 **잠에서 깰 때** 울고, 8%는 잠들 때, 기타 8%는 잘 때나 깰 때 모두 우는 행동을 보인다. 83%의 아기는 **울음이 멈추었을 때 잠이 든다.**

요즘에는 심하게 우는 행동보다는 지속적으로 낮은 강도로 투정을 부리는 아이에게 산통 진단을 내린다. 실제로 웨슬 박사는 울음보다 투정을 강조하기 위해 논문 제목을 〈때때로 '산통'이라 부르는 영아의 발작적인 투정Paroxysmal fussing in infants, sometimes called 'colic'〉이라고 지었다. 투정은 명확하게 정의가 내려진 행동이 아니다. 웨슬 박사의 논문에도 정의되어 있지 않지만 일반적으로는 부모가 달래지 않으면 불안해하고 짜증을 내며 잠을 안 자고 울음을 터뜨리는 행위라고 설명한다. 아기는 무언가를 빨면 진정되기 때문에 일부 부모는 아기가 배고파서 투정을 부린다고 잘못 이해하고 부지런히 수유를 하려고 한다. 이런 부모는 아기가 특히 저녁에 '배고픔'을 호소하기 때문에 생후 6주 무렵에 '급성장'을 한다고 오해하기도 한다. 사실 이 시기의 아기는 무엇을 빨고자 하는 욕구가 훨씬 강해진다. 이것이 부모의 눈에는 투정을 부리는 행동이 아니라 배고파서 젖을 달라는 것으로 보인다. 아이를 울리지 않으려고 하루에 3시간 이상, 일주일에 3일 이상 밤에 수유를 하는 생활을 3주 넘게 지속하면서도 아기가 울지 않으니 산통이라는 생각은 하지 않는다.

34개월이 넘도록 나는 진료실에 신생아가 찾아오면 초보 부모에게 아기가 웨슬 박사의 산통 진단 기준과 정확하게 일치하는지 일상적으로 물었다(다른 면에서는 건강하면서 하루에 3시간 이상, 일주일에 3일 이상, 3주 넘게 발작적인 짜증, 투정, 울음을 보임). 우리 병원을 찾은 모든 가족은 출산 때부터 정상적으로 발생하는 투정과 울음에 관해 상담을 받았다. 투정/산통이 심한 아기는 총 747명 중에 16%에 해당하는 118명이었다. 대다수는 **거의 울지 않거나 아예 울지 않았다.** 이런 아기는 자주 오랫동안 투정을 부린다는 웨슬 박사의 산통 진단 기준과 일치했지만 부모가 **집요하게 개입해서 달랬기 때문에** 울지는 않았다.

연구에 따르면 생후 2~6주에는 울음보다 투정이 증가한다. 더욱이 울음과 달리 아이 각각의 투정과 수면패턴은 생후 6주~9개월 사이에 변하지 않았다. 생후 3개월 동안 많이 운다고 생후 9개월에도 우는 행동을 보이지는 않았다. 또한 많이 운다고 수면문제가 자연히 생기지도 않는다. 치밀하게 계획된 2개의 연구는 "영아기에 많이 운다고 해도 아기가 생후 9개월이 되었을 때 수면장애를 겪을 가능성이 높아지는 것은 아니다"라는 이안 제임스 로버츠Ian St. James-Roberts 교수의 주장과 일치하는 결과를 내놓았다. 그러나 나중에 설명하겠지만 부모의 육아 방식(울음의 원인이나 결과)은 조금 더 자란 아기가 밤에 깨고 우는 데 영향을 미칠 가능성이 크다.

심한 투정과 산통의 원인은 뭘까? 최근 한 연구에서 산통을 앓는 아기는 뇌와 장에 존재하는 호르몬인 세로토닌 수치가 높다는 사실이 밝혀졌다. 이는 산통의 특징 일부가 세로토닌과, 뇌와 장 내의 또 다른 호르몬 멜라토닌의 불균형에서 비롯된다는 내 아내 린다 웨이스블러스의 이론을 뒷받침하는 결과다. 세로토닌 수치는 생후 1개월에 높게 나타났다 생후 3개월 이후 감소한다. 출산 직후의 세라토닌 수치는 밤에는 높고 낮에는 낮다. 태반을 통해 엄마로부터 전달받는 멜라토닌은 출생 직후 수치가 높아지나 며칠 안에 급격히 낮아진다. 멜라토닌은 생후 1~3개월 사이 약간 증가하다가 3개월 이후에 갑작스레 수치가 증가한다. 밤에는 수치가 높고 낮에는 낮다.

세로토닌과 멜라토닌은 장 주변의 근육에 상반된 작용을 한다. 세로토닌은 수축을 유발하고 멜라토닌은 이완을 유발한다. 린다 웨이스블러스의 이론은 세로토닌 농도가 최고점에 달하는 저녁에 일부 아이가 고통스러운 위통을 겪는다는 것이다. 밤에 멜라토닌 수치가 높아지면 세로토닌에 의해 수축된 장 근육을 부드럽게 해준다. 한편 멜라토닌과 세로토닌이 두뇌 발달에 직접적으로 영향을 미친다는 주장도 있다. 한 가지 예로, 밤에 멜라토닌 수치가 증가함에 따라 더 오래 자게 된다.

다른 호르몬도 관련이 있는 것으로 보인다. 한 연구를 보면 대조군의 아기는 일일 코르티졸 생성 리듬이 명확하고 두드러지는 데 반해 투정/산통이 심한 아기는 코르티졸 생성이 원활하지 않았다. 추가로 이 연구진은 아기의 낮 시간 모습을 녹화한 비디오를 보며 행동 방식을 분석해 많은 연구와 같은 결론에 도달했다. 아기가 우는 이유는 엄마의 달래기 방식의 차이가 아니며, 산통이 엄마 눈으로만 확인되는 증상이 아니라는 것이다. 이 연구결과는 투정과 울음에 아기의 발달이 영향을 미친다는 이론을 뒷받침하지만, 밤의 행동을 녹화한 비디오 등 최근의 자료(3장 참조)는 부모의 행동 역시 중요하다는 사실을 보여준다. 다른 연구에서는 음식 과민증과 역류성 식도염이 아기의 산통과 아무 관계없음이 명쾌하게 밝혀졌다.

투정/산통이 심한 아기는 모든 아기의 20%에 해당하므로 부모가 운 나쁘게 걸린 셈이다. 이런 아기는 스스로 잠들지 못하고 감정이 자주 격해지며 짜증을 내고, 어렵게 잠들거나 잠들어도 길게 못 자기 십상이기 때문에 부모가 아주 많이 보살펴주어야 한다.

엄마가 수면부족으로 지쳐 있고 아기의 스케줄이 규칙적이지 않기 때문에 산통을 앓는 아기에게 모유수유를 하기는 쉽지 않다. 목이 마르거나 배고프지 않을 때도 투정을 달래려고 젖을 물리기 때문에 수시로 오랫동안 수유를 해야 한다. 아기가 아주 심하게 투정을 부릴 때는 모유수유 외의 방법은 그다지 효과가 없다. 많은 엄마(80%)들이 효과를 봤다고 장담하는 일반적인 방법이나 전략이 통하지 않으니 어쩔 수 없이 분노하고 좌절하게 된다.

산통을 앓는 아기의 엄마는 머릿속으로 이런저런 생각을 한다. 혹시 모유에 이상이 있지 않을까? 모유의 양이 부족한가? 엄마가 먹는 음식이나 분유가 심한 투정/산통의 원인인 걸까? 다른 방법은 다 소용이 없고 그나마 젖을 물리면 아이가 진정되므로 이 방법을 포기할 수는 없다. 그런데 빈 젖을 너무 오래 물리면 유두 주변에 통증이 느껴지고 피부가 마르고 갈라진다. 결국 모유수유시간은 시련이 된다. 모유수유로 불편하고 고통스러운 것도 모자라 잠이 부족해 피로를 떨치지 못하니 스트레스가 더 생겨 모유 분비량이 부족해진다. 남편의 전폭적인 지원을 받는(기꺼이 아기를 달래고 육아와 집안일을 도와준다) 엄마는 도움이 부족한 엄마에 비해 힘든 시기를 훨씬 수월하게 이겨낸다. 돌봐야 할 아이가 더 있거나 직장에 복귀해야 하는 압박이 있는 엄마는 투정/산통이 심한 아기에게 모유수유까지 하려면 감당하기 힘든 스트레스를 느낀다. 건강상의 문제가 있거나 산후우울증을 앓는 엄마도 마찬가지다.

분유나 유축한 모유로 젖병수유를 하는 방법이 도움이 되지만 한편으로는 더 큰 스트레스를 유발할 수도 있다. 젖병수유를 택하면 다른 사람이 수유를 하는 동안 엄마가 쉴 수 있고, 아기가 얼마나 먹었는지 확인하기 용이하기 때문에 아기가 배고프지 않다고 안심할 수 있다. 그렇지만 어떤 엄마는 젖병수유를 하며 엄마로서 실패했다는 자책감을 느낀다. 젖병이 엄마 가슴만큼 아기를 달래는 효과가 없자 자신이 아기를 더 울고 투정 부리게 만들었다고 생각한다. 또는 분유 성분이 투정/울음을 유발한다고 걱정한다.

꼭 모유수유를 해야겠다면 절충안으로 24시간마다 유축한 모유나 분유를 한 병 수유해줄 사람을 구하는 것이 좋다. 이 방법은 '유두 혼동(엄마 젖을 빨던 아기가 젖병을 거부하는 문제—옮긴이)'을 유발하지도 젖 분비를 방해하지도 않는다. 엄마는 짧지만 휴식을 취하거나 잠을 더 잘 수 있고, 아빠와 밤에 외출할 수도 있다.

아기가 태어나기 전에 아기와 함께 잠을 잘지(공동수면과 유아돌연사증후군에 관해서는 1장 참조), 아기 침대를 이용할지 미리 결정하는 경우가 있다. 그러나 아기가 투정/산통이 심한 20%에 해당한다면 같이 자기로 한 기존의 계획을 변경해야 한다. 아기를 달래기도 쉽지 않거니와 어렵사리 잠이 들어도 길게 못 자기 때문이다. 이런 아기는 잠이 오는 신호가 확실하지 않기 때문에 기다리며 지켜보는 입장에서는 짜증이 치민다. 설사 깨어 있는 시간을 1~2시간 이내로 유지했다 해도 아기를 달래기가 쉽지 않다. 마침내 잠이 들어도 그다지 길게 자지 않는다. 결론적으로 부모는 만성적인 수면부족에 시달리게 된다. 이런 상황에 처한 부모는 감정적으로 괴로워질 위험이 높고 내 개인적인 판단으로는 산후우울증에 걸릴 확률도 높아진다.

20%의 아기는 달래기 어렵기 때문에 가족 침대에서 모유수유를 하는 방법이 조금이라도 효과를 보는 유일한 방법이다. 비록 엄마는 잦은 수유로 분산수면을 겪지만 산통을 앓는 아기를 달래기에는 가장 확실한 방법이다. 생후 4주 동안 산통이 있는 아기는 '아기처럼' 자지 않는다. 침대에 눕히는 시간 자체가 스트레스다. 생후 4~8주까지는 잠을 더 자지 않고 예민해지며 저녁에 더 많이 투정을 부려 부모를 힘들게 한다. 그러나 이런 아기의 '50%'는 '생후 2개월' 무렵 안정을 찾는다. 그러나 약 27%는 생후 4개월이 되어서 극심한 피로에 시달린다.

어떤 연구는 첫날부터 아기와 같은 침대에서 자겠다고 다짐하고 이를 지킨 부모와 처음에 아기 침대를 선택했으나 이후 조금이라도 잘 수 있는 유일한 방법으로 아기를 같은 침대로 데려온 부모의 사례를 비교했다. 그러자 공동수면을 고수한 아기가 잠을 더 잘 잔다는 결과가 나왔다.

적극적으로 공동수면을 한 집단은 아기가 자라면서 수면장애가 나타날 가능성이 적다. 그러나 아기를 달래고 재우는 문제를 해결하려는 목적으로만 공동수면을 이용한 가족에게는 단기적인 해결책이 장기적으로는 수면장애를 불러일으킬 수 있다. 아기를 달랠 수단이 부족한 부모는 울면서 투정을 부리는 아기의 행동에 압도당한 나머지 어려움을 덜기 위해 어쩔 수 없이 가족 침대를 이용한다. 하지만 몇 달이 지나도 아기를 달랠 수단은 부족하고 아기는 스스로 잠드는 법을 배우지 못하기 때문에 자라서 수면장애를 겪기도 한다.

수면

나는 '산통'보다는 '심한 투정/산통'이라는 용어를 선호한다. 울음보다 투정이 더 심각한 문제이기 때문이다. 모든 아기는 어느 정도 투정을 부리고 운다. 80% 아기의 이런 행동은 일반적인 투정/울음이라고 부른다. 내가 생각하는 심한 투정/산통은 수면/각성장애다. 잠을 잘 자지 못하고 지나치게 오래 깨어 있는 20%는 저녁이나 밤에 유달리 예민하고 불편해한다. 또한 산통을 넘긴 생후 3~4개월 이후에 수면문제가 발생한다. 일부 부모가 자녀의 나이에 맞는 수면습관을 심어주지 못하고 생후 3~4개월 이후에도 아이 스스로 잠드는 법을 가르쳐주지 못했기 때문이다. 이것이 사실인지 살펴보자.

자코 키르야바이넨Jarkko Kirjavainen 박사는 부모에게 육아일기를 쓰라고 요청하는 한편, 밤 9시에서 아침 7시까지 실험실에서 아기가 자는 모습을 녹화했다. 생후 4.5주경, 육아일기에 기록된 총 수면시간은 산통을 앓는 집단이 훨씬 짧았다(12.7시간 대 14.5시간). 산통 집단의 수면시간은 대체로 저녁 6시에서 새벽 6시 사이의 밤에 급격히 감소했다. 육아일기를 살펴보면 생후 6개월까지는 투정/산통이 심한 아기의 수면시간이 그렇지 않은 아기와 비교해 조금 짧았지만 집단 간의 차이는 미미했다. 육아일기와 별도로, 아기가 생후 9주가 되었을 때 1차 실험실 수면 녹화가 진행됐다. 밤에 녹화를 했을 때는 집단 간의 차이가 없었다. 2차 녹화는 생후 30주경에 이루어졌는데 이번에도 투정/산통이 심했던 아기와 그렇지 않은 아기의 수면에는 큰 차이가 없었다.

따라서 투정/산통이 심한 아기의 경우 부모의 육아일기를 보면 생후 4.5주에 같은 나이의 대조군에 비해 총 수면시간이 짧았지만 생후 9주 무렵 밤 동안 실험실에서 수면 데이터를 수집해 비교하자 집단 간 차이를 보이지 않았다. 이 논문은 시간이 흐르면서 투정/산통이 심한 아기가 생후 5~9주 사이에 수면시간이 증가한다는 사실을 보여준다. 저자들은 부모의 육아일기는 배제하고 수면 실험 데이터에만 근거해 영아기 산통은 수면장애와 관련이 없다는 결론을 내렸다. 그러나 키르야바이넨 박사는 아기가 실험실 환경에서 제대로 못 잤기 때문에 실험 데이터가 미심쩍다고 말했다.

제임스 로버트 박사는 투정/산통이 심한 아기를 '끈질기게 우는 아기'라고 표현했다. 생후 6주 무렵, 투정/산통이 심한 아기는 그렇지 않은 아기에 비해 수면시간이 훨씬 짧았다(12.5시간 대 13.8시간으로, 키르야바이넨 박사가 생후 4.5주에 관찰한 12.7시간 대 14.5시간과 유사하다). 실험군 간에 깨어 있는 시간이나 수유하는 시간의 차이는 없었다. 24시간 기록한 육아일기를 봐도 투정/산통이 심한 아기의 수면시간은 짧았다. 실험군 간에 가장 확실하게 드러나는 차이는 낮잠이었다(저녁 6시에서 새벽 6시 사이에 수면시간이 줄어든다는 키르야바이넨 박사의 의견과 반대). 실제로 실험군 간 밤잠의 차이는 없었다. 더불어 밤에는 투정/울음의 차이도 없었다. 실험군 사이의 투정/울음에 관한 극명한 차이는 낮에 드러났다. 낮잠을 자는 시간대나 최대 수면시간은 비슷했다. 수면주기 발달을 분석한 결과, '주요 차이점은 수면/각성의 일주기 시스템이 아니라 낮 동안의 투정/울음의 정도, 수면시간에 있다'라는 결론이 나왔다. 또한 생후 6주에는 적게 자면 잘수록 투정/울음이 심해졌다. 저자들은 아기가 조용히 깨어 있는 시간이 줄지 않고 수면시간만 줄었기 때문에 투정/울음과 수면 사이에 특별한 상쇄 관계가 있다고 여겼다. 다시 말해, 투정/울음이 심해지면 수면시간만 줄고 조용하게 깨어 있는 시간에는 변화가 없었다. 연구진은 잠이 부족해 아이가 끈질기게 운다고 결론 내렸다.

또 다른 연구에서는 침대에 센서를 내장해 신체의 움직임과 호흡 패턴을 지속적으로 관찰했다. 그러자 생후 7~13주에 투정/산통이 심한 아기는 평범하게 투정을 부리는 아기보다 수면시간이 적다는 사실이 드러났다. 투정/산통이 심한 아기는 상대적으로 어렵게 잠들고 쉽게 깨며 평온하게 숙면하지 못한다.

이와 별개의 연구를 보면 생후 8주에 산통을 앓는 아기는 수면시간이 눈에 띄게 짧다(11.8시간 대 14.0시간). 산통을 앓는 아기는 낮, 저녁, 밤 구분 없이 덜 잤고, 그중에서도 밤잠에 큰 차이를 보였다. 다시 말하지만 잠이 부족할수록 아기는 더 많이 운다. 저자들은 수면/각성 활동의 일주기리듬이 제대로 발달하지 않거나 깨졌을 때 심한 투정/산통이 발생한다는 결론에 도달했다.

관련된 데이터를 요약하자면 다음과 같다.

수면과 투정의 관계

나이 (단위: 주)	부모의 육아일기에서 도출한 평균 총 수면시간	
	심한 투정/산통	일반적인 투정/울음
4.5	12.7	14.5
6	12.5	13.8
8	11.8	14.0

투정/울음이 최고조에 달하는(브래즐턴 박사의 연구에 따르면 저녁에 평

균 3시간) 생후 6주에는 총 수면시간 차이가 약 1시간이다. 하지만 최고점 전후 2주 사이에는 그 차이가 거의 2시간에 가깝다. 이 시기에는 거의 절반에 가까운 아기가 하루 3시간 이상, 일주일에 3일 이상 투정을 부리고 울음을 터뜨린다.

이 기준은 웨슬 산통 진단 기준의 '수정판'이라고도 불린다. 3주 이상 지속되어야 한다는 웨슬 박사의 추가 요건을 반영하지 않았기 때문이다. 수정 기준을 생후 6주 아이에게 적용하면 수면시간이 크게 다르지 않지만, 3주 이상이라는 웨슬 박사의 추가 요건에 생후 6주 전후의 아이까지 포함하면 수면시간의 차이는 훨씬 커진다. 전 세계적으로 통용되는 산통 진단 기준과 정의, 판별법이 없기 때문에 부모뿐만 아니라 연구자도 혼란을 겪고 있다.

나는 육아일기를 바탕으로 생후 16주의 평균적인 총 수면시간을 알아보았다. 그러자 투정/산통이 심했던(웨슬 박사의 정의를 그대로 사용) 아기 48명은 하루 평균 13.9시간(±2.2시간)을 잤다. 이는 투정/울음이 보통 수준인 아기보다 훨씬 짧은 수치였다.

내가 운영하는 일반 소아과에서는 모든 부모가 방문할 때마다 수면 건강에 관한 조언을 듣고 진료를 시작한다. 투정/산통이 심한 아기의 부모는 투정/울음이 평범한 아이와 비교해 내 아기의 취침시간이 빨라지고 밤에 스스로 잠들기까지 더 오랜 시간이 걸렸다고 말한다. 밤에 자다 깨는 횟수가 줄어들고 낮잠을 규칙적으로 오래 자기까지도 더 오래 걸렸다. 이는 생후 4.5, 6, 7, 8, 13, 16주에 수면/각성 조절 시스템이 늦게 발달하면서 심한 투정/산통이 나타나지만, 여섯 달경에는 투정/산통이 심한 아이와 그렇지 않은 아이 사이에 밤잠 길이의 차이가 없음을 보여준다.

그러나 심한 투정/산통을 앓고 난 아기는 생후 4, 8, 12개월에 밤에 더 자주 깬다. 산통이 지나간 후 밤에 자연스럽게 잠에서 깨도 부모의 도움 없이 스스로 잠드는 기술을 배우지 못했기 때문(수면훈련 실패)으로 해석할 수 있다.

자다가 깬다

투정/산통이 심한 아기의 부모는 낮잠시간이 매우 짧고 불규칙하다고 하소연한다. 또 어떤 부모는 낮에 깨어 있는 시간이 엄청나게 늘었고 투정이 최고조에 이르는 생후 6주에 가까워지면 일시적이지만 낮잠을 아예 안 잘 때도 있다고 한다. 생후 3~4개월 이전, 저녁의 일정 시간에는 아기가 잠을 못 이루고 우는데 어떻게 해도 달래지지 않는다. 그때가 하루 24시간 중 절대 잠을 잘 수 없는 '금지시간'처럼 각성도가 높아지는 때이기 때문이다. 성인의 금지시간은 한 번 자면 쉽게 깨지 않는 수면이 발생하지 않는 시간을 말한다. 이런 맥락으로 볼 때 산통은 수면장애가 아니라 저녁시간에 너무 오래 깨어 있어서 생긴 문제일 수 있다. 그리고 최근에는 수면실험을 통해 아기의 생물학적 금지시간이 오후 5~8시 사이에 존재한다는 사실이 밝혀졌다.

요약하자면 아기가 울고 투정을 부리는 행동은 보편적이며, 생후 1주 무렵에 시작된다. 조산아의 경우는 출산예정일로부터 일주일 후다. 생후 6주가 되면 울고 투정을 부리는 시간이 길어지고 주로 저녁에 집중된다. 잠에서 깨며 시작해 잠들면서 끝나는 이런 행동은 생후 2~4개월에 사라진다. 과거의 연구에서는 낮 동안 육아 행위로 인한 실질적인 차이는 볼 수 없었다. 심한 투정/산통에 관한 모든 주장은 오로지 생리적 발달을 근거로 했다. 웨슬 박사의 논문을 보면 49%의 아기가 하루에 총 3시간 이상, 일주일에 3일 이상 울면서 투정을 부리고, 26%는 이 행동이 3주 이상 지속된다고 한다. 그러나 내가 연구한 바로는 아기의 16%만이 웨슬 진단 기준과 정확히 일치했다. 따라서 정의에 따라 발생률은 달라지지만 여러 연구의 대략적인 수치는 약 20%다.

덧붙여 2013년에 제임스 로버츠 박사는 생후 4개월 동안 우는 행동의 발달 요인을 설명하는 논문에서 우유에 알레르기가 있는 소수를 제외하고는 위장병이 산통의 원인이라는 충분한 증거를 찾을 수 없다고 밝혔다. 또한 같은 해 샤미르R. Shamir 박사는 산통이 두뇌 발달과 관계있다는 결론을 내렸다.

이것이 사실이라면 울면서 투정을 부리고 잠을 자지 않는 아기의 가족에게는 스트레스를 '감당'할 수 있는 해결책이 제시되어야 한다. 그렇지 않고 만일 산통을 '치료'가 필요한 질환으로 본다면 절박한 부모는 효과가 검증되지 않았거나 효과가 없다고 검증된 치료법에 매달리고 말 것이다.

치료

메리 무감비Mary Mugambi 박사는 2012년 프로바이오틱스(probiotics 건강을 증진시킨다고 알려진 박테리아나 효모), 프리바이오틱스(prebiotics 비소화성 복합 섬유질), 그리고 신바이오틱(synbiotics 프로바이오틱스와 프리바이오틱스를 함유한 영양소)에 대한 연구논문을 발표했다. 무감비 박사는 이 물질들이 '산통에 아무런 영향을 주지 않는다'라고 결론을 내렸다. 대중적인 프로바이오틱을 무작위로 실험한 이중맹검 위약대조 연구에서는 '아기의 산통 치료에 프로바이오틱스의 보편적인 이용을 권장하지 않는다'라는 결론이 나왔다.

2012년 던 돕슨Dawn Dobson 박사의 논문을 보면 유아기 산통을 치료하기 위한 수기요법(척추지압, 접골, 두개골 치료 등)에 성과 편향의 위험이 낮을 때(즉 아이가 실제로 치료를 받았는지 부모가 알지 못할 때) 그 결과가 통계적으로 의미 없다고 한다. 2013년 폴 포자즈키Paul Posadzki 박사도 접골요법 치료의 효과가 검증되지 않았다고 동의했다.

산통을 앓는 아기에게 흔히 '가스'를 제거하는 시메티콘을 사용하지만

2012년 벨린다 홀Belinda Hall은 시메티콘이 효과적이라는 증거가 부족하다고 주장했다. 마찬가지로 2013년 홀기어 스키이Holgeir Skjeie 박사는 침술이 유효하다는 증거 또한 부족하다고 밝혔다.

위산 역류가 원인이라고 오진해 투정을 부리거나 우는 아기에게 역류성 식도염 치료제를 처방하는 경우도 많다. 2011년 파멜라 더글러스Pamela Douglas 박사는 이런 약이 아기의 짜증을 가라앉히지 못한다는 사실을 증명했다.

요로감염처럼 질병이 있어 고통스럽게 우는 아기는 투정/산통이 심한 것이 아니다. 산통의 정의에는 아기가 그 밖에는 건강하고 몸무게가 꾸준히 증가해야 한다는 개념이 포함되어 있기 때문이다.

소위 이런 치료법들이 효과적이라고 부모가 착각하는 이유가 몇 가지 있다. 첫째, 일반적인 투정/울음이 최고조에 달하는 생후 6주 무렵에 주로 치료를 시작하는데 이내 아기의 상태가 안정되기 때문이다. 둘째, 많은 사람과 기업이 자신의 치료법이 산통을 치료한다고 주장하며 이익을 챙기기 때문이다. 셋째, 소아과 의사가 처방전을 쓰거나 전문의를 소개하며 수면부족으로 정신이 없는 부모의 진료를 빨리 끝내려 하기 때문이다. 그럴 때는 담당 소아과 의사에게 추천하는 치료법으로 성공한 사례를 아는지 물어보라.

이런 치료법이 심한 투정/산통에 효과가 없는 근본적인 이유는 산통이 의학적으로 진단할 수 있는 문제가 아니기 때문이다. 심한 투정/산통은 일부 아기가 보이는 '행동'이지 '질환'이 아니다. '치료할 방법'을 찾지 말고 아기와 나 자신을 '돌볼 방법'을 생각하자. 여기서 돌본다는 말은 죄책감을 느끼지 말고 휴식을 취하며 아기의 울음과 투정을 예방할 수 있는 모든 방법을 동원하라는 뜻이다. 이처럼 힘겨운 시기에 아기가 잘 자도록 도와주면 산후우울증 예방을 비롯해 2장에서 설명한 여러 장점을 누린다. 하지만 아무리 도와줘도 도저히 달랠 수 없는 아기도 있다.

우리 아이를 감당할 수 있을까?

일링워스 박사는 산통의 정의를 내리며 '감당할 수 없다'와 '달랠 수 없다'라는 말을 사용했다. 이 두 가지는 아기 고유의 특징일까 아니면 부모의 달래기 능력이 반영된 것일까? 혹은 둘 다? 내가 1986년 관찰한 내용을 설명해보겠다. 한 엄마와 외할머니가 산통을 앓는 아이를 데리고 내 진료실을 찾았다.

엄마는 무릎에 안은 아기를 위아래로 부드럽게 흔들며 토닥였지만 아기는 여전히 시끄럽게 울었다. 할머니는 아기 엄마의 머리를 쓰다듬으며 안심시켜주고 있었다. 나는 방해받지 않고 얘기할 수 있게 간호사가 아기를 검사실로 데리고 가도 되겠냐고 엄마와 할머니에게 물었고 그들은 동의했다. 엄마와 할머니한테 아기를 건네받은 간호사가 문 밖으로 나가자마자 아기는 울음을 뚝 그쳤다. 자신도 아이를 키우는 간호사는 아기 머리를 오른쪽 어깨에 대고 가슴을 맞댄 채 아기를 안았다. 간호사의 오른쪽 볼이 아기의 오른쪽 볼에 살짝 눌렸고 간호사는 몸을 천천히 좌우로 흔들면서 조금씩 빙글빙글 돌았다. 마치 간호사가 아기와 함께 느린 동작으로 춤을 추는 것 같았다. 간호사는 아기의 오른쪽 귀에 나지막하게 속삭이며 콧노래를 불렀다. 갑자기 울음이 그치자 당연히 우리는 놀라면서도 기뻐했다. 심지어 아기는 그사이 잠들어 있었다. 25년이 지난 일이지만 아직도 기억에 생생하다. 그때 처음으로 달래는 기술이 뛰어난 엄마가 있으며, 아기를 감당하지 못하는 이유는 엄마의 달래기 능력이 부족하기 때문이라는 생각을 했기 때문이다. 하지만 당시에는 아기를 감당하지 못하는 원인이 아기 고유의 특질에 있다고 생각했다. 데이터가 없는 상황에서 엄마가 아기의 산통에 책임이 있거나 영향을 미친다는 의견에 반대했다. 반면 지금은 엄마와 아빠의 역할을 조금 다른 관점에서 고려할 수 있는 데이터를 구축하고 있다.

부모 중심의 영향력: 부모의 역할(3장 참조)

• 엄마의 불안감

1965년 한 연구는 103명의 엄마를 대상으로 실험해 엄마의 불안감과 아기의 산통 사이의 연관성을 설명했다. 윌리엄 캐리William Carey 박사는 출산한 지 며칠 안 된 산모를 개별적으로 인터뷰했다. 103명 중 40명이 약간의 불안감을 드러냈다. 캐리 박사는 엄마가 불안해하는 정도를 아기의 산통 유무와 비교했다. 그러자 산통을 앓는 아이들 중 걱정 없는 엄마를 둔 아기는 고작 2명이었던 반면, 11명의 엄마는 불안해하는 유형에 속했다. 이처럼 확연히 드러나는 차이는 엄마의 불안감이 부분적으로나마 산통의 원인이거나 그와 관계가 있다는 캐리 박사의 주장을 뒷받침한다.

그러나 이 연구에도 꽤 중요한 두 가지 결함이 있다. 첫 번째는 캐리 박사의 산통 진단 방법이다. 그는 웨슬의 정의를 인용하고 따랐다고 주장했다. '생후 1개월에 5명, 2개월에 4명, 3개월에 4명의 아기가 산통을 앓기 시작했다'라고 기술했으나 웨슬의 데이터를 비롯해 산통을 다룬 모든 연구에서는 산통이 생후 2~3주 내에 시작된다. 이와 같은 차이 때문에 캐리 박사의 진단을 어느 정도 회의적인 시각으로 보게 된다. 또한 캐리 박사는 산모를 인터뷰하는 동시에 아기의 증상도 진단했다. 이 말은 박사가 실험하면서 피험자에게 가설을 숨기지 않았다는 의미다. 불안하다는 산모의 말을 듣고 아기가 산통 때문에 우는지 아닌지 판단하는 관점이 흐려졌을 수도 있다. 캐리 박사는 엄마의 불안감만으로 산통을 유발할 수는 없다고 인식했다. 불안하다고 한 엄마의 아이가 일정 수준 이상 산통을 앓지 않았고, 불안하지 않다고 한 엄마에게서도 산통을 앓는 아기가 2명이나 나왔기 때문이다. 이처럼 연구에 취약점이 있기 때문에 캐리 박사의 연구는 심한 투정/산통이 발달 문제라는 굳건한 믿음에 이의를 제기할 수준은 아니다.

50년이 지난 지금, 우리는 더 확실한 데이터를 갖게 되었고 대부분 캐리 박사의 연구결과가 옳았음이 증명되었다. 2014년 요한나 페촐트 Johanna Petzoldt는 '**임신 전** 불안장애를 겪은 엄마의 아기는 그렇지 않은 엄마의 아기에 비해 과도하게 울 가능성이 매우 높다(웨슬 박사가 정의하는 산통과 정확히 일치한다)'라고 밝혔다. 또한 페촐트는 '엄마의 불안이 아기의 울음을 강화하는 **간섭작용**을 일으킬 수 있다'라는 사실도 증명했다. 필요 이상으로 밤에 젖을 먹이고 아이를 돌보는 문제와 관련한 간섭작용은 앞서 3장에서 설명했다.

엄마의 불안감만으로는 산통의 전형적인 시작(잠에서 깰 때)과 끝(잠들 때)이나 생후 6주에 도달하는 최고점을 설명하지 못한다는 점은 생각해볼 문제다. 그러나 불안감이 밤에 가중된다면 아기가 저녁에 몰아서 우는 데 영향을 줄 수 있다. 불안감과 우울증은 동시에 나타날 수 있지만 페촐트는 산후우울증이 통계적으로 중요한 요인이라고 언급하지는 않았다. 하지만 피험자 수가 는다면 우울증이 산통과 관련이 있을 가능성이 상당하다고 주장했다.

조셉 론스타인Joseph Lonstein 박사는 출산 후 심한 불안감을 느끼는 증상은 '난임을 경험한 여성, 조산아나 저체중 아이를 낳은 여성, 선천적 장애를 갖고 태어난 아기를 키우는 여성에게 특히 일반적이다'라는 사실을 발견했다.

이런 경우는 미국 내 전체 출산의 10%에 해당하지만 '실제 출산 후 불안감을 느끼는 비율은 20~25% 이상으로 추정된다.' 산통을 앓는 아기의 비율도 약 20%인 것과 과연 우연의 일치일까?

• **엄마의 우울증**

아기가 잠을 안 자서 산후우울증에 걸리기도 하지만(2장 참조) 산후우울증을 앓기 때문에 불필요하게 밤중 수유를 하고 아기에게 개입해 분산수면을 유발할 수도 있다. 그래서 아기가 잠이 부족해 산통을 앓는 듯한 행동을 하는 것이다(3장 참조). 따라서 산후우울증은 산통의 원인인 동시에 결과다.

• 아빠의 역할

나는 잠을 잘 자는 데 어떤 요인이 중요한지 알아보기 위해 많은 쌍둥이 가족을 조사했다. 모든 조사 대상군을 통틀어 엄마의 나이가 가장 중요한 변수였다. 전부는 아니지만 젊은 엄마는 대체로 젊은 아빠와 결혼을 하기 때문이었다. 지금부터 '전체 집단'의 데이터를 소개하려 한다. 체외수정과 같은 보조생식기술(ART) 이용 여부와 관계없고 일란성 쌍둥이와 이란성 쌍둥이의 데이터를 구분하지 않았다. 나는 조사 대상군의 중간 나이인 34세를 기준으로 엄마가 34세 이하인 가족과 35세 이상인 가족을 나누어 비교했다. 엄마가 34세 이하인 가족은 쌍둥이가 모두 잘 자고, 부모가 수면훈련을 생후 4개월 이전에 일찍 시작했으며 모유수유 성공률도 더 높았다. 게다가 엄마가 산후우울증에 걸리거나 아기가 산통을 앓을 확률도 상대적으로 낮았다. 34세 이하의 엄마는 36세 이하의 아이 아빠와 결혼을 했다. 이들은 나이가 많은 아빠에 비해 쌍둥이가 잠을 잘 자도록 적극적으로 도왔다. 또한 쌍둥이를 돌보고 수면훈련을 시키는 데 능동적인 역할을 수행했다. 수면훈련은 문제없이 이루어졌고 초기에 일찌감치 성공했다. 전체 아이 가운데 쌍둥이 중 최소 1명이 웨슬의 산통 진단 기준과 일치하는 경우는 거의 30%나 되었다.

그 어느 논문에도 산통 비율이 이렇게 높은 적이 없었다. 나는 산통이 이처럼 흔한 이유를 제대로 이해하기 위해 서로 다른 변수를 분리해서 관찰했다. 우선 조사 대상군을 보조생식기술(ART)을 이용했는지에 따라 둘로 나누었다. 보조생식기술은 불임, 스트레스가 심한 불임치료, 수차례에 걸친 임신 실패, 이란성 쌍둥이, 상대적으로 나이가 많은 엄마와 관련이 있기 때문이었다. 보조생식기술의 도움을 받지 않은 집단은 일란성 쌍둥이와 이란성 쌍둥이로 세분했다. 일란성 쌍둥이의 엄마 중 최고령은 37세였다. 보조생식기술을 이용한 그룹은 38세라는 엄마의 나이를 기준으로 다시 나누었다.

산통에 영향을 미치는 변수

	쌍둥이 모두 잠을 잘 잠	산후우울증 (BB/PPD)	산통	모유수유	아빠의 참여
보조생식기술 이용하지 않음					
A 집단 37세 이하 일란성 쌍둥이	60%	13%	9%	73%	92%
B 집단 38세 이상 이란성 쌍둥이	33%	20%	19%	33%	76%
보조생식기술 이용&이란성 쌍둥이					
C 집단 38세 이하	28%	40%	32%	39%	88%
D 집단 39세 이상	22%	67%	40%	9%	70%

2007년에 이 분석을 했는데 혼란스러웠던 점이 있다. 산통이 아기에게 내재된 특질이라면 왜 젊은 엄마에게서는 적게 나타나는 것일까(9% 대 19%, 32% 대 40%)? 상대적으로 젊은 엄마가 모유수유 성공률이 높았고(73% 대 33%, 39% 대 9%), 남편도 아기의 수면훈련에 많이 참여했다(92% 대 76%, 88% 대 70%).

모든 엄마에게 연락을 취해 대화해본 결과, A 집단에서 D 집단으로 갈수록 육아 스트레스가 증가했다. 산통이 9%에서 40%까지 극적으로 증가하는 추세는 육아 스트레스가 늘어난 영향일 수도 있다. 산통 비율이 늘어나면 쌍둥이가 잠을 못 자고(60%에서 22%), 엄마의 산후우울증은 증가하며(13%에서 67%), 모유수유에 집중할 여력이 감소되었다(73%에서 9%). 다시 말해 산통이 이런 문제를 일으킬 수도 있다는 것이다.

그러나 엄마들에 따르면 **산통이 시작되기 전에는** 남편이 육아에 적극적으로 참여했거나, 아니면 아예 참여하지 않았다고 한다. 아기가 잘 자도록 도와주는 아빠의 참여가 낮아지는 추세(92%에서 70%)도 결혼생활과 육아 전반에 걸친 큰 스트레스 요인 중 하나였다. 상대적으로 나이가 많은 엄마, 특히 아기의 40%가 산통을 앓는 D 집단에는 공통적으로 남편과 아내로서 호흡이 맞지 않으면 아이를 낳고 아빠 엄마가 되어서도 문제가 이어졌다.

나는 의문을 품기 시작했다. 아빠가 육아에 참여하지 않고 부부 간에 팀워크가 없기 때문에 아기와 엄마가 잠이 부족해져 산통이 나타나는 것일까? 아기의 수면을 돕는 데 아빠의 역할이 얼마나 중요한지에 대해서 3장에서 설명한 바 있다.

확실히 아기의 수면문제는 엄마뿐만 아니라 아빠가 얼마나 잘 보살펴 주었는지, 부모가 육아에 관해 얼마나 잘 합의하고 협력하는지와 관련 있다. 무관심하고 집을 잘 비우는데다 폭력적이고 약물중독인 남편/아빠는 엄마의 정신건강과 아기의 수면에 나쁜 영향을 미친다. 그래서 남편, 아빠, 혹은 남자친구가 배제된 연구는 엄마에게 부당한 비난을 지우거나 엄마의 정신건강 상태에만 초점을 맞추기 쉽다. 아기의 수면문제에 영향을 미치는 엄마의 우울증, 불안장애, 정신건강에 관해 발표된 연구를 보면 대부분 아빠를 언급하지 않는다.

2013년 제니 라데스키Jenny Radesky 박사는 한 집단의 엄마를 연구해 논문을 발표했다. 연구 대상의 89%는 기혼이었고 '**감당할 수 없는** 아기의 울음은 산통보다 산후우울증과 더 밀접한 관계가 있어 보인다'라는 사실이 밝혀졌다. 라데스키 박사의 논문은 아기 고유의 특질이 주된 요인(아기 중심의 영향력)이라는 개념을 뒷받침했지만, 아빠의 역할은 연구에 포함하지 않았다. 이와 유사하게 임신 이전의 불안감과 산통의 상관관계를 다룬 2014년 페촐트 교수의 연구(엄마 중심으로 영향력을 발휘해 엄마의 역할이 중요하다는 개념을 지지한다)에서도 아빠나 남자친구는 언급하지 않았다. 18~40세 엄마를 대상으로 한 페촐트 교수의 연구에서는 젊고 10학년 이하의 교육을 받은 엄마가 나이 많고 교육을 많이 받은 엄마보다 산통을 앓는 아기를 키울 확률이 높았다. 전체 참가자 중 61%가 혼전 임신으로 결혼했고, 아기가 산통을 앓는 엄마 중에서는 76%가 결혼 전에, 24%가 결혼 후에 임신을 했다. 결혼 여부가 아빠의 육아 참여 여부를 나타내는 유일한 지표는 아니었으나, 주로 젊고 교육 수준이 낮으며 혼자 아기를 키우는 엄마의 아기가 산통을 앓았다. 앞의 연구에서는 쌍둥이가 산통을 앓을 경우 나이가 많은 엄마는 남편과 팀워크가 이루어지지 않는다는 결과가 나왔다. 페촐트 교수는 같은 맥락에서 이렇게 말했다. "사회적 지원과 배우자 관계를 조사했을 때, 엄마가 사회적 지원이 충분하고 배우자의 배려를 받는다고 인지하면 아기가 과도하게 울 위험이 낮아졌다." 이런 결과는 초기 값일 뿐이다. 그러나 연구에 아빠라는 변수가 포함되지 않았다면 아기의 수면이나 울음의 책임을 함부로 엄마에게 돌려서는 안 된다고 본다.

2010년 더글라스 테티 박사는 엄마의 93%가 기혼인 가족을 연구했다. 테티 박사는 취침시간이나 한밤중에 아기를 돌보는 일에 아빠가 엄마보다 훨씬 적게 참여한다는 사실을 입증했다. 또한 2007년 조애나 마틴Joanna Martin은 아기의 수면장애는 엄마뿐만 아니라 아빠의 '심각한 심리적 고통과 부실한 건강'과도 상관성이 있다는 점을 보여줬다. 반면 '행복한 관계와 배우자의 지원에는 강력한 예방 효과가 있어 심각한 심리적 고통을 느낄 확률이 평균적으로 거의 절반쯤 감소했다.' 마틴은 이렇게 끝을 맺었다. "아빠는 아기의 수면문제를 판단하고 관리하는 데 적극적으로 참여해야 한다. 그렇게 하지 않으면 자신의 건강도 해칠 위험이 있다."

같은 해 해리엇 히스콕Harriet Hiscock 박사는 아기의 수면을 늘리기 위한 행동 전략으로 엄마도 행복해졌다(엄마는 우울증 증세가 줄어들고 잠을 푹 자게 되었다)는 사실을 발견했다. 그리고 '대부분의 엄마(80%)가 수면 전략에 배우자의 도움을 받았다'고 했다. 2007년 히스콕 박사의 또 다른 연구에서는 '아기의 수면장애 예방 전략은 엄마의 건강을 증진하기 위해 조기에 시작할 필요가 있다. 아기의 수면장애는 수면훈련에 관한 부모의 불화와 관련이 있다'고 밝혀냈다. 나는 수면 상담이 효과를 발휘하려면 아빠가 적극적으로 지원해야 하고, 최소한 소극적으로라도 협조를 해야 한다는 사실을 일찍부터 깨달았다. 그래서 부모가 모두 참석하기 전에는 상담을 시작하지 않는다. 수면 상담이나 수면 치료가 성공하기 위해서 왜 꼭 부모가 함께 와야 하는지 그 이유는 4장에 나와 있다.

• 아기와 부모의 상호작용

발달 요인으로 심한 투정/산통이 나타나고 뒤따라 수면장애까지 발생하면 엄마의 우울증을 촉발할 수 있다. 더욱이 출산 전부터 불안감을 느끼거나 우울증에 시달렸다면 밤에 불필요하게 아이에게 젖을 먹이거나 주의를 기울일 수 있다(3장 참조). 아기는 잠을 쭉 자지 못하는 분산수면으로 지나치게 피곤해져 더 많이 울게 된다. 결과적으로 엄마와 아빠도 잠을 잘 자지 못하고 심리적 스트레스를 받는다. 아빠는 아기의 수면에 적극적으로 참여할 수도 있고(자발적으로 참여하는 아빠와 시켜서 참여하는 아빠로 나뉜다), 육아 전반을 함께하는 파트너일 수도 있으며, 모든 면에서 엄마와 호흡이 착착 맞을 수도 있다. 부모에게 문제가 있는데 아직 해결하지 않았거나 문제 자체를 파악하지 못했다면(3장 참조) 그것이 아기의 울음/투정과 수면문제의 근원적인 요인일 수도 있다.

산통을 앓는 아기와 사는 법

이제 4개월 된 제 아들은 산통을 앓고 있습니다. 스스로 잠들지 못하고 잠이 들어도 금방 깨요. 아주 작은 소리에도 깜짝깜짝 놀라고 방이 어두워야만 잡니다. 그나마도 아주 특별한 방법으로 안아줄 때만 잠들죠. 이런 생활이 밤이고 낮이고 3개월 연속으로 지속되었어요. 사람들에게 '산통'이라는 말을 하면 위장 치료를 받으라고 조언을 합니다. 아기 상태를 아무리 설명해도 이해하는 사람이 없어요. 단 한 명도요. 소아과에 가서도 아기가 하루에 18시간을 깨어 있다고 말했는데도 의사는 저를 물끄러미 보고 하나같이 에든버러 산후우울증 검사만 하게 합니다. 정말 홀로 고립된 느낌이었어요. 다들 '너무 많이 안아줘서 아기 버릇이 나빠진 거야', '아기는 원래 다 그러니까 네가 적응해야지', '침대에 눕혀놓고 그냥 울게 내버려둬'라고 해요. 까다로운 아기를 키우는 사람이 얼마나 외로움을 느끼고 많은 비난을 받는지 모를 겁니다. 고생하는 아기를 지켜보는 심정은 또 어떻고요. 이런 상황은 말로 다 설명할 수 없습니다. 저는 많지는 않지만 든든한 지원을 받았습니다. 그럼에도 한계에 도달했어요. 그동안 힘겹게 쌓아올린 커리어도 포기해야 했습니다. 어린이집에서는 아들이 필요로 하는 만큼 돌봐줄 수 없다고 생각했기 때문이에요.

산통을 앓는 아기 달래기

궁극적으로 부모는 특정 시간에 아이에게 가장 효과 있는 달래기 방법을 찾아야 합니다. 저는 산통을 앓고 만성적으로 쉽게 지치는 제 딸에게 안 해본 방법이 없어요. 1년에 걸쳐 잠을 잘 자게 되는 동안 아기가 선호하는 달래기 방법은 시시때때로 바뀌었습니다. 처음에는 아기를 안고 위아래로 어르는 동시에 좌우로 흔들어주면 좋아하는 것 같았어요(저부터 흥분하고 불안했던 시기라 그 방법을 사용하기 쉬웠다고 생각합니다). 시간이 흐르면서는 흔들의자에 앉아 빠르게 흔들어주는 방법을 좋아하더군요. 지금은 무릎에 앉혀두고 책을 읽어주면서 천천히 길게 흔들어주는 방법을 좋아합니다. 잘 준비가 되면 책을 내던지고 꼼지락거리기 시작해요. 아기 침대에 눕히면 자기 머리카락을 갖고 놀거나 고무젖꼭지를 빨다가 잠이 듭니다. 수면훈련이 후반부에 접어들면서 저보다는 아빠와 할머니가 재우는 편이 낫다는 사실도 깨달았습니다. 셋 다 같은 방법으로 아이를 재웠기 때문에 그 이유는 도통 알지 못하겠어요. 만약 그때로 돌아갈 수 있다면 아기가 태어나고 4개월 후가 아니라 아기를 낳기 전에《아이들의 잠》을 읽었을 겁니다. 그랬다면 제 딸이 심하게 투정을 부리는 이유가 산통 때문이라는 걸 이해했겠지요. 책에 나오는 조언과 팁을 이용해 아기가 항상 피곤에 지쳐 힘들어하지 않도록 예방하거나 적어도 최소화할 수 있었을 겁니다. 첫날부터 딸아이의 낮잠과 취침시간도 확실하게 지켜줬을 테고요.

저희 집 첫째도 산통이 심해서 쉬지 않고 흔들어줘야 했습니다. 흔들의자는 아무짝에도 쓸모가 없었어요. 아들을 포대기에 싸안고 흔들면서 이리저리 산책을 다녔습니다. 게다가 아들은 옆을 향한 채로 얼굴을 포대기 밖에 내미는 자세를 좋아했어요. 산통을 앓는 아기는 꼭 그렇게 많이 움직여야 하는지 정말 궁금했습니다. 마치 다른 데로 주의를 돌려야 하는 것만 같아요. 산통이 없는 둘째에게는 흔들의자로 달래기를 시작했지만 이내 걸어다니며 위아래로 흔들어주는 방법으로 전환했습니다. 그 방법에 익숙해져 있었기 때문이죠. 둘째는 많이 움직이지 않아도 괜찮았겠지만 저는 효과를 확실히 본 방법으로 되돌아간 것입니다. 셋째를 낳고서야 흔들의자를 사용할 수 있었어요. 셋째는 품에 안겨 곧바로 잠이 듭니다. 정말 희한한 경험이었어요!

육아 방식은 아기의 울음에 어떤 영향을 미칠까

제임스 로버츠 박사는 낮 시간에 아기를 많이 데리고 다니면 일반적인 투정/울음은 감소하지만 심한 투정/산통은 사라지지 않는다는 점을 증명했다. 아기를 낮에 많이 데리고 다니면 덜 보채고 덜 운다는 주장을 명확히 하기 위해 세 집단의 부모가 아기를 돌보는 방식을 연구했다. 첫 번째 집단은 영국 런던의 부모, 두 번째 집단은 덴마크 코펜하겐의 부모였고 세 번째는 '밀착형 육아'를 하는 부모였다. 밀착형 육아란 오전 8시부터 오후 8시까지 80% 이상 아기를 안고 돌보며 수시로 모유수유를 하고 아이가 울 때마다 재빨리 반응하는 방식을 말한다. 일명 '아기 중심 육아' 또는 '애착육아'라고도 부른다. 제임스 로버츠 박사의 연구결과는 다음과 같았다.

> 밀착형 육아를 하는 부모는 하루 15~16시간 아기를 안아주고 밤에도 다른 비교 집단에 비해 더 자주 아이와 같이 잠을 잤다. 런던의 부모는 밀착형 부모보다 자녀와의 신체 접촉이 50% 적었고 다른 비교 집단보다 모유수유를 일찍 중단했다. 코펜하겐의 부모는 두 집단의 중간이었다. 런던 집단의 아기는 생후 2~5주에 다른 집단의 아기보다 50% 이상 많이 울었다. 그렇지만 부모가 달랠 수 없는 울음은 세 집단에서 공동적으로 나타났다. 생후 5주에 이르렀을 때 달래지 못하는 울음이나 산통으로 인한 울음에는 집단 간 차이를 보이지 않았다. 밀착형 육아로 자라는 아기는 생후 12주에 가장 많이 잠에서 깨고 울었다.

가까이에서 계속 안아주고 함께 자는 밀착형 육아 집단의 경우, 전반적으로 아기가 덜 우는 반면 스스로 잠드는 기술을 터득하지 못해 생후

12주가 되어도 밤에 계속해서 울면서 부모를 불렀다. 제임스 로버츠 박사도 이렇게 지적했다. "밀착형 육아로 자란 아기의 대부분은 생후 10개월에도 밤에 부모를 계속 깨웠다." 또 다른 연구에서는 생후 5~6주에 심하게 울던 아기가 12주가 되면 대부분 밤에 잘 잤지만 다음과 같은 사실도 드러났다. "네 차례 무작위 비교연구를 실시하자 '한계 설정' 육아가 생후 3개월 이후 지속적으로 자다 깨고 신호를 보내는 버릇을 예방한다는 것이 밝혀졌다. 반면 '아기 중심' 육아의 경우 생후 12주에 밤에 자다 깨서 신호를 보내는 아기의 수가 증가했다." 제임스 로버츠 박사가 주장하는 대로 '어떤 방법이 더 낫다기보다는 각각의 육아 방식마다 서로 다른 효과와 비용이 따른다.'

산통을 앓는 아기에게는 언제 수면훈련을 해야 할까

아기가 투정/산통이 심하다고 의심된다면 생후 몇 주 사이에는 최대한 수면시간을 늘리고 울음을 최소화할 수 있는 모든 방법을 사용하라. 투정 부리는 아기를 초인적인 힘으로 달래는 부모는 실제로 아기가 조금만 울거나 아예 울지 않고 투정만 부린다는 사실을 알 수 있다. 하지만 초인적인 노력이 없으면 아기는 울음을 그치지 않는다. 산통을 앓는 아기를 달래다 보면 부모는 가벼운 스트레스부터 견딜 수 없는 스트레스까지를 받게 돼 겨우겨우 버텨내고 있기 십상이다. 스스로 잠드는 법을 가르치는 수면훈련으로 산통을 앓는 아기를 달래려 한다면 성패는 아기 고유의 특질과 부모의 달래기 기술, 정신건강, 사용 가능한 수단 등으로 결정된다. 여기서 기억해야 할 점은 엄마가 주변의 도움을 받아 휴식을 취할 수 있다면 아기를 달래고 산통을 무사히 견딜 가능성이 높아진다는 것이다. '이 또한 지나가리라.' 이 말도 기억해두자.

근본적으로 엄마 아빠 사이에 손발이 잘 맞고 끊임없이 소통을 해야 가족이 아기의 산통을 잘 견디고 잠을 잘 수 있다. 어떤 상황에서는 수면훈련을 일찍 시작하고 약간의 울음을 감수하는 것이 일반적이다. 일찍 시작해도 부작용은 전혀 없다. 쌍둥이를 둔 엄마는 산통을 앓는 쪽이 스스로 잠드는 기술을 터득하도록 울게 놔두기 쉽다. 현실적으로 우는 쌍둥이를 동시에 달랠 수 없기 때문이다. 아이가 하나 이상인 엄마는 첫째와 시간을 보내기 위해서라도 산통을 앓는 아기를 재우려고 특별히 주의를 기울인다. 이미 첫째 때 산통을 경험한 엄마는 둘째를 더 잘 재우기 위해 조금 더 과감히 울게 내버려둔다. 아기가 계속 운다는 것에 대한 두려움이 덜하고 울다가 아이가 다칠까 걱정하지 않기 때문이다. 경험이 있는 엄마는 산통을 앓는 아기의 경우 졸음 신호가 명확하게 드러나지 않는다는 사실을 알고 생후 6주가 지나면 취침시간을 앞당기려고 부단히 노력한다. 한편 초보 엄마라면 산통이 지나갈 때까지 기다렸다가 천천히 대응하는 편이 더 적절하다.

모든 아기는 태어나서 몇 주 사이에 이유를 알 수 없는 울음과 투정을 경험한다. 인종, 출산 방식과도 상관없고 여행을 많이 다니는 부모도, 집에서 아이만 돌보는 부모도 다르지 않다. 또한 모든 부모는 갓 태어난 아기와 처음 몇 달을 성공적으로 헤쳐 나가기 위해 다 똑같은 방법과 전략을 사용한다. 별문제 없이 순항을 하는 집도, 산통 때문에 아기의 폭풍 같은 울음에 휩싸이는 집도 마찬가지다. 생후 3~4개월이 지나 잠잘 시간의 울음과 투정에 대처하는 방식을 바꾸지 않으면 수면장애가 발생한다. 바로 이때부터 건강하지 않은 수면습관과 그로 인한 문제가 발생하는 것이다.

산통은 생후 2개월에 50% 줄어들고 3개월에 80% 줄어든다. 따라서 부모는 4개월 이전부터 아기가 더 잘 자도록 노력하는 것이 좋다. 생후 8주, 11주, 12주에 산통을 앓는 아기를 잘 재우는 방법은 4장에서 이미 소개했다. 다음은 투정/산통이 심한 아기를 키웠던(수면부족을 산통으로 오인했던) 엄마의 경험담이다.

생후 3주에 아기가 산통을 앓고 있다는 진단을 받았습니다. 기분이 우울했던 저는 그때 《아이들의 잠》을 구입해 읽기 시작했습니다. 이 책은 제 인생을 바꾸어놓았습니다. 저는 아기에게 산통이 있다는 말을 믿을 수 없어요. 그냥 지나치게 피곤해서 지쳤던 것 같아요. 딸은 항상 활발하고 평범한 아이처럼 잠을 자는 법이 없었습니다. 웨이스블러스 박사님의 조언을 따르자 아기가 완전히 달라졌어요. 가끔 잠이 부족하면 산통이 생기는지, 아니면 산통과 비슷한 증상이 생기는지 궁금할 때가 있습니다. 산통을 앓는 아기도 분명 있겠지만 오진도 있지 않을까 의심스러워요.

돌이켜보니 제 아들은 산통을 앓았던 것 같아요. 아들은 빛과 소음에 극도로 예민했어요. 생후 6주에는 조용한 자기 방이 아니면 아무 데도 잠들지 못했고 제가 안고 있어도 찢어지게 비명을 한참 지르다 지쳐서 잠이 들었습니다. 고맙게도, 산통을 경험해본 이모가 아기를 울게 내버려두라는 조언을 했어요. 생후 4주부터 저는 아들이 피곤해지면(졸면서 반쯤 깨어 있는 상태) 자기 방으로 옮겼습니다. 아이는 5~10분쯤 울고 나서는 낮잠을 푹 잤어요. 제가 안아서 흔들어주려고 하면 자지도 않으면서 아주 오랫동안 소리를 질렀어요. 아이가 잠을 많이 잤으니 망정이지(울어도 달래지 않고 놔두었기 때문이에요) 그렇지 않았다면 산통이 극에 달했을 겁니다. 아이는 정말로 잠을 많이 잤습니다. 아기가 잠들 때까지 울게 내버려두는 방법을 정말 잘 시도했다고 생각해요. 우는 아이를 계속 안고만 있었다면 얼마나 비명을 질렀을지 상상조차 하기 힘듭니다.

육아휴직이 끝나고 처음으로 출근을 했습니다. 생후 12주 된 딸은 10주까지 '산통'을 앓고 있었는데(하루에 5시간씩 소리를 질렀습니

다) 저는 딸이 지나치게 피곤해서 그렇다고 100% 확신했습니다. 생후 6주에 낮잠을 충분해 재우려고 점진적 소거법을 사용하자 낮에 울고 비명을 지르는 행동이 많이 좋아졌어요. 하지만 어두운 방에서 포대기로 싸고 조용하게 달래야만 낮잠을 재울 수 있었습니다.

생후 12주가 되었을 때 20분 동안 시간을 제한하는 소거법을 적용했습니다. 그전까지 아기는 품 안에서 2시간을 울다가 잠이 들곤 했습니다. 번갈아가며 아기를 안아서 어르며 앞뒤로 흔들어줬어요. 참다못해 소거법에 도전하자고 결심했습니다. 결과는 놀라웠습니다. 고작 8분만 울다가 잠이 드는 겁니다! 두 번째 날도 수월하게 진행됐지만 아이가 시간 제한이 20분이라는 사실을 금방 깨닫고 그때까지 계속 울었습니다. 취침시간을 저녁 6시 30분에서 5시 30분으로 앞당기고 시간 제한을 아예 없앴습니다. 첫째 날 밤에는 2시간을 울더군요. 정말 끔찍했어요. 하지만 4일이 지나자 울음을 뚝 그쳤답니다.

산통을 앓는 아들이 3개월 동안 잠을 거의 한숨도 안 잤습니다. 그네나 움직이는 의자도 싫다고 하고, 자동차에 타기는 더 싫어했습니다(자동차는 지금도 싫어해요). 몇 시간씩 안아서 흔들어줘야만 잠이 들었고 깊이 잠든 후에나 아기 침대에 눕힐 수 있었습니다. 아이 혼자서는 잠을 영 못 자기 때문에 생후 12주에 점진적 소거법을 사용했습니다. 4시간 동안 재우자는 목표를 세웠고 성공했습니다. 5일도 지나지 않아 아들은 밤새도록 자기 시작했어요! 너무 놀라 말문이 막혔습니다. 그야말로 기적이었고 여태까지 한 일 가운데 최고의 선택이었습니다. 모든 가족이 훨씬 행복해졌고 저희도 부모로서의 삶을 제대로 즐기게 되었습니다. 처음 3개월 동안은 절대 둘째 는 낳지 않겠다고 결심했을 정도였으니까요. 박사님의 책《까다로 운 아기를 기르는 부모에게》가 정말 구세주였어요!

딸이 하나뿐이라 자연히 제 경험은 한정되어 있습니다. 생후 6주에 는 어떻게든 상황을 극복하려고 애쓰는 수밖에 없었어요. 딸아이는 생후 5~10주 사이에 엄청나게 투정을 부렸습니다. 당시에는 아이 를 달래서 가능한 오래 재우는 게 최선이라고 느꼈어요. 어떻게 보 면 '엉망진창'이었죠. 밤이고 낮이고 아기만 재울 수 있다면 흔들어 주고 안아주고 침대에 눕히고 더 오래 달래고 별별 짓을 다했습니 다. 졸면서 반쯤 깨어 있을 때 침대에 눕혀보려 했지만 생후 3.5~4 개월 이전에는 소용이 없었어요. 어릴 때는 잠을 많이 자는 것이 중 요하다고 생각해 무조건 재우는 데 집중했습니다. 산통을 앓는 아 기의 부모는 생후 4개월까지는 조금 유연하게 대처해야 한다고 봐 요. 일찍 재우거나 울게 내버려두는 방법을 써볼 수도 있지만 상황 이 재앙과도 같다면 노력은 뒤로 미뤄두고 나중에 다시 시도하세 요. 저희에게 적절한 때는 생후 3.5개월이었습니다. 달래는 시간은 길어지는데 딸은 점점 잠을 거부했기 때문입니다. 마치 저희 때문 에 화가 난 것처럼 말이죠. 덧붙이자면 산통에 대처하는 일은 상상 을 초월할 만큼 육체적, 감정적으로 힘이 듭니다. 생후 4개월 동안 에는 하루에 4~5시간 잠을 자면 운이 좋은 편이었어요. 대부분은 하루 2~3시간이 고작이었죠. 거기다 하루 종일 투정을 부리는 아 기를 상대해야 하니 부모가 지치고 스트레스를 받는 것은 당연합니 다. 산통을 넘긴 후에도 왜 많은 부모가 아이의 수면문제로 고민하 는지 충분히 이해합니다. 완전히 기운이 빠져 있는데 어떻게 마음을 굳게 먹을 수 있겠어요.

산통을 앓는 제 아들은 절대로 잠을 안 잤습니다. 생후 3개월까지는 낮잠을 아예 자지 않았어요. 4개월이 돼서야 자동차나 그네에서 겨우 낮잠을 잤습니다. 하루 종일 그네에 앉아 있는 시간이 제일 길었을 겁니다. 그네가 동작을 멈추면 곧바로 깼어요. 저희는 아들이 생후 4개월이 되었을 때 완전 소거법을 해야겠다고 결심했습니다. 점진적 소거법은 괜히 신경만 건드리고 우는 시간만 길어졌기 때문이에요. 소거법을 시작한 후로 밤에는 별문제가 없었어요. 항상 바로 잠들었고 울거나 자다 깨는 일도 없었습니다. 젖을 먹기 위해 두 번 깨는 것 말고는요. 문제는 낮잠이었어요. 스스로 잠드는 방법을 몰랐던 겁니다. 수면훈련을 하자 비교적 빨리 따라오더군요. 2주 후부터는 그다지 울지 않고 2시간 간격으로 낮잠을 자기 시작했습니다. 낮잠훈련을 한 초기에는 어마어마하게 울었어요. 초반에는 45분 정도로 짧게 자다 일어났는데 몇 주에 걸쳐 오전 낮잠은 1시간에서 1시간 30분 정도로 늘어났고 오후 낮잠이 45분에서 1시간으로 늘어났습니다. 세 번째 낮잠은 35분 정도로 줄었고요. 저는 이런 생활에 만족합니다. 모든 일정을 아기 낮잠에 맞추는 저를 보고 친척과 친구가 제정신이 아니라고 생각하지만요.

산통에 대처할 때는 끝이 보이지 않는다는 점이 가장 힘들었습니다. 다들 '걱정하지 마, 곧 좋아질 거야'라고 말했지만 일주일이면 끝날지, 한 달이 될지, 1년이 넘을지 가늠할 수가 없었습니다. 24시간 내내 집중해서 아기를 달래려니 감정적으로, 육체적으로도 힘들고 남편과의 관계도 안 좋아졌어요. 거의 1년이 지났어도 처음 몇 달 동안 힘들고 괴로웠던 시기를 보낸 여파에서 벗어나지 못하는 것 같아요. 저희는 《아이들의 잠》을 알게 되면서 전환점을 맞이했습니다. 책을 읽고 아이가 생후 4.5개월이 되었을 때 수면훈련을 시작했습니다. 갑자기 인생을 되찾은 느낌이었어요. 아이는 오후 5시 30분에 잤고 밤 동안에 수유 때문에 몇 차례 깨지만 곧바로 다시 잠들었습니다. 낮잠습관도 들이자 상황은 훨씬 좋아졌어요. 어느 시점에선가 아기의 선천적인 산통 증상은 조금씩 줄었지만 아주 피곤하면 다시 심해졌습니다. 다음 아기(당분간은 계획에 없지만요!)를 키울 때는 첫날부터 건강한 수면습관을 들여줄 생각입니다. 아기는 언제 잠들어야 하는지 몰라요. 부모가 나서서 도와주어야 합니다.

딸 아만다는 병원에서 집으로 오자마자 심한 산통 증상을 보였습니다. 몇 번이나 소아과에 데려갔지만 '이상 없으니 안심하세요'라는 말만 들었습니다. 그저 수유를 하고 등을 토닥여주는 방법에 대한 조언만 해주었습니다. 이런 말들을 들으니 짜증이 났고 남들 눈에 괜히 불안해하는 초보 엄마처럼 보이는 것 같았어요.

12주 내내 악을 쓰고 울던 아만다를 데리고 아동발달 전문가 두 분에게 진단을 받습니다. 울고 비명을 지르는 행동이 가라앉을 때까지 한 분의 도움을 받기로 했습니다. 정신과도 찾아가봤어요. 약물치료를 추천하고 발달 전문가의 상담을 계속 받으라고 권유했습니다. 그러는 동안 저희 부부의 삶은 엉망이 되어가고 있었습니다. 아만다는 낮 시간 내내 울고 저녁에도 항상 비명을 질러댔습니다. 그것도 모자라 이런 행동이 밤까지 계속되었습니다.

생후 5개월 무렵 수면장애이기를 기대하며 웨이스블러스 박사님을 소개받았습니다. 제가 '기대'라고 표현한 이유는 당시 소아신경과로 뇌파 검사를 받으러 갈 생각이었기 때문이에요. 딸에게 무슨 병이 있을까 봐 두려웠고 남편과 저는 너무나 지쳤습니다. 상담이 절실했어요. 제 딸은 분명 지독한 산통을 앓고 있었습니다. 혹시 산통을 치료한다고 하루 종일 어르고 흔들고 움직이는 바람에 수면장애가 생겨 지나치게 피곤해진 것일까요? 그 생각이 정답이었습니다. 아만다는 '울게 놔두는 방법'을 시도해도 될 나이였습니다. 아기 엄마로서는 가장 힘든 시간이었어요.

첫째 날 밤, 아만다는 32분 동안 숨이 넘어가게 악을 쓰고 울었습니다. 속이 쓰리게 아팠던 기억이 납니다. 셋째, 넷째 날은 정말 참기 힘들었습니다. 아만다는 낮잠시간 내내 울었어요. 잠들면 웨이스블러스 박사님이 정해준 시간을 지키기 위해 아만다를 깨워야 했습니다. 이런 일을 겪은 후 아만다의 기질이 어떻게 변했는지는 같은 시련을 겪은 엄마들만 이해할 거예요. 아만다가 낮잠시간과 저녁시간에 1시간 넘게 울면 잔인하고 무심한 엄마라는 죄책감이 들었습니다. 하지만 제가 계속할 수 있었던 이유는 세 가지입니다. 남편이 응원해주었고 웨이스블러스 박사님도 관심과 격려, 공감을 보내주셨어요. 아만다를 위해서도 반드시 수면훈련을 해야 했습니다. 아만다가 계획대로 잠을 자기까지는 일주일 정도 걸렸습니다. 눈 밑의 울혈이 사라지고 악쓰는 발작이 멈췄고 예측할 수 있는 성격의 아이가 되었습니다. 쉴 때는 천사 같다가 잠잘 시간을 넘기면 사나운 동물이 되는 거죠.

이 방법으로 수면훈련을 하려는 분들에게 말하고 싶은 게 있습니다. 무엇보다도 부모로서 이렇게 해야 옳다는 사실을 이해하고 믿어야 합니다. 그렇지 않으면 죄책감에 짓눌려 굴복하고 말 거예요. 혼자서 하기에는 부담이 너무 크니 반드시 배우자의 도움을 받아야 합니다.

내 아이를 위해 최선을 다하고 있다고 생각하세요. 엄마가 사랑하는 아기를 울게 두다니 잔인하고 용납할 수 없다고 생각하는 사람도 있을 겁니다. 하지만 그것이 육아의 현실입니다. 아이가 울고 저항할 일은 앞으로도 수없이 생길 테니까요.

사정을 이해하는 친구의 도움을 필요한 만큼 많이 받으세요. 저는 친한 친구와 전화 통화를 하며 위안을 받았습니다. 이런 것이 별로 필요 없다는 부모도 있겠지만 저처럼 대다수에게는 정말로 도움이 됩니다.

아들은 지금 생후 5.5개월이 되었습니다. 산통이 심하고 위산이 역류하는 증상까지 보이고 있어요. 낮과 저녁 내내 울음을 그치지 않습니다. 포대기로 온몸을 싼 채로 부부 침실의 그네에서야 숙면을 취합니다. 그마저도 24시간 중 평균 6~8시간은 분산수면을 겪고 있어요.

당연한 말이지만 산통이 끝나고 위산 역류가 '행복한 침 뱉기' 수준으로 나아지자 저와 남편은 온 가족이 잠을 잘 수 있는 방법을 필사적으로 찾아나섰습니다. 점진 요법과 점진적 소거법으로도 효과를 보지 못하자 완전 소거법을 실시할 때라고 결심했어요. 정말 힘들었지만 아이가 예상처럼 매일 밤 끝없이 비명을 지르지는 않았습니다. 어려웠지만 다행히도 제 아들은 우리가 예상했던 것만큼 밤에 악을 쓰고 울지는 않았어요. 저는 아기를 울리는 것이 아니라, 마음껏 울게 놔두고 있음을 항상 마음속으로 되새겼습니다.

저희는 아들이 예정일보다 일찍 태어난데다 산통이 심하고 아팠기 때문에 수면훈련은 생후 5~6개월까지 기다려야 한다고 판단했습니다. 그래서 기다렸지요. 남편과 저는 심리학자로 어린 시절 부모에게 방치되고 학대를 당한 사람을 많이 만납니다. 그래서 아기에게 안정감과 사랑을 주어야 한다는 사실을 절감해요. 아이를 울게 놔두는 방법을 시도하면 애착이 약해질까 봐 걱정이 앞섰습니다. 하지만 우리는 정말 잠이 절실했고 아들도 마찬가지였어요. 웨이스블러스 박사님 책에서 가장 인상 깊었던 문구는 자는 두뇌는 깨어 있는 두뇌가 아니라는 부분이었습니다(지금도 그 말을 항상 생각해요). 아기가 밤에 운다면 깨어 있을 때처럼 외롭거나 두렵거나 불안해서가 아니라 피곤하다는 뜻입니다. 저희는 아들이 생후 6.5개월이 되자 목욕을 시키고 수유를 한 뒤 평소와 같은 시간(저녁 7시)에 방을 나갔어요(소거법). 거의 1시간을 울더니 잠이 들어 다음날 오전 5시 30분까지 깨지 않았습니다. 믿을 수가 없었어요. 다음날 밤에도 같은 방법을 사용하면서도 어젯밤은 어쩌다 운이 좋았다고 생각했습니다. 이틀 연속으로 잠을 잘 리 없다고요. 그런데 정말로 이틀 내리 잘 자는 겁니다. 40분 울고는 잠들어서 다음날 오전 5시 30분에 일어났습니다. 세 살이 다 되어가는 지금도 저녁 7시~7시 30분에 잠자리에 눕힙니다. 30분 동안 혼자 즐겁게 떠들다가 잠들어 다음날 아침 7시에 일어납니다. 낮잠은 정해진 시간 없이 하루에 1시간 30분~2시간 잡니다. 조산아에 아프고 산통을 앓는 저희 아들도 건강한 잠을 잘 수 있다면 수면훈련은 모든 아이에게 가능합니다. 아기를 울게 내버려두는 것은 부모로서 정말 하기 힘든 일이지만 이 과정을 통해 깨달은 바가 있습니다. 아기일 때도 우리 아이가 원하는 것과 필요한 것은 같지 않다는 사실을요. 아들에게 수면훈련을 하면서 저는 엄마로서의 직감을 믿게 되었고, 아기를 '울게 방치한다'는 다른 사람의 비난을 이겨내게 됐습니다. 저희는 아이가 울어도 어느 정도 참고 받아들이는 것이 수면훈련에 지불해야 하는 대가라고 확신합니다. 이런 능력을 길러주지 않는 것은 부모의 이기심 때문이에요. 저희 사례를 보며 산통으로 고통받는 다른 가족도 성공할 수 있다는 확신을 가졌으면 합니다.

딸이 생후 10개월이 되도록 여러 가지 이유(방 1개짜리 아파트에 사는 이유 등)로 수면훈련을 하지 못했습니다. 딸이 9개월이 되었을 때 아기 방이 따로 있는 타운하우스로 이사해 상황이 나아지리라 기대했어요. 놀랍게도 상태가 더 심해졌습니다. 며칠이면 적응할 줄 알았지만 모두에게 악몽 같은 시간이 몇 주나 계속되었어요. 어느 날 저는 자리에 앉아서 전형적인 일과를 육아일기에 써보았습니다. 놀랍게도 아기를 달래는 데 하루 평균 2시간을 쓰고 있더군요. 저는 웨이스블러스 박사님에게 상담을 받았고 박사님은 생후 10개월이면 저항이 심하겠지만 그래도 수면훈련을 할 수 있다고 믿음을 주셨습니다. 남편이 도울 수 있도록 주말 계획을 짜주셨어요. 성공하기까지 겨우 4일밖에 걸리지 않았습니다. 박사님은 처음부터 끝까지 도와주셨고 그 과정은 다음과 같았습니다.

1일차 밤: 75분 동안 간헐적으로 울다
2일차 밤: 25분 동안 울다
3일차 밤: 45분 동안 울다
4일차 밤: 15분 동안 울다
5일차 밤: 성공!

딸은 저항하지 않고 침대에 누워 아기처럼 잠을 잤어요. 원래 아기가 자야 하는 그런 잠 말이에요! 조금 더 일찍 시작했다면 좋았겠다 싶어요. 몇 개월이나 잠을 이루지 못하는 동안 부부 사이가 나빠지고 건강도 해쳤거든요. 아기와 즐거운 시간을 보낼 수도 없었습니다. 어느 정도 용기는 필요했지만 이렇게 스스로 잠드는 방법을 빨리 배울 줄은 몰랐기 때문에 저도 남편도 깜짝 놀랐습니다. 수면문제로 어려움을 겪는 모든 부모에게 말하고 싶습니다. 오래 기다린다고 상황이 나아지지는 않아요. 아기뿐만 아니라 부모에게도 잠이 근본적으로 중요하다는 사실을 깨우쳐야 합니다. 수면훈련을 일찍 시작하고 다른 사람(아빠, 배우자, 할머니, 친구)의 도움을 받아야 합니다. 그래야 엄마가 자유를 얻고 더 건강하고 행복해지며 질이 좋은 잠을 잘 수 있습니다. 결국 모든 사람에게 이득이죠.

심한 투정/산통에 대한 결론

앞서 설명한 웨슬 진단 기준의 수정판을 이용해 많은 연구자는 인구별로 산통이 얼마나 자주 생기는지 알아보았다. 산통이 수면시간, 밤에 자다 깨는 버릇(신호 보내기), 기질, 육아 방식, 엄마의 우울증과 불안감, 추후 발생하는 수면장애나 발달장애와 어떤 연관이 있는지에 대해서도 연구했다. 연구결과가 상반되는 경우도 있다. 대부분 경미한 증상에서 심한 증상까지 뒤섞인 아기를 연구 대상으로 삼기 때문이다. 그러나 웨슬의 기준을 조금 더 엄격히 적용하면 투정/산통이 더 심한 아이의 수는 훨씬 줄어든다(웨슬의 논문에서는 26%, 내가 연구한 바로는 16%). 그렇다면 이런 아이와 앞에서 나열한 문제의 연관성을 찾아낼 가능성이 더 크다. 5장과 6장에서 설명할 연관성은 여러 연구에 의해 뒷받침되었고 산통의 다양한 정의를 반영했다.

> **피곤한 부모를 위한 처방**
>
> **생후 1주**
>
> 아기에게 스스로 잠드는 법을 가르치기 시작한다. 아빠를 포함해 많은 사람의 참여를 부탁하고, 아기가 졸면서 반쯤 깨어 있을 때 침대에 눕혀 낮잠을 가급적 많이 재운다(3장 참조). 이 나이대에는 낮잠과 밤잠, 취침시간에 확립된 생체리듬이 없으니 아기의 졸음 신호를 유심히 지켜봐야 한다. 취침 의식을 만들고 밤에 불필요하게 수유를 하거나 아이를 건드리지 않도록 한다. 모든 아기는 태어나 며칠 후부터 투정을 부리고 이유 모를 울음

을 터뜨린다(조산아의 경우는 출산예정일로부터 며칠). 심한 투정/산통은 약 20%의 아기에게 나타나지만 정확한 원인은 밝혀지지 않았다. 그러나 어떤 영향을 미치는지는 매우 분명하다. 아이가 울거나 투정을 부리며 잠을 자지 않는다. 아기가 잠을 못 자면 엄마도 잘 수가 없다. 잠이 부족해 정신이 멍해질 정도로 피곤한 상태는 반드시 해결해야 한다.

생후 2~4주

모든 아기가 더 많이 울고 투정을 부린다. 울음보다는 투정이 더 자주 나타난다. 투정을 부리는 아기를 달래지 못하면 대개 울음으로 이어진다. 부모가 애써 달래는데 울음이 터지는 경우도 있다. 투정을 많이 부리고 울수록 수면시간은 줄어든다. 아이에게 스스로 잠드는 법을 가르치고 취침 의식을 세워야 한다. 밤에 불필요하게 젖을 먹이거나 아이를 건드리지 않는다. 밤잠, 낮잠, 취침시간의 생체리듬이 확립되지 않았으니 아기의 졸음 신호를 유심히 지켜봐야 한다.

투정과 울음이 약 80%(투정/울음이 보통 수준인 아기)는 생후 6주에 최고점을 찍고 이후로는 가라앉는다. 약 20%(투정/산통이 심한 아기)는 생후 6주에도 최고점에 도달하지 않고 생후 2~4개월까지도 투정 부리고 우는 행동이 계속된다. 그러나 부모는 자녀가 어디에 속하는지 생후 2~4주 때는 알 수가 없다. 따라서 앞으로 닥칠 어려움에 대비해 계획을 세우고 휴식을 취할 수 있도록 친척, 친구, 이웃에게 도움을 청하자. 부부가 모두 기진맥진해지지 않도록 서로 육아를 분담할 방법도 찾아야 한다.

수면훈련이 통하지 않거나 아기의 투정/산통이 심해진다면 잠시 수면훈련을 중단하라. 생후 2~4주 된 아기의 버릇을 망칠 일은 없으니 수면시간을 최대로 늘리고 투정과 울음을 최소화하기 위해 수단과 방법을 가리지 않는다.

저자 한마디 •
심한 투정/산통은 모든 아기의 20%가 경험합니다. 치료해야 할 문제가 아닙니다. 질환이 아니라 아기가 보이는 행동일 뿐이에요. '이 또한 지나가리라'는 말을 꼭 기억하세요!

아기가 이렇게 행동하는 데는 아기 고유의 발달 요인이 있고 가족 내부의 요인도 있다. 아기가 스스로 잠드는 법을 배울 기회를 가능한 한 많이 주고, 아기를 끊임없이 달래야 하니 잠시 쉴 수 있도록 주변의 도움을 받아야 한다. 한편 투정과 울음 예방에 더 큰 어려움을 초래할 수 있는 부모의 문제도 역시 검토해볼 필요가 있다(3장 참조).

CHAPTER 6

영아: 생후 2개월

목표: 아기 스스로 잠드는 기술을 터득하게 돕는다

🌙 생후 5~6주

밤잠: 생후 6주까지는 밤에 충분히 자지 못해 저녁에 투정을 더 많이 부린다, 6주가 지나면 밤잠리듬이 생긴다

낮잠: 낮잠은 짧고 불규칙하다, 토막잠을 많이 잔다

취침시간: 불규칙하고 저녁 9~11시처럼 늦은 시간에 잠이 든다

투정/울음이 일반적인 아기는 아빠의 도움을 받거나 아기가 보내는 졸음 신호를 알아주고 달래주면 잠을 푹 잘 수 있다. 또한 낮에 깨어 있는 시간을 최소한으로 줄이고 취침시간을 규칙적으로 지켜야 한다. 투정/산통이 심해도 같은 방법으로 아이를 재운다. 이 방법이 통하지 않으면 수면시간을 최대로 늘리고 울음을 최소화하도록 다양한 시도를 해본다. 그네, 유모차, 차에 태우거나, 엄마나 아빠의 가슴 위에 올려놓고 재운다. 엄마의 기력이 바닥나는 상황이 최악이므로 다른 사람에게 도움을 받아 쉬도록 한다.

일반적인 투정/울음과 심한 투정/산통을 구분하는 기준이 명확하지 않다는 점을 명심해야 한다. 모든 아기를 두 분류로 정확히 나눌 수도 없다. 이 시기의 영아는 투정/울음이 가벼운지, 보통 수준인지, 너무 심한지

구분하기 어렵다. 그리고 이 행동에 적절한 용어를 붙이는 일보다는 아기가 잘 자고 잠이 부족한 가족이 스트레스를 견디는 일이 더 중요하다.

아이를 달래는 방법을 여러 가지 바꾸면서 시험해보고(3장 참조) 시도 자체를 포기하지 마라. 지난번에 소용없었던 방법이 오늘이나 내일은 잘 될 수도 있고, 됐다가 안 됐다가 할 수도 있다. 예를 들어 포대기로 아기를 단단히 감싸주고 엄마 젖이나 고무젖꼭지를 물리면 짧은 낮잠이 길어지기도 한다. 하지만 모든 낮잠이 길어진다고는 할 수 없다. 포대기와 고무젖꼭지는 아기에게 전혀 해롭지 않고 아기 스스로 잠드는 데 방해가 되는 '의존품'이 아니다.

> **저자 한마디** •
> 아기의 요구를 충족시켜주세요. 아기가 배고파하면 젖을 물리고, 피곤해하면 재웁니다.

일반적인 투정/울음은 6주에 정점을 찍는다

생후 6주쯤 되면(출산예정일로부터 계산) 아기는 타인을 보며 웃기 시작하고 밤잠의 체계가 잡힌다. 밤에 깨지 않고 자는 시간이 길어지면서 수면을 예측할 수 있고 규칙적으로 변한다. 하루 중 가장 긴 수면시간은 4~6시간가량이다. 투정/산통이 심한 아기는 최대 수면시간이 더 짧을 수도 있다. 가장 오래 자는 잠은 자정 전후 시작하고, 그 후로 이어지는 잠은 훨씬 짧다. 밤잠리듬의 체내 타이밍 시스템이 성숙해지려면 시간이 걸리니 인내심을 가져야 한다.

아기는 점차 안정을 찾게 된다. 모빌이나 장난감에 관심을 보이고 놀이에 더 열중한다. 감정을 표현하고 다른 사람에게 반응하는 일도 급격하게 늘어난다. 그럼에도 많은 부모가 이 시기, 특히 이 시기의 밤이 힘들다고 호소한다. 아기의 투정/울음과 밤사이에 깨는 빈도가 생후 6주쯤에 절정을 이루기 때문이다. 브래즐턴 박사가 증명했듯이 투정/산통도 생후 6주에 증상이 가장 심해지고 일부는 이 시기가 지나도 좀처럼 안정되지 않는다.

6주 피크

생후 6주에 이르면 모든 아기가 투정을 부리고 가장 많이 울어대며 잠을 이루지 못한다.

한 어머니는 아들이 생후 6주였을 때 이렇게 말했다. "하루 종일 지나치게 흥분한 상태예요."

아래 이야기는 6주 피크에 대한 생생한 경험담이다.

안토니오는 예정일보다 2주 빨리 태어났지만 별 탈은 없었습니다. 임신 기간과 출산 과정 모두 쉽고 평범하게 진행되어서 태어난 후 몇 시간 동안은 아기가 아주 순하겠다고 생각했습니다. 그러나 3일 뒤 집으로 데려오자 기대는 무너졌습니다. 이후 3주 동안 아기는 오후 5시부터 시작해 보통 6시간을 내리 울었습니다. 게다가 안토니오는 밤에도 2시간 간격으로 깨서 젖을 먹어야 했고 낮잠도 자지 않았습니다. 이 시기에 밤이든 낮이든 안토니오를 재우려면 남편이나 제가 아이를 안는 방법밖에 없었습니다. 남편은 우리가 뭔가 잘못하고 있다고 생각했고 저는 남편의 생각이 맞을까 봐 걱정하면서도 당시에는 인정하지 않았습니다.

안토니오가 생후 3주가 됐을 때 아이를 데리고 웨이스블러스 박사님을 찾아갔습니다. 아이의 수면패턴에 대해(정확히 말하자면 수면패턴이 없다고) 설명하자 웨이스블러스 박사님은 안토니오의 저녁 투정이 생후 6주까지는 계속 더 심해질 것이고, 6주가 지나면 서서히 나아져 12주쯤 완전히 사라진다고 말씀하셨습니다. 2주 일찍 태어난 안토니오는 태어난 날이 아니라 출산예정일에 맞춰서 계산해야 한다는 말을 듣고 낙담했죠. 그 말대로라면 이렇게 힘든 날들이 3주가 아니라 거의 5주나 계속된다는 소리였으니까요. 잠이 부족한 저희 부부에게 그 시간은 영원이나 다름없었습니다. 그 긴 시간을 어떻게 버텨야 할지 눈앞이 깜깜했죠. 사실 안토니오의 투정이 영영 안 끝나면 어쩌나 하는 걱정이 가장 컸습니다. 앞으로 나아지리라고는 생각했지만 과연 그날이 언제일지 궁금했습니다.

안토니오의 출산예정일로부터 약 6주가 지나자, 놀랍게도 안토니오의 투정이 줄어들었습니다. 동시에 밤잠시간이 조금 늘었고, 제 품이 아니라 아기 침대에서 자기 시작했어요. 아주 조금 나아졌을 뿐이지만 그때는 밤에 단 4시간이라도 푹 잘 수 있다는 사실에 감사했습니다. 아이가 생후 10주가 되었을 때 다시 선생님께 전화해서 어떻게 할지 여쭤봤어요. 선생님은 안토니오를 더 일찍 침대에 눕히면 지금보다 피곤해하지 않고 더 쉽게 잠들지도 모른다고 말씀하셨습니다. 당시 안토니오는 밤 10~11시에 잠이 들었어요. 그래서 며칠간 취침시간을 오후 8시로 당겨보았더니 믿을 수 없게도 아기가 너무 잘 자는 거예요. 그러다 더 일찍 재우기 시작했습니다. 아이가 6시 30분 즈음 피곤한 기색을 보였기 때문이에요. 이제 생후 5개월이 가까워진 안토니오는 6시 30분에 잠들어 아침 7시에 일어납니다. 이 수면패턴은 생후 12주 이후부터 계속 이어졌어요. 물론 배가 고프면 새벽 4시나 5시에 일어나는 날도 있지만 대부분 밤에 잘 자고 낮잠도 규칙적으로 자기 시작했습니다. 안토니오를 키우는 일이 얼마나 즐거운지 지금은 둘째를 낳을까 생각 중이랍니다. 이런!

이 이야기는 부모가 마주하는 두려움을 잘 보여준다. 투정/울음이 끝나지 않을 것 같다는 두려움 말이다. 생후 5~6주가 되면 부모는 육아로 짜증이 나고 지칠 수 있다. 생후 6주에는 아이가 낮잠도 안 자고 설상가

상으로 깨어 있을 때도 하루 종일 칭얼거린다. 하루를 마무리할 때면 한 바탕 전쟁을 치른 듯한 기분이 든다. 속수무책이라고 느낄 수도 있다. 그러나 자연스러운 과정이다. 아이에게 짜증이 났다고 '나쁜' 부모가 되지는 않는다. 그저 왜 짜증이 났는지만 이해하면 된다. 아기의 신경계는 아직 미성숙하고 억제 기능이 없다는 점을 기억하라. 아기가 몸을 떨거나 팔다리를 흔들 수 있다. 아기가 자라면서 뇌의 억제 기능도 발달하지만 그러기까지는 시간이 조금 걸린다. 생후 6주가 지나면 안정을 찾을 것이다. 안토니오의 이야기는 생후 6주가 넘으면 아기를 일찍 재우는 편이 숙면에 좋다는 점도 보여준다.

> **저자 한마디** •
> 6주 피크 이후에는 아기를 일찍 재워야 저녁 무렵 발생하는 세컨드 윈드를 막을 수 있습니다.

🌙 생후 7~8주

밤잠: 규칙적으로 바뀐다

낮잠: 짧고 불규칙하다, 토막잠을 많이 잔다

취침시간: 일찍 잠들기 시작한다

취침시간은 빨라지고 밤잠은 길어진다

이 시기 아기는 생리적 변화를 겪으며 저녁에 일찍 잠들고, 밤잠을 깨지 않고 길게 자기 시작한다.

초저녁에 아기가 보내는 졸음 신호를 잘 알아채야 한다. 신호를 놓쳤다면 시간을 달리해서 일찍 재워본다. 저녁 6~8시 사이에 재우면 된다는 어중간한 가정은 위험하다. 아기가 저녁 8시에 피곤하다는 신호를 보내고 세컨드 윈드 증상을 보이는데도 전자기기에 정신이 팔렸거나 큰아이를 돌보거나 저녁식사를 준비하다가 알아차리지 못할 수도 있다. 아니면 아이가 졸음 신호를 보내는 시간은 6시 30분인데 퇴근시간이 7시일 수도 있다. 엄마와 신나게 노느라 졸음 신호가 묻히는 경우도 있다.

이제 아기는 밤잠을 더 길게 잔다. 주로 저녁에 나타나는 최대 수면시간은 4~6시간으로 늘어난다. 가끔 자정에 자기도 하지만 자정이 지나면 수면시간은 더 짧아진다. 꼭 필요할 때만 젖을 주고 필요 없다면 젖을 물리지 않도록 한다. 밤에 깨는 습관이나 밤에 수유하는 습관이 들 수도 있다.

생후 6주 이후에 일찍 재우는 습관을 들이지 못하면 아기는 부족한 잠이 점점 쌓인다. 그러면 일반적인 투정/울음을 보이는 시기가 더 길어지거나 악화될 수 있다. 실상은 잠이 부족해서 투정을 부리는 것이다. 생후 6주가 지나면 아기를 일찍 재워 세컨드 윈드를 예방하자. 가끔 부모의 문제(3장 참조)로 취침시간을 앞당기지 못하는 경우가 있는데 그러다가는 온 가족이 피곤에 지치고 만다.

모든 아기는 처음 몇 주 동안 각자 다르게 행동한다. 대다수 행동은 일반적인 투정/울음과 심한 투정/산통 사이 어딘가에 놓여 있을 것이다. 이 시기에는 투정/울음이 보통 수준이었던 아기도 6주 피크를 지났거나 수면부족이 쌓인 이유로 상태가 악화될 수 있다.

아직 사람을 보고 웃지 않았더라도 생후 6주가 지나면 곧 미소를 보인다(조산아의 경우 출산예정일로부터 6주). 아기의 사회성이 성숙해지며 나타날 변화를 맞이할 준비를 해야 한다. 다른 사람을 보고 웃는 행동은 점점 주변을 인식한다는 징후로, 이때부터 아기는 부모와 함께 놀려고 잠을 거부하기 시작할 수 있다. 이는 지극히 자연스러운 과정이다.

낮에 아기가 살짝 불안해 보인다면 두 가지 질문을 해보라. 첫째, 마지막으로 젖을 먹은 때가 언제인가? 둘째, 깨어 있는 시간이 얼마나 됐는가? 때로는 젖을 주지 않고 재우기만 해도 문제가 해결된다. 물론 밤에 배고프다고 울면 바로 젖을 줘야 한다. 하지만 수유시간이 얼마 지나지 않은 시점에서 앓는 소리가 아닌 조용한 소리를 낸다면 아기가 혼자서 다시 잠들기를 기다리며 반응을 조금 늦출 필요가 있다. 아니라면 아빠를 아이 방으로 보내 젖을 주지 않고 최소한으로만 아이를 달랜다.

다음 사례는 산통을 앓았던 아기도 6주 피크가 지나면 안정될 수 있음을 보여준다.

오늘로 딸 소피아는 생후 8주를 맞았습니다. 소피아가 태어난 뒤 처음으로 방해받지 않고 목욕을 끝낸 기쁜 날이기도 하죠. 수건으로 몸을 닦을 때쯤 소피아가 깨긴 했지만 요즘 저는 사소한 일에도 감사하는 법을 배웠습니다.

소피아는 잠을 많이 자지 않고, 잠에서 깨면 젖을 먹이지 않는 이상 계속 웁니다. 지난주는 조금 나았지만 여전히 수면시간이 짧아요. 밤잠은 6~8시간, 낮잠은 2~4시간 정도 잡니다. 아기 우는 소리를 견딜 수 없어 대부분은 품에 안고 있습니다. 그렇게 해야만 아기를 달랠 수 있기 때문이죠. 소피아를 안은 채로 함께 놀이를 할 수는 없습니다. 항상 젖을 물려고만 하기 때문이에요. 그래서 하루에 10~12시간은 젖을 물려야 합니다.

최근 들어서는 10~20분쯤 놀이시간을 가집니다(기저귀를 가는 동안에는 탁자 위에 눕히고 보통 때는 바닥에 눕혀 아이를 굽어보며 같이 놀아줘요).

의사 선생님에게 상의를 하자 소피아가 산통이 있는 것 같다며 책을 빌려주었습니다. 집에 와서 읽어보니 같은 고민을 하는 엄마의 이야기가 있었어요! 저만 그런 것이 아니었습니다. 책을 읽으면서 저는 배고파 보이지만 실제로는 잠이 부족해서 그렇다는 사실을 깨달았습니다. 엄마로서 할 수 있는 최선을 다하고 있음을 알고 조금은 제 자신을 돌보는 데 힘을 쓰기로 했습니다. 사실 산통은 치료할 수 없다고 생각합니다. '치료가 필요'한 사람은 엄마예요. 엄마들을 위해 몇 가지 방법을 추천합니다.

1. 하루에 최소한 1~2시간은 집 밖으로 나온다
2. 집에서 나오면 운동으로 긴장을 푼다
3. 즐거운 일을 한다고 죄책감을 느끼지 않는다
4. 가능한 한 집 밖의 사람들과 교류한다
5. 육아일기를 쓰거나 아기의 수면/수유습관을 기록한다
6. 아기가 잠들면 같이 자거나 마음이 평온해지는 일을 한다

상황은 점점 나아지고 있습니다. 어제 오후 소피아는 3시간 낮잠을 자고 일어나 조용히 젖을 먹었고, 이후 몇 시간 동안 투정을 부리지 않았어요. 아기를 안고 1시간 넘게 같이 놀아줄 수 있었죠. 그다음 에는 얼마 동안 얌전히 그네를 탔습니다.
그리고 저는 오늘 아침, 8주 만에 처음으로 목욕을 했답니다.

만약 아기의 투정/울음이 일반적인 수준이라면 생후 5~6주쯤에 벌 써 아기의 수면패턴이 규칙적으로 변했을 것이다. 아기를 더 잘 재우려 면 졸면서 반쯤 깨어 있을 때 잠자리에 눕히면 되고, 처음부터 한 침대 에 누울 수도 있다(공동수면과 유아돌연사증후군에 관해서는 1장 참조). 어 느 쪽이든 아기가 2시간 정도 깨어 있었다면 잠자리에 눕혀야 한다. 아 기는 쉽게 잠들 수도 있고, 아닐 수도 있다. 아예 울지 않는 아기도 있지 만 잠들기 전에 가볍게 투정을 부리고 우는 아이도 있다. 아기가 작은 소 리로 5분, 10분이나 20분간 계속 울어도 건강에 해롭지 않고 그러다가 잠들 것이다. 잠들지 않으면 울음을 달래주고 조금 있다가 다시 재운다. 엄마는 아기의 수면욕구에 민감해져야 한다. 새로운 외부 소음, 목소리,

빛, 진동 등의 요소는 앞으로도 계속 아기의 잠을 방해할 테니, 아기가 졸려 보일 때는 아기 침대나 부부 침대에 눕힌다. 여유를 가지고 유연하게 대처해야 한다.

요약하자면, 생후 6주(출산예정일로부터 계산)에는 뇌가 세 가지 측면에서 성숙해진다.

> 1. **특정 사람에게 웃으며 반응을 보인다** 엄마가 아기를 향해 웃으면 아기도 엄마에게 웃어 보인다
> 2. **최대 수면시간(4~6시간)이 매일 자정 전 비슷한 시간에 나타난다** 이는 밤잠의 일주기리듬이 형성되는 과정이다
> 3. **두뇌는 초저녁부터 자려고 한다** 저녁에 아기가 생리적으로 잠들고 싶어 하는 시간은 대략 오후 6~8시로 취침시간이 일러진다(아기에 따라서 더 이르거나 늦어질 수도 있는데 이 역시 밤잠의 일주기리듬이 형성되는 과정이다)

> **저자 한마디** ●●●●●●●●●●●●●●●●●●●●●●●●●●●●●●●●●●
> 어떤 부모는 취침시간을 앞당기는 일을 이렇게 표현했습니다. "취침시간을 앞당기는 일은 건강한 수면훈련에서 절대 포기할 수 없는 요소입니다. 아기가 잠에서 깨지 않고 푹 쉬고 일어나기를 바란다면 일찍 재워야 합니다."

자녀가 2명 이상이라면 큰아이가 초저녁에 부모의 주의를 끌기 때문에 아기가 보내는 졸음 신호를 놓치기 쉽다. 그래서 의도치 않게 아기를 너무 늦게까지 깨워 두는 경우가 생긴다. 졸음이 쌓이면 심각한 수면문제로 발전한다. 때로는 오후 낮잠을 잔 큰아이 쪽이 아기보다 더 일찍 재우기 어렵다. 따라서 큰아이를 일찍 재우는 훈련은 아빠가 집에 있는 토요일 밤에 시작해 부모가 각각 1명씩 맡아서 달래야 한다. 큰 자녀에게 "형이니까 이제는 아기처럼 낮잠을 잘 필요는 없어. 아기는 낮잠을 자야하니까 조금 늦게 잘 수 있는 거야. 너도 낮잠 자고 싶니?"라고 말해보자.

침실이 하나뿐이고 아기가 내는 소리에 일일이 반응하느라 깊이 잠들 수 없다면 일시적으로나마 침실을 아기에게 양보하자. 아기가 밤잠에 적응할 때까지 부모는 거실에서 자면 된다. 방이 하나밖에 없을 때는 소거법이나 점진적 소거법, 확인 후 달래기 기법을 위해서라도 아이와 부모의 공간을 잠시 분리해야 한다. 침실이 2개라면 이 시기에 자기 방을 따로 만들어주는 것도 좋은 생각이다.

생후 6주가 지나면 아기가 밤에 더 잘 자도록 도와주고 싶다는 마음이 생긴다. 이 과제는 아기가 충분히 휴식을 취했는지, 지나치게 피곤한 상태인지에 따라 난이도가 달라진다. 더불어 아기의 투정/울음/산통이 보통 수준인지 심한지에 따라서도 달라지며, 생후 6주까지 아기를 잘 달랬다면 성공하기 쉬워진다. 3~5장을 다시 읽으며 생후 2개월 이하 아기의 수면훈련 사례를 참고하기 바란다. 생후 2개월 이하는 점진적 소거법, 상한 소거법, 확인 후 달래기 기법 등을 쓸 수 있다. 투정/산통이 심한 아기라 해도 생후 2개월에 소거법으로 수면훈련에 성공할 수도 있다(4장 참조).

아니면 수면훈련의 필요성을 느끼지 못할 수도 있다. 아기가 밤에 잘 자면 아기를 달랠 필요가 없다. 가족 침대를 계속 사용하거나 아기를 울리지 않는 방법을 선호할 수도 있다. 지금 당장은 이런 방법도 나쁘지 않지만 아기가 자라면 일찍 잠들고 싶어 하는 아기의 욕구를 수용하기 위해 수면습관에 변화가 필요하다. 아기의 취침시간을 빨리 앞당길수록 가족 모두가 더 깊은 휴식을 취할 수 있다. 이렇게 변화를 준다고 아기가 꼭 운다는 법은 없다. 아기가 스스로 잠들 수 있는지, 낮과 밤에 달래기를 오래할 수 있는지 자신의 상황을 항상 생각해야 한다. 자신과 아기에게 가장 잘 맞는 방법을 따르자.

수면훈련을 하고 싶다면 '취침시간'을 앞당기고 아기가 졸면서 반쯤 깨어 있는 상태로 침대에 눕힌다. 밤잠은 대략 생후 6주쯤 체계가 잡히기 시작하므로 자연스러운 수면리듬에 맞추면 쉽게 성공할 수 있다. 밤잠의 체내 타이밍 시스템을 이용해 아기가 건강한 잠을 자도록 돕는 것이다. 밤이 되면 엄마는 수유를 끝낸 후 집을 나가고 아빠가 달래서 재우는 편이 좋다. 아니면 '아침'에 졸면서 반쯤 깨어 있는 상태로 침대에 눕히고 아빠에게 달래기를 맡기는 방법으로 수면훈련을 시도할 수도 있다. 밤잠을 자고 일어나 피곤하지 않기 때문에 성공할 가능성이 높다. 아침에는 아기가 깬 시점으로부터 1시간이 지나면 반쯤 자는 상태로 다시 재워 세컨드 윈드를 사전에 차단한다. 즉 기저귀를 갈고 젖을 먹이고 놀아주고 달래주는 모든 일을 1시간 안에 끝마쳐야 한다. 아기가 일어날 때쯤 되면 시간을 확인한다. 이 시간은 매일매일 달라지겠지만 반드시 기상시간에서 1시간 안에는 불을 끄고 아기를 다시 침대에 눕혀야 한다. 너무 일찍 깨어났다면 첫 번째 '낮잠'은 밤잠의 연장에 불과하다. 어쨌든 졸면서 반쯤 깨어 있는 상태로 눕히는 데 성공한다면 낮잠을 짧게 자고 일어나더라도 충분히 자축할 만하다.

이른 수면훈련은 부모가 아기의 수면욕구를 존중했다는 뜻이다. 언제 잠을 자야 하는지 예상하고(깨어난 지 1~2시간 이내) 취침시간을 일찍 당겨두고 졸음 신호를 알아차려야 한다. 아빠를 참여시키고 취침 의식을 만들어줘야 한다. 그렇게만 하면 아기는 지나치게 피곤해지지 않는다.

> **저자 한마디** •
> 최대한 일찍부터 아기가 스스로 잠드는 법을 익히고 취침 의식을 지키게 도와줘야 합니다.

나이에 따라 수면훈련을 시작하는 시기는 아래와 같이 여러 상황에 따라 달라진다(4장 참조).

• **생후 몇 주밖에 안 되었을 때** 엄마가 직장으로 돌아가야 하거나

기력이 하나도 없어 육아를 제대로 못하는 경우로 투정/울음이 일반적인 아기라면 성공확률이 높다

- **생후 6주 이후** 투정/울음이 일반 수준인 아이의 밤잠훈련을 시작한다
- **생후 2~4개월 이후** 투정/산통이 심한 아기의 밤잠훈련을 시작하는데 성공하기까지 고생을 하고 시간도 많이 걸린다

잊지 마세요

아이는 모두 다르기에 접근법도 달라야 합니다.

생후 2개월에 흔히 직면하는 문제는 다음과 같다.

- 잠이 부족하고 아기가 흥분하거나 질병을 앓아서 아기 수면에 대해 생각할 여유가 없다
- 젖을 물리면 아기가 잠든다는 생각에 오로지 젖을 먹여 잠을 재우려 하고 그러다 보면 밤에 불필요하게 수유를 많이 하게 된다
- 역류성 식도염 때문에 잠을 설친다고 섣불리 판단한다
- 큰아이를 돌보다가 아기의 졸음 신호를 놓쳐서 아기 스스로 잠들 수 있는 법을 가르쳐주지 못하고 결국 세컨드 윈드를 불러온다
- 심한 투정/산통 때문에 수면훈련이 불가능하다

이런 문제가 있으면 아기 스스로 잠들지 못하고 부모에게 의존하기 쉽다. 아기가 부모에게 의존하는 상태라도 지금 당장 고민할 필요는 없다. 하지만 조금 더 커서 수면훈련을 할 수 있을 때를 예상하고 미리 계획해두어야 한다.

일반적인 투정/울음

투정/울음이 적당한 아기는 '순하다'고 부르며, 차분하고 돌보기 쉬운데다 밤에도 천사같이 잔다. 물론 저녁에 칭얼거리기는 하지만 길게 이어지지 않고 강도도 낮아 달래기 쉽다. 낮에는 언제 어디서나 잘 자고 밤에도 규칙적으로 잠을 잔다. 사실 일찍부터(생후 6주 이전) 밤잠을 규칙적으로 오래 자는 것은 '순한' 아기의 특징이다. 이런 아기는 데리고 다니기 쉬워서 부모가 밝은 기질 덕을 톡톡히 본다.

하지만 이내 먹구름이 몰려든다. 전과 달리 칭얼거리고 신경질을 내기 시작하는데 저녁 외의 시간에도 이런 행동을 보인다. 조용했던 저녁시간은 사라지고 병에 걸린 것처럼 '고통스러운' 울음으로 채워진다. 아기가 잠들 때까지 울음이 오래 계속될지도 모른다. 잘 자던 아기에게 무슨 일이 생긴 걸까? 주범은 불규칙한 수면 스케줄과 낮잠부족, 늦은 취침시간이다. 이제 아기의 수면욕구에 더 예민하게 반응할 때가 왔다.

생후 6주쯤 되면 엄마의 육아를 아기의 리듬에 맞추는 방법이 가장 좋다. 잠을 방해하는 외부 소음이나 빛, 진동을 없애 건강한 수면습관을 다시 심어주어야 한다. 엄마에게는 불편하겠지만 아기가 잠에서 깬 지 2시간 안에는 반드시 다시 재워야 한다. 아기의 낮잠시간과 깨어 있는 시간을 정할 때 2시간 간격이라는 대략적인 지침을 꼭 기억하기 바란다.

힌트

신중해야 하지만 너무 엄격한 스케줄이나 규칙은 불필요합니다.

Q: 아기가 깨어 있는 시간은 최대 몇 시간이 적당할까요?
A: 2시간을 넘기지 마십시오.

아기가 피로를 느끼지 않고 깨어 있을 수 있는 시간은 최대 2시간이다. 때로 1시간도 채 안 됐는데 자고 싶다고 표현하는 아기도 있다. 이렇게 짧게 깨어 있다가 다시 자는 시간은 주로 이른 아침이다. 아기가 피곤해 지치기 '전'에(살짝 신경질이나 짜증을 내고 머리카락을 잡아당기거나 귀를 만지작거리기 '전') 달래서 재워야 한다. 첫 번째 졸음 신호를 보냈을 때 재우지 못했다면 아기는 일어나서 2시간 내로 이와 같은 행동을 한다는 것을 예상하고 있어야 한다. 아기가 언제 졸음 신호를 보내는지 눈여겨보자(3장 참조). 2시간이라고 했다고 반드시 2시간은 깨어 있고 2시간은 자야 한다고 생각해서는 안 된다. 그보다는 아기가 다음에 잠잘 시간을 가늠하는 간격이라고 생각하라.

아기를 데리고 산책하거나 볼일을 볼 때도 시간을 잘 보면서 아기가 일어난 지 2시간 안에 다시 재운다. 이때 산책을 끝내고 집으로 돌아오니 아기가 지나치게 피곤해 보이면 이렇게 생각한다. '이번 기회는 놓쳤네. 다음에는 더 빨리 돌아와야겠다.' 조금만 더 신경을 쓰면 아기가 편안하게 깨어 있는 시간이 어느 정도인지 파악할 수 있다.

지나치게 피곤한 아이는 침대에 눕히려 하면 자지 않으려고 반항한다. 이는 자연스러운 현상이다. 아기는 어둡고 조용한 방에 있기보다는 엄마가 품에 안고 달래주는 것을 더 좋아하기 때문이다.

자기 싫어서 반항하는 울음과 슬픔을 표출하는 울음을 잘 구별하자. 아기를 방에 혼자 두는 것은 스스로 잠드는 법을 가르치기 위해서다. 결코 아기를 방치하는 것이 아니다.

Q: 아기를 얼마 동안 울려야 하나요?

A: 엄마가 아기랑 침대에 같이 눕거나 젖을 먹이며 달래서 재운다면 굳이 울릴 필요가 없습니다. 아니면 5분, 10분, 20분까지는 아기가 울도록 놔두어도 괜찮습니다. 아기의 행동이나 현재 시간, 깨어 있는 시간의 간격에 따라 아기가 지나치게 피곤한지 판단합니다. 이 시기에 아이를 울게 놔두었던 부모의 이야기는 3~5장을 참고하세요.

아기가 조금, 혹은 많이 피곤해한다면 거부하더라도 침대에 눕힌다. 때로는 잠이 들고 때로는 잠들지 않을 것이다. 잠을 자지 않으면 안아서 편안하게 달래준다. 몇 분이 지나면 다시 침대에 눕혀 스스로 잠드는지 볼 수도 있고, 아니라면 내일이나 며칠 후까지 기다렸다가 다시 시도해 볼 수도 있다. 하지만 이 사실은 기억하라. 만약 아기가 3분 동안 아주 심하게 울다가 3분은 작게 울고 1시간을 잤다고 하자. 이 6분 동안 아기가 울게 놔두지 않았다면 1시간이라는 양질의 잠을 놓쳤을 것이다. 또한 아기가 잠을 자야 하지만 놀고 싶어 할 때, 같이 놀아줘도 잠을 빼앗는 셈이다.

이런 시행착오를 수면일기에 꾸준히 쓰도록 하자. 그래서 어떤 흐름이 보이는지, 개선할 점은 없는지 살펴본다. 다음은 무려 '생후 8주'에 수면 습관을 극적으로 바꾼 앨리슨의 엄마가 쓴 수면일기다.

> **56일째**: 앨리슨이 오후 낮잠에서 깨어났다. 아이가 어디 아픈 줄 알았다. 이렇게 조용할 수가! 경련도 없고 짜증을 부리지도 않았다. 앨리슨은 그런 행동이 '정상'이라고 생각한 모양이다. 하지만 젖을 먹지 않을 때는 여전히 많이 울고 잠들기 힘들어했다.

59일째부터 앨리슨의 엄마는 투정/울음을 어느 정도 무시하기로 결심했다.

> **59일째**(1시간 상한 소거법을 시작한 첫날): 1시간 동안 투정을 부리게 두었더니 3시간 15분 동안 잠을 잤다(오후 5시 45분~9시).
>
> **60일째**(1시간 상한 소거법을 시작한 둘째 날): 아침 내내 투정을 부리고 잠을 거부했다. 하지만 오전 10시 15분부터 정오까지 침대에 눕히고 옆에서 지켜봤다. 정오에는 아이를 안아 올려 젖을 먹였다. 그

날 밤 앨리슨은 새벽 2시 30분에 깨어났다. 몇 주 만에 처음 있는 일이었다. 새벽 3시까지 젖을 먹인 뒤 침대에 눕혔다. 앨리슨은 새벽 4시까지 투정을 부리다 잠들었다.

63일째(다섯째 날): 장족의 발전을 했다! 아침에 45분 동안 잠을 자더니 오후에도 낮잠을 오래 잤다(오후 12시 45분~5시). 하지만 한밤중에 다시 깨어났다(새벽 3시 20분). 그리고는 새벽 4시 30분에 다시 잠들었다가 오전 8시 30분에 일어났다. 침대에 기분 좋게 누워 있고 기저귀를 가는 동안에도 비명을 지르지 않았다. 이런 일은 처음이었다!

앨리슨 엄마의 육아일기를 보면 59일째까지 아기의 하루 수면시간은 총 6~12시간이었다. 63일째 이후로는 총 수면시간이 12~17시간으로 길어졌다. 5일간의 훈련으로 앨리슨은 정말 오래 자게 되었다.

64일째(여섯째 날): 엄청난 일이 두 가지나 생겼다. 앨리슨이 오전 낮잠을 잤고(오전 10시 45분~오후 1시 30분), 밤에 눈을 뜨고 있는 상태로 침대에 눕혔는데도 전혀 투정을 부리지 않았다. 내가 얼른 방에서 나왔지만 울음소리는 들리지 않았다. 오후 8시 35분부터 새벽 5시 5분까지 깨지 않고 잤다.

87~96일째: 앨리슨은 완벽한 아기다. 투정을 부리기 시작하면 배가 고프거나 기저귀를 갈아야 하거나 피곤하다는 뜻이다. 피곤해하면 침대에 눕히기만 해도 2분 안에 잠이 든다. 이건 기적이다!

앨리슨의 사례와 3~5장에서 소개한 이야기를 보면 '생후 2개월 이하'도 수면훈련을 할 수 있다. 특히 아기의 투정/울음이 보통 수준이라면 빠르게 성공할 가능성이 높다. 4장에서 알아봤듯이 투정/산통이 심한 아기도 생후 2개월에 소거법으로 수면훈련에 성공한 사례가 있다. 아기의 수면습관을 바로 잡는 훈련을 생후 3~4개월까지 기다릴 필요는 없다.

심한 투정/산통

앞서 설명했듯이 아기의 80%는 투정/울음이 일반적인 수준이지만 나머지 20%는 심한 투정이나 산통을 겪는다. 산통을 앓는 아기는 생후 2~4개월까지 돌보기가 정말 힘들다. 감정적이고 항상 깨어 있으며 자극에 민감하고 잠자는 시간도 짧고 불규칙하다. 오랫동안 투정을 부리고 울어대기 일쑤다. 가끔은 달랠 수도 없는 지경에 이른다. 때문에 많은 부모가 이 시기에 수면훈련을 망설인다. 이런 아기는 기분을 파악하기도 어렵다. 배가 고픈지, 신경질이 났는지, 그저 피곤한지 구별할 도리가 없다. 그러니 잠이 들기를 바라며 울게 내버려둔다면 모두가 괴로울 것이 뻔하다. 잠이 부족한 부모는 훈련이 보나마나 실패하고 아기가 몇 시간씩 울음을 그치지 않으리라는 두려움을 키운다.

그러므로 조금 더 기다리는 쪽이 마음 편할 것이다. 그때까지는 수면시간을 최대로 늘리고 울음을 최소화하기 위한 모든 수단을 동원한다. 6주 피크가 지나면 취침시간을 앞당기는 훈련을 해봐도 좋다. 다른 사람의 도움을 받아 죄책감 없이 휴식을 취하자. 어쨌든 '생후 4개월 이전'에도 투정/산통이 심한 아기의 수면훈련에 성공한 부모가 있다는 사실을 염두에 두기 바란다(4장 참조). 일링워스 박사의 논문을 보면 **산통은 생후 2개월쯤 50%가 사라지고 3개월에 추가로 30%, 4개월에 10%가 사라진다.** 따라서 생후 4개월 이전에 투정/산통이 심한 아기에게도 수면훈련을 할 수 있다. 반쯤 깨어 있는 상태로 재우고 취침시간을 앞당긴다. 점진적 소거법이나 상한 소거법, 완전 소거법을 4~5일에 걸쳐 시도해본다. 이런 노력이 수포로 돌아간다면 일단 멈췄다가 아이가 좀 더 컸을 때 다시 도전한다. 물론 답답할 테고 이런 말을 하는 내게 화가 날 수도 있다. 하지만 이렇게 잠깐 시도한 것으로는 아기에게 문제가 생기지 않는다.

일반적으로 산통은 생후 3~4개월쯤에 끝난다고 알려져 있다. 아기의 80~90%가 그때쯤 산통에서 벗어나기 때문이다. 하지만 운만 좋으면 생후 2개월에 산통이 끝나는 50%에 속할 수도 있다! 점진적 소거법이나 상한 소거법, 확인 후 달래기 기법으로 5일 동안 수면훈련을 해봐도 아이에게 결코 해롭지 않다.

생후 몇 개월 동안은 아기의 수면/각성패턴을 예측할 수 없고 투정을 부리거나 우는 일이 많다. 엄마 역시 임신과 출산 스트레스나 관련 문제에서 완전히 회복하지 못했기에 대부분 힘겨운 시기를 보낸다. 5장과 다음의 몇 가지 팁을 기억하면 그 시기도 잘 버틸 수 있을 것이다.

부모를 위한 팁

- 자기 자신을 돌본다(이기적인 행동이 아니라 아기를 위해서도 꼭 필요한 일로 엄마가 편안해지면 육아도 더 잘할 수 있다)
- 자질구레한 집안일을 잠시 잊는다
- 전화선을 뽑아놓는다
- 아기가 자는 동안 작게 칭얼거리는 소리는 무시한다
- 아기가 잘 때 같이 잔다
- 아기에게 가장 손이 많이 갈 때 집안일을 도와줄 사람을 구한다
- 아기와 떨어져 잠깐 외출을 즐긴다(수영, 쇼핑, 영화 관람)

아기를 달래는 팁

아기 달래기에 확실히 도움을 주는 방법

- **리드미컬한 움직임**: 그네의자에 앉힌다, 품에 안아준다, 자동

차에 태우고 드라이브를 한다

- **빨기**: 고무젖꼭지, 손가락, 손목
- **가벼운 압박**: 포대기, 마사지
- **작은 소리**: 자장가, 음악, 콧노래

아기 달래기에 어느 정도 도움을 주는 방법

- 양가죽 이불을 깔아준다
- 따뜻한 물병을 배에 대준다
- 심장박동 소리, 자궁 소리, 진공청소기 소리, 물 흐르는 소리, 자연의 소리를 녹음해 들려준다
- 자극을 줄 만한 장난감이나 밝은 야간등을 침대에서 치운다
- 아주 어둡거나 조용한 방에서 잘 자는 아기도 있다(시끄러운 도시에 사는 한 가족은 커다란 드레스룸을 아기의 낮잠 장소로 이용했다)
- 부드럽고 작은 이불을 아기 손에 쥐어준다
- 아기 머리를 부드러운 침대 범퍼에 닿게 해주거나 깨끗한 천 기저귀를 머리 위(얼굴 위가 아니다)에 스카프처럼 둘러준다

생후 2개월

아기의 울음이 엄마를 시험하기 위해서라고 생각해서는 안 된다. 아기의 투정/산통이 심하다고 오랫동안 여러 방법으로 달래려다가 우는 습관이 생기지 않았는지 걱정할 필요가 전혀 없다. 수면훈련은 생후 2개월째 처음 시도할 수 있고 산통이 대체로 진정되는 3~5개월에 시작할 수도 있다.

여유롭게 웃으면서 산통을 다루기는 힘들다. 하지만 아기와 엄마가 미소를 많이 주고받으면 아기의 울음은 줄어든다. 웃는 법을 연습하라. 눈을 크게 뜨고 고개를 끄덕이며 활짝 웃는다. 아기에게 "우리 아기, 착하지"라고 말한다. 특히 아기가 얌전히 있거나 엄마를 향해 웃을 때 그렇게

해야 한다. 아기가 엄마에게 항상 웃음을 되돌려주지 않더라도 계속 연습하면 나중에 큰 보답을 받을 것이다.

> **저자 한마디** •
> 산통이 끝날 때까지 웃음을 아끼지 마세요.

피곤한 부모를 위한 처방 •

생후 5~6주

투정/울음이 정점을 찍는다

> **저자 한마디** •
> 이 시기 목표는 아기 스스로 잠드는 기술을 터득하게 돕는 것입니다.

생후 6주의 아기는 다 투정을 부리고 울어대며 깨어 있는 시간이 길다. 생후 6주 이후에는 두뇌가 세 가지 측면에서 성숙해진다.

1. 특정 사람에게 웃으며 반응을 보인다 엄마가 아기를 향해 웃으면 아기도 엄마에게 웃어 보인다

2. 최대 수면시간(4~6시간)이 매일 자정 전 비슷한 시간에 나타난다 이는 밤잠의 일주기리듬이 형성되는 과정이다

3. 두뇌는 초저녁부터 자려고 한다 저녁에 아기가 생리적으로 잠들고 싶어 하는 시간은 대략 오후 6~8시로 취침시간이 일러진다. 이 역시 밤잠의 일주기리듬이 형성되는 과정이다.

> **저자 한마디** •
> 6주 피크가 지나면 취침시간을 충분히 앞당겨 저녁 무렵 발생하는 세컨드 윈드를 예방합시다.

간혹 부모의 문제(3장 참조) 때문에 취침시간을 앞당기지 못할 수도 있다. 아기가 가능한 한 빨리 스스로 잠드는 법을 배우고 취침 의식에 익숙해지게 도와주자.

- **생후 몇 주밖에 안 되었을 때** 엄마가 직장으로 돌아가야 하거나 기력이 하나도 없어 육아를 제대로 못하는 경우로 투정/울음이 일반적인 아기라면 성공확률이 높다
- **생후 6주 이후** 투정/울음이 일반 수준인 아이의 밤잠훈련을 시작한다
- **생후 2~4개월 이후** 투정/산통이 심한 아기의 밤잠훈련을 시작하는데 성공하기까지 고생을 하고 시간도 많이 걸린다

잊지 마세요

아이는 모두 다르기에 접근법도 달라야 합니다.

생후 5~6주 된 아기가 흔히 직면하는 문제(자세한 설명은 앞에서 했다)가 생기면 아기 스스로 잠들지 못하고 부모가 달래주어야 한다.

생후 7~8주

투정/울음이 일반적인 80%의 아기는 취침시간을 앞당겼고 스스로 잠들 수 있게 수면훈련을 했다면 최악의 시기는 끝났다. 늦었다고 생각할 때가 빠를 때라는 말이 있다. 아직 수면훈련을 시작하지 않았다면 당장 시작해야 한다. '울리지 않는 방법'이나 '울지도 모르는 방법(4장 참조)'을 쓰면 빠르게 효과를 볼 것이다. 투정/산통이 심한 20%는 5일에 걸친 수면훈련을 고려해보자. 취침시간을 앞당기고 아기가 졸면서 반쯤 깨어 있을 때 잠자리에 눕힌다. 깨어 있는 시간의 간격을 짧게 유지하며 '울지도 모르는 방법'이나 '울게 두는 방법(4장 참조)'을 더한다. 별로 소득이 없거나 지금 시도할 마음이 생기지 않는다면 몇 주 후 다시 도전

하거나 심한 투정/산통이 자연스럽게 사라지는 생후 3~4개월까지 기다린다. 하지만 산통은 생후 2개월에 50%, 3개월에 30%, 4개월에 10%가 가라앉는다는 점을 기억해야 한다. 아기가 2개월 만에 산통에서 벗어나는 행운아일지 누가 아는가? 그러니 한 방법을 선택해 5일간 훈련을 시작해보는 것도 나쁘지 않다. 하지만 '울리지 않는 방법'은 투정/산통이 심한 아기에게는 잘 듣지 않는다는 사실을 염두에 두어야 한다

CHAPTER 7

영아: 생후 3~4개월

목표: 밤잠과 오전 낮잠시간에 아이 스스로 잠드는 기술을 가르친다

☾ 3개월: 심한 투정/산통이 사라진다

투정/산통이 극에 달했던 아기의 50%는 생후 2개월부터 조금씩 가라앉을 것이다. 3개월이 되면 80%, 4개월에는 90%가 호전을 보인다. 그러므로 2~4개월 사이에 아기는 초저녁에 편안해지고 밤에 잠을 잘 자기 시작한다. 지금까지 수면훈련을 하지 않았다면 지금이 시작하기에 알맞은 시기다(3장과 4장 참조).

나는 취침시간에 귀청이 터질 듯한 목소리로 끈질기게 우는 아기를 많이 진료했다. 아기를 병원에 데려온 엄마는 아파서 그런 거라 믿는다. 이런 아이는 우는 동안 공기를 삼켜 배에 가스가 찰 수 있다. 그래서 분유가 맞지 않는다거나, 장에 문제가 생겼다고 추측하기 쉽다. 하지만 밤에 잘 때만 증상이 나타날 수 있는가? 아기의 건강에는 문제가 없다. 다만 피곤할 뿐이다. 깨어 있을 때는 물론 잠을 재우려 할 때도 엉엉 운다.

> **저자 한마디** ....
> 아기가 운다면 배가 고프거나, 불편하거나, 피곤하거나 중 하나입니다.

3~4개월에 아기가 어떻게 변화하는지 생각해보자. 더 자주 미소를 짓고 옹알이를 하며 까르르 웃어 부모에게 기쁨을 준다. 주위 사람에게도

관심을 더 보인다. '밤에는' 전보다 잘 자지만 '낮잠은' 아직까지 짧고 불규칙적이다.

자녀의 수면욕구에 민감해져야 한다. 자고 싶은 때와 엄마랑 놀고 싶은 때를 구분할 필요가 있다. 이전에 부모가 재워줘야만 잤다면 당연히 어둡고 조용한 방에 혼자 있기보다 엄마와 같이 있고 싶어 할 것이다. 그러므로 엄마를 보내지 않으려고 잠을 거부한다. 반대로 수면훈련이 되어 충분히 휴식을 취한 아이는 별로 반항하지 않고 수월하게 잔다.

엄마가 곁에 있을 때 아기는 기분 좋은 자극을 얻는다. 거기다 주변 세계가 넓어지고 새롭고 재미난 것들에 점점 호기심까지 느끼니 잠잘 생각을 하지 않는다. 얼마나 흥미롭겠는가? 이제는 하늘의 구름을 관찰하고 나뭇가지가 바람에 날리는 소리, 강아지가 짖는 소리를 들을 수 있다. 어른이 대화를 나누는 노랫말 같은 소리에도 귀를 쫑긋 세운다. 아기가 잠을 자야 할 때는 수면에 방해받지 않을 장소로 데려가야 한다. 자라며 호기심은 더 커지고 사람들과 더 많이 교감하게 될 것이다. 보면 알겠지만 그런 때 가장 낮잠을 잘 자는 곳은 자기 침대다.

이제는 전처럼 어디든 데리고 다니기가 쉽지 않다. 어렸을 때처럼 아무 장소나 상황에서 자는 것이 불가능해졌다. 부모는 어설프게 잠깐 자는 낮잠과 오랫동안 깨지 않고 자는 낮잠이 질적으로 어떻게 다른지 구분할 줄 알아야 한다. **아이의 생리적인 낮잠리듬이 발달하면 체내 타이밍 시스템에 맞춰 수면훈련을 진행한다.** 젖이 먹고 싶다는 욕구, 기저귀를 갈고 싶다는 욕구를 알아차리는 것과 하나도 다르지 않다. 많은 아이가 낮잠을 잘 자지 않고 밤에 너무 늦게 자서 극심한 피로에 시달리고 있다. 낮잠을 잘 자지 못하는 이유는 지나친 외부 자극 때문일지도 모른다. 부모의 손을 너무 타서, 부모가 일관성 없이 행동하기 때문일 수도 있다.

생후 3개월 정도가 되면 심한 투정/산통이 가라앉은 아기도, 원래부터 심하지 않았던 아기도 밤에 잘 자다가 깨고 밤이나 낮에 울기 시작한다.

꺅꺅 소리를 지르며 흥분해서 활동하는 모습도 눈에 띈다. 이런 아이는 밀린 잠이 쌓여 있고, 캄캄하고 조용한 방에 심심하게 홀로 있기보다는 엄마 아빠와 놀고 싶어 한다. 잠이 부족하다는 사실을 모르는 부모는 갑자기 커진 성장폭이나 부족한 모유 때문에 배가 고파서 그런다고 생각한다. 하지만 건강한 취침 스케줄에 집중하고, 아기가 잠을 자려 할 때 침대에 눕히고, 과도한 자극에서 아이를 보호한다면 자다 깨는 증상은 사라진다. 이 무렵 예민해지고 짜증이 늘었다면 그것도 사라진다.

잊지 마세요
아이는 피곤하지 않아야 자야 할 때 잠을 잘 잡니다.

낮잠

최대 2시간쯤 깨어 있었으면 아기를 되도록 조용한 곳으로 데려가 낮잠을 재운다.

Q: 자다 깬 지 2시간쯤 되었을 때 재우면 얼마나 잘까요?
A: 이 시기에는 딱히 정해진 패턴이 없어 들쭉날쭉합니다. 낮잠을 오래 잘 수도, 조금만 잘 수도 있어요. 뇌에서 규칙적인 낮잠을 지시하는 영역이 아직 다 발달하지 않았기 때문이지요. '졸음 신호'를 포착하는 법을 배우면 언제 낮잠을 재워야 할지 알 수 있습니다. '수면무력증'도 낮잠 길이가 충분한지 알려주는 지표입니다. '마의 시간'에 촉각을 곤두세워도 그날의 낮잠을 충분히 잤는지 알 수 있어요(1장과 3장 참조).

깨어 있는 시간을 2시간이라고 제한했지만 이것은 절대치가 아니다. 보통 아이가 피곤해서 스르르 잠이 드는 마법 같은 순간이 있다. 그때는 피곤해도 지나치게 힘들지는 않다. 이 시점을 넘기는 순간부터 피로가 쌓인다고 생각하면 된다. 아기는 너무 오래 깨어 있으면 과도하게 자극을 받고 흥분하며 투정을 부린다. '세컨드 윈드'가 나타나 신경질을 내기도 한다(1장 참조). 날씨 탓을 하지 마라. 너무 덥거나 춥다고 잠을 못 자는 경우는 없다.

많은 부모가 과도한 자극이라는 말의 의미를 잘못 이해한다. **아이는 깨어 있는 시간이 지나치게 길어지면 과도한 자극을 받는다.** 결코 놀이 때문이 아니다. 과도한 자극은 아이의 행동과 관계없이 너무 오래 깨어 있었을 때 나타난다. 아기는 스펀지와도 같다. 잠을 자지 않을 때는 주위 환경으로부터 정보를 빨아들인다. 스펀지처럼 물이 넘치는 순간이 금세 찾아온다. 바로 그 순간 과도한 자극이 시작되는 것이다.

> **저자 한마디** •
> 과도하게 자극을 받는다는 말을 듣고 아이가 평소보다 더 집중해서 놀이를 한다는 말로 생각하지 말기 바랍니다. 깨어 있는 시간의 정상 범위를 필요 이상으로 넘겼다는 뜻이에요. 너무 오래 깨어 있었다는 말일 뿐, 좋게 해석할 여지가 없습니다.

• 오전 낮잠은 오전 9~10시에

시계보다는 아기를 더 많이 보며, 잠에서 깬 지 2시간이 지나면 졸음이 올 것이라 예상한다. 아기를 편안하게 달랠 수만 있다면 어떤 방법이든 사용해도 좋다. 시간 맞춰 수유를 하든, 배고파하지 않아도 무언가를 빨면서 안정감을 느끼게 젖이나 고무젖꼭지를 물리든, 그네나 흔들의자에 태우는 것 등 다 괜찮다.

시간이 조금 흐르면 아이가 언제 오전 낮잠을 가장 잘 자는지 대충 패턴이 보일 것이다. 아이의 행동, 잠이 드는 시간, 깨어 있던 시간 등을 바탕으로 아이가 언제 잠을 자려 하는지 '적절한' 시간을 찾는다. 하지만 아기는 낮잠을 안 자고 엄마와 더 '놀고' 싶어 할 수도 있다. 부디 아이에게 필요한 시간과 아이가 원하는 시간을 혼동하지 말기 바란다. 자신감을 갖고 아이가 자야 하는 시간을 알아내자. 한 침대에 눕거나(공동수면과 유아돌연사증후군의 위험에 관해서는 1장 참조) 아이가 혼자 잠들도록 잠시 내버려둔다. 혼자 두는 시간은 얼마가 좋을까? 5분도 되고, 10분, 20분도 상관없다. 시간을 꼭 정해둘 필요는 없다. 우는 아이를 두고 5~20분쯤 후에 잠이 드는지 시험을 한 번 해보자. 아이가 졸음을 느끼지만 아직 잠들지 않은 상태로 눕히면 남의 도움 없이 '스스로 잠드는 법'을 배울 기회를 주는 셈이다. 아이마다 배우는 속도는 다르다. 그러니 20분이 되도록 울음을 그치지 않아도 걱정하지는 마라. 실패하면 아기를 안아 올리고 달래서 진정시킨다. 한 번 더 시도해도 되고, 아니면 일단 놀아준 후에 몇 시간 후나 다음날 다시 도전한다. 아직 너무 어려서 그럴지도 모르니 몇 주 더 기다려도 좋다. 아이를 울게 놔두지 못하는 사람은 아마 머릿속에서 두 가지 생각이 충돌하기 때문이다. 때로는 아이를 혼자 자게 두어도 된다는 생각을 하지만 아이가 버림받은 기분을 느낄까 봐 두려워하는 것이다. 하지만 잠드는 법을 가르치는 게 아이를 버리는 것은 아니다. 건강하게 보호하고 있는 것이다. 아이가 잠을 필요로 할 때마다 곁에 있어주는 행동이 오히려 잠을 방해한다.

왜 오전 낮잠에 노력을 집중해야 할까? 이유는 단순하다. 오전 낮잠이 오후 낮잠보다 먼저 발달하기 때문이다. 오전 낮잠 때 수면훈련을 하고 나머지 하루는 최대한 오래 자고, 투정/울음은 최소한으로 줄일 수 있게 모든 방법을 동원한다(깨어 있는 시간의 간격을 짧게 유지하도록 주의하자). 오전 낮잠을 규칙적으로 자려면 무엇보다 아침에 잘 자고 일어나야 한다. 다시 말해, 밤잠을 건강하게 자야 오전 낮잠도 건강하게 잘 수 있다.

생후 몇 개월이면 아직 생리적으로 발달하는 중이기 때문에 엄격하게 스케줄을 정하지 않아도 괜찮다. 하지만 조금 더 크면 불규칙한 생활은 해로운 수면습관의 밑거름이 된다. 유연하게 대처하라. 그러는 한편, 자녀의 수면욕구에 민감하게 반응해야 한다. 아이 혼자 힘으로는 불가능하다. 따라서 부모가 책임지고 기틀을 잡아주어야 한다. 독단적으로 잠을 강요하라는 뜻은 아니다. 자야 할 때 아이가 보내는 신호에 촉각을 곤두세우고, 다정하지만 단호한 태도로 앞으로 몇 주, 몇 달, 몇 년이 지나도 건강한 잠을 잘 수 있게 도와주라는 말이다. 이제 생후 3개월 아기가 오전 낮잠훈련에 성공해 밤까지 잘 자게 된 이야기를 읽어보자.

태어난 지 딱 12주가 되었을 때 시작했어요. 케이티는 피곤을 이기지 못하고 몇 시간 동안 울곤 했습니다. 고래고래 악을 쓰고 자기 머리를 할퀴고 귀를 잡아당겼죠. 안아줘도 소용이 없어서 굳이 안아 올리지 않았습니다. 어차피 비명을 질렀으니까요.

새로운 계획을 따르기는 어렵지 않았습니다. 투정을 부리기 시작하는 대로 아기 침대로 데려가 눕히는 거예요. 아이는 모빌을 보다가 몇 시간씩 잠을 잤습니다. 첫 주에는 너무 피곤해서인지 30~50분만 깨어 있다가 3~4시간씩 잠을 자곤 했어요. 여기서 핵심은 정말로 흥분하기 전에 잠자리에 눕히는 거였습니다.

케이티는 오후에 가장 오래 깨어 있었어요. 그래서 밤에 재우기가 참 힘들었습니다. 새로운 계획을 시작하고 처음 며칠은 정말 고생이 말도 못했지요. 그때 주치의 선생님이 용기를 주셔서 힘을 낼 수 있었습니다. 이 '치료법'이 최선이라는 말은 몇 번을 들어도 부족하지 않았어요.

첫째 날, 남편은 케이티 방에 누워 있고(아이가 숨이 막힐까 봐 그랬던 것 같아요) 저는 거실에서 울고 있었습니다. 그러다 45분이 지나자 케이티가 조용해졌어요! 만세! 날마다 울음이 조금씩 줄어들어 저도 더 편하게 대할 수 있었어요. 일주일 만에 히스테리는 사라졌습니다! 물론 조금씩이야 우는 때도 있었죠. 하지만 이제는 스케줄대로 낮잠을 잡니다. 하루에 두세 번씩 한 번에 2~4시간 낮잠을 자고요, 밤에는 12~15시간 잠을 잔답니다. 잠을 잘수록 늘기 때문에 점점 더 쉬워져요. 불변의 법칙이죠.

수면패턴을 기록하는 것도 효과가 있었습니다. 첫 주에는 낮잠을 재운 시간과 아이가 낮잠에서 일어난 시간을 일일이 적었어요. 일주일이 지나니 패턴이 한눈에 들어오더군요. 아이 스스로 패턴을 만든 거예요!

케이티보다 어린 아기의 이야기는 3~6장에서 읽어볼 수 있다.

중요

아기를 '울게 놔두는 방법'이 낮잠훈련의 유일한 길은 아닙니다. 부모가 타이밍에 신경 쓰며 흔들림 없는 곳에 눕히고(움직이는 자동차나 유모차가 아니라 아기 침대나 정지된 유모차) 일관성 있는 방식으로 달래줘도 낮잠 자는 법을 배울 수 있어요.

잠은 잘수록 는다는 케이티 엄마의 말은 진실이다. 인간의 생리는 분명 그렇게 작용한다.

Q: 생후 3개월 된 아이가 전에는 오전 낮잠을 아주 오래 잤어요. 그런데 4개월이 되니 낮잠이 짧아지네요. 왜 그럴까요?
A: 3~4개월 사이에는 아기가 밤에 늦게 잤습니다. 그런데 이제 일찍 잠자리에 들고 아침에 더 개운하게 기상하니 오전 낮잠을 오래 잘 필요가 없는 것이죠.

• 낮잠의 타이밍

낮잠시간은 두뇌 발달에 따라 달라진다. 낮 동안 아기의 뇌에서 졸음을 느끼고 정신이 흐려져 잠이 조금씩 덮칠 때가 기회다. 이때 달래서 재워야 가장 효과가 좋다. 잠들기 쉽기도 하지만 뇌가 졸릴 때 잠을 자야 원기회복 효과가 가장 높기 때문이다. 물론 다른 때도 잘 수 있다. 하지만 더 까다롭고 원기회복 효과도 훨씬 떨어진다. 안타깝게도 부모가 아기를 재우고 싶은 때와 아기의 뇌에서 졸음을 느끼는 때는 같지 않다. 아기의 갈증을 내 마음대로 조절하지 못하는 것처럼 졸음도 마찬가지다. 그러다 두뇌가 발달하면 졸음이 더 길고 예측 가능한 형태로 바뀐다.

지금부터는 잠이 발달하는 과정을 간단히 정리해보자. 출산 후 며칠은 조용하고 평온한 생활을 만끽한다. 갓 태어난 아기는 잠이 많아서 말 그대로 '아기처럼 잠을 잔다'. 하지만 며칠이 지나면(조산아의 경우 출산예정일로부터 며칠) 행복도 끝이다. 아이가 예정일을 넘겨 태어났다면 행복을 누릴 시간조차 없다. 며칠이 지나면 뇌가 잠에서 깨고, 생후 6주 동안 날이 갈수록 투정을 부리며 울고 흥분해서 잠을 자지 못한다. 그 과정에서 공기를 들이마셔서 배에 가스가 찬다. 이런 현상은 생후 6주(혹은 예정일로부터 6주)에 정점을 찍고 저녁에 가장 자주 나타난다. 하루 중 가장 긴 수면시간도 그리 길지 않고 언제 가장 오래 자는지 분명하지도 않다. 낮과 밤을 구분하지 못하는 시기이기 때문이다. 생후 6주가 되면 깜짝 놀랄 만한 변화가 자연스럽게 찾아온다. 아기가 사람을 보고 웃기 시작하고 저녁에 부리던 짜증도 점차 줄어든다. 한 엄마는 힘든 부분을 넘기게 '6주는 빨리 감아버릴 수 없나요?'라고 물었다. 유감스럽지만 그럴 수는 없다. 그래도 생후 6주부터는 조금 더 규칙적인 시간에 오전 낮잠을 오래 잘 것이다.

잊지 마세요

낮잠보다는 밤잠이 먼저 자리를 잡습니다. 그러므로 낮잠보다는 밤잠부터 오래 자기 시작할 거예요.

두뇌가 발달함에 따라 아기는 사람을 보고 웃고 저녁에 투정을 덜 부리기 시작한다. 더 나아가 시각, 후각, 청각 등의 감각 자극을 억제할 수 있게 된다. 이제는 스스로 차분해지며 잠이 들 수도 있다. 이렇게 생리적인 변화가 일어나며 생후 6주에는 밤잠의 체계가 잡힌다. 하루 중 가장 오래 자는 때가 밤이라는 뜻이다. 낮/밤을 혼동하던 시기가 끝난다. 가장 오래 잔다고 해봐야 4~6시간이지만 때는 항상 밤이다. 그 시간이 언제인지 정확히 알 수는 없지만 적어도 밤에 조금 더 쉴 수 있으니 얼마나 다행인가.

생후 6주가 되면 별문제 없이 밤잠이 규칙적으로 굳어진다. 그 이유는 다음과 같다.

1. 어둠이 시작 신호 역할을 한다
2. 밤이 되면 부모가 적게 움직이고 조용해진다
3. 아기가 잘 것을 예상하고 행동한다

낮에는 위의 세 가지 요소를 찾아볼 수 없다. 따라서 수면장애를 '예방'하려면 **낮잠훈련에 총력을 쏟아야 하는** 것이다.

낮잠을 잘 자게 도와줄 요건도 세 가지 존재한다. 타이밍을 맞추고, 움직임이 없는 곳에 눕히며, 일관성 있는 방식으로 달래서 재운다. 첫째 아이 때 경험을 했거나, 자녀의 투정/울음이 심하지 않다면 일찍 훈련을 시작하자. 산통을 앓는 아기는 조금 늦게 시작해도 된다.

깨어 있는 시간의 간격을 짧게 유지하라. 아침에 일어났을 때나 낮잠을 자고 났을 때 시간을 확인한다. 깨어난 지 1~2시간쯤 됐으면 아이가 투정을 부리거나 떼를 쓰고 졸기 '전'에 달래기 시작한다. 대개 달래는 시간을 포함해 깨어 있는 시간은 '2시간'을 넘지 말아야 한다. 굳이 2시간까지 일부러 깨워뒀다가 달래서 재우라는 말은 아니다. 어린아기는 오래 깨어 있으면 불편해서 견디지 못한다는 것이 핵심이다. 심지어 '1시간' 만에 다시 잠드는 아이도 있다. 아이가 수월하게 깊은 잠에 빠져들어 오랫동안 개운한 잠을 자게 하려면 졸음이 밀려오는 순간을 포착해야 한다.

중요

타이밍만 완벽하면 아이는 울지 않습니다.

재울 타이밍을 놓쳐서 아이가 지나치게 피로해진다면 재우려 해도 순탄치 않고 잠이 들었다가도 금세 깬다. 타이밍을 놓치는 바람에 피로를 느끼는 아이는 울기 시작할 것이다. 아이의 울음은 실수로 자녀를 피곤하게 만든 부모에게 주는 벌이다.

배가 많이 고플 때 아기의 행동을 생각해보자. 몸을 이리저리 틀고 엄마 가슴에 얼굴을 파묻지만 몇 분이 지나야 제대로 젖을 빤다. 피로가 심한 아기도 몇 분은 뒤척인 후에야 잠에 빠져든다. 이때 부모가 안아서 흔들고 말을 건네며 달래면 괜한 자극을 주어 자연스럽게 밀려오는 잠을 방해할 수 있다. 잠은 스위치로 전기를 껐다 켜는 것처럼 작동하지 않는다. 그보다는 시간이 걸린다. 너무 피곤해서 짜증을 부리기 전에 재워야 수월하다는 점을 잊지 말자. 낮잠이 부족하다는 등의 이유로 지나치게 피로해지면 몸에서 피로를 이기려고 자극적인 호르몬을 생산한다. 그 때문에 낮에 잘 자야 밤에도 잘 자는 것이다. **낮잠이 부족하면 밤에 자다가 깬다.**

한 엄마는 아기의 투정/산통이 심했지만 생후 12주가 되면서 규칙적으로 밤잠을 자기 시작했고, 12~16주 사이에는 낮잠도 길어졌다고 말했다. 이 가족은 모유수유를 하고 한 침대를 썼다. 생후 12주 무렵 아기는 밤 10시쯤 잠자리에 들었다. 두 살짜리 형도 밤에 잘 자지 못하는 탓에 아기의 피로가 쌓일 수밖에 없었다. 예상 그대로 아기의 낮잠 스케줄은 엉망진창이었다. 오후 5~6시에 '낮잠'을 자고 7~8시에 밤잠을 잤다.

엄마는 6시 정도에 낮잠이 아니라 밤잠을 자야 한다는 사실을 깨달았다. 결국 문제를 바로잡은 방법은 다음과 같았다.

임시로 취침시간을 오후 5시 30분~6시로 과감하게 앞당겼다. 아이가 밤잠을 더 자고 세컨드 윈드가 시작되기 전에 잠들게 하는 것이 계획이었다. 엄마는 아기를 달랜 후 아기 침대에 내려놓거나 부부 침대에 같이 누웠다. 시간이 이르고 첫째도 돌봐야 했기 때문에 아기 침대를 선호했다. 아기가 어리고 투정/산통이 극심한데다 엄마 품에 안겨 잠을 자는 버릇이 있었으므로 아기는 분명 이 방법을 거부할 터였다. 그래서 잠을 거부하고 우는 소리를 무시하며 배고파서가 아니라 엄마를 찾아서 울 때 아빠가 대신 가서 달래기로 했다. 낮 동안 엄마는 수면시간을 최대로 끌어올리고 울음을 최소한으로 줄일 방법을 다 동원했다. 두 살짜리 첫째는 계획에 작은 걸림돌이었다. 하지만 8일도 되지 않아, 아기는 밤에 훨씬 적게 울고 낮잠 횟수도 줄어들었다. 잠을 잘 자게 되자 조금 더 늦은 저녁까지 깨어 있을 수 있었다. 하지만 여전히 아기는 오후 6시에서 6시 30분 사이에 자고 싶은 욕구를 느꼈다.

> **저자 한마디** •
> 취침시간을 앞당긴다고 이렇게 불평하는 부모가 많습니다. '가족이 모여 저녁을 못 먹잖아요.', '저녁식사 후에 다같이 밖에서 놀아야 하는데요?' 그럴 때 저는 온 가족의 건강한 잠이 가장 중요하다고 말합니다.

• 일관성 있게 낮잠을 재운다

아이를 달래서 재우는 방법에 정답과 오답이 존재한다고 생각하는 부모가 있다. 사실이 아니다. 잠이란 학습으로 터득하는 행동, 즉 습관에 불과하다. 학습하는 방식은 중요하지 않다. 학습이 되었다면 충분하다. 일관성 있게 아이를 달래서 낮잠을 재울 때 학습 효과가 가장 높기는 하다. 아기를 달래서 재우는 데 가장 많이 사용하는 방법에는 두 가지가 있다.

어느 쪽이든 일관성만 있다면 성공할 것이다.

방법 A: 때때로 아기가 부모의 도움 없이 혼자 낮잠을 자게 한다 몇 분간 달랜 후에 '잠이 들었든 아니든' 침대에 눕힌다. '졸면서 반쯤 깨어 있는 상태'로 재우는 연습을 하는 것이다. 달래서 진정시키는 동안 아이는 각성에서 수면 상태로 바뀐다. 젖을 먹이거나 젖병을 물리는 것도 달래는 방법 중 하나다. 통념과 달리, 엄마 젖을 먹이며 달래도 밤에 수면문제가 생기지는 않는다. 그리고 꼭 깨어 있는 상태로 눕히지 않아도 된다. 핵심은 비교적 짧은 시간만 달래서 낮잠을 재우는 것이다. 항상 졸음을 느끼나 깨어 있는 상태로 잠자리에 눕히려 하지만 아기는 달래는 중간에 잠이 들 수도 있다. 아이가 누워서 작게 소리를 내거나 울 때, 어떤 엄마는 반응하지 않는다. 반대로 경험상 울음이 더 심해진다는 것을 알고 몇 분 더 달래는 엄마도 있다. 또한 아기가 누워서 심하게 울어도 알아서 잠이 드는지 한동안 두고 보는 엄마가 있는가 하면, 어차피 이대로는 낮잠을 안 잔다는 사실을 경험으로 알아서 곧바로 안아 올려 더 달래거나 다음 기회로 미루는 엄마도 있다. 이 방법을 긍정적으로 보는 사람도 있고(독립심을 키운다, 스스로 잠드는 법을 가르친다, 혼자 있는 상황에 익숙해진다), 부정적으로 보는 사람도 있다(불안하게 만든다, 아기를 무시하고 방치한다, 엄마가 이기적이다). 자신이든 타인이든 비판을 해봐야 아무 소득이 없다. 내게 맞는 방법을 선택하고 내 행동이 아이에게 어떤 영향을 주는지 알고 있으면 그만이다.

방법 B: 아이가 잘 때마다 도와준다 '시간이 얼마가 걸리든' 깊이 잠들 때까지 늘 안아서 달래준다. 아직 잠들지 않은 아이를 내려놓지 않는다. 아기와 같이 앉거나 누워서 함께 낮잠을 자고, 아기가 아주 깊이 잠들었을 때만 침대에 눕히기도 한다. 아기는 엄마 가슴의 촉감과 호흡, 심장박동, 체취를 느끼며 잠드는 습관이 생긴다. 사람들의 생각과 달리, 이 습관 자체로는 밤에 깨서 엄마를 찾는 문제가 생기지 않는다. 문제의 원인은 정상적으로 잠깐 깬 아기가 배고프다고 착각해 무조건 반응하는 엄마다. 불필요하게 젖을 주면서 자기도 모르게 분산수면을 일으키는 것이다. 대개 방법 B로 낮잠을 재우는 엄마가 밤에 그런 행동을 보인다. 하지만 방법 자체보다는 엄마가 방법 B를 선택하게 만드는 심리적 요인이 문제라고 할 수 있다. A 방법과 마찬가지로 B 방법도 긍정적으로 보는 사람이 있고(안정감을 준다, 더 자연스럽다) 부정적으로 보는 시각도 있다(의존심이 커진다, 응석받이가 된다). 방법 B는 투정/산통이 심한 아이에게 효과가 좋고 애착육아에 주로 사용된다.

단호하게 행동해야 한다. 한 가지 방법을 택했다면 **일관성을 유지**한다. 앞에서 설명한 것처럼 잠은 학습으로 터득하는 행동이다. 그러므로 일관성이 있어야 더 잘 배울 수 있다. 내게 어떤 방법이 맞을지 알아보고 싶으면 3장의 '아기 달래기에 도움이 되는 수단들'과 '엄마 아빠가 수면 장애 예방과 치료를 방해한다'를 다시 읽어보기 바란다. 할아버지와 할머니, 베이비시터도 같은 방법을 사용해야 한다. 간혹 조부모가 아이의 수면 스케줄을 가장 많이 방해하는 집도 있다. 자기가 내킬 때 손자와 놀고 싶어서 찾아오고, 조부모는 부모보다 관대해도 된다고 여긴다. 참 복잡한 문제이지만 딱히 해결책을 내놓기 힘들다. 아기를 건강하게 재우고 싶지만, 가족의 평화를 깨뜨리고 싶지 않은 마음이 충돌하기 때문이다. 낮에 조부모가 아기를 돌본다면 일관성을 유지하기 힘들 수 있다. 그럴 경우 손자에게 잠이 얼마나 중요한지 알려드리자.

Q: 언제부터 낮잠을 규칙적으로 재워야 할까요? 그리고 낮잠을 재울 때 언제부터 일관성 있는 방법을 써야 하죠?

A: 낮잠은 생후 3~4개월에 자리를 잡습니다. 우선 오전 낮잠을 규칙적으로 자기 시작하고, 몇 주 후면 오후 낮잠도 규칙적이 됩니다. 낮잠훈련을 시작하는 시기는 엄마가 얼마나 능숙한지, 아기의 투정/울음이 얼마나 심한지에 따라 달라져요.

낮잠훈련을 시작하는 시기와 상관없이, 일관성 있는 방법을 빨리 찾을수록 가족이 편해진다. 아기가 사람을 알아보고 온 가족이 밤에 잠을 편히 자기 시작하는 생후 6주부터는 한 가지 방법을 고수해야 한다. 예정일보다 먼저 태어난 아기는 예정일 6주 후부터 사람을 인식한다. 그러므로 그때 시작하는 것이 좋다.

나는 가능하다면 아빠도 주말 같은 때 낮잠훈련에 참여하라고 권한다. A와 B 중 어떤 방법을 사용하든, 엄마가 모유수유를 마치면 아빠가 아기를 받아 달래서 재운다(3장 참조). 앞에서 본 것처럼 두 방법 모두 효과적이지만, 내가 관찰한 바로는 일관적으로 B 방법을 사용해 잠을 잘 잤던 아기는 나중에 A 방법으로 바꿔도 별로 울지 않았다. 하지만 '일관성 없이' B 방법으로 재웠다면(바쁜 현실 탓에 오래 달랠 수 없다거나 하는 이유로) 규칙적인 낮잠 스케줄이 생기지 않는다. 가뜩이나 피곤한 아이는 A 방법으로 바뀔 때 많이 운다. 그러므로 일부 부모는 A 방법을 고수하는 편이 더 쉽다고 본다.

자녀가 한 명 이상이라면 계속 B 방법을 쓰는 것이 어렵다. 하루 종일 도와주는 사람이 있어도 첫째에게 들어가는 시간이 많기 때문에 어린 자녀를 깊이 재워 내려놓을 시간적 여유를 도저히 낼 수 없다. 따라서 A 방법이 더 현실적이다. 또 육아 경험이 있으니 퇴원한 직후부터 둘째를 잘 재울 수 있다. 특히 아이가 둘인 집은 둘째의 수면훈련을 일찍 시작해야 한다. 당연히 아빠도 더 많이 도와줘야 한다. 둘째아들을 갓 얻은 농구 팬이 내게 이런 말을 했다. "이제 일대일 방어에서 지역 방어로 전략을 바꿔야 해요!" 다음은 A 방법으로 둘째의 수면훈련을 일찍 시작한 엄마의 경험담이다.

저희는 웨이스블러스 박사님 병원을 다녔기 때문에 아이의 건강한 수면습관을 위해 만반의 준비를 했어요. 첫째 헤이든이 태어나고 보니 이게 말처럼 쉽지 않더라고요. 처음 아기를 키워보는데다 아이가 우는 이유를 구분하지 못해서 헤이든이 조금만 칭얼거려도 안아 올렸어요. 그러다 4개월이 지나 경험이 쌓인 후에는 우는 소리가 들리자마자 달려가지 않기로 결심했습니다. 15분 동안 계속 울고 나서는 모든 게 순조로웠어요. 조금씩 취침시간을 앞당겨 저녁 6시에 재울 수 있었고, 아침 6시 30분에 일어나면 오전 9시와 낮 1시에 낮잠을 재웠어요. 세 돌이 다 되어가는 지금, 오전 낮잠을 자지 않고 취침시간이 6시 30반으로 바뀌었을 뿐 이 패턴은 그대로랍니다. 낯을 가리지도 않고 얼마나 밝고 명랑한지 몰라요. 무엇보다도 잠을 충분히 자고 있고요.

둘째 릴리가 태어났을 때는 아장아장 걷는 헤이든 때문에 정신이 없었지만 아기가 보내는 '신호'에는 이미 달인이 되어 있었어요. 저희는 규칙을 세웠습니다. 울지 않지만 졸려 하면(태어난 지 며칠밖에 안 되었을 때도 그랬어요) 요람에 눕혀야 했어요. 여전히 아이와 즐겁게 놀았지만 24시간 내내 안고 다니지는 않았죠. 릴리의 취침 의식도 헤이든과 똑같이 맞췄어요. 조명 밝기를 낮추고 마사지를 해줍니다. 그다음 목욕을 시키고 우유를 주고 책을 읽어준 후 재우는 거예요. 릴리는 빠른 시간 안에 수면습관을 들였고 생후 2개월 반에 이미 밤늦게 우유를 먹으려고 깨지 않았어요. 3개월이 되자 저녁 5시~5시 30분에 잠을 자서 아침 6시 30분에 일어났습니다. 또 3개월 때부터는 아침에 일어난 지 2시간이 지나면 오전 낮잠을 자는 스케줄을 세워주었어요. 돌을 앞두고 있는 릴리는 아침 6시 30분에 일어나면 8시 15분에 첫 번째 낮잠을 자고 낮 12시 30분에 두 번째 낮잠을 잡니다. 저녁 5시면 목욕을 하고 5시 30분에 잠들어요.

두 아이 모두 자동차나 유모차에서 재우지 않으려고 심혈을 기울이고 있고요, 낮잠을 거르거나 미루지도 않습니다. 아이를 자기 침대에 눕히면 아침까지 아무 소리도 들리지 않아요. 자다 깨거나 우리에게 놀아달라고 조르는 법이 없습니다. 매일 아침 얼굴에 환한 미소를 띠고 인사를 하죠.

저희는 아이의 건강한 잠을 지키려고 애를 쓰고, 밤에 아이들과 어울리지 못한다거나 낮잠 스케줄이 너무 깐깐하다고 비판하는 사람들을 만나도 꿋꿋하게 맞서요. 보니까 아이의 스케줄이 아니라 자기 스케줄에 맞춰 아이를 재우는 부모가 너무 많습니다. 아기는 정해진 규칙을 필요로 하고, 일단 규칙이 생기면 놀라울 정도로 잘 받아들여요. 저희 부부는 이 세상에서 가장 행복하고 귀여운 아이 둘을 키우고 있다고 느낍니다. 건강하게 자고, 더 나아가 스스로 잠들 수 있는 법을 가르쳐주는 것은 아이에게 줄 수 있는 최고의 선물이에요!

우리의 목표는 아기의 욕구에 맞춰 보살피는 것이다. 배고플 때 젖을 먹이고, 용변을 봤을 때 기저귀를 갈아준다. 또 깨어 있을 때 놀아주고, 피곤할 때 재워준다. 이런 시간이 언제라고 딱 정해져 있지 않으므로 초보 엄마 아빠는 아기의 욕구를 잘 읽지 못한다. 하지만 육아 경험이 있다면 본능적인 감을 믿고 아기가 피곤해 보일 때 재울 수 있다. 투정/산통이 심해서 짜증을 많이 부리고 잠을 자다가도 금방 깨며 달래기 힘들고 무엇을 원하는지 읽기 어려운 아이도 있다. 이런 아이가 울지 않고 낮잠을 자려면 B 방법만이 효과적이다. 그러다 추후 수면훈련을 하기 위해 B 방법에서 A 방법으로 바꾸기도 한다. 다음은 낮잠훈련을 할 때 흔히 저지르는 실수다.

- 깨어 있는 채로 오래 놔둔다
- 아이가 조금 컸을 때 그네, 자동차, 유모차에서 낮잠을 너무 자주 재운다
- 달래서 재울 때 한 가지 방법을 고수하지 않는다

Q: 아기의 낮잠 스케줄대로 움직이는 노예가 되라는 말인가요?
A: 그럴 리가요. 건강하게 자고 싶은 아이의 욕구를 존중하자는 말입니다. 일과를 지키는 날과 예외적인 날을 구분하세요. 평소에는 낮잠을 중심으로 엄마의 활동을 맞춥니다. 생일, 휴일, 가족여행 같은 특수한 경우에는 예외적으로 낮잠을 건너뛸 수 있어요. 평소 잠을 잘 잔 아이는 한두 달에 한 번쯤이라면 잠을 못 자도 그럭저럭 견딥니다. 특별한 날이 지나면 수면습관을 재설정해야 할 수도 있어요(4장 참조).

평소 아기가 낮잠을 자야 할 것 같은 때 집에서 계속 기다리고 있기 불편하다면 생후 12~16주부터는 낮잠 횟수가 줄고 낮잠시간은 늘어난다는 사실을 되새기자(산통이 있는 아기는 조금 더 늦다). 낮잠 사이에 깨어 있는 시간도 늘 것이다. 늦은 오후에 투정을 부리지 않고 밤잠도 길어진다. 계획대로 움직이고 낮잠을 사수하다 보면 '자유'가 여러분을 기다리고 있다. 잠을 푹 잔 아이는 낮에 집이나 공공장소에서 절대 투정을 부리

지 않는다. 아이가 밤에 일찍 잠들고 깨지 않을 때 부모의 해방감은 이루 말할 수 없다. 이제 저녁과 밤에 부부가 오붓한 시간을 즐길 수 있다. 그 정도면 잠깐의 불편을 감수할 가치가 있지 않을까?

건강한 수면에는 서로 밀접하게 연관된 다섯 가지 요소가 있다는 사실을 잊지 말자.

- 하루 수면시간이 충분해야 한다
- 낮잠을 자야 한다
- 중간에 깨지 않아야 한다
- 수면 스케줄과 타이밍을 지켜야 한다
- 규칙적으로 자야 한다

모든 요소를 염두에 두고 있어야 아기를 건강하게 재울 수 있다. 하루 아침에 성공하지는 못하겠지만, 기대만큼은 아니어도 예상보다는 빨리 현실로 이루어질 것이다.

☾ 4개월: 산통 이후 수면문제를 예방한다

목표: 밤잠과 오전 낮잠, 오후 낮잠시간에 아이 스스로 잠드는 기술을 가르친다

만약 자녀가 스스로 잠드는 법을 배웠고 밤에 별다른 수면문제를 보이지 않으며 낮잠도 잘 잔다면 아래 내용은 대강만 훑어보고 이 장 끝부분의 '낮잠'부터 읽어도 된다.

산통이 가라앉은 후 수면문제가 나타나지 않도록 예방하려면 어떻게 해야 할까? 우선 아기의 역할이 가장 중요하다는 가설부터 이야기해봐 야겠다. 그다음에는 엄마의 역할이 가장 중요하다는 의견도 같은 비중으로 살펴볼 것이다. 마지막으로 아기와 엄마의 역할이 상호작용하며 어떻

게 영향력을 미치는지 설명한다. '부모'가 아니라 '엄마'라고 하는 이유는 이 주제를 다루는 모든 연구가 엄마에 초점을 맞추고 있기 때문이다. 하지만 일부 가족에게는 아빠의 역할과 아빠의 부재도 못지않게 중요한 요소임이 틀림없다(3장 참조).

아기 중심의 영향력: 아기의 역할

아기 중심의 영향력이란 무슨 의미일까? 앤더슨 알드리치 박사는 모든 아기가 어느 하나로 분류할 수 없는 울음을 터뜨린다고 밝혔다. 즉 명백한 이유 없이 우는 것이다. 제임스 로버츠 박사의 연구를 보면 부모의 육아 방식과 관계없이 아기가 어떤 방법으로도 그치지 않고 우는 때가 있다. 브래즐턴 박사는 아기가 투정을 부리고 우는 행동이 점점 늘어나다 생후 6주를 기점으로 줄어든다는 사실을 증명했다. 이런 사실들(모든 아이에게 공통으로 일어난다, 부모의 육아 방식과 관계없다, 기간을 예측할 수 있다)로 미루어보면 생후 몇 달 사이 극심한 투정/산통이 나타나는 배경에는 발달 요인이 있음이 짐작 가능하다. 발달 요인은 4개월이 되었을 때까다로운 기질이라는 형태로 다시 등장한다. 이런 아기는 생후 4개월 이후 부모가 아무리 노력해도 수면문제를 피하기 힘들다. 발달 이론을 염두에 두고 아기의 기질은 무엇이고, 산통 이후 수면문제를 예방하려면 어떻게 해야 하는지 생각해보자.

생후 4개월 이전에 심한 투정/산통이 가라앉으면 아기는 극심한 피로로 잠을 잘 자지 못하고 부모 말도 듣지 않는다. 짜증/산통이 지나간 후에는 대개 잠을 조금씩 자고 자주 깬다. 그 말은 어떤 선천적·생리적 요인이 아기의 투정/산통을 심하게 만들었고, 증상이 가라앉은 후에도 몸에 남아 있다는 뜻이다. 이를 뒷받침하듯, 산통 때문에 울던 아기를 약물 요법으로 치료한 후에도 여전히 생후 4개월에는 잠을 잠깐씩밖에 자지 못한다(5장 참조). 또한 산통이 나은 아기 중에 전부는 아니지만 일부는 마치 활동량이 높고 주변 환경의 자극에 과도하게 민감한 것처럼 행동한다.

• 밤에 자다 깨서 다시 잠들지 못한다

중산층 출신의 '생후 4~8개월 유아' 141명을 연구하자 과거에 심한 투정/산통을 겪었을 경우 현재 밤에 자다 깨는 문제를 보인다는 사실이 드러났다. 76%가 밤에 자주 깼고, 8%는 밤에 깨어 있는 시간이 길었다. 두 가지 문제를 다 가진 아이는 16%였다. 자주 일어날수록 깨어 있는 시간도 길었다.

산통을 겪은 아기는 그렇지 않은 아기에 비해 '8~12개월'과 '14~18개월'에 자다 깨는 횟수가 더 많다는 연구결과도 있다. 총 수면시간도 짧았다(13.5시간 대 14.3시간). 이렇듯 산통을 앓았던 아기는 이후 몇 달 동안 잠을 조금만 자고 밤에 자주 깨서 오랫동안 잠들지 못하는(이때 부모에게 신호를 보낸다) 경향이 있다. 두 집단 사이 자다 깨는 횟수와 총 수면시간의 차이는 자라면서 '줄어든다'.

유아기에 나타난 짜증과 수면장애는 1세 이후로 변하지 않는 성격으로 고착되어 평생 간다는 주장도 있다. 한 연구는 투정/산통이 극심할수록 같은 '3세'라도 그렇지 않은 집단에 비해 심한 수면문제를 경험하고 가족의 스트레스도 더 크다는 사실을 밝혔다. 생후 9주일 때 기록한 부모의 수면일기와 수면연구소 녹화 영상으로 산통이 있는 아기의 자다 깨는 횟수와 수면시간을 측정한 후 비교하자 3세 무렵부터는 두 집단의 차이가 줄어들었다. 이는 시간의 흐름에 따라 생리적 차이가 사라지고 부모의 육아 방식의 힘이 더 커진다는 사실을 보여준다.

그러나 생후 4개월 이후 산통에서 벗어난 아기가 밤에 자주 깨는 문제를 해결하고 수면시간을 늘리려 해도 부모 입장에서는 쉬운 일이 아니다. 자신들도 피곤해서 무의식중으로 규칙이나 일관성 없이 아기를 돌볼 수 있기 때문이다. 한 엄마는 이렇게 말했다.

"24시간 내내 투정 부리는 아기를 대하다 보면 영락없이 녹초가 되고 스트레스에 시달립니다. 산통이 가라앉은 후 왜 많은 부모가 계획대로 아이를 재우지 못하는지 저는 백번 이해해요. 기력이 하나도 없으면 의지도 생기지 않잖아요."

거듭 강조하자면 투정을 부리거나 우는 아이를 달래는 일은 엄마와 아빠 모두 할 수 있다(3장 참조). 모유수유를 해도 엄마 한 사람의 책임이 아니다. 아빠도 도울 수 있고, 도와야 한다는 것이 내 생각이다. 병원에서 집으로 돌아온 직후와 생후 6주가 되었을 때 아빠가 한동안 집에 머물며 육아를 도와준다면 엄마는 아기의 변화에 잘 적응할 수 있다. 한 아빠는 '2인조 태그 육아'라는 표현을 사용했다. 하나가 지쳐서 나가떨어질 때마다 다른 부모가 배턴을 이어받아 자동차·유모차를 태우거나 산책을 하면서 배우자에게 휴식의 기회를 주기 때문이다. 엄마와 아빠 모두 피곤한 상태라면 협동이 불가능하다.

시메티콘, 프로바이오틱을 먹거나 척추지압으로 치료하는 방법은 전혀 효과가 없다(5장 참조). 최근 들어 투정이 심하고 많이 우는 아기는 역류성 식도염이라는 진단을 종종 받는다. 하지만 연구결과에 따르면 우연의 일치일 뿐, 문제의 근본은 아니다. 심한 투정/산통에 추천하는 치료법은 많다. 개박하, 허브티, 파파야즙, 페퍼민트 오일을 섭취하거나 심장박동·자궁 소리를 들려주라고 한다. 뜨거운 물주머니를 대주고 분유를 바꾸라고도 한다. 하지만 확실히 증상을 가라앉히는 방법은 크게 세 가지다.

1. **리드미컬한 동작** 흔들의자, 그네, 스프링이 달린 아기 침대, 요람, 아기바구니, 유모차에 눕힌다. 산책을 하거나 '비행기 태우기' 놀이를 한다. 아기를 이용해 팔운동을 한다. 같이 드라이브를 한다. 하

지만 물침대는 질식의 위험이 있으니 피하는 것이 좋다(3장 참조). 독성이 있는 허브로 만든 차를 먹이면 안 되고 작은 알갱이가 든 베개도 질식을 유발할 수 있으므로 피한다. 침대에 트램펄린 같은 기구를 설치했다가는 목이 낄 위험이 있다. 한때는 수면장애 보조제인 트립토판도 많이 먹였지만 현재는 위험성이 증명되었다. 멜라토닌도 절대 먹이지 마라.

2. **빨기** 엄마 가슴이나 젖병, 주먹, 손목이나 손가락, 고무젖꼭지를 입에 물린다.

3. **포대기에 감싸기** 담요로 몸을 감싸주고 품에 꼭 끌어안는다. 하지만 처음 몇 주가 지나면 효과가 떨어진다.

이 방법, 저 방법 마구잡이로 사용하지는 말자. 효과를 보이지 않고 아기가 계속 울면 더 답답하고 견디기 힘들어진다. 친구와 비교하며 왜 우리 아이는 민간요법에 반응하지 않는지 화가 나고 아이를 원망하게 될 수도 있다.

> **저자 한마디** •
> 내 아이에게 화가 났다는 사실을 깨달으면 겁이 덜컥 날 것입니다. 하지만 지극히 정상이에요. 아이를 사랑하면서도 끈질기게 울면 싫은 감정이 생기기 마련입니다. 모든 부모가 자녀에게 이처럼 상반된 감정을 느낍니다.

아기가 울면 잠시 손을 놓고 쉬어보자. 일단 숨을 돌리면 아이를 더 잘 돌볼 수 있다. 이것은 부모의 이기심이 아니라 육아에 꼭 필요한 전략이다.

처음 몇 달은 어떤 노력을 해도 투정/산통으로 고생하는 아기가 전혀 달라지지 않는다고 느낄 것이다. 실제로도 그렇다. 하지만 이 시기는 리허설이라고 생각하라. 엄마의 다정한 포옹, 입맞춤은 사랑을 표현하는 방법이다. 아이가 울고 있어도 애정을 쏟는 연습을 하자. 사랑으로 관심을 보여주는 행위는 엄마와 아이 모두에게 중요하다.

하지만 투정/산통이 심하든 가볍든 짜증을 부리며 울든 아기에게 계속 관심을 주는 방법을 산통이 가라앉은 후에도 지속할 경우에는 문제가 생길 수 있다. 조금 더 커서 심한 증상이 가라앉고 나서도 잠잘 시간에 늘 엄마가 곁에 있으면 아이는 스스로 잠드는 방법을 배우지 못한다. 이런 아이는 부모의 도움 없이는 잠들지 못하게 된다. 부모가 우는 소리에 일일이 반응해 달래주면 아이가 밤에 자주 깨거나 잠이 부족해지는 결과에 이른다. 결국 생리적 요인으로 생겼던 심한 투정/산통이 사라진 후에도 아이는 피곤해서 투정을 부릴 수밖에 없다.

> **저자 한마디** ••••••••••••••••••••••••••••••••••
> 파멜리 박사의 말을 다시 한 번 강조해야겠네요. "아기의 수면/각성 패턴이 어느 정도로 일상을 지배하고 망가뜨릴지에 대해 어느 부모도 완벽하게 대비하지 못한다."

• 기질

처음 몇 달간 계속되었던 극심한 울음과 투정이 사라지면 아이도 안정감을 느끼는 듯 보인다. 그다음에는 무슨 일이 생길까? 생후 4주를 넘긴 아기는 밤새도록 잠을 자야 한다는 '욕구'를 느끼지만 같이 있으면 즐겁기 때문에 엄마가 '달래주기를 원한다'. 이때가 되면 부모는 아기가 느끼는 욕구와 바람의 차이를 구분할 수 있다. 건강한 습관을 들여주면 오랫동안 깨지 않고 잔다는 사실도 배웠을 것이다. 이제는 아이가 자다 깰 때마다 가서 달래주지 않고, 휴식이 필요한 아기의 낮잠을 건너뛰지도 않는다. 젖을 떼는 것처럼 잘 때 엄마 아빠와 함께 노는 즐거움과 이별을 하고 혼자 잠들기 시작한다. 한 엄마는 이렇게 말했다. "그렇군요, 앞으로는 아이가 나를 원한다는 생각을 말아야 한다는 거죠."

하지만 산통이 있었던 아기의 부모에게는 여전히 넘어야 할 산이 있다. 투정/산통이 심했던 아기는 생후 4~8개월에 다른 아이보다 수면시간이 짧고 밤에 자주 깨기 때문이다. 내가 조사해보니 산통을 겪은 아기의 부모는 밤에 자주 깨는 행위(오래 깨어 있는 행위가 아니라)를 가장 큰 문제라고 생각하는 경향이 있었다.

그러고 생후 4개월쯤 되면 아이는 다루기 까다로운 기질이 된다. '기질'이라는 말은 아이가 주변 환경과 상호작용을 하는 행동 방식이나 태도를 가리킨다. 행동의 이유를 설명하는 말이 아니다. 기질을 상세히 파헤쳐야 하는 이유는 산통을 넘기고 잠이 부족한 아이의 행동이 부모에게 스트레스를 주기 때문이다. 왜 그렇게 되는지 알면 자녀의 행동을 더 잘 이해하고 건강한 수면습관을 심어줄 수 있다. 모든 부모가 자기 나름대로 자녀의 기질을 판단하지만 표준 평가 방법이 따로 있다. 아주 객관적이라고는 할 수 없지만 꽤 유용하다는 의견이 지배적이다.

아동발달 연구를 주도한 알렉산더 토머스 박사와 스텔라 체스 박사 부부가 아이의 기질 차이에 대해 설명한 적이 있다. 직접 철저하게 연구를 하고 부모를 인터뷰한 결과를 바탕으로, 토머스 박사는 **정서의 질, 반응 강도, 적응성, 접근/철회**라는 네 가지 기질 사이에 밀접한 연관관계가 있다고 주장했다. 이 연구에서 변덕스럽고 강하게 반응하며 적응 속도가 느리고 타인에게 잘 접근하지 못하는 아기는 신체 기능이 전부 '불규칙적'으로 작용한다고 보았다. 그래서 부모가 다루기 까다롭다는 이유로 성격이 '까다로운' 아기라는 진단을 받는다는 것이다. 왜 이런 특성을 하나로 묶었는지는 모르겠지만 '순한' 아기는 기질이 정반대다. 토머스 박사는 추가로 **끈기, 활동 수준, 주의분산도, 반응의 역치**를 더 언급했다. 여기서 '반응의 역치'는 소음이나 불빛 변화에 민감한지 둔감한지 반응 강도를 말한다. 이 네 가지는 순한 아기와 까다로운 아기의 기질 묶음에 속하지 않는다.

이러한 평가법을 만든 연구팀은 심한 투정/산통은 염두에 두지 않았다. 구체적으로 울음의 정도를 측정하지도 않았다. 하지만 감정 평가 항목에 투정과 울음이 들어 있고, 감정 평가는 반응 정도, 적응력, 접근성과 긴밀하게 연관이 있다(이 네 가지를 이용해 '까다로운' 기질을 정의한다). 따라서 '까다로운 기질'이라는 개념은 심하게 투정을 부리며 우는 행위와 관련된다고 할 수 있다. 그럼에도 이렇게 평가한 기질과 심한 투정/산통이 관련 있다는 사실이 드러나기까지는 오랜 시간이 걸렸다. 곧 보게 되겠지만 어찌나 밀접하게 연결되어 있는지 놀라울 정도다. 다음은 토머스 박사와 체스 박사가 정리한 유아의 아홉 가지 기질이다.

1. 활동 수준activity(**일반적인 움직임, 에너지**) 침대에 누워 있을 때 몸을 가만두지 못하고 꿈틀거리거나 발버둥을 치는가? 자면서 움직이는가? 기저귀를 가는 동안 손발을 움직이는가? 항상 활발히 움직이는 아기도 있지만 목욕 같은 특이 상황에서만 많이 움직이는 아기도 있다. 유아의 활동 수준은 어린이의 '과다행동'과 전혀 관계가 없다.

2. 리듬성rhythmicity(**신체 기능의 규칙성**) 리듬성은 아기가 얼마나 규칙적이고 예측 가능한 행동을 보이는지 측정하는 기준이다. 배고픔을 느끼는 시간, 매번 먹는 양, 배변 활동 간격, 취침·기상시간, 가장 활발한 시간, 투정 부리는 시간이 항상 일정한가? 생후 2개월부터 아주 규칙적인 아기가 있는 반면, 돌이 될 때까지도 자꾸 바뀌는 아기도 있다. 자라면서 더 규칙적인 습관으로 굳어진다.

3. 접근/철회approach/withdrawl(**초기 반응**) 접근/철회는 새로운 대상에 처음 보이는 반응을 정의하는 기질이다. 새로운 친구나 베이비시터를 만났을 때 어떻게 행동하는가? 새로운 절차는 거부하는가? 어떤 아기는 낯선 환경에 먼저 손을 내밀고(호기심을 보이며 다

가간다), 어떤 아기는 반대와 거부를 표하거나 수줍게 고개를 돌리고 물러난다.

4. 적응성adaptability**(융통성)** 손톱을 깎아줄 때 잠자코 있는지, 목욕을 거부하지 않는지, 밥 먹는 시간이 달라져도 받아들이는지, 15분 내로 낯선 사람에 적응하는지, 새로운 음식을 잘 먹는지 등의 행동을 지켜보며 측정한다. 새로운 환경이나 규칙 변화에 얼마나 잘 적응하는지 평가하려는 항목이다.

5. 반응 강도intensity 긍정적으로든 부정적으로든 아기가 반응하는 정도나 양을 의미한다. 아기가 호불호를 표현하는 감정적 에너지의 양이라고 생각하면 된다. 반응 강도가 높은 아기는 큰 소리로 좋고 싫음을 표현한다. 젖을 먹을 때도 확실하게 덤벼들거나 거부한다. 갑자기 환한 빛을 비추면 강한 반응을 보이고, 새로운 장난감을 보고 좋으면 뛸 듯이 기뻐하고 싫다면 싫은 티를 확실히 낸다. 젖을 먹거나 기저귀를 갈고 목욕을 할 때도 기분을 잘 알 수 있다. 낯선 사람이나 익숙한 사람에게도 강한 반응을 보인다. 한 엄마는 투정/산통이 심한 아기가 극과 극으로 반응을 한다고 설명했다. "기분이 순식간에 바뀌어요. 예고도 없이 신나서 꺄꺄거리다가 마구 악을 쓴다니까요." 반응 강도는 정서와 별개로 측정한다. 반응 강도가 강하지 않은 아이를 보통 '순하다'고 표현한다.

6. 정서mood 반응 강도가 반응을 하는 정도라면, 정서는 반응의 방향을 말한다. 측정을 하는 상황은 같다. 부정적인 정서일 때는 울면서 투정을 부리고 웃음이나 옹알이도 보이지 않는다. 긍정적인 정서일 때는 미소를 짓거나 활짝 웃으며 옹알이를 한다. 반응 강도가 높은 아기는 대체로 정서가 부정적이고 적응성이 낮으며 초기에 철회 반응을 보인다(까다로운 성격). 강도가 약한 아기는 정서가 긍정적이고 적응성이 높으며 어렵지 않게 접근한다(순한 성격).

7. **끈기**persistence 끈기 또는 주의력은 한 가지 활동에 얼마나 오래 빠져 있는지로 측정한다. 부모는 특정 상황에서만 이 기질의 가치를 인정한다. 예를 들어 딸랑이에 손을 뻗는 동작처럼 새로운 것을 학습할 때는 끈기가 있어 좋다고 하지만, 바닥에 음식을 끈질기게 던질 때는 바람직하지 않다고 여긴다. 안타깝게도 오래 울고 깨어 있는 데 끈기를 보이는 아이가 있다. 한 아빠는 끈질기게 우는 아기에 대해 이렇게 말했다. "얘는 알칼라인 건전지로 작동하는데, 우리는 구형 카본 배터리로 움직이는 거예요. 먼저 지치는 법이 없어요."

8. **주의분산도**distractibility 주의분산도는 외부에 의해 얼마나 쉽게 주의가 산만해지는지 알려준다. 산만한 아기가 피로나 굶주림을 느낄 때 안아 올리면 쉽게 달랠 수 있다. 기저귀를 갈 때 얼러서 달래면 투정을 그친다. 새로운 장난감이나 특이한 소리도 아기의 주의를 쉽게 분산시킬 수 있다. 주의분산도와 끈기는 서로 관련이 없고, 두 가지 기질은 활동 수준이나 반응의 역치와도 무관하다.

9. **반응의 역치**threshold(민감도) 시끄러운 소리나 밝은 불빛 등 특정 상황에서 아기에게 반응을 이끌어내는 데 필요한 자극이 얼마인지를 말한다. 외부 환경 변화에 아주 민감하게 반응하는 아기가 있는 반면, 거의 반응하지 않는 아기도 있다.

• 까다로운 기질

토머스 박사와 체스 박사는 많은 아이를 관찰하고 설문지를 분석하면서 위에서 설명한 기질 중 단 네 가지인 **반응 강도, 적응성, 정서, 접근/철회**만이 서로 연결되어 있다는 사실을 발견했다. 특히 반응이 극단적이고 '강도'가 높은 아기는 적응성이 낮고, 정서가 부정적이며 낯선 환경에 철회 반응을 보였다. 이것이 모여 하나의 성격이 되었다.

부모의 설명과 연구진의 관찰에 따르면 이런 기질의 아이가 다른 아이에 비해 다루기 힘들었다. 결과적으로 기질이 이런 패턴을 보이는 아이는 까다롭다고 말한다. 한 엄마는 장난스럽게 아이를 '엄마 킬러'라고 불렀다. 반대 기질을 가진 아기는 일명 '꿈의 아기'다. 한 아빠는 '순한' 자녀를 가리켜 '손이 갈 일이 없다'라고 했다. 기질이 까다롭거나 순하다는 말은 오직 아기의 행동만 설명한다. 기질에 대한 연구는 아이가 왜 그렇게 행동하는지 묻지 않는다. 까다로운 아기가 '관심을 많이 필요로 한다'고 말할 과학적 근거는 없다. 아니, 어떤 아기든 관심을 많이 필요로 한다고 말할 근거는 존재하지 않는다. 소위 관심을 요구한다는 아기는 사실 너무 피곤하거나 기질이 까다로울 뿐이다.

토머스 박사와 체스 박사의 최초 연구 대상에서 까다로운 아기로 분류되는 비율은 약 10%였다. 이런 아기는 수면 스케줄이나 밤에 자다 깨는 시간 같은 생리적 기능이 불규칙한 편이었다. 커서 수면장애를 비롯한 행동문제에 시달릴 확률도 높았다. 생후 3~4개월이 지나 심한 산통이 사라졌을 때 순한 아기와 까다로운 아기가 얼마나 다르게 행동하는지 보면 정말 흥미롭다. 엄마에게 까다롭다는 평가를 받은 아기(다른 사람의 아기)의 우는 소리 테이프를 들려주자 순한 아기의 울음에 비해 더 짜증이 묻어나고 귀에 거슬리며 자극적이라는 의견을 밝혔다. 응석이 심한 것 같고, 배가 고프거나 용변을 봐서가 아니라 짜증을 못 이기고 운다고 느꼈다. 울음소리를 분석해보니 그 이유를 설명할 수 있었다. 까다로운 아기는 순한 아기와 달리 중간중간 아무 소리도 내지 않고 울음을 그치는 순간이 있었다. 이런 순간 때문에 듣는 사람은 울음이 끝났다고 생각하지만 아이는 다시 운다. 또한 울음이 정점에 달했을 때, 까다로운 아기의 울음소리의 주파수가 더 높았다. 이와 같은 두 가지 차이로 까다로운 아기의 울음소리가 더 불안하고 날카롭고 신경에 거슬렸던 것이다.

까다로운 기질은 왜 생기는 것일까? 보통 본성을 표출하는 것이 기질이라고 생각한다. 하지만 부모의 육아 방식도 영향을 미칠 수 있다.

아동발달 전문가 라야 프리셔Laya Frischer 박사는 산통 단계를 넘긴 아기를 이렇게 묘사했다.

제인은 다루기 힘들고 행동을 예측할 수 없다. 잠을 자고 얌전히 안겨 있는 시간은 평균보다 짧고, 우는 시간은 평균보다 길다. 5주간 관찰한 결과, 제인은 극도로 예민한 아기였다. 잠깐은 배를 만지는 손길조차 견디지 못한 적도 있었다. 포대기에 싸면 조금 괜찮아지고 리드미컬하게 흔들어주면 어느 정도 편안하게 진정된다. 이런 방법이 통하지 않는다면 부모가 안아 들고 이리저리 움직였다. 가끔은 짜증을 그쳤지만 정신을 못 차릴 만큼 더 크게 우는 경우도 있었다. 제인은 스스로 진정할 수 없었고, 부모가 쓰다듬는 등의 일반적인 방법으로도 진정하지 않았다. 고무젖꼭지로 효과를 보기는 했으나, 항상은 아니었다. 제인은 자기 상태를 통제하지 못한다. **자는 것 같다가도 악을 쓰며 울었다.**

제인은 잠을 자다가 순식간에 짜증을 부리는 상태로 변한다. 피로가 쌓여서 잠을 잘 수 없고, 그래서 짜증이 늘고 있었다. 빛이나 손길 같은 감각의 자극에 쉽게 적응하지 못한다. 철저하게 보호를 받는 환경을 마련해줘야 해서 부모, 특히 엄마가 상당한 스트레스를 받고 있다. 우는 이유를 알아내기도 쉽지 않다. 제인의 부모는 아기가 예측할 수 없고 대체로 소통이 되지 않는다고 생각한다.

나도 아기가 주위 자극에 민감하게 반응하는 경우를 직접 경험했다. 큰아이가 산통을 앓았을 때, 나는 아기 침대 난간을 올린 채로 고정해두어야 했다. 스프링 걸쇠가 덜컹 움직이는 소리가 들릴 때마다 아이가 깼기 때문이다. 아기를 침대에 눕히기 불편해졌지만 다행히 대학 시절 체조를 한 덕분에 나는 몸이 유연했다. 아내는 도저히 아이를 침대에 내려놓을 수 없어 결국 튼튼한 발판을 구해야 했다. 하지만 침대에 눕힐 때면 여전히 등을 아파했다.

흥미롭게도 두 가지 기질(높은 활동 수준과 높은 민감도)은 까다로운 아기를 진단하는 기준이 아니다. 하지만 산통을 넘긴 아기 중에는 불규칙한 수면 스케줄에 아주 민감하게 반응하는 부류가 있다. 중증 중이염이나 휴가, 여행 같은 일로 규칙적이던 일과가 한 번 깨지면 잠을 거부하고 밤에 자주 깬다. 이런 증상은 며칠씩 계속된다. 흥분/억제 조절 시스템이나 수면/각성 조절 시스템의 균형이 선천적으로 맞지 않기 때문에 체내의 생물학적 리듬이 쉽게 흐트러져 회복 기간이 길어진다고 할 수 있다. 또한 부모가 너무 늦게 재우거나 생후 4개월 이후에 낮잠을 건너뛰어도 산통을 앓았던 아기는 아주 피곤해진다. 불가피한 일로 일과가 깨질 때는 어떤 방법으로도 잠을 자지 못하고 짜증을 부리며 이전의 수면패턴으로 돌아가기 힘들다.

산통을 앓은 아이 중 일부는 아주 활동적이어서 무한의 에너지를 가진 듯 보인다. "번개처럼 기어 다녀요." 한 엄마가 자녀를 묘사한 말이다. 이런 아기는 쉬지 않고 움직인다. 엄마의 무릎에 얌전히 앉아 있기보다는 가슴을 딛고 올라가 어깨에 몸을 걸치려 한다. 하지만 일단 어깨에 도달하면 곧바로 내려오고 싶어 하고 구석에 있는 먼지 덩어리같이 흥미를 끄는 것을 확인하러 간다. 쉽게 흥미를 잃고 따분해지기도 한다. 자극에도 아주 예민하다. 청소기, 헤어드라이어, 커피머신 같은 기계의 소리를 특히 못 견뎌 한다(어렸을 때 산통을 겪던 중에는 진정 효과가 있었을지도 모른다). 더 흥분하고 활발해지고 호기심이 커진 듯하다. 너무 피곤하면 심술을 부리고 다른 사람의 관심을 받고 싶어 한다. 엄마 곁을 떠나지 않고 계속 안아달라고 보챈다. 엄마가 잠시라도 방을 나가면 곧장 떼를 쓰기 시작한다. 하지만 잠을 푹 잤을 때는 이야기가 달라진다. 활동량은 여전히 많지만 흥분하지는 않는다. 즉 어떤 생리적 작용으로 아이의 행동이 활발해지는지는 모르겠으나 수면부족도 하나의 요인이라는 뜻이 된다. 같은 아기라도 잠을 충분히 자면 무궁무진한 호기심으로 무엇이든 적극적으로 배우려 한다.

일부 소아과 의사는 산통에 대해 길게 설명하고 싶지 않아서 진료실에 앉은 부모에게 산통으로 죽는 사람은 없으니 걱정하지 말라는 말만 한다. 언젠가는 지나갈 테고, 산통을 앓은 아기가 나중에 더 똑똑해진다고도 한다. 이런 아이는 주의력과 호기심이 높고 머리가 좋아서 세상을 탐구하고 조사하고자 하는 충동을 억제하지 못하기 때문에 남달리 총명하다는 것이다. 산통을 앓은 아기가 더 총명하다고 할 근거는 없다. 하지만 독보적으로 머리가 좋은 극소수가 있어서 이런 소문을 만든 모양이다. 1964년에 발표된 한 연구를 보면 많이 울수록(태어난 지 4~10일간에 발바닥에 고무줄을 튕겨서 울렸다) 3세 때 지능이 높았다고 한다. 인위적으로 울렸을 때 머리가 좋아졌다는 주장이 산통으로 우는 아이와 과연 상관이 있을까? 우리는 답을 알 길이 없다.

• 기질과 잠의 상관관계

태어난 지 '이틀째'의 수면패턴을 쭉 기록하자 생후 '8개월' 때 평가한 기질과 연관성이 있었다. 잠과 관련한 모든 변수에 극단적으로 반응한 아기는 기질이 까다로울 가능성이 더 높았다. 이런 관찰 결과를 보면 어린 아기에게는 부모의 양육 방식이 아니라 발달이나 생리적 요인이 더 크게 작용한다고 볼 수 있다.

내가 연구한 바에 따르면 생후 4~5개월 아기 60명 중에 까다로운 아기는 순한 아기보다 평균 수면시간이 무척 짧았다(12.3시간 대 15.6시간). 측정한 요소는 아홉 가지였지만 까다로운 성격을 진단하는 데는 다섯 가지만 사용되었다. 이중 네 가지(정서, 적응성, 리듬성, 접근/철회)는 총 수면시간과 아주 밀접한 관련이 있었다.

105명으로 연구 대상을 확대하자 까다로운 아기의 수면시간은 12.8시간이었고 순한 아기의 경우는 14.9시간이었다. 이후 육아 방식이 다른 중국계 미국인을 연구했을 때도 같은 결과가 나왔다. 생후 '4~5개월'에는 육아 방식과 관계없이 까다로운 아기가 잠을 적게 잔다. 결국 수면시간과 기질 사이에 발달상의 관계가 있다고 할 수 있다. 하지만 양육 방식은 논외로 하더라도, 4~5개월에 아기마다 기질이 다른 것은 단지 피곤한 부모가 건강한 수면습관을 제대로 세워주지 않았기 때문일 수도 있다.

저속 촬영으로 수면/각성의 체계를 객관적으로 측정한 마샤 키너Marcia Keener 박사의 연구도 수면과 기질이 서로 연관되어 있다고 결론 내렸다. 연구팀은 생후 '6개월'에 각 부모가 설명하는 아기의 기질을 비교해보았다. 키너 박사는 이렇게 썼다. "순하다고 하는 아기는 밤에 오래 잤고 부모의 개입으로 아기 침대 밖에 나와 있는 시간이 적었다." 또 자다 깨는 행위에는 생리적 요인보다는 환경적 요인(부모의 육아)이 작용한다는 분석을 내놓았다. 생후 6개월인 까다로운 아기가 침대 밖에 있는 시간이 더 많다는 현상은 투정/산통이 심했던 아기가 4, 8, 12개월에 더 자주 깨는 현상과 흡사하다. 우울증 엄마가 그렇지 않은 엄마보다 아기를 불필요하게 침대에서 자주 꺼낸다는 현상도 유사점을 보인다.

움직임을 감지하는 컴퓨터를 이용한 연구에서는 생후 '12개월' 아기 중 리듬성이 높은 유형은 일찍 잠을 자고 수면시간도 더 길었다. '18개월'에 다시 관찰했을 때, 주관적으로나 객관적으로나 수면이 개선된 아기는 주로 순한 기질이었다.

아기가 태어나서 처음 몇 년 동안의 잠을 수면일기와 객관적인 관찰로 분석한 캐런 스프러이트Karen Spruyt 박사도 순한 아기가 잠을 많이 잔다는 사실을 확인했다.

• 기질과 산통의 상관관계

아이가 생후 '2주'일 때 기질을 평가하고 생후 '6주'에 24시간 동안 행동
일기를 작성하자, 2주에 까다롭다고 평가를 받은 아기가 6주에 더 많이
울고 투정을 부린다는 결과가 나왔다. 생후 4주에 까다로운 기질 중에서
도 특히 반응 강도가 높으며 주의분산도가 낮은(달래기 어려운) 아기는
생후 2개월에 평균 이상으로 많이 울었다.

또 다른 연구는 생후 '3개월과 12개월'에 각각 기질을 평가했다. '3개
월'에 투정/산통이 심했던 아기는 반응 강도와 끈기가 높고 주의분산도
가 낮으며 정서가 부정적이었다. 하지만 '12개월'에 기질 설문지로 평가
를 하자 산통을 심하게 앓았던 아기와 그렇지 않은 아기는 차이를 보이
지 않았다. 하지만 산통 집단의 엄마는 자기 아이가 더 까다롭다는 인상
을 받았다.

웨슬 박사의 정확한 기준을 사용해 생후 '4~5개월'에 기질 평가를 했
을 때 투정/산통이 심했던 아기는 그렇지 않은 아기보다 까다롭다는 결
과가 더 많이 나왔다. 이제는 사용하지 않지만 디시클로민이라는 부교
감 신경 차단제로 산통을 치료한 후에도 결과는 다르지 않았다. 비슷한
연구는 또 있다. 행동치료로 저녁의 투정이나 울음이 줄었는데도 이후
기질을 평가했을 때는 까다롭다는 결과가 나왔다. 그렇다면 생후 4개월
이전에 심한 투정/산통을 유발하는 발달 요인이 약물로 억제되어 있다
가 4개월에 약을 끊으면 수면 위로 떠오른다는 추측이 가능해진다. 그
래서 수면시간이 짧아지고 밤에 자다가 자주 깨며 성격이 까다로워지
는 것이다.

엄마 중심의 영향력: 엄마의 역할

'엄마 중심의 영향력'이란 무슨 말일까? 알드리치 박사는 모든 아기가 특
별한 이유 없이 우는 때가 있음을 증명했다. 하지만 내가 연구한 바로는

웨슬 박사의 기준에 의거해 산통이 있는 아기 중에는 '울지 않고' 투정을 많이 부리는 아이도 있었다. 나는 엄마에게 출산 시점부터 우리 병원에 진료를 받으러 올 때마다 투정/울음, 달래기, 수면에 관한 정보를 제공해 주었다. 나는 심한 투정/산통에 근본적으로 엄마가 영향을 미친다는 결론을 이끌어낼 수 있었는데 엄마가 아기 달래기 정보로 무장하자 아기가 우는 일이 줄어들었기 때문이다.

불안장애가 있는 어린 싱글맘, 노산으로 쌍둥이를 낳은 엄마, 산후우울증에 시달리는 엄마, 인공수정으로 아기를 낳은 엄마는 상대적으로 육아를 더 힘들어하기 때문에 아기의 투정/산통이 심해질 위험이 있다. 힘이 부쳐서 아기의 투정이나 울음을 진정시키지 못한다. 이렇게 엄마로부터 영향을 받은 아기는 생후 4개월에 몹시 피곤해하고 다루기도 힘들어진다. 4개월이 지나면 스스로 잠드는 법을 배우지 못해 만성 수면장애가 생길 수도 있다. 부모의 문제가 건강한 수면을 방해하는 것도 하나의 원인이다(3장 참조). 지금부터는 엄마의 영향력을 중심으로 아기의 기질과 밤에 자다 깨는 행위에 대해 알아보려 한다. 산통을 넘긴 후 수면문제를 예방하려면 어떻게 해야 하는지도 설명하겠다.

• 자다 깨는 아이

앞에서는 아기의 발달 과정에서 나타나는 변화를 강조했다. 하지만 이런 생리적 요인뿐만 아니라 밤에 불필요하게 젖을 자주 먹이는 등의 부모의 육아 방식으로도 생후 몇 달 동안 밤에 잠을 설칠 수 있다는 관점이 있다(3장 참조). 생후 3~4개월이 지나 생리적 요인의 영향력이 사라진 후에도 부모의 육아 방식은 계속 분산수면을 유발할 가능성이 있다.

알다시피 부모의 육아법에 따라 아기는 많이 울기도 하고 적게 울기도 한다. 아기를 쉽게 달래는 방법도, 그렇지 못한 방법도 있다. 또한 엄마의 자신감과 훈육 방식도 아기의 수면훈련에 영향을 미친다. 엄마의 역할이 중요하다는 사실을 보여주는 현상은 한 가지 더 있다. 현대의 애착육아는 생후 몇 달 동안은 아기의 울음과 투정을 줄이는 효과가 있지만, 시간이 흐르면 일부 아이는 밤에 잠을 잘 자지 못한다. 아마도 스스로 잠드는 법을 배우지 못했기 때문일 것이다(5장 참조).

아이가 깰 때마다 지나치게 염려하고 뜻을 받아주는 부모는 자기가 의도치 않게 아이의 수면훈련을 방해하고 있음을 모른다. 특히 밤에 아이와 떨어지지 못하는 엄마도 있고, 우울증에 빠지는 엄마도 있다. 우울증은 산통을 앓는 아기를 상대하느라 지쳐서 더욱 심해지기도 한다. 어느 쪽이든 아기를 잘 자게 해줘야 한다는 조언만으로는 변화를 이끌어내기 부족하다. 홀로 잠드는 법을 배우지 못한 아기는 자다가 자꾸 깨고 그럴 때마다 부모가 반응을 해주면 습관으로 굳어져 수면부족이 된다. 결국 산통이 나은 후에도 피곤해서 계속 투정을 부리고 온 가족이 피로에 시달리고 만다.

같은 아기를 생후 '5개월'에 이어 '56개월'이 되었을 때 연구한 결과도 이런 견해를 뒷받침한다. 디터 볼커Dieter Wolke 박사는 울음 자체가 문제는 아니라고 한다. "생후 5개월까지 아이가 오래 울고 부모가 스트레스를 받을 경우 20개월에 자다 깨는 문제가 나타났다." 하지만 56개월은 아니었다. 다시 말해 생후 5개월에 아기가 오래 울거나 투정을 부리는 요인과 부모가 스트레스를 받는 요인이 결합했을 때 밤에 자다 깨는 문제가 발생할 확률이 높았다. 더 나아가 생후 5개월에 우는 습관 하나만이 아니고 우는 습관과 수면문제가 함께 나타난 아기가 커서 수면장애를 겪을 확률이 더욱 높았다. 생후 5개월에 잠을 잘 못 자는 현상은 20개월에 영락없이 밤에 자다 깨는 등의 수면장애로 발전한다. 볼커 박사는 "산통 이후의 수면문제는 부모가 규칙적인 수면 스케줄을 세워주지 못했기 때문이기 쉽다"라고 결론을 내렸다. "수면문제가 부모 탓이라고 책임을 돌리는 것은 아니다. 그보다는 아이가 잠에서 깼을 때 왜 많은 부모가 젖을 물리거나 같은 침대에서 자는 등 갈등을 최소화하는 전략을 사용하는지 그 이유를 인식하고 있다. 특히 기질이 까다로운 아이일수록 더 잘 들어 맞는다." 따라서 생후 5개월에 오래 운다는 것만으로는 훗날의 수면장애를 예측하기 힘들다. 아이가 오래 우는 동시에 부모가 스트레스를 받거나, 오래 울면서 수면문제도 함께 나타나야 한다.

이 연구에서는 생후 20~56개월 사이에 밤에 자다 깨는 버릇이 사라졌지만 아이는 여전히 잠을 잘 자지 못했고 건강을 해치게 되었다. 볼커 박사는 8~10세 아동 64명을 대상으로도 연구를 실시했다. 다들 유아기 시절 주 3일 이상 3시간 넘게 칭얼대거나 우는 '끈질긴 울음'을 보인 아이였다. 박사는 이들이 과잉행동장애나 학습부진을 앓을 위험이 높다고 결론 내렸다. 끈질기게 울던 아이는 8~10세가 되었을 때 잠드는 데 더 오랜 시간이 걸렸다. '잠들기 전 자신의 행동 상태를 조절하는 능력이 낮았다'라고 할 수 있다.

그러므로 유아기에 더 많이 울거나 투정을 부릴수록 잠을 못 자고 밤에 부모에게 신호를 많이 보냈다(분산수면). 하지만 울음/투정 자체는 수면장애의 직접적인 원인이 아니었다. 산통을 겪은 아기의 가족은 스트레스에 시달리는 것이 사실이다. 그러나 이후 수면장애와 행동문제의 명백한 원인은 나이에 적합한 수면 원칙의 부재다.

다음은 부모가 수면부족이라고 하지만 투정/산통이 심했을 것으로 추정하는 한 아이의 사연이다. 이런 증상의 명칭은 서로 바꿔서 사용할 수 있고 어느 쪽이든 그리 중요하지 않다. 중요한 것은 아이의 행동이다. 속성 해결방법은 없지만 문제는 분명 서서히 개선되었다. 일관성을 유지한다면 참고 견딘 보람이 있을 것이다.

잭슨은 생후 4개월까지 수면 스케줄이라는 게 없었습니다. 하루 종일 울어댔고 한 번에 4시간쯤 잤을까요(그것도 운이 좋은 날 얘기입니다!). 남편과 저는 울음을 그치게 하려고 몇 시간 연속으로 아기를 안아서 어르고 흔들어주며 노래에 놀이에 별별 짓을 다 했습니다. 저희가 다니던 소아과 선생님은 아이에게 산통이 있으니 기다리는 것 말고는 방법이 없다고 했어요. 지금 돌이켜 생각해보면 전혀 산통이 아니었던 것 같습니다. 그냥 잠이 부족했던 거죠. 처음에는 잭슨을 안아주지 않고 울게 놔두려니 망설여졌어요. 저희 둘 다 심리학자라 혼자 울게 두면 마음에 상처가 남고 애착과 자존감 형성이 잘되지 않을까 봐 걱정했던 거죠. 하지만 잠이 부족하고 스트레스 때문에 미칠 지경이어서 무슨 방법이든 써야 했습니다. 아이 스스로 잠들게 두지 않으면 건강에 해롭다는 웨이스블러스 박사님의 신조를 접하고 마침내 결심을 했어요. 처음에 낮잠을 재우려 침대에 내려놓고 방을 나가자 잭슨은 죽을 것처럼 악을 쓰기 시작했습니다. 저는 계단 끝에 앉아서 하염없이 눈물만 흘렸어요. 이 세상에 저보다 형편없는 엄마는 없다고 생각했어요. 영원처럼 느껴지는 20분이 지나서야 잭슨은 잠이 들었고 2시간 동안 잤습니다. 하지만 낮잠은 더 쉽지 않았어요. 1시간 내내 비명을 질러서(저도 1시간 내내 울었어요) 일단 안아 올리고 다음으로 미룬 날도 있었습니다. 잭슨은 이 아이디어 자체를 거부했고 저희가 아무리 일관적으로 행동해도 매번 심하게 저항했어요. 9개월이 된 지금도 자기 전에 울기는 해요. 30초일 때도 있고, 30분일 때도 있어요. 그래도 전보다는 훨씬 쉽게, 오랫동안 잡니다. 하루에 평균 10시간이 되기 전 계산을 했는데, 불과 몇 주 만에 하루 17시간씩 잠을 자더라고요. 무엇보다도 밤새 잠을 자게 되었다는 점이 좋습니다. 이제는 저녁 6~7시 사이에 잠자리에 들고 아침 6~7시에 일어나요. 낮잠은 매일 아침 9시쯤 한 번, 이른 오후에 한 번 잡니다. 드디어 필요한 만큼 잠을 잘 수 있게 되자 저희 부부의 스트레스도 크게 줄었어요. 이제는 단둘이 저녁시간을 보낼 수도 있어요. 그게 얼마나 필요했는지 모릅니다. 잭슨의 성격도 아주 좋아졌어요. 여전히 아주 활발하게 행동하지만 더 이상 까다로운 아기는 아니에요. 감정적으로 너무 힘들어서 다시는 아이를 낳지 않을 거라 생각했는데 이제 내년 안으로 둘째를 가지려 계획 중이랍니다.

부모가 아기의 수면 스케줄을 관리한다면 아기는 낮이고 밤이고 규칙적으로 잠을 잘 것이다. 대다수 부모는 비교적 쉽게 적응하지만 산통을 앓았던 아기의 경우라면 규칙적이고 일관성 있는 스케줄이 생길 때까지 아주 많이 노력해야 한다. 건강한 잠을 재우려고 노력한 부모는 더 침착하고 명랑하며 순한 아기라는 보답을 받는다. 앞의 사례처럼 잠을 잘 자면 성격도 개선된다. 이에 관해서는 조금 뒤에 자세히 알아볼 계획이다. 건강한 수면으로 아기의 투정을 완전히 떨쳐버린 가족은 이렇게 말했다. "'다른' 아기가 됐어요!"

부모가 정성 들여 수면 스케줄을 관리해주지 않으면 아기는 잠을 불규칙적으로 자고 그 결과 다루기 힘든 성격이 된다. 조금만 짜증이 나도 정신없이 비명을 지르고 온종일 미친 듯이 조르고 조급하게 행동한다. 산통을 겪었다고 전부 다 이런 극단적인 증상을 보이지는 않지만 대부분 산통이 없었던 아이에 비해서는 부모가 건강한 수면 스케줄을 관리해야 할 필요가 있다. 따라서 생후 3~4개월이 지나면 건강하지 못한 수면습관은 생리적인 발달이 아니라 학습으로 만들어진다고 본다.

저자 한마디 •••••••••••••••••••••••••••••••••••••••
산통을 겪었던 아기가 생후 4개월 이후 자다 깨지 않고 오래 자기 위한 방법은 단 하나뿐입니다. 부모가 자녀에게 건강한 수면습관을 길러주고 유지해줘야 해요.

엄마가 영향을 미친다는 관점으로 보면 산통 이후 수면문제의 주된 원인은 아기가 발달하며 흐트러진 수면/각성리듬이 아니다. 진짜 문제는 부모가 생후 2~4개월에 아기 스스로 잠들게 하는 수면훈련에 실패했거나 산통이 지나간 후 규칙적인 수면패턴을 관리해주지 않았기 때문이다. 산통 이후 왜 수면 스케줄을 심어주기 힘든지에 대해서는 명백한 이유도 있고 알아차리기 힘든 이유도 있다.

2개월 이상 울음이 계속되면 아이에게 해로운 육아 방법이 평생 굳어진다. 일부 부모는 달래기 힘든 아이를 보며 아이 행동을 도저히 통제할 수 없다고 생각한다. 시간에 딱딱 맞춰 규칙적으로 재우거나 하나의 취침 의식을 고수한다고 심한 투정/산통이 눈에 띄게 나아지지 않는다. 자연히 산통이 지나간 후에도 그런 방법은 통하지 않는다고 잘못 추측하게 된다. 불행히도 그들은 산통으로 울던 아기가 생후 2~4개월 즈음에는 피곤해서 운다는 변화를 알아차리지 못하고 있다.

한편 본의 아니게 자신의 피로를 이기지 못하고 어린 자녀에게 일관성 없이 불규칙적으로 반응하는 부모도 있다. 극도의 투정/산통에 시달리는 아기를 달래고 진정시키려고 지속적으로 다양한 노력을 기울이기는 한다. 하지만 이렇게 하다가는 산통이 끝난 후 수면 스케줄을 관리할 때 지나칠 정도로 신경을 쓰며 아이 뜻을 받아주게 된다. 밤에도 과도한 관심을 주며 아이를 자극한다. 울음소리가 들릴 때마다 달려가는 이런 부모는 저도 모르게 아이의 수면훈련을 방해하는 셈이다. 결과적으로 아이는 혼자 힘으로 잠을 잔다는 평생 필요한 기술을 배우지 못한다.

수면훈련으로 산통 이후 건강한 수면습관을 심어주는 효과적인 행동치료는 아기의 수면욕구를 알아차리고 반응할 수 있느냐에 따라 성패가 갈릴 것이다(3장 참조).

3장에서 이야기했듯이 일부 부모, 특히 엄마는 밤에 아이와 떨어져 있기 힘들어한다. 남편이 직장 일로 자주 집을 비워서 밤에 혼자 있기 싫어서일 수도 있고, 불안감으로 밤에 외롭기 때문일 수도 있다. 이들은 아기가 울 때마다 돌봐줘야 한다고 생각한다. 좋은 엄마 노릇을 하고 있지만 이것은 정도 이상이다. 아기가 무언가를 필요로 하면 미리 예상하고 있다가 알아서 충족시켜준다. 그 과정에서 엄마는 의도치 않게 아이가 혼자 있는 능력을 기르지 못하게 막는다. 일례로 엄마가 곁에 없을 때 엄마를 대신할 것(엄지나 고무젖꼭지를 빠는 행위 등)을 찾는 시도조차 할 수 없다.

이런 부모 밑에서 자란 아이에게는 조금씩 자다 깨는 패턴이 평생 간다. 아동 정신과 의사 토머스 오그던Thomas Ogden 박사는 이런 아기가 "엄마의 존재에 중독되어 엄마가 안아주지 않으면 잠을 잘 수 없고 잠을 잘 수 있는 내부 환경을 스스로 만들지 못한다"라고 설명했다. 잠을 설치는 것은 '아이'지만 문제와 해결책의 핵심은 '부모' 손에 달렸다.

경고

아기 때 수면문제가 계속되면 조금 더 커서는 과잉행동을 보이고 청소년기에는 정신질환 증상이 나타나며 엄마도 우울증에 걸립니다.

지나치게 우는 아기는 심한 투정/산통을 앓고 있을 경우가 많지만, 피로가 과도하게 쌓여도 울 수 있음을 기억하자. 일부 비산업화 사회나 부모가 계속 아기 옆에 붙어 육아를 하는 환경(애착육아)에서는 아기가 항상 포근하게 싸여 엄마 품에 안겨 있기 때문에 거의 울지 않는다. 그래서 엄마의 역할이 강조된다. 하지만 계속 안아주고 수시로 모유수유를 하는 곳에서도 아기는 여전히 울고 투정을 부리기 때문에 아기의 역할이 크다는 이론이 힘을 얻는다. 이런 환경에서도 울음과 투정은 생후 6주에 정점을 찍는다. 물론 비산업화 문화권에서 자란 아이는 지나치게 피곤해서 투정을 부릴 일이 적기는 하다. 엄마는 차를 몰지 않고 시계를 차지 않으며 문자나 이메일을 확인하지도 않는다. 날마다 약속 자리에 아기를 데리고 다니지도 않는다. 낮에 주변에서 받는 자극도 별로 없어서 엄마가 농작물을 심거나 요리를 할 때도 야외에서 잘 잔다. 하지만 그와 다른 우리의 생활 방식은 아이를 더 자주 피곤하게 만든다.

• 기질

나는 영아기 기질에 대한 연구를 보며 생후 3~4개월에 생리적 요인으로 투정/짜증이 증가했을 때 기질이 까다롭다는 평가가 나왔다는 인상을 받았다. 아이의 산통으로 부모가 스트레스를 받고 피로를 느끼지만 육아 방식은 그리 중요한 요인이 아니라고 생각했다. 하지만 지금은 생각이 조금 달라졌다. 부모의 육아 방식이 한편으로는 아기의 영향을 받아서, 한편으로는 독립적으로 아기의 행동을 바꾼다고 본다. 엄마의 정신건강은 아기의 투정/울음과 수면문제의 원인일 수도, 결과일 수도 있다. 원인인 동시에 결과일 수도 있다. 조다나 베이어Jordana Bayer 박사는 생후 4개월 아기에게 수면문제가 있다고 말하는 엄마를 가리켜 이렇게 말했다. "수면문제가 없는 아기의 엄마에 비해 정신건강과 신체건강이 약한 편이었다. [수면문제로 고생하는 아기는] 오로지 모유수유를 하고 엄마로부터 기질이 까다롭다는 평가를 받을 가능성이 높았다." 이 주제와 아빠의 역할에 대해서는 4장과 5장에서 상세히 설명했다.

일부 연구팀은 심한 투정/산통과 까다로운 기질 사이에는 관련이 없다고 말하며 선천적인 요인과 후천적인 요인을 더 혼란스럽게 만든다. 웨슬 박사에 따르면 49%의 아기가 일주일에 3일 이상 하루 3시간 넘게 짜증이나 투정을 부리고 울음을 터뜨린다. 6장에서 본 것처럼 주 3일 이상, 하루 3시간 이상이라는 임의의 기준은 웨슬의 '수정된' 산통 진단 기준이라고도 불린다. 수정된 기준을 사용하여 연구진은 산통이 까다로운 기질을 미리 드러내는 징후가 아니라는 결론을 내렸다. 그러나 웨슬 박사는 산통이 3주 이상 지속되는 추가적인 특성이 있다고 정의했으므로 약 26%의 아기가 산통을 앓는다는 얘기가 된다. 이처럼 더 심한 산통을 앓는 집단을 축소하자 정반대의 결론이 나왔다. 생후 4개월 이전의 심한 투정/산통과 생후 4개월의 까다로운 기질은 밀접한 관련이 있다는 것이다. 연구진이 산통을 어떻게 정의하느냐에 따라 결과는 크게 달라진다.

하지만 웨슬 박사의 엄격한 기준을 적용했을 때도 심한 투정/산통을 까다로운 기질의 불가피한 징후보다는 위험요인으로 봐야 한다는 이유가 있다. 생후 4개월에 기질이 까다로운 아기의 약 40%가 심한 투정/산통을 경험하지 않았고, 심한 투정/산통을 앓았던 아기의 73%는 까다로운 기질로 발전하지 않았기 때문이다. 생후 4개월까지 투정을 부리고 우는 행동과 생후 4개월의 까다로운 기질에 생리적 발달이 영향을 미쳤다 해도 피할 수 없는 운명은 아니다. 부모의 육아도 만만치 않게 중요하다.

부모에게 좋은 소식이 또 있다. 투정/산통이 심하다고 까다로운 기질이 '평생 간다'는 의미는 아니라는 것이다. 한 연구에서 심한 투정/산통을 앓은 아기들을 대상으로 생후 5개월과 10개월에 기질을 평가하자 투정/산통이 심했던 집단과 약하게 지나간 집단 사이에 차이가 없었다. 그러므로 심한 산통이 가라앉은 후에 건강한 수면습관을 훈련한다면 아기의 까다로운 기질이 극적으로 개선될 확률이 높아질 것이다. 어떤 원리로 잠이 기질을 조절하는지는 아래에서 알아보겠다.

아기와 엄마의 상호작용

더글러스 테티 박사는 이렇게 썼다. "유아의 수면패턴은 복합적으로 이루어지고 아기와 부모가 지속적으로 상호작용을 하며 조절한다는 의견이 지배적이다. 엄마의 우울증 증상과 유아의 자다 깨는 버릇의 연관성을 고려하면 엄마와 아기 모두 영향력을 미치고 있음을 알 수 있다."

• 자다 깨는 버릇

투정/산통이 심하다고 해서 모든 부모가 자녀를 홀로 진정하게 두기 힘들어하지는 않는다. 하지만 심한 자극을 견디지 못하고 적응하기 가장 쉬운 방법으로 되돌아가는 경우가 많다. 그들은 밤에 지나치게 자주 자녀에게 반응하고 교감을 나눈다. 이런 상황에서 아기가 잘 자게 도와주라는 단순한 조언만으로는 문제에 접근하는 방식이 달라지지 않는다. 아기가 자다 깬다고 전문가에게 도움을 요청하겠지만 사실 부모에게도 알려지지 않은 문제가 있을지도 모른다.

• 기질

평균적으로 생후 3.6개월에 실시하는 기질 평가는 수면/각성 체계, 까다로운 기질, 심한 울음 같은 문제 사이의 연관성을 보여준다. 자녀가 많이 우는 엄마는 우울증, 불안감, 피로, 분노, 부정적인 유년기 기억, 부부갈등 점수가 높게 나타났다(3장과 4장 참조). 연구진은 부모의 육아와 관련한 요인이 끈질긴 울음을 '유발'하지는 않지만 그 행동을 '지속'시키거나 더 '심하게' 만드는 기능을 한다고 결론 내렸다. 그래서 투정/산통이 심했던 아기가 돌이 됐을 무렵, 가정 내에서 소통이 힘들고 묵은 갈등이 존재하며 불만으로 가득하고 공감 능력이 떨어지는 것이다. 네 살이 되면 이런 아이는 기질 평가에서 정서가 부정적이라는 결과를 얻는다.

　나는 생후 4~6개월 아이를 조사한 후 그들이 세 살이 되었을 때 다시 연구를 실시했다. 이번에도 역시 순한 아이는 까다로운 아이에 비해 수면시간이 길었다. 그러나 **개인마다 변하지 않는 기질은 없었고(적응성 제외) 생후 5개월과 3년 사이에 수면시간도 마찬가지였다.** 따라서 적응성을 빼면 생후 5개월에 평가한 기질과 수면패턴이 세 살까지 똑같이 이어지지는 않았다. 생후 5개월에 잠을 적게 자고 까다롭다고 평가를 받았는데 3세에는 더 오래 자고 순한 아이가 있었다. 하지만 5개월 때 조금 자고 까다로웠던 아이가 3세에도 잠을 적게 잤다면 까다로운 기질이 변하지 않았다. 5개월에 오래 자고 순했다가 3세에 조금만 자는 아이는 기질이 더 까다로웠다. 하지만 5개월에 오래 자고 순한 아이가 3세에도 잠을 오래 잤을 경우에는 순한 기질이 그대로 남아 있었다. 결국 잠으로 기질을 바꿀 수 있다는 이야기다.

존 베이츠 박사는 잠이 기질을 바꾼다는 내 가설에 동의한다며 이렇게 말했다. "부모가 수면문제에 대응하는 방식이 기질의 지속/단절에 영향을 미칠 것입니다. 부모가 자녀의 수면 스케줄을 일관적으로 성심껏 관리해준다면 훗날 훨씬 순하고 다루기 쉬운 아이가 되리라 봐요."

그렇다면 수면, 기질, 투정/울음에는 선천적 요인과 후천적 요인이 모두 작용한다는 뜻이다. 나는 아기가 많이 우느냐, 적게 우느냐에 따라 생후 '5개월' 때의 기질이 달라진다고 생각한다. 그리고 생후 몇 달 사이의 수면에는 아이의 본성과 부모의 달래는 기술과 능력 같은 요소가 함께 영향을 미친다. 또한 생후 '5개월' 아이가 까다롭다면 많이 피곤하다는 뜻이고 순하다면 잠을 충분히 자고 있다는 뜻이라고 여긴다. 하지만 생후 5개월의 기질이 지문처럼 **평생 성격으로 남지는 않는다.**

아기가 성장하고 부모의 육아 방식이 바뀜에 따라 기질도 달라진다. 그러다 생후 2년째나 두 돌 직후가 되면 비교적 안정적으로 자리를 잡는다. 아직 아이가 없는 독자 여러분은 **아기를 달래서 재우는 데 어마어마한 노력을 쏟아야 한다고 단단히 각오하기 바란다.** 아이를 낳고 보니 투정/산통이 심하다면 운 나쁘게 20%에 걸렸다고 생각하라. 이미 자녀가 있고 투정/산통이 극에 달하는 생후 4개월을 견디고 있다면 아기를 어떻게 달래야 하는지, 우리 가족에게 어떤 방법이 최선일지 기존의 결정을 다시 생각해볼 필요가 있다. 4개월만 넘기면 다 괜찮아지니 긍정적으로 마음을 먹자. 생후 4개월 무렵 반드시 찾아오는 두 번째 기회를 이용해 아이를 잘 재울 수 있다.

내 아이에 맞는 결정을 내리자

나를 비롯한 많은 연구자는 아기의 80%가 일반적인 투정/울음을 보이고 나머지 20%는 증상이 아주 심하다는 사실을 발견했다. 생후 4개월이 넘으면 이런 아이는 어떻게 될까? 일부는 아주 온순하고 규칙적으로 생활하며 항상 웃고 다니고 잠을 잘 자는 반면, 일부는 정반대로 행동한다. 잠을 잘 자는 유형은 성격이 '순하다'라고 표현하고, 반대는 '까다롭다'라고 말한다. 둘의 중간쯤에 있는 아이는 기질이 '어중간하다'라고 한다. 수면, 울음/투정, 기질은 체중계로 몸무게를 재는 것처럼 연속적으로 측정되지도, 임신 테스트의 양성과 음성처럼 딱딱 나뉘지도 않는다. 일반적인 투정/울음(극심한 투정/산통)과 순한 성격(까다로운 성격)을 정의하는 단 하나의 기준도 없다. 그러므로 어떤 명칭보다는 아기가 실제 보이는 행동이 중요하다. 요는 아기를 유심히 관찰하고 부모 자신의 행동에 신경 쓰라는 것이다. 육아 방식이 아기의 수면, 울음/투정, 기질에 영향을 미치기 때문이다.

지금부터는 아기 '100명의 집단'을 가정하고 수치를 분석해보려 한다. 그리 쓸모가 없다고 생각하거나 결과에 확신이 있다면 이 부분은 대충 넘겨도 괜찮다. 하지만 아래의 이유에서 수치 분석은 도움이 될 것이다.

1. 생후 몇 주 사이 아기를 달래고 이후 몇 달이 지났을 때 수면문제를 예방하려면 어떻게 해야 하는지 예상할 수 있다

2. 모유를 먹일지, 분유를 먹일지 결정할 수 있다

3. 가족 침대에서 함께 잘지(유아돌연사증후군의 위험에 관해서는 1장 참조), 부부 침대 옆에 아기 침대를 붙일지, 아기 침대를 따로 사용할지 결정할 수 있다

생후 3~4개월 동안 아기 100명 중 80%(80명)는 일반적인 투정/울음을 보이고, 20%(20명)는 투정과 산통 증상이 아주 심할 것이다. 내가 연구한 바로는 두 집단의 기질이 발달하는 과정에 차이가 있었다. 일반적인 아기 '80명'이 생후 5개월이 되었을 때를 생각해보자.

A. 39명(49%)은 기질이 순하다

B. 37명(46%)은 일반적이다

C. 4명(5%)은 까다롭다

투정/산통이 심한 '20명'은 생후 5개월에 다음과 같이 된다.

D. 3명(14%)은 기질이 순하다

E. 12명(59%)은 일반적이다

F. 5명(27%)은 까다롭다

100명을 다른 관점으로 보면 생후 5개월에 이렇게 나뉜다.

• 기질이 순한 아기 42명 중에서 39명(93%)은 일반적인 투정/울음을 보였다

• 기질이 일반적인 아기 49명 중에서 37명(76%)은 일반적인 투정/울음을 보였다

• 기질이 까다로운 아기 9명 중에서 4명(44%)은 일반적인 투정/울음을 보였다

발달 요인을 강조하는 측은 투정/산통이 심한 아기는 일반적인 아기에 비해 까다로운 기질로 발전할 확률이 다섯 배는 높다고 할 것이다

(27% 대 5%). 하지만 처음 몇 달 사이의 투정/울음이 운명을 결정하지는 않는다. 심한 투정/산통을 겪은 아기의 73%가 까다로운 기질로 발전하지 '않았다'. 그리고 앞에서 설명한 것처럼 부모도 아이의 기질을 바꿀 수 있다. 생후 5개월에 대다수 아기가 마냥 순하거나 까다롭다기보다는 그 중간에 있다는 사실도 알아둘 만하다.

생후 5개월에 100명이 가장 많이 해당되는 기질의 유형은 '일반적이다'로 49명(49%)이 여기에 속한다. 기질 측정치는 단계별로 구성되고 기질 유형의 기준 값이 확실하지 않기 때문에 평범하게 투정을 부렸던 B 집단의 37명이 투정/산통이 심한 E 집단 12명보다 순할 가능성도 있다. 기질이 일반적인 E 집단 12명의 부모는 B 집단 37명의 부모보다 아이를 달랠 때 훨씬 많이 노력해야 했을 것이다. 따라서 생후 5개월 아기가 가장 많이 들어가는 것은 순한 기질과 까다로운 기질 사이의 일반적인 기질이다.

생후 5개월에 두 번째로 가장 큰 집단은 '순한' 기질로 42명(42%)이 여기에 속한다. 이중 A 집단의 39명은 선천적으로 원만하고 침착하며 스스로 잘 잔다. 부모도 아기를 달래는 능력이 뛰어나고 도움을 받을 수단이 충분했다. 하지만 D 집단의 3명은 사정이 달랐다. 이들은 심한 투정/산통을 갖고 태어났다. 선천적으로 원만하고 침착하지 않은데다 스스로 잠을 잘 자지도 못한다. 대신 천만다행으로 초능력을 지닌 부모가 있었던 것 같다. 아이를 달래는 데 막대한 노력을 투자했고 수개월 동안 쉼없이 노력하도록 많은 도움을 받았을 것이다. 이런 가족은 잠에 관해서라면 앞으로도 순항이 예상된다.

생후 5개월 아기가 가장 적게 속하는 기질의 유형은 '까다롭다'로 100명 중 9명에 불과하다. C 집단의 4명은 평범하게 투정/울음을 보였다고 하지만 심한 투정/산통만큼은 아니어도 그와 비슷한 수준이었을지도 모른다. 부모가 잘 달래지 못하고 수면훈련도 제대로 안 해주었을 가능성도 있다. 부모가 아기를 효과적으로 달랠 수 없는 이유는 무엇일까? 앞에서 알아본 것처럼 엄마의 우울증, 아빠의 무관심, 많은 자녀 수, 질병, 경제 사정, 친척에게 받는 스트레스, 부부 간의 불화 등 이유는 여러 가지다(3장 참조). F 집단의 5명은 부모가 아이를 달래는 데 동원할 수 있는 모든 수단을 다 속수무책으로 만들었을 것이다. 아기가 본질적으로 갖고 있는 요인이 너무도 강력해 부모가 어떤 방법을 쓰든 심한 투정/산통이 생후 5개월에 까다로운 기질로 발전했다는 의미가 된다. 거기에 부모나 가족의 문제 때문에 피로가 쌓여 까다로운 기질이 됐을 가능성도 존재한다. 투정/산통이 심한 아기를 키울 때 부부 간 갈등, 도와주지 않는 배우자에게 느끼는 스트레스, 엄마의 불안이나 우울증 같은 기존의 문제는 상황을 더 악화시킬 뿐이다. 아무리 노력해도 소용이 없자 피곤해 지치고 짜증이 나서 아이를 달래지 못하는 경우도 있고, 원인과 결과가 바뀌는 상황도 존재한다. 이처럼 소수의 가족에게는 아이의 잠을 재우는 시간이 앞으로도 고되고 험난할 것이다.

앞서 이야기한 것처럼 총 49%로 생후 '5개월' 아이가 가장 많이 해당하는 집단은 일반적인 기질이다. 이중 일부는 순한 아기, 까다로운 아기와 그리 큰 차이가 없을 것이다. 따라서 거의 절반은 일반적인 투정/울음과 심한 투정/산통에 대한 조언이 완벽하게 맞지는 않는다(증상의 강도로 순한 기질과 까다로운 기질을 구분한다거나 수면문제가 나타날 가능성이 높거나 낮다는 관련성도 마찬가지). 그러므로 다음 내용을 전체적으로 읽고 나서 여러분의 아기에게 맞는 부분만 취하기 바란다.

생후 '4개월 이후' 수면문제에 시달릴 위험은 다음과 같다.

이처럼 기질과 그 기질에 이르는 경로가 다양하기 때문에 아이마다 각기 다른 전략으로 재워야 한다. 개인적으로 나는 생후 5개월에 아기가 까다로우면 심하게 피곤하고, 아기가 순하다면 잠을 아주 잘 잤다고 해석한다. 높은 세로토닌 수치나 불완전한 수면/각성리듬처럼 생리적 요인

생후 4개월 이후 수면문제 위험성

낮음(42%)	투정/울음이 일반적인 아기 중 순한 기질로 발전하는 39%
	투정/산통이 심한 아기 중 순한 기질로 발전하는 3%
중간(49%)	투정/울음이 일반적인 아기 중 일반적인 기질로 발전하는 37%
	투정/산통이 심한 아기 중 일반적인 기질로 발전하는 12%
높음(9%)	투정/울음이 일반적인 아기 중 까다로운 기질로 발전하는 4%
	투정/산통이 심한 아기 중 까다로운 기질로 발전하는 5%

도 생후 4개월까지 아기의 행동에 영향을 미친다는 사실을 잊지 말자. 부모가 아기를 달래는 데 이용할 수단도 가정마다 천차만별이라는 것도 기억하자(3장 참조). 따라서 아기, 부모의 달래는 능력, 사용 가능한 지원군과 수단까지 전부 종합해서 볼 필요가 있다. 어느 집에서 효과를 봤다고 우리 집에서도 통한다는 보증은 없다. 신디 크로퍼드도 추천사에서 '가족의 휴식이 가장 중요하다'라고 하지 않았던가. 우리의 목표는 당장의 심한 투정/산통을 '치료'하기보다는 '가족'에게 편안한 보금자리를 마련하는 것이다.

일반적인 투정/울음: 수면문제로 발전할 위험이 낮다

아기의 투정과 울음이 평범한 수준이라면 생후 4개월 이전에 모유수유를 하기 훨씬 수월해진다. 모든 가족이 잠을 푹 자고 규칙적인 생활을 하기 때문이다. 생후 3~4개월이 되면 아기는 더 이른 저녁에 졸린 신호를 보내기 시작한다. 밤 8~10시에 졸음을 느끼지 않고 이제는 저녁 6~8시부터 꾸벅꾸벅 존다. 아기의 수면욕구를 존중해서 **이른 시간에 달래서 재우자**. 아기 침대를 사용한다면 그냥 일찍 침대에 눕히면 된다. 하지만 가족 침대를 쓴다면 선택을 해야 한다. 부모도 함께 이른 시간에 잠자리에 드는 방법이 있지만 대개 현실적이지 않다. 두 번째 방법은 부부 침대에 아기요람을 놓거나 보조침대를 사용하는 경우 아기를 요람에 내려놓고 곁에 누워 있다가 아기가 잠들면 혼자 두고 일어나는 것이다. 다만 이 방법을 선택할 때는 아기가 침대에서 떨어져 다칠 위험을 고려해야 한다(공동수면과 유아돌연사증후군에 관해서는 1장 참조). 세 번째는 처음에는 아기 침대에서 재우다가 밤중 첫 번째 수유를 위해 깼을 때 부부 침대로 데려와 쭉 재우는 방법이다. 4개월 동안 잠을 잘 잔 아이이기 때문에 중간에 잠자리가 바뀌어도 쉽게 적응한다. 한 가지 전략은 밤에 모유수유를 한 후 아빠가 아기를 건네받아 품에 안고 달래서 침대에 내려놓는 것이다. 이렇게 하면 엄마가 모유수유를 한 후 부부 침대에서 자는 이전의 패턴을 깨뜨릴 수 있다.

만약 아기가 운다면 침대에서 안아 올리지 말고 달래기만 하라. 울음을 그치지 않을 때는 안아서 달래고 다시 시도한다. 생후 4개월경 젖병수유(분유 또는 유축한 모유)를 하거나 모유수유를 하고 아기 침대를 사용할 경우 9개월까지는 마지막 저녁 수유 이후 4~6시간 후에 젖을 먹이고 새벽 4~5시쯤 한 번 더 수유한다. 젖병수유를 하는 아이는 새벽 2~3시쯤 한 번만 젖을 먹기도 한다. 모유수유를 하고 가족 침대를 사용하는 경우라면 밤새 수시로 젖을 먹일 수 있다.

아기 침대를 쓰는 경우, 아기를 안아 올리면 부모와 교감하며 자극을 더 받고 다시 침대에 눕히면서 손이 많이 간다. 생후 4개월 이후 이런 상황에서 하룻밤에 2회 이상 수유를 하면 밤에 깨거나 젖을 찾는 습관이 생길 것이다. 모유수유를 할 경우 앞에서 언급한 2회보다 더 자주 깬다면 배가 고파서일까 하는 의문이 생긴다. 모유량이 아기의 식욕을 따라잡지 못하거나 줄어들었다면 목이 마르고 배가 고파서 깰 가능성이 높다. 엄마가 하루 종일 목이 마르다면 모유가 부족하다는 신호다. 그렇다면 수분을 충분히 섭취하지 않았다는 뜻이다. 혹은 중요한 여행 계획처럼 평소에 없던 스트레스를 느끼기 때문일지도 모른다. 일과 육아의 균형을 어떻게 잡아야 하는지, 직장으로 돌아가서도 모유수유를 계속할지 걱정하고 있는가? 아기의 소변 양이 줄어들고 있는가? 젖을 짰을 때 양이 줄어들었는가? 유축한 모유나 분유를 젖병에 담아 물리자마자 많은 양을 허겁지겁 먹는가? 수유 후 더 오래 잘 자는가? 아이가 배고파하는 것 같은데 모유수유를 계속하고 싶다면 소아과나 산부인과를 통해 젖분비 전문가와 상담받기 바란다.

가족 침대를 사용하고 있다면(유아돌연사증후군 예방법은 1장 참조) 밤새 수시로 젖을 먹여도 자다 깨는 습관이 생기지는 않는다. 아기가 젖을 먹을 때 잠이 덜 깨서 몽롱한 상태이기 때문이다. 따라서 모자 간 상호작용으로 인한 지나친 자극이 분산수면을 일으킬 위험도 적다. 이른 취침시간만 정착되면 가족 침대에서 잔다고 수면문제가 나타날 가능성은 전혀 없다. 오히려 처음 몇 달 동안 가족 침대를 사용하면 아이를 달래기 힘든 상황에서 해결책이 될 수도 있다.

취침시간이 앞당겨진 후에는 오전 9~10시쯤 오전 낮잠이 규칙적으로 자리를 잡는다. 처음에는 40분 정도 자지만 이내 1~2시간으로 늘어난다. 나머지 낮잠은 아무 때나 잠깐씩 잔다. 그렇게 오전 낮잠이 먼저 발달한 후 조금 더 크면 정오에서 오후 2시 사이에 규칙적으로 낮잠을 자기 시작한다. 두 번째 낮잠도 점차 1~2시간까지 길어진다. 늦은 오후에는 불규칙한 세 번째 낮잠을 짧게 잘 것이다.

이처럼 밤잠과 낮잠의 리듬이 발달한다. 이때 가장 흔히 저지르는 실수는 수면 타이밍을 '시계에 맞춰(by the clock)' 엄격하게 지키는 것이다. 규칙적인 성향의 아기는 시간대로 잠을 자는 듯하지만, 시계를 보는 것보다는 아기의 행동을 지켜보며 졸린 신호를 감지하는 것이 중요하다.

앞에서 살펴본 100명의 아기를 생각해보자. 생후 5개월에 기질이 일반적이라는 평가를 받은 49명 중 37명(약 76%)은 그보다 어릴 때 투정을 그리 심하게 부리지 않았다. 생후 4개월에 기질이 순한 아기 42명 중

39명(93%)도 어렸을 때 보통 수준으로만 투정을 부렸다.

그러므로 생후 4개월 이전 일반적인 투정/울음을 보이는 아기 80명 중 95%인 76명(순한 아기 39명 + 일반적인 기질의 아기 37명)이 생후 4개월에 수면문제를 보일 위험은 낮거나 보통 수준이었다. 이유는 다음과 같다.

- 부모의 스트레스가 낮다
- 아기가 잠을 충분히 잤다
- 아기가 스스로 잠들 수 있다
- 밤에 강화수면(수면시간이 길다)이 일찍 발달한다
- 부모가 스케줄을 정하지 않아도 규칙적으로 오래 자는 낮잠이 자연스럽게 발달한다
- 수면문제가 있어도 대개 '울지 않는 방법'이나 '울지도 모르는 방법'으로 해결할 수 있다

다른 관점으로 보면 생후 4개월에 100명 중 수면문제 위험도가 낮거나 보통인 아이는 순하거나 일반적인 기질의 91%에 해당한다.

심한 투정/산통: 수면문제로 발전할 위험이 높다

생후 4개월 이전 투정/산통을 심하게 경험하는 '20명' 중 대부분(75%인 15명)은 순하거나 중간 기질로 자라기 때문에 수면문제가 나타날 가능성이 낮거나 보통이다. 하지만 25%인 5명은 까다로운 기질이 되고 수면문제를 보일 위험이 높다. 그 이유는 다음과 같다.

- 부모의 스트레스가 높다
- 아기가 지나치게 피곤해한다

- 부모가 재워줘야만 아기가 잔다
- 밤에 분산수면(자다가 깬다)이 계속 나타난다
- 정해진 시간 없이 낮잠을 잠깐씩만 잔다
- 수면문제가 있으면 '울게 두는 방법'을 써야 한다

다른 관점으로 보면 생후 4개월에 100명 중 수면문제 위험도가 높은 집단은 기질이 까다로운 아기인 9%다. 이 9명은 다소 차이가 있는 두 집단을 대표한다. 첫 번째 집단은 과거에 일반적인 투정/울음을 보였던 아기(80%)에서 나왔다. 4%, 즉 100명 중 4명이 이 집단에 속한다. 이들은 과거 투정/산통이 심했던 5명이 속한 두 번째 집단보다는 잠이 부족하지 않을 것이다.

일반적인 투정/울음을 보이다 까다로운 기질이 된 집단은 부모가 심혈을 기울이기만 하면 빠른 속도로 발전할 여지가 있다. 이런 아이는 적응력이 높아서 수면습관을 바꾸기도 쉽다. '울지 않는 방법'이나 '울지도 모르는 방법' 같은 전략도 효과적이다. 어쩌면 부모가 생후 6주에 취침시간을 앞당기지 못했거나 생후 몇 달 사이 낮잠을 적시에 재울 기회를 주지 않아 생후 4개월에 만성 수면부족이 되었을 가능성이 있다. 한편 부모의 문제(3장 참조)로 까다로운 기질이 되었을 가능성도 존재한다. 이런 문제가 해결되지 않는다면 아기의 건강한 수면이 방해받는다. 이 집단은 엄마의 역할이 중요하다는 시각을 나타내고 있다.

두 번째 집단은 과거 투정/산통이 심했던 작은 집단(모든 아기의 20%)에 속해 있었다. 100명 중 5명 정도다. 이런 아이는 첫 번째 집단보다 피로가 더 쌓여 있을 것이다. 부모가 열심히 노력해도 개선 속도는 느리다. 적응력이 낮아 수면습관을 바꾸기도 어렵다. '울지 않는 방법'이나 '울지도 모르는 방법'은 효과가 없어 '울게 두는 방법'을 고려해야 한다. 이 집단은 아기의 역할이 중요하다는 시각을 나타낸다. 그리고 내게 수면 상담을 받는 대다수 아이가 이 집단에 해당한다.

모든 아기 중에 9%밖에 안 되는 이 작은 집단은 가장 심하고 해결하기도 힘든 수면문제로 고생한다. 이유는 두 가지다. 첫째, 9명 중 5명은 애초에 심한 투정/산통을 부른 생리적 요인이 계속 남아 수면문제를 해결하려는 부모의 노력을 꺾기 때문이다. 둘째, 일반적인 투정/울음으로 시작했지만 까다로운 기질로 발전한 4명은 중간에 겪은 사회적·정서적 요인이나 가족문제가 이후에도 계속되기 때문이다.

그러나 이런 설명으로는 부족하다. 투정/산통이 심했던 5명의 경우 엄마의 불안(또는 우울증)이 원인일 수도 있고, 산통으로 엄마가 우울증을 앓았을 수도 있다. 이것은 아기와 부모의 상호작용으로 문제가 유발되었음을 시사한다. 또 일반적인 투정/울음을 보였던 4명의 경우는 투정과 울음은 연속적으로 측정하기 때문에 사실 심한 투정/산통의 기준에 부합하지 않고 그에 근접했을지도 모른다. 따라서 엄마의 문제처럼 비(非)생리적인 요인만을 고려하는 것은 옳지 않다.

생후 4~6개월에 기질이 까다롭고 지나치게 피로한 두 집단이 있다는 내 이론은 1,019명의 엄마들에 실시한 연구로 검증할 수 있다. 중간에 많은 사람이 참여를 중단했지만 계속 남은 560명은 대부분 기혼, 정규 교육 완수, 고소득, 비흡연자였고 모유수유를 했으며 주변의 지원을 많이 받았다. 생후 3개월에 35명(560명의 6%)의 아기가 산통으로 괴로워한다고 표현하기에 충분할 정도로 울었다. 산통을 앓는 35명 중 18명(51%)은 생후 6주까지 증상을 보였지만('전형적인 산통'이라 부른다) 17명(49%)은 아니었다(잠재적인 산통). 연구진은 전형적인 산통과 잠재적인 산통을 앓는 아기가 두 집단을 나타낸다고 여겼다. 이어서 생후 3개월이 넘도록 많이 우는 세 번째 집단(산통을 앓는 아기의 14%)을 설명했다. 일명 '지속성 모자 피로 증후군persistent mother-infant distress syndrome'이었다.

윌리엄 캐리 박사는 불안장애가 있는 엄마를 연구해 흥미로운 결과를 이끌었다(5장 참조). 아기 13명에게 산통이 처음 나타난 시기를 확인하자 5명(38%)이 생후 첫 달이었고 4명(31%)은 두 번째 달이었다. 추가로 4명(31%)은 생후 3개월에 처음 산통 증상을 보였다. 이 세 집단은 위에서 설명한 전형적인 산통, 잠재적인 산통, '모자 피로 증후군'이라는 세 집단과 비슷하다고 할 수 있다.

전형적인 산통 집단은 내가 말하는 투정/산통이 심한 집단으로 아기의 본질적인 요인이 중요하다는 사실을 나타낸다. 한편 잠재적인 산통 집단은 평범한 투정/울음으로 시작해 주로 엄마의 영향력을 강조한다. 생후 6주 후에 너무 피곤해서(분산수면이나 늦은 취침시간으로) 산통을 앓는 듯한 행동을 보이는 것이다. 다시 말해, 560가족을 대상으로 한 앞의 연구와 내 분석을 비교하면 생후 4주에 기질이 까다롭고 피로가 심한 아기 약 9%는 두 집단으로 나눌 수 있다. 9명 중 5명인 첫 번째 집단(56%)은 과거 투정/산통이 심했던 아이들이다(전형적인 산통 증상을 보인 51%와 유사). 9명 중 4명인 두 번째 집단(44%)은 일반적인 투정/울음을 보인 아이들이다('잠재적인 산통' 증상을 보인 49%와 유사). 아기를 달래는 데 이용할 수 있는 자원이 한정된 가정이나 부부 간에 문제가 있는 가정(3장 참조)은 피로/투정/울음이 끈질기게 계속될 위험이 아주 높다. '증후군'이라는 용어는 앞에서 설명한 엄마와 아기의 상호작용 문제와 비슷하다. 하지만 이 용어와 엄마의 영향력을 강조하는 개념에는 모든 책임을 엄마에게 돌린다며 이의를 제기할 수 있다. 당연히 엄마의 육아 능력과 별개로 아빠, 조부모, 경제 사정 등도 가족의 스트레스 요인이 된다.

우리 아기 이해하기

- **생후 4개월 이전**: 투정/산통이 심했나 아니면 일반적인 수준이었나?
- **생후 4~6개월**: 성격이 까다로운가 아니면 순한가?

- **생후 4개월 이후**: 수면문제로 발전할 위험이 높을까 아니면 낮을까?

우리 가족 이해하기
- 부모의 행동과 문제를 생각한다
- 아기를 달래는 데 사용 가능한 자원을 생각한다

투정/산통이 심한 아기와 사는 법과 달래는 법은 5장에서 알아보았다. 지금부터는 투정/울음이 일반적이고 순한 아기와 투정/산통이 심하고 까다로운 아기에 따라 육아 방법이 어떻게 달라지는지 더 많은 정보를 설명하겠다.

부부 침대에서 아이를 옮기는 방법과 시점

출산 전부터 가족 침대를 사용하고 싶다고 결정했고(유아돌연사증후군에 관해서는 1장 참조) 자녀의 투정/울음이 보통 수준이라면 가족 침대를 계속 사용하기로 할 것이다. 이후 아기의 기질이 순하다면 아기 침대로도 쉽게 옮길 수 있다. 그러나 투정/산통이 심해서 가족 침대를 쓰기로 했고 아기의 기질이 까다롭다면 아기 침대로 이동하는 과정에 온 가족이 큰 스트레스를 받을 수 있다. 아기가 아직 스스로 잠드는 법을 배우지 못했기 때문이다.

Q: 현재 모유수유를 하고 있고 아기와 한 침대에서 잡니다. 하지만 이제는 아기 침대로 잠자리를 바꿔주고 싶어요. 어떻게 해야 할까요?

A: 하나의 정답은 없습니다만 아기가 혼자 잠들 수 있다면 나이와 상관없이 가능합니다. 하지만 수면훈련이 아직 안 되었다면 몇 주나 몇 달을 두고 천천히 조금씩 진행해야 합니다. 엄마와 아빠 모두 적절한 시기라고 동의했을 때 시작하세요. 항상 아기의 안전을 유념해야 합니다. 처

음에는 아기가 부르면 당장 달려가세요. 이후에는 조금씩 늦게 반응합니다. 아기 침대를 부부 침대 옆에 두는 방법도 있어요. 몇 인치씩 간격을 넓혀가는 겁니다. 아기 방에 들어갈 때까지 단계적으로 멀리 옮기세요. 아기 침대로 옮겨도 부부 침실에 계속 두고 싶은 분도 있을 거예요. 아이가 큰 후에 방을 따로 쓸 생각이라면 방을 옮기는 계획을 미리 알리고 방을 아주 예쁘게 꾸며주거나 스스로 방을 꾸미게 하세요. 아기를 형제자매가 있는 방으로 옮기는 방법도 있습니다. 어떤 부모는 일단 부부 침대에서 아이와 같이 자다가 잠든 후에 아기 침대로 옮기기도 합니다.

Q: 아기 침대로 옮기기 전에 젖을 떼야 할까요?

A: 엄마 가슴 말고 아이를 달래줄 만한 자원이 얼마나 있느냐에 따라 답이 달라질 것 같네요. 특히 아빠가 얼마나 도와줄 수 있는지, 엄마 스스로 모유수유를 계속하고 싶은지가 중요합니다. 아기를 자기 침대로 옮기기 전에 굳이 젖을 뗄 필요가 있다고는 생각하지 않아요. 하지만 배고프지 않아도 엄마 젖을 빨아야만 잠을 자는 아이라면 젖을 완전히 떼고 아기 침대로 옮기기 전에 혼자 잠드는 법을 가르쳐야 합니다.

모유수유

투정/산통이 심하고 기질이 까다로운 아기에게 모유수유를 하기란 쉽지 않다. 아기도 엄마도 모두 지쳐 있기 때문이다. 잠을 일찍 자야 한다는 생리적 욕구가 나타나기 시작하면 임시로 지금보다 이른 시간에 재우는 전략이 가장 좋다. 하지만 핵심은 수면시간을 최대로 늘리고 울음을 최소한으로 줄이기 위해 무슨 방법이든 다 동원해야 한다는 것이다. 수면/각성리듬이 더 성숙해지기까지 가능한 한 아이를 충분히 재워 시간을 벌자는 계획이다. 일단 리듬이 완전히 발달하면 그것을 이용해 아이가 건강한 잠을 자도록 도울 수 있다. 예를 들어, 투정/산통이 심하고 까다로운 아기에게 모유를 먹이는 엄마는 이른 저녁에 부부 침대로 아기를 데려와 수유를 한 후 잠든 아기를 보조침대나 아기 침대로 옮길 수 있다. 가족 침대에서 같이 자는 방법도 있다(유아돌연사증후군의 위험성은 1장 참조). 그러나 회사를 다닌다거나 다른 가족을 돌봐야 하는 현실적인 문제가 있으면 아기가 졸릴 때마다 같이 잠을 잘 여유는 없을 것이다.

애착육아

출산 전 애착육아를 하고 싶다고 생각했을 수 있다. 만약 아기의 투정/울음이 보통 수준이고 성격도 순해서 수면문제 위험도가 낮다면 육아에 지치지 않고 엄마와 아기 모두 잠이 부족하지 않다. 이 경우에는 애착육아가 적합하고 실행에 옮기기도 쉽다. 투정/산통이 심하고 까다로워 수면문제 위험도가 높은 아기는 그와 정반대다. 이런 아이에게 애착육아를 하거나 아기의 행동에 맞춰 반응한다는 부모 주도적인 결정을 내렸다면 아이를 달래는 데 사용 가능한 자원이 굉장히 많아야 성공할 수 있다. 자원이 부족하다면 온 가족이 극도의 피로를 느낄 뿐이다.

아기가 잠을 필요로 할 때 즉시 달랠 수 있도록 생활 방식을 바꿀 수 있는가? 불필요한 자극을 받지 않도록 아이와 접촉을 삼갈 수 있는가? 잠들기 전 아이가 우는 소리를 무시해야 할지도 모른다. 피곤하고 까다로운 아기를 키우려면 이렇게 어려운 질문으로 고민해야 한다. 이런 집은 생후 2~4개월에는 약 20%, 생후 4개월에는 약 9%를 차지한다. 이런 어려움에 잘만 대처한다면 아이의 수면장애를 예방할 수 있다.

중요

잠을 잘 자게 도와주는 과정에서 아이를 울게 놔둘 필요가 없는 집이 대부분입니다. 단 스스로 잠드는 법을 배우는 수면훈련을 일찍 시작했다면 말이죠.

잠이 기질을 바꾼다

기질을 이해하면 아기의 성격을 구체적인 부분까지 명확히 파악할 수 있다. 기질을 순하게 만들어주는 건강한 잠(이 장의 '기질'과 2장 참조)은 부모의 노력으로 얼마든지 성취할 수 있다.

나는 수면의 질이 생후 4~6개월 사이 기질의 발달에 영향을 미친다고 본다. 처음 몇 달 아기가 잠을 자는 패턴에는 선천적인 요인뿐만 아니라 아기를 달래는 부모의 능력과 기술 같은 후천적인 요인도 함께 작용한다. 또한 생후 4~6개월에 아기의 기질이 까다로우면 잠이 부족해 피곤하고, 순하면 건강하게 잠을 잤다고도 생각한다. 기억할 점은 생후 4~6개월의 기질이 평생 가지는 않는다는 것이다. 아기가 성장하고 부모가 재우는 방법을 고쳐나가면 기질도 변화한다.

앞의 헤이든과 잭슨의 사례에서 부모가 설명한 것처럼 수면부족은 아기의 성격에 치명적인 악영향을 미친다. 하지만 그런 변화를 바로잡을 수 있으니 얼마나 다행인가!

낮잠

• 오후 낮잠

오전 낮잠 다음으로 발달하는 것이 오후 낮잠리듬이다. 이제 아이는 정오부터 오후 2시 사이에 가장 편안히 잘 것이다. 그러나 주의사항이 있다. 이란성 쌍둥이를 키우는 엄마가 증명해주듯 낮잠리듬이 발달하는 속도는 아이마다 제각각이다. 낮잠을 쉽게 자고 시간이 긴 아이가 있고(정오와 오후 2시 사이에 아무 때나) 짧은 아이도 있다(낮 12:30~1:30 사이). 아기의 두뇌가 낮잠 모드로 들어가는 최적의 타이밍을 찾기까지는 시행착오가 필요하다. 인내심을 갖고 남의 아이와 비교하지는 말자. 투정/울음이 보통 수준이고 기질이 순한 아이는 큰 노력을 하지 않아도 일찌감치 낮잠 두 번을 길게 자기 시작한다. 한편 투정/산통이 심해 까다로운 기질로 발전한 아이가 일정한 시간에 규칙적으로 낮잠을 자려면 부모가 한참 더 어려움을 극복해야 한다. 잠을 자더라도 금방 일어나 짜증이 날 것이다. 오전 낮잠의 토대가 밤잠인 것처럼 오후 낮잠의 토대는 오전 낮잠이다. 모든 아이가 조금씩 발전해 언젠가는 예측 가능한 시간에 낮잠을 더 오래 잘 것이다. 포대기를 다시 싸주거나 고무젖꼭지를 물려주는 방법, 잠깐 젖을 먹이는 방법으로 낮잠을 연장할 수도 있다.

늦은 오후에 자는 세 번째 낮잠도 있지만 매일 꼬박꼬박 자지 않는 아이도 있다.

• 깨어 있는 시간이 아닌 시계를 기준으로

낮잠리듬이 발달하면 일정 시간에 더 오래 낮잠을 잔다. 다만 낮잠리듬이 생리적 낮잠주기와 일치해야 한다. 매일 정확히 같은 시간은 아닐지라도 전과 달리 시계를 보며 낮잠 재울 시간을 짐작할 수 있다. 타이밍이 좋다면 수면 흐름을 완벽하게 타기 때문에 아이가 졸리다는 신호를 보이지도 않는다. 졸음 신호가 없고 이제는 낮잠을 오래 자기 때문에 깨어 있는 시간의 간격이 짧다는 생각은 버리고 시계를 보며 아이가 양질의 낮잠을 자는 시간을 판단해도 된다(낮잠에 대한 설명은 1~3장에서도 읽어볼 수 있다).

• 밤새도록 잔다

'밤새도록 잔다'는 표현은 무슨 뜻일까? 놀랍게도 획일적인 기준이나 널리 인정하는 정의는 존재하지 않는다. 2010년 재클린 헨더슨 박사가 '밤새도록 잔다'의 세 가지 정의를 내린 바 있다.

1. 자정부터 새벽 5시까지 방해받지 않고 잔다
2. 밤부터 아침까지 8시간 방해받지 않고 잔다, 잠드는 시간은 고

려하지 않는다

3. 밤 10시 이전과 오전 6시 사이에 방해받지 않고 잔다

방해받지 않고 잔다는 말은 중간에 부모가 젖을 먹이거나 달래주지 않았다는 뜻이다. 관련 데이터를 살펴보자.

밤새도록 자는 아기

월령	'밤새도록 잔다'의 정의		
	오전 12:00~5:00	8시간 연속	오후 10:00~오전 6:00
3개월	58%	50% 이하	40% 이하
4개월	약 70%	58%	50% 이하
5개월	70% 이상	약 60%	53%

따라서 생후 3개월에 58%가 자정과 오전 5시 사이에 방해받지 않고 5시간을 잔다. 4개월이 되면 이 수치는 70% 가까이 뛰고 58%가 8시간 동안 깨지 않고 잘 수 있다. 생후 5개월이면 절반 이상(53%)이 8시간 넘게 잠을 잔다. 그러므로 어떻게 정의하든 모든 아기의 50% 이상은 생후 5개월에 밤새도록 잠을 잔다. 이 데이터는 실험에 참가한 아이에게서 산출한 것에 불과하다. 이보다는 늦은 오후와 초저녁에 우리 아이의 행동과 감정을 지켜봐야 한다. 그렇게 하면 적당히 이른 시간에 아이를 재워 밤중에 달래거나 젖을 먹이기 위행 깨울 일이 없어진다.

헨더슨 박사는 이렇게 썼다. "유아의 수면패턴 조절은 생후 4개월 사이에 가장 빠른 속도로 정리된다. 이는 자기 조절 능력과 스스로 잠드는 능력이 생겼음을 의미한다." 2015년에 발표된 논문을 보면 생후 3개월

아기 중 약 70%의 부모는 자녀가 5시간 이상 연속으로 잠을 잔다고 말했다. 하지만 영상으로 촬영해보니 실제로는 1/4 정도가 '재수면' 현상을 보였다. 잠에서 깼다가 혼자 힘으로 다시 잠들었다는 말이다(1장 중 '보호각성' 참조). 이로써 생후 4개월 사이에 선천적인 체내 수면 조절 시스템을 이용해 건강한 잠을 재울 수 있다는 주장이 힘을 얻는다. 수면 조절 과정은 생후 4개월 안에 발달하기 때문에, 4개월까지 미루다가 그때야 수면훈련을 생각할 이유는 없다. 무조건 빠를수록 좋다.

4장에서 살펴본 것처럼 소거법을 실시했을 때 생후 4개월 이전의 아기가 평균적으로 우는 시간은 다음과 같았다.

> **밤 1**: 30~45분 쉬지 않고 운다
> **밤 2**: 10~30분 쉬지 않고 운다
> **밤 3**: 0~10분 쉬지 않고 운다
> **밤 4**: 울지 않는다

생후 4개월이 넘으면 보통 이런 패턴을 보인다.

> **밤 1**: 45~55분 쉬지 않고 운다
> **밤 2**: 밤 1과 비슷하게 운다
> **밤 3**: 20~40분 쉬지 않고 운다
> **밤 4, 5**: 울지 않는다

만약 취침시간이 너무 늦거나 낮잠을 잘 자지 않는다면 더 오래 걸릴 것이고 아예 효과가 없을 수도 있다.

어린아이가 더 짧게 울고 우는 날짜도 적으므로 부모는 아이가 클 때까지 기다리지 말고 밤에 더 오래 자고 싶어 하는 생후 4개월 이전의 욕구를 이용해 그때 수면훈련을 시작해야 한다. 스스로 잠드는 법을 일찍 가르칠수록 성공확률이 높다. 안 하는 것보다는 늦게라도 시작하는 편이 낫다. 하지만 언제 시작하든 결코 빠르다고 할 수는 없다.

피곤한 부모를 위한 처방

중요

잠을 잘 자게 도와주는 과정에서 91%의 가정은 아이를 울게 놔둘 일이 없습니다. 수면훈련을 일찍 시작했다는 전제 조건이 있어야 하지만요.

생후 4개월 사이, 산통을 앓는 아기는 더 많이 울고 투정을 부린다. 4개월에 투정/산통이 심한 아기는 증상이 일반적인 아기보다 적게 자지만 생후 6~8개월 무렵 차이는 사라진다. 연구결과를 보면 생후 6주가 되었을 때 밤에 자다 깨거나 부모에게 신호를 보내는 수면문제가 나타난다면 부모의 책임이 있다는 의견이 많다.

유아기에 운다고 해서 꼭 수면문제가 나타나리라는 법은 없다. 그보다는 아이의 울음과 부모의 스트레스, 또는 생후 5개월 아이의 울음과 수면문제가 동반될 때 생후 20개월에 자다 깰 확률이 높다. 하지만 생후 56개월까지 미리 내다보지는 못한다.

생후 2~4주에 기질을 평가했을 때 까다로운 아기는 생후 6주에 울음/투정이 더 심했다. 유아기에 투정/산통이 심하면 생후 4개월에 기질이 까다롭다는 결과가 나올 가능성이 높았지만 연관성이 생후 12개월까지 이어지지는 않았다. 많은 나이에서 까다로운 아이가 잠을 적게 자고 자다가 자주 깨는 현상을 보이지만 나중에 커서 수면장애에 시달린다는 징후라고 볼 수는 없다.

산통을 완벽하게 치료했어도 생후 4개월 이후 까다로운 기질과 수면문제가 나타날 수는 있다. 그래서 나도 처음에는 아기의 일방적인 영향력이 중요하다고 생각했다. 이제는 밤에 엄마의 행동(불필요하게 젖을 먹이고 아이를 돌보는 것)도 분산수면을 일으켜 자다 깨는 등의 수면문제를 불러온다는 사실을 알고 있다.

저자 한마디 ·····································
산통을 앓았던 아기가 건강한 수면습관을 가지려면 반드시 부모의 도움이 필요합니다.

생후 4개월 즈음 심한 투정/산통이 가라앉은 후, 아기는 잠을 잘 자지 못해 피곤하고 다루기 힘들 것이다. 하지만 생후 4개월에 다루기 힘들다고 모든 아이가 심한 투정/산통을 경험한 것은 아니다. 나는 기질이 까다로운 생후 4~6개월 아이가 두 집단으로 나뉜다고 생각한다. 기질이 까다로운 첫 번째 집단은 투정/울음이 보통 수준인 대다수 아이들(80%) 중 4%에 해당한다. 이런 아이는 '울지 않는 방법'으로도 문제를 원만히 해결할 수 있다. 두 번째 집단은 심한 투정/산통을 보인 20% 중에서도 27%에 속한다. '울지 않는 방법'은 그다지 효과적이지 않고 '울게 두는 방법'을 고려해야 한다.

두 집단의 까다로운 아이는 모두 쉽게 잠들지 못하고 자주 깨는 문제를 보인다. 생후 4개월이 되어서도 혼자 잠드는 기술을 터득하지 못했다. 투정이 울음으로 발전하기 전에 부모가 미리 나서서 달래줬기 때문일 수도 있고, 엄마의 불안장애로 분산수면이 일어났을 수도 있다. 스스로 잠들지 못하는 것이 산통의 한 증상이기 때문일 수도 있다. 아이가 산통으로 울 때 잘 대처할 수 있게 도움을 받으면 부모의 스트레스가 줄어든다. 산통이 지나간 후 나이에 맞는 수면 원칙을 지키면 생후 4개월 이후의 수면문제를 예방할 수 있다. 하지만 실패로 돌아갈 경우에는 아이가 더 까다로워지고 가족의 스트레스도 커지며 생후 4개월 이후 수면문제가 계속될 가능성이 높다.

소거법으로 울음을 차단하는 방법을 사용하면 빠르고 안전하게 효과를 볼 수 있다. 하지만 이 방법을 꺼리고 선뜻 시도하지 못하는 부모가 있다. 그렇다면 점진적 소거법이 비슷한 효과를 주면서 더 받아들이기 편할 것이다(4장 참조).

생후
3~4
개월

CHAPTER 8

~~~

영아: 생후 4~12개월

목표: 밤잠과 오전 낮잠, 오후 낮잠시간에 아이 스스로 잠드는 기술을 가르친다
아이의 생리적 수면리듬이 시작되는 순간과 잠자리에 눕히는 시간을 맞춘다

안아서 흔들어주기, 부드러운 담요에 감싸기, 자장가 불러주기, 쓰다듬고 토닥여주기, 자기 전에 껴안아주기 등의 아기를 편안하게 해주는 방법(3장 참조)은 낮잠을 잘 때도 그대로 하거나 조금 수정해 사용할 수 있다. 익숙한 장소, 특정 시간에 이와 같은 일정 행동을 반복하면 자연히 아이는 그때 '잠을 잔다'는 행위를 연상시킨다.

아이를 달래는 데 도움이 되는 방법들

- 부들부들하거나 북슬북슬한 촉감의 담요나 인형을 아기 침대에 놓는다
- 작고 부드러운 담요를 스카프처럼 이마에 둘러준다
- 조명을 약하게 켜둔다
- 젖을 먹으면서 자게 한다

젖을 먹이면서 재우다니? 항상 아기가 졸음을 느끼지만 깨어 있을 때 침대에 눕히라는 조언에 어긋나지 않을까? 스스로 잠들 수 있고 잠을 충분히 잔 생후 4개월짜리도 젖을 먹으면서 잠을 자는 경우가 많다. 이들은 더 어릴 때 졸리지만 깨어 있는 상태로 누워 스스로 잠드는 법을 배우

는 수면훈련을 마쳤다. 이 조건을 충족했다면 젖을 먹이면서 재워도 아무 문제가 생기지 않는다. 우리 병원을 다니는 모유수유 엄마도 늘 그렇게 한다. 하지만 수면훈련을 하지 않아서 아이가 '항상' 엄마 품에 안겨서 자고 자주 깬다면, 자면서 젖을 먹는 습관이 3장에서 알아본 분리불안 문제를 드러내는 수면장애일 가능성이 있다.

아이에게 영양을 공급하는 목적 외에도 아이를 달래고 진정시키려고 젖을 물리는 엄마가 많다. 이때 엄마 가슴에 안겨 잠을 자는 아기도 있고, 자지 않는 아기도 있다. 어느 쪽이든 아이가 '잠을 자야 한다면' 반드시 침대에 눕혀야 한다. 수유 중 엄마와 아기가 나누는 친밀감은 참으로 아름답다. 젖을 먹으면서 자는 행위 자체가 꼭 수면장애를 일으키지도 않는다.

생후 4~12개월 자녀를 키우는 부모가 공통적으로 하는 질문이 몇 가지 있다.

Q: 밤에 자다가 깨면 아이가 가장 좋아하는 자세로 바꿔줘야 할까요? 일어나서 침대 난간을 흔들 때 내려오게 도와줘야 하나요?

A: 아닙니다. 자꾸 해줘 버릇하면 아이가 놀이로 받아들일 위험이 있습니다. 밤에 아이에게 가서 좋아하는 자세로 바꿔주거나 침대에서 내려줄 때는 무엇을 가르칠지 생각하세요. 하지만 밤새 한 번만 몸을 뒤집거나 침대 난간에 걸려서 옴짝달싹 못한다면 다시 잠들 수 있게 도와줘야겠죠.

Q: 아기 침대 안에서 넘어지면 다치지 않을까요? 혼자 앉지는 못할 텐데요.

A: 전혀 다치지 않습니다. 엉거주춤 넘어져서 강아지처럼 웅크리고 자겠지만요.

생후 4개월 이전에는 아기가 깨어 있는 시간의 간격을 관찰하고 이후 아기와 시계를 같이 주시하며 적절한 규칙을 세워야 한다. 불변의 취침 시간을 정해놓고 집착하지는 말자. 기상시간, 낮잠 길이, 두 번째 낮잠에서 일어난 시간을 고려하고 실내에만 있었는지, 야외 활동을 했는지에 따라서도 시간을 융통성 있게 조절한다. 생후 9~12개월 아기는 오후에 더 많이 움직이고 세 번째 낮잠을 자지 않으므로 밤에 더 일찍 재워야 한다. 낮잠을 건너뛰었을 때처럼 밤에 너무 늦게 잤을 때도 수면장애가 일어날 수 있음을 기억하라.

수면 스케줄이 체계적이면 아이는 순순히 잠을 자고 언제 자야 할지 예상하게 된다. 하지만 영양 공급을 비롯한 다른 육아 방식에는 굳이 체계가 완벽할 필요는 없다. 오히려 아기가 먹는 것은 그 반대여도 된다. 부모가 독창적인 방법을 고안하고 자유롭게 건강에 좋은 음식을 허용한다면 아이도 이유식을 잘 받아들인다. 그러므로 규칙적인 잠을 원하는 아기의 생리적 욕구를 존중하고, 건강한 이유식에 관해서는 많이 쓰이는 방법을 이것저것 시도하면서 우리 아이에게 맞는 방법을 찾자. 하지만 잠과 음식이 비슷한 점도 있다. 인스턴트 음식이 건강에 해로운 것처럼 인스턴트 수면도 두뇌에 해롭다(1장과 2장 참조).

우리의 목표는 아이에게 수면습관을 심어주는 것이다. 그러니 이 시점에서는 괜히 울음을 걱정하느라 문제의 본질에서 벗어나지 말아야 한다. 두 살짜리 아이가 기저귀도 멀쩡한데 엄마에게 놀아달라고 울거나, 한 살짜리가 우유 대신 주스를 마시고 싶어 운다면 눈물에 흔들리지 말고 아이에게 무엇이 최선인지 생각한다. 건강한 수면습관을 세우는 과정에서 모든 아이가 많이 운다고 할 수는 없다. 하지만 약간의 저항은 있을 것이다. 생후 4개월 이전에는 도저히 불가능하다면 조금 더 클 때까지 기다렸다가 수면훈련을 시작해도 좋다. 하지만 늦을수록 더 힘들어진다는 사실도 염두에 둬야 한다.

4장에서 봤듯이 취침시간에 소거법을 실시하자 생후 '4개월 이전' 아이는 평균적으로 다음과 같이 울었다.

밤 1: 30~45분 쉬지 않고 운다

밤 2: 10~30분 쉬지 않고 운다

밤 3: 0~10분 쉬지 않고 운다

밤 4: 울지 않는다

생후 '4개월이 넘으면' 보통 이런 패턴을 보인다.

밤 1: 45~55분 쉬지 않고 운다

밤 2: 밤 1과 비슷하게 운다

밤 3: 20~40분 쉬지 않고 운다

밤 4, 5: 울지 않는다

만약 취침시간이 너무 늦거나 낮잠을 잘 자지 않는다면 더 오래 걸릴 것이고 아예 효과가 없을 수도 있다.

어린아이가 더 짧게 울고 우는 날짜도 적으므로 부모는 아이가 클 때까지 기다리지 말고 밤에 더 오래 자고 싶어 하는 생후 4개월 이전의 욕구를 이용해 그때 수면훈련을 시작해야 한다. 스스로 잠드는 법을 일찍 가르칠수록 성공확률이 높다. 안 하는 것보다는 늦게라도 시작하는 편이 낫다. 하지만 언제 시작하든 결코 빠르다고 할 수는 없다.

생후 6개월이 지나면 '자기주관'이 생기기 때문에 수면패턴을 바꾸기가 훨씬 어려워진다. 자기주관이 생기면 좋고 싫음을 전보다 훨씬 강도 높고 끈질기게 표현할 수 있다. 원하는 장난감을 손에 넣으려고 더 오래 고집을 부린다. 기저귀를 갈거나 잠자리에 들 때 반항을 하고 어렸을 때보다 큰 목소리로 더 오랫동안 거부를 표한다. 이처럼 의도적인 행동을 할 수 있게 된 아이는 고집이 세다, 욕심이 있다, 의지가 강하다 같은 말로 표현할 수 있다.

시간이 흐르며 주관은 더욱 뚜렷해진다. 아이를 낳고 처음 몇 달은 부모가 원할 때마다 기저귀를 갈 수 있고 아이도 저항하지 않는다. 몸을 꼼지락거려도 다른 것으로 주의를 끄는 방법을 쓰면 문제가 없었다. 생후 6개월이 지나 아이의 주관이 강해지면 주의를 끄는 방법은 예전만큼 통하지 않는다. 아이는 이제 때를 가리지 않고 뭐가 됐든 내가 원하는 대로 할 수 있다고 생각한다. 자기 의지가 생기면 끈기를 갖고 버티게 된다. 한편으로는 바람직하고('우리 아들은 걸음마를 하려는 의지가 아주 강해요.') 한편으로는 탐탁지 않은 변화다('하루 종일 어찌나 고집을 부리는지 몰라요.'). 아기의 노력이 반가울 때도 있지만, 고집스럽게 반항을 하면 일상적인 육아가 더욱 힘들어진다. 상대적으로 고집이 더 센 아이도 있다. 이런 본성은 인격의 일부이기 때문에 바꿀 수 없다. 고집을 부린다는 말은 부정적인 느낌을 주지만 어렸을 때의 고집이 성인기에는 야심이나 근성같이 긍정적인 특성으로 발전할 수도 있다. 자기주관이 생긴 아이는 잠을 자지 않고 놀거나 부모와 계속 함께 있고 싶어서 낮잠을 거부하고 늦게 잠을 잔다. 낮잠을 거르고 밤늦게 자도 부모가 조치를 취하지 않으면 아기는 피로가 쌓인다. 피로와 싸우기 위해 몸에서 자극성 호르몬을 생산하면 각성 상태를 더 오래 유지하게 된다. 이렇게 각성이나 흥분 상태가 고조된 아기는 앞으로도 밤잠이나 낮잠을 잘 자지 못하고 잠이 들어도 금방 깬다. 수면문제의 악순환이 시작될 뿐만 아니라, 정서 불안정(감정기복이 심해진다), 주의력장애 같은 부작용도 나타난다.

☾ 시대에 따른 총 수면시간의 변화

리사 매트리치아니는 '지난 103년 사이, 아동과 청소년의 수면시간이 지속적으로 급격한 감소세를 보였다'는 사실을 발견했다. 아이보 이글로스타인 박사는 1974년에서 1979년과 1986년에 총 수면시간이 꾸준히 감소했음을 증명했다. 이런 변화는 중산층이거나 사회경제적 지위가 중간 수준인 가정을 대상으로 나와 애나 프라이스Anna Price 박사가 실시한 연구에서도 확인되었다.

1979~80년과 2004년의 평균 총 수면시간

1979~80	2004년
14.1시간(생후 4~11개월)	14.0시간(생후 4~6개월)
	13.6시간(생후 7~9개월)
	13.4시간(생후 10~12개월)

조세핀 포스터Josephine Foster 박사는 20세기 초 사회경제적 지위가 높은 가정에서, 아비 사데Avi Sadeh 박사는 21세기 초에 같은 변화를 알아차렸다.

1927년과 2006년의 평균 총 수면시간

1927년	2006년
14.0시간(생후 6~11개월)	13.3시간(생후 3~5개월)
	12.9시간(생후 6~8개월)
	12.8시간(생후 9~11개월)

왜 현재의 아이가 옛날보다 잠을 적게 자는지 이유는 모르지만 세 가지 가능성이 있다.

  1. 1970년대와 1990년대 사이 사회에 진출한 엄마의 숫자가 늘어나며 보육시설에 아이를 맡기는 유행이 생겼다. 프라이스 박사와 자넷

람Janet Lam 박사가 각각 실시한 연구에 따르면 어린이집 같은 보육시설에 다니는 아이는 낮잠시간이 더 짧았다. 2011년 미국 의학원은 아동 보육시설을 허가할 때 다음의 사항이 주 정부의 규제에 포함되어야 한다고 구체적으로 권고했다. 첫째, 아동 스스로 잠을 조절할 수 있게 돕는다(졸리지만 깨어 있는 상태로 재운다). 둘째, 수면실에 전자기기를 두지 않고 소음과 불빛을 낮춰 잠자기 편한 환경을 마련한다. 셋째, 낮잠시간을 차분하게 맞이하는 등 잠이 잘 오는 분위기를 장려하고 낮잠 직전에 아이를 자극하지 않는다. 2014년 새라 닐론Sara Neelon 박사가 조사하자 첫 번째와 두 번째 사항을 권고하는 주는 11개에 불과했고 세 번째는 어느 곳에서도 찾아볼 수 없었다. 또한 내 경험상 어린이집까지 이동 거리가 멀고 부모가 낮 동안 못 본 자녀와 밤에 함께 놀고 싶어 할 때 취침시간이 늦어졌다. 어떤 가족은 밤에 일찍 자더라도 어린이집을 제시간에 보내기 위해 아이를 일찍 깨워야 했다.

2. 1980년대 이후로 많은 아이가 자기 방에 텔레비전을 두고 있다. 주디스 오웬스Judith Owens 박사 등은 그래서 아이가 적게 자고 더 많은 수면문제에 시달린다고 썼다. 밤에 최신 전자기기 사용량이 늘면서 문제는 더욱 심각해졌다.

3. 여성의 초산 나이가 갈수록 높아지고 있다. 1973년과 2006년 사이 35~39세에 첫 아이를 낳는 여성의 비율은 여섯 배로 뛰었다. 1985년과 2002년 사이 40~44세에 첫 아이를 낳는 여성의 비율은 네 배가 더 높아졌다. 앞에서 설명한 것처럼(5장 참조) 엄마와 아빠의 나이가 많을수록 수면훈련은 더욱 힘들어진다.

☽ 밤잠

밤새도록 잔다

'밤새도록 잔다'는 무슨 뜻일까? 놀랍게도 획일적인 기준이나 널리 통용되는 정의는 존재하지 않는다. 2010년 재클린 헨더슨 박사는 '밤새도록 잔다'를 세 가지로 정의 내렸다. 참고로 방해받지 않고 잔다는 중간에 부모가 젖을 먹이거나 달래주지 않았다는 뜻이다.

1. 자정부터 새벽 5시까지 방해받지 않고 잔다
2. 밤부터 아침까지 8시간 방해받지 않고 잔다, 잠드는 시간은 고려하지 않는다
3. 밤 10시 이전과 오전 6시 사이에 방해받지 않고 잔다

헨더슨 박사는 다음의 데이터를 제시했다.

밤새도록 자는 아기

월령	'밤새도록 잔다'의 정의		
	오전 12:00~5:00	8시간 연속	오후 10:00~오전 6:00
3개월	58%	50% 이하	40% 이하
4개월	약 70%	58%	50% 이하
5개월	70% 이상	약 60%	53%
7개월	—	—	약 60%
8개월	약 80%	약 70%	—
11개월	—	약 80%	약 70%
12개월	87%	86%	73%

생후 5개월이면 절반 이상(53%)이 8시간 넘게 방해받지 않고 잠을

잔다. 그러므로 어떻게 정의하든 모든 아기의 50% 이상은 생후 5개월에 밤새도록 잠을 잔다.

헨더슨 박사는 이렇게 썼다. "유아의 수면패턴 조절은 생후 4개월 사이에 가장 빠른 속도로 정리된다. 이는 자기 조절 능력과 스스로 잠드는 능력이 생겼음을 의미한다." 이로써 생후 4개월 사이에 선천적인 체내 수면 조절 시스템을 이용해 건강한 잠을 재울 수 있다는 주장이 힘을 얻는다.

헨더슨 박사의 연구에서 생후 12개월의 평균 취침시간은 저녁 8시 30분이었다. 내가 연구하고 경험한 바에 따르면 생후 12개월에 저녁 8시 30분은 너무 늦다(뒷 내용 참조). 낮잠을 한 번만 자는 아이들(17%)과 총 낮잠시간이 2시간 이하인 아이들(낮잠 횟수와 관계없음)에게는 더욱 그렇다. 취침시간이 너무 늦으면 세컨드 윈드가 발생해 쉽게 잠들지 못하고 자다가도 금방 깬다. 낮잠을 잘 자고 취침시간이 이른 아이는 생후 9개월 이전이면 밤새도록 방해받지 않고 잔다. 이 데이터는 실험에 참가한 아이에게서 산출한 것에 불과하다. 이보다는 늦은 오후와 초저녁에 우리 아이의 행동과 감정을 지켜봐야 한다. 그렇게 하면 적당히 이른 시간에 아이를 재워 밤중에 달래거나 젖을 먹이기 위해 깨울 일이 없어진다.

시대에 따른 취침시간의 변화

아이의 취침시간은 야간 조명이 발달하며 점점 늦어지는 경향을 보인다. 역사적으로 보면 밤에 조명을 많이 켜기 시작한 시기는 정말 얼마되지 않았다. 양초의 대량 생산은 1850년대에 시작되었고, 등유 램프도 1860년대 들어서야 널리 쓰였다. 전구는 1880년대에 상용화되었다. 그 직후부터 의사는 수면문제의 원인으로 현대 생활, 더 구체적으로 늦은 취침시간을 지목하기 시작했다.

대표적으로 1894년 '불면증'이라는 제목으로 〈영국의학저널〉에 실린 사설의 일부를 보자. "불면증이라는 주제가 다시 한 번 화두에 올랐다. 바쁘고 자극적인 현대 생활이 그 원인이라는 말이 꽤 정확하다고 할 수 있다." 오늘날은 아이를 늦게 재우는 것이 너무도 당연하기 때문에 늦은 취침시간의 대가에 대해 별로 생각하지 않는다. 하지만 대가가 없다거나 가볍다는 말은 결코 아니다. 앞에서 알아본 것처럼 아이의 건강을 위협하는 요인은 수세대 동안 사람들의 관심을 받지 못하다 서서히 모습을 드러냈다. 늦은 취침시간도 다르지 않다.

그렇다면 우리 아이는 얼마나 늦게 자고 있을까?

수년에 걸쳐 이글로스타인 박사, 프라이스 박사, 그리고 내가 수집한 데이터는 아이의 취침시간이 과거에 비해 늦어졌음을 증명한다. 변화의 이유는 아직 밝혀지지 않았다.

연도별 취침시간(오후)

나이	1974년	1979년	1979~80년	1986년	2004년
6개월	7시 18분	7시 41분	8시 (4~11개월)	8시 16분	8시 (4~9개월)
1년	7시 8분	7시 35분	8시	7시 46분	8시 (10~12개월)

1980년 이후로는 어린아이의 취침시간이 더 늦어지지 않았다. 아마도 취침시간이 갈수록 늦어지면 아이와 가족의 건강에 큰 지장을 주기 때문일 것이다. 기상시간은 조금 늦어졌지만(1세의 경우 3분 늦어졌다) 늦게 일어난다고 늦게 자서 놓친 잠을 채울 수는 없었다. 결국 현대 아이가 과거보다 밤잠을 조금밖에 자지 않는다는 말이다. 이쯤에서 총 수면시간이 '19분'만 줄어들어도 상당한 장애를 유발한다는 연구결과를 주목할 필요가 있다(4장 참조).

시간이 흐르며 취침시간이 늦어지는 경향(뒤에서 알아보겠지만 밤잠과 낮잠시간, 총 수면시간이 줄어드는 경향도 포함된다)에 대한 연구는 많은 아이를 표본으로 삼았기 때문에 비교적 근거가 충분한 결론을 내리고 있다. 하지만 특정 연도에 대한 특정 나이의 데이터는 평균 숫자이고 평균을 산출한 범위는 무척 넓다. 따라서 연구결과에 신중하게 접근해야 한다. 짧은 기간 사이 보고된 숫자의 차이가 별로 없다면 순전히 우연일 수 있다(일례로 1974년과 1979년 1세의 취침시간은 7시 8분과 7시 35분으로 그리 차이가 나지 않는다). 반면 장기간 일관적인 추이를 보이고 출처가 다양한 데이터끼리 차이가 크게 날 경우에는 전체적인 추세가 우연이 아니라고 볼 수 있다(1974년과 2004년 사이 취침시간은 7시 8분과 8시로 크게 다르다).

최근에는 텔레비전을 비롯해 화면이 있는 전자기기를 아이 방에 두는 것이 일반적이다. 이런 방해물로 취침시간이 늦어지며 아이는 갈수록 적게 자고 더 많은 수면문제에 시달리고 있다(10장 참조).

취침시간

지금 여러분은 가정 내 규칙적인 일과와 취침시간을 정립하고 있다. 절대 아이를 억지로 재우는 과정이 아니다. 아이가 피곤하고 잠을 자야 할 것처럼 보이면 원하든 원하지 않든 취침 의식을 시작한다. 목욕, 마사지, 동화책 읽기, 자장가 불러주기, 안아서 흔들어주기 등 취침시간에 아이를 달래는 '행동'은 항상 규칙적이어야 한다. 매일 밤 거의 비슷한 시간에 같은 순서로 행동을 하면 아이는 밤잠을 잘 시간이 되었다는 신호를 감지한다. 엄마 아빠가 방을 나가는 것까지 취침 의식으로 받아들이고 신호등의 빨간불이 켜지기 전에 노란불이 켜지듯 잠잘 준비를 한다. 하지만 '시간'에 너무 얽매이지는 마라. 정상적인 낮잠도 시간이 항상 일정하지는 않기 때문에 취침시간이 날마다 조금은 달라질 수밖에 없다. 그러나 아이가 더 컸을 때 취침시간이 지나치게 왔다 갔다 하면 건강에 해롭다.

때로는 부모에게 문제가 있어(3장 참조) 이른 취침시간이나 일관성 있는 취침 의식을 지키지 못하는 경우도 있다. 이런 문제는 곧바로 해결해야 한다.

어떤 부모는 매일 밤 정확히 같은 시간에 아이를 재우는 실수를 한다. 처음 몇 달은 별문제가 없을 테지만, 낮잠이 규칙적이지 않거나 더 이상 세 번째 낮잠을 자지 않게 되면 밤에 달래서 재우는 타이밍을 조금 더 융통성 있게 조절해야 한다. 취침시간을 앞당길 생각이라면 더욱 주의할 필요가 있다. 아이를 달래서 재우는 두 가지 방법인 A 방법과 B 방법(7장 참조)은 낮잠에만 통한다. 밤잠을 재울 때는 무엇이든 내게 잘 맞는 방법을 사용하자. 가령 낮에는 달랜 후 졸리지만 깨어 있는 상태로 아이를 내려놓아 재워도, 밤에는 한 침대에서 자는 방법을 선호할 수도 있다(공동수면과 유아돌연사증후군 예방법은 1장 참조). 그래도 아무 문제없다. 두뇌에서 낮잠과 밤잠을 담당하는 영역이 서로 다르기 때문에 낮과 밤에 사용하는 방법이 달라도 일관성만 있으면 된다. 각각의 때에 맞춰 두뇌의 다른 영역을 '훈련'하는 것이다.

밤에 달래서 잠자리에 눕히고 싶은데 아이가 '많이 피곤한 상태'라면 조금 울지도 모른다. 낮잠의 경우는 하루 스케줄에 지장을 주지 않기 위해 우는 시간을 1시간으로 제한하는 것이 합당하다. 하지만 밤에 우는 아이를 무시하고 울게 놔두기로 했다면 상한 소거법을 택하지 않은 이상 시간에 제한을 두어서는 안 된다. 짧은 시간 제한을 설정하고 잠깐 울게 두었다가 다시 달래준다면 아이는 제한된 시간에 맞춰 우는 습관이 생길 수도 있다. 우는 아이를 혼자 두면 결국은 잠이 들 것이다. 둘째 날에는 더 많이 울 수 있지만 날이 갈수록 울음은 줄어들기 마련이다. 단 밤에 일찍 자고 낮잠을 규칙적으로 자며 밤에 자다 깨지 않는다는 가정하에 가능한 이야기다. 그 밖에 울게 두는 시간을 조금씩 늘리는 방법, 확인하고 달래주는 방법, 점진 요법도 있다(4장 참조). 일찍 자는 습관을 들이는 방법을 쓰고 있고 아이가 오후 낮잠을 오래 잔다면 오후 4시 이후로는 재우지 말아야 할 수 있다. 필요하다면 낮잠 중에 깨워도 좋다.

부모는 이때 처음으로 떼쓰는 아이를 무시하지만 결코 마지막은 아니다. 혼자 움직일 수 있게 되면 위험한 놀이기구를 못 타게 함으로써 안전하게 보호할 것이다. 언젠가는 손을 씻고 이를 닦는 등 건강한 습관도 가르쳐줘야 한다. 더 크면 머리를 다치지 않게 헬멧을 꼭 쓰고 자전거를 타라고 주의를 줘야 한다. 이렇게 건강한 습관과 안전규칙을 바로 세워줄 때도 아이가 울며 저항한다고 뜻을 받아주지 않을 것이다. 좋은 습관은 일찍 시작하고 일관성을 유지하는 것에서 출발한다.

지금은 아이 스스로 밤에 잠들고, 자다 깨도 혼자 힘으로 다시 잠드는 법을 배우게 할 시간이다. 밤에 혼자 자도 무섭거나 위험하지 않고, 피할 일이 아니라고 가르쳐줘야 한다. 취침 의식은 침착하고 복잡하지 않게 진행하라. 모유수유를 하는 아기라면 아빠가 도와줘야 한다. 아빠는 젖을 먹일 수 없다는 사실을 알기 때문에 심하게 울지 않고 울음을 금방 그친다.

울게 두는 방법을 사용할 경우에는 얼마나 오래 울든 한 번 침대에 눕혔으면 그대로 두어야 한다. 방을 나왔다가 다시 들어가는 일이 없기를 바란다. 생후 4개월 이전에는 슬그머니 들여다보고 고무젖꼭지를 다시 물리거나 포대기를 다시 감싸준다 해서 문제가 생기지는 않는다. 하지만 긍정적인 반응의 간헐적 강화는 어마어마한 학습 효과가 있다. 따라서 더 큰 아이에게는 부모의 노력이 수포로 돌아가기 십상이다.

아이가 울지만 딱히 배가 고프거나 아픈 것 같지 않다면 이렇게 생각하세요. '엄마를 정말 많이 사랑하고 같이 있고 싶어서 우는구나. 하지만 지금은 잠을 자야 해. 건강한 잠이 얼마나 좋은지 알기 때문에 나는 사랑하는 우리 아이가 잠을 잘 수 있게 놔둘 거야.'

젖을 먹으려 자다가 깨는 아이

마지막 수유시간으로부터 4~6시간 후에 젖을 먹기 위해 깨는 아이가 있다. 어떤 아이는 그 시간에 일어나지 않고 자기도 한다. 실제로 배가 고파서 깨는 아이가 있으므로 즉시 젖을 줘야 한다. "하지만 더 어릴 때는 밤새도록 잠을 잤는데요"라고 말하고 싶을지도 모른다. 생후 4개월 이전에는 더 늦은 시간에 잠을 자고 마지막 수유를 했다는 사실을 잊지 말자. 이제는 더 일찍 자고 자기 전 수유시간도 앞당겨졌으니 당연히 한밤중에 젖을 먹어야 할 수 있다. 많은 아이가 생후 9개월이 되기 전까지는 자기 직전과 이른 아침에 젖을 먹으려 한다.

알다시피 아이는 잠이 들면 1~2시간마다 얕은 잠을 자는 부분각성 상태에 이른다. 이때 아이는 작은 소리로 엄마를 부르거나 울 것이다. 각성 상태에 불편한 기색 없이 조용히 소리를 낸다면 지극히 정상이니 무시해도 된다. 자기 방에서 따로 자는 아이가 부분각성을 할 때마다 보살펴준다면 밤에 자다 깨거나 젖을 먹으려 하는 습관이 생길 위험이 있다. 안아서 젖을 먹이다 보면 아이는 엄마와 있는 것이 좋아서 잠을 깨려고 애쓴다. 그리고 일어날 때마다 젖을 먹거나 엄마와 놀 수 있다고 예상하게 된다. 갈수록 더 큰 목소리로 끈질기게 엄마를 부를 것이다.

하지만 같은 침대에서 잔다면(공동수면과 유아돌연사증후군의 위험성은 1장 참조) 즉시 모유수유를 해도 엄마나 아기나 아직 깊은 잠을 자는 상태이므로 분산수면이 일어나지 않는다. 따라서 자다 깨는 습관이 생기지도 않는다.

아이가 자연스럽게 잠에서 깨 소리를 내는 행위를 보고 외롭거나 어둠을 무서워한다고, 버림받았을까 봐 두려워한다고 부모가 잘못 해석하거나 자기감정을 투영하는 일은 없어야 한다. 우울증이나 불안장애가 있는 엄마(3장과 5장 참조)는 특히 견디기 힘들 것이다. 그렇다면 전문가의 도움을 꼭 받기 바란다.

자다 일어난 아기가 배고픈 것처럼 행동한다면 젖을 물린다. 만약 놀고 싶어서 일어난 듯 보인다면 가서 보살펴주지 말아야 한다. 밤에는 이 질문을 떠올리자. '우리 아이가 나를 **필요로 하는가, 나를 원하는가**?'

앞에서 말한 것처럼 젖을 먹기 위해 두 번째로 일어나는 시간은 새벽 4~5시경이다. 이때 그냥 자는 아이도 있지만, 잠에서 깼다면 이유는 대개 용변을 봤거나 배가 고프고 목이 말라서다. 그러므로 즉시 반응을 하는 것이 좋다. 아기의 욕구를 해결해주는 동안에는 불을 켜지 않고 침묵으로 일관해야 아이가 다시 잠에 빠진다. 많은 사람이 조용히 아이와 놀아주는 실수를 저지르는데, 그러면 잠을 잘 수 없다. 새벽 4~5시에는 꼭 다시 잠을 자야 한다. 더 자서 6~7시에 일어나면 첫 번째 낮잠 전까지 편안하게 아침시간을 보낼 것이다. 사실 밤에 두 번씩이나 젖을 먹을 필요가 없는 아이가 대부분이다. 보통은 새벽 2~3시에 한 번 깨거나 아예 깨지 않는다. 흔히 저지르는 실수는 자정에 한 번, 새벽 2시에 또 한 번, 새벽 4~5시에 또 한 번 수유를 하는 것이다. 자정에 젖을 먹였다면 새벽 2시에는 배고플 리가 없으니 반응하지 마라. 생후 4개월 이후 일반적인 원칙은 밤에 배고파할 때 젖을 먹이되 2회를 넘지 말아야 한다는 것이다.

잠들지 못하고 취침 전쟁을 벌이다

생후 6주가 넘으면 생리적인 리듬에 따라 취침시간이 앞당겨진다. 이런 생리적 욕구를 무시하거나 존중할 수 없는 상황이라면 아이는 과도한 피로를 느끼고 취침시간에 세컨드 윈드가 발생한다. 졸리지만 깨어 있는 상태에서 수면 상태로 쉽게 전환하지도 못한다. 잠자리에 눕히면 잠을 자지 않으려고 반항을 할 것이다. 대개 문제를 보이는 아이는 다음과 같은 상황에 있다. (1) 산통을 앓았고 가족 침대에서 엄마 젖을 먹으며 자는 데 익숙해졌으나 요즘은 엄마 아빠보다 훨씬 이른 시간에 자야 한다. (2) 집에서 멀리 떨어진 어린이집을 다니는 바람에 돌아오면 잘 시간이 지났다. (3) 부모가 맞벌이를 하고(11장 참조) 통근시간이 길다. 상황 (1)은 수면훈련으로 문제를 해결한다. (2), (3)은 취침 준비(목욕을 시키고 옷을 갈아입힌 후 저녁을 먹인다)에 다른 사람의 도움을 받으며 부모는 가급적 자녀가 어릴 때부터 취침 의식을 '간단하게' 유지한다. 밤에 얼굴을 보지 못해도 아침에 즐거운 시간을 보낼 수 있다. 어떤 부모는 아침시간을 만끽하기 위해 본인도 일찍 잠자리에 든다. 업무 스케줄을 조정해 가끔 일찍 퇴근하거나 아이가 잠든 후에 집에서 일을 하는 부모도 있다. 맞벌이를 하는 가정에서 한쪽 부모가 일찍 퇴근하기 위해 조기 출근을 하는 경우도 있었다. 물론 모든 부모가 완벽한 해결책을 마련하지는 못한다. 하지만 조금 늦게 자도 많이 늦게 자는 것보다는 낫다. 주중에 조금 늦게 자느라 잠이 밀렸다면 낮잠을 꼬박꼬박 재우고 주말에는 취침시간을 앞당기자.

> **저자 한마디** •
> 사정상 아이가 너무 늦게 잘 수밖에 없다면 주어진 상황에서 최대한 일찍 재우도록 노력해야 합니다.

회사 간부급인 한 엄마는 이렇게 말했다. "현실적으로 일을 하려면 밤 9시쯤 퇴근해야 해서 그때 아이를 재웠습니다. 그러다 아이가 저녁 7시쯤부터 졸기 시작한다는 걸 알았어요. 그래서 스케줄을 재조정해 일찍 집에 와서 8시쯤 아이를 재우고 있습니다. 전보다 훨씬 잘 자네요. 완벽하지는 않지만 새로운 현실이 되었습니다."

밤에 자다 깨서 신호를 보내는 아이

정상적인 아이라면 누구나 밤에 자다 깬다. 문제는 자다 깬 후 너무 피곤해서 부모의 도움 없이는 다시 잠들지 못할 때 발생한다. 모든 수면장애에는 밤에 자다 깨는 증상이 포함된다. 구체적인 치료 방법은 나이에 따라 다르므로 자녀의 나이에 해당하는 목차를 참고하기 바란다.

7장에서 설명했듯 생후 4~12개월 아이는 주로 산통을 앓은 후 잠을 잘 자지 못하고 완전각성 상태가 되어 밤에 잠을 깬다. 악성 습진이 원인일 수도 있고, 수면 중 기도가 막혀 항상 코를 골기 때문일 수도 있다. 만성피로로 수면 스케줄이 흐트러졌거나, 자연스럽게 깨는 상황에도 부모가 반응해 습관으로 굳어졌기 때문일지도 모른다. 생후 4개월 이후 유독 자주 깨는 아이는 두 집단으로 나뉜다. 그중 규모가 큰 첫 번째 집단(모든 아기의 20%)은 어렸을 때 산통을 앓았던 아이다. 이들은 자주 깰 뿐만 아니라 총 수면시간도 더 짧다. 남자아이나 여자아이나 자다 깨는 횟수는 다르지 않지만 수면문제를 이야기하는 쪽은 대체로 남자아이의 부모였다. 실제로 밤에 자다 깼을 때 남자아이를 더 일관성 없이 돌보는 경향이 있었다. 이것은 아이 방에 조명을 약하게 켜두고 비디오 촬영을 한 연구로 밝혀진 사실이다. 약물로 산통을 완벽하게 치료한 후에도(현재는 안전상 산통을 약물로 치료하지 않는다) 생후 4개월 아이는 여전히 밤에 자주 깼다.

늦은 오후나 초저녁에 생리적 변화가 일어나 과도하게 각성, 흥분을 하고 상태가 불안정해지면서 투정을 부리고 운다는 것이 한 가지 가능성이다. 과거에는 산통을 앓으며 우는 증상을 심각한 문제로 여겼지만, 7장에서 알아본 것처럼 현재는 아이가 흔히 보일 수 있는 행동이라고 생각한다. 어느 쪽이든 저녁에 우는 행동은 생후 2~4개월 정도가 되면 차츰 줄어든다. 하지만 잠을 자지 못하고 깨어 있는 증상은 계속되어 장기적으로 건강에 심각한 해를 끼친다.

짧은 기간 동안 산통으로 좌절감을 맛본 부모가 수면훈련을 섣불리 포기하기 때문이다. 이들은 생후 2~4개월이 지나면 자녀를 잘 재우려고 규칙적이고 일관성 있게 노력한 보람이 나타난다는 사실을 모르고 있다. 산통을 넘긴 아이에게 건강한 수면패턴을 심어주지 못한다면 만성피로로 투정이 계속 이어진다.

또 다른 가능성도 존재한다. 처음 몇 달 사이 엄마가 불안한 마음에 불필요하게 젖을 자주 먹이며 아기의 분산수면을 유발하는 것이다. 밤에 분산수면을 겪으면 지나치게 피로를 느끼고 잠을 잘 잔 아기보다 더 많이 울고 투정을 부린다. 생후 2~4개월을 넘기면 생리적 요인에는 크게 좌우되지 않지만 엄마의 행동으로 자다가 깰 수 있다. 물론 모 아니면 도로 나뉘는 문제는 아니다. 아이의 선천적인 요인과 엄마의 육아 방식 모두 잠에 영향을 미친다.

생후 4개월 이후 밤에 자주 깨는 두 번째 집단은 자면서 코를 골거나 입으로 숨을 쉬는 약 10%의 아이다(11장 참조). 수면 중 호흡장애는 알레르기나 비대해진 편도선 때문일 수 있다. 두 번째 집단도 산통을 겪은 아이만큼 밤에 자주 깨지만 이들의 부모는 수면문제라고 생각하지 않는다. 아이가 산통을 앓지 않았으니 밤에 자다 깰까 봐 걱정하지 않았기 때문일 수 있다. 코를 고는 아이는 총 수면시간도 더 짧았다. 많은 수면장애에서 건강한 수면의 한 가지 요소가 깨지면 다른 요소도 흔들리는 현상이 나타났다. 자녀가 자면서 습관적으로 코를 골거나 입으로 숨을 쉰다면 꼭 주치의와 상담하기를 바란다.

생후 4~12개월에는 불규칙적인 수면 스케줄도 하나의 원인이다. 너무 늦게 자거나 늦게 일어나다 보면 밤에 자다가 깨기도 쉬워진다. 특히 늦잠 자는 버릇이 있는 엄마는 아이를 밤에 늦게까지 재우지 않고 아침에도 일찍 깨우지 않는 경향이 있다. 생물학적 리듬과 어긋나는 잠을 잔 아이도 피로가 쌓이고 과다각성 상태가 되어 잠들기 어려워하며 잠을 자도 자주 깬다. 내가 진료한 어떤 아이는 자기 전에 2시간~2시간 30분 동안 부모가 안아서 흔들어주며 달래야 했다. 잠이 들어도 매일 서너 번은 깼고 열 번씩이나 깨는 날도 있었다. 이처럼 잠드는 데 오랜 시간이 걸리는 현상을 가리켜 '수면 잠복기가 길다'라고 말한다. '부모의 시간을 낭비한다'고 여기고, 부모가 품에 안고 흔들어주며 걸어다니면 얕은 잠을 자다 깨기 때문에 피로를 해소하는 양질의 깊은 잠을 놓친다. 수면 스케줄만 바로잡으면 '자다 깨는 버릇'과 '긴 수면 잠복기' 문제는 빠르게 사라진다.

> **저자 한마디** •
> 피로는 각성 상태를 유발합니다. 따라서 아이는 피곤할수록 쉽게 잠들지 못하거나 중간에 깨게 되죠. 두 가지를 모두 경험할 수도 있습니다.

취침시간에 '각성 상태'가 되면 잠을 자지 못하고 낮에도 더 예민해지며 짜증이 늘고 정신없이 행동한다. 이런 아이는 잠을 잘 때도 쉬지 않고 움직인다. 물론 모든 아기가 자면서 전신이나 한쪽 팔다리같이 몸의 일부분을 움직이고 들썩이지만 1초도 안 될 만큼 짧게 지나간다. 반면 만성피로를 느끼는 아이는 지나치게 흥분해서 잠을 자면서도 끊임없이 몸을 뒤척이고 기어가듯 움직인다. 하루 종일 모터가 가속으로 돌아가는 것만 같다. 이제 어떻게 하면 필요한 만큼 잠을 재워 모터 속도를 늦추는지 설명하려 한다.

그전에 '수면장애'의 의미부터 살펴보자.

- 수면 스케줄이 불규칙하다(밤에 너무 늦게 잔다, 아침에 늦게 일어난다, 엉뚱한 시간에 낮잠을 잔다)

- 수면시간이 짧다(전체적으로 잠이 부족하다)
- 분산수면이 일어난다(자다가 너무 자주 깬다)
- 낮잠이 부족하다(낮잠을 자지 않거나 잠깐씩만 잔다)
- 수면 잠복기가 길다(잠들기까지 오랜 시간이 걸린다)
- 수면 중 활동이 잦다(많이 뒤척이고 움직인다)
- 잠을 자면서 호흡을 하기 어려워한다

참고로 다음은 수면장애나 자다 깨는 버릇의 원인이 아니다.

- 설탕 과다 섭취
- 야간 저혈당
- 아연 결핍증
- 요충
- 역류성 식도염

일반적인 생각과 달리 이가 난다고 밤에 자다 깨지는 않는다. 이가 날 때 무슨 일이 생기냐고 물으면 부모는 별별 증상을 다 말한다. 이가 날 무렵 아프고, 열이 나고, 중이염을 앓았다면 무조건 원인은 이 때문이라고 여긴다. 과거의 의사들은 무지를 감추려고 모르는 질환에 이런 진단을 내렸다. 20세기에 접어들 즈음 영국의 유아 사망 원인 중 5%는 이가 나는 것 때문으로 잘못 알려져 있었다.

1968년 핀란드에서 아비 타사넨Arvi Tasanen 박사는 이가 나면서 발생하는 문제를 공식적으로 연구했다. 생후 4~30개월 아이 233명을 매일 방문해 검사를 실시한 타사넨 박사는 이가 나는 게 열, 백혈구 수치 증가, 염증의 원인이 아니라는 결론을 내렸다. 더 중요한 발견은 이가 난다고 밤에 자다 깨지 않는다는 사실이었다. 무려 45년 전에 이 연구가 발표

되었지만 여전히 많은 부모와 의사는 구식 믿음을 버리지 않는다. 2000 년 멜리사 웨이크Melissa Wake 박사와 마이클 매크닌Michael Macknin 박사는 각각 연구를 진행해 이가 나는 것과 수면, 각성, 수면장애 사이에 관계가 없음을 밝혀냈다. 생후 6~18개월 아이가 밤에 자다 깬다면 낮잠이 부족하거나 밤에 분산수면을 경험해서, 아니면 수면 스케줄이 불규칙해서일 가능성이 높다. 결코 이가 나기 때문이 아니다.

> **저자 한마디** ●
> 잠자리에서 아이에게 우유나 주스가 든 젖병을 들려주거나 침대에 눕힐 때 베개에 젖병을 둔다면 '젖병충치'가 생길 위험이 있습니다. 자녀의 치아 건강을 지켜주세요. 젖병을 물릴 때는 자녀를 품에 안아야 합니다.

성장통도 자다 깨는 원인은 아니다. 6~19세 아동·청소년 2,178명을 대상으로 한 연구에서 팔이나 다리 깊은 곳이 심하게 아프다고 호소한 비율은 16%였다. 보통 통증은 허벅지, 무릎 뒤, 종아리 안쪽에서 늦은 오후나 저녁에 느껴졌다. 더 아프다고 한 아이의 성장 속도는 고통을 느끼지 못한 아이와 별 차이가 없었다. 다시 말해 성장통은 빠르게 성장하는 시기에 나타나지 않는다. 성장통 때문에 자다 깬다는 말은 편한 핑계에 불과하다. 밤에 부모가 부드럽게 문지르며 마사지를 하고 뜨거운 물주머니를 대주며 아이를 달래는 방법은 고통을 가라앉히기보다는 부모와 아이의 정서적인 욕구를 충족시키는 역할을 한다.

다음은 아이를 밤에 자다 깨게 만드는 요인이다.

- 열
- 심한 중이염
- 아토피성 피부염(습진, 11장 참조)

아이가 아픈 것 같다면 의사에게 연락하라. 기저귀 발진이나 습진이 심할 때는 기저귀가 닿는 부분에 산화아연 반죽을 두껍게 바르면 밤에 기저귀를 갈지 않아도 습진이 생기지 않는다. 아침에 일반적인 미네랄 오일을 발라주면 반죽을 쉽게 제거할 수 있다.

> **저자 한마디** ···
> 나쁜 수면습관을 바로잡을 때는 부모가 앞으로 며칠 동안 확실히 상황을 통제할 수 있어야 합니다. 친척이나 베이비시터가 나만큼 문제를 잘 해결할 것이라고 함부로 믿지는 마세요. 또한 훈련을 진행하면서 개선되던 수면습관이 갑자기 망가지거나 아이가 아프고 힘들어하는 것 같다면 귀나 목에 염증이 있는지 의사의 진찰을 받도록 합니다.

밤에 일반적으로 나타나는 수면문제

• 수면시간이 짧다

수면 스케줄이 정상적이고 낮잠을 잘 자는 것처럼 보인다면 잠을 충분히 자고 있다고 짐작할 것이다. 아이도 피곤해 보이지 않기 때문에 굳이 조치를 취할 일은 없다고 생각한다. 하지만 생후 10~12개월 즈음부터 밤에 자다가 깨는 변화가 나타난다. 대체 무슨 일일까?

대개 생후 9개월경부터는 신체적·정신적 활동이 활발해진다. 더 많이 활발하게 움직이고 자기 마음대로 이것저것 탐구한다. 또 생후 9개월은 세 번째 낮잠도 사라지는 시기라 서서히 잠이 부족해지기 시작한다. 이때 취침시간을 앞당겨주면 문제는 해결된다. 점차적으로 20분까지 취침시간을 앞당기면 밤에 자다 깨는 문제가 사라지는 경우가 대부분이었다. 아기가 일찍 자기는 어렵지 않다. 하지만 늦게 퇴근해서 자녀와 놀 수 없게 된 부모 입장에서는 아쉬울 따름이다. 그럴 때는 수면패턴이 조금만 바뀌어도 수면의 질이 매우 향상된다는 사실을 되새기자. 밤잠을 불과 '19분'만 일찍 자는 사소한 변화로도 낮 동안 아이의 행동은 크게 변한다(1장과 4장 참조).

형제가 있으면 취침시간 지키기가 힘들어진다

육아 경험이 있는 엄마는 퇴원해서 집으로 오는 날부터 수면훈련을 시작해(3장 참조) 첫째 아이와 더 많은 시간을 보내고자 한다. 하지만 아기의 낮잠과 이른 취침시간을 챙기다 보면 엄마를 원하는 큰아이의 뜻을 받아주지 못해 갈등이 생긴다. 그럴 때는 둘 사이에서 절충을 해보자. 예를 들어 어느 날은 둘째가 낮잠을 가장 잘 자는 시간을 놓쳐도 첫째의 축구 연습을 보러 간다. 또 어느 날은 둘째가 낮잠을 다 자고 일어날 때까지 기다리느라 첫째가 특별 활동에 조금 늦을 수 있다.

세 살 정도 된 큰아들은 낮잠을 자지 않아서 밤에 일찍 자고 싶어 할 것이다. 특히 아주 바쁜 하루를 보냈다면 일찍 잠자리에 들어야 한다. 생후 6개월 된 여동생은 낮잠을 세 번 자기 때문에 더 늦게까지 깨어 있을 수 있다. 만약 엄마 혼자 육아를 한다면 둘째를 무시하지 않으면서 세 살 아이의 이른 취침 의식에 집중할 수는 없다. 가능한 해결방법은 둘째의 세 번째 낮잠을 건너뛰고 밤에 오빠보다 먼저 재우는 것이다. 그동안 큰 아이는 혼자 놀고 있으면 된다.

이란성 쌍둥이가 서로 수면 스케줄이 달라서 취침시간도 다르면 부모에게 여간 골칫거리가 아니다. 똑같은 시간에 재우는 것 말고는 해결방법이 없을 때도 있다. 만약 잠들기 전 우는 아이가 있다면 둘의 잠자리를 잠깐 분리한다. 쌍둥이에 관해 더 많은 정보는 11장과 내가 쓴《쌍둥이의 잠》에 나와 있다.

• 쉽게 잠들지 못한다

엄마 아빠와 같은 침대를 쓰거나 품에 안겨 있지 않으면 쉽게 잠들지 못하는 아기가 있다. 대부분 산통을 앓고 있거나(5장 참조) 태어날 때부터 가족 침대에 익숙하기 때문이다. 4장에서 알아본 것처럼 이런 경우에는 '울지 않는 방법', '울지도 모르는 방법', '울게 두는 방법'으로 문제를 해결할 수 있다.

• 다른 곳에서는 잠을 안 잔다

집에서는 잘 자던 아기가 할머니 댁에 가면 잠을 거부하기도 한다. 그럴 때는 양쪽 집에서 취침시간에만 같은 노래를 들려준다. 또는 아이가 끌어안고 만질 수 있는 부드럽고 안전한 물건을 사서 잠자리에만 놓아준다. 역시 취침시간에만 같은 향수를 침대 주위에 뿌려주는 방법도 있다. 두 장소 모두 똑같은 수면 스케줄과 낮잠시간, 취침 의식을 고수하도록 하자.

• 방이 하나뿐이다

아이의 호기심이 커져 주변의 소리와 움직임에 관심을 보이고 아기 침대를 사용하고 있다면 이제 각방을 써야 할 때다. 하지만 남는 침실이 없으면 어떻게 해야 할까? 어떤 가족은 부부 침실에서 아기를 재운 후 본인들은 거실에 있는 침대 겸용 소파에서 잠을 잔다. 이렇게 하면 아기는 어둡고 조용한 방에서 일찍 잘 수 있고 부모가 잘 준비를 하는 소리 때문에 깰 일이 없다.

> **저자 한마디** •
> 잠을 건강하게 잘 재우려면 24시간 내내 신경을 써야 합니다. 울리지 않고 재우는 것이 전부는 아니에요. 수면문제를 해결하려면 아주 철저하게 규칙을 따르고 일관성 있게 접근해야 합니다. 처음에는 더 많이 울 수 있지만 장기적으로는 잘 시간에 우는 버릇이 완전히 사라질 테니 다행이지요.

아기의 수면문제를 해결하려면 여러 가지를 바꿔야 하는데 일부밖에 시도하지 못하는 형편이라면 그냥 주어진 상황 안에서 최선을 다하자. 가장 심각한 문제를 확인하고 편한 방법을 찾아 노력을 집중한다(4장 참조). 일관성을 유지하며 끈기 있게 기다려야 한다. 한 가지를 바꿨다면 적어도 4~5일 후 다음 변화를 시도한다. 그래야 어떤 방법으로 효과를 봤는지 알 수 있다. 수면일기를 쓰면(4장 참조) 바꾼 방법이 도움이 되었는지 객관적으로 보일 것이다. 안 그러면 처음에는 스트레스로 인해 조금씩 개선되고 있음을 놓치고 만다. 가령 밤에 떼를 쓰며 우는 소리가 견디기 힘들겠지만 수면일기는 첫날부터 낮잠을 더 오래 자고 있다는 사실을 보여줄 것이다.

☾ 낮잠

우선 7장으로 돌아가 '일관성 있게 낮잠을 재운다'와 '내 아이에 맞는 결정을 내리자' 부분을 다시 꼼꼼히 읽어보기 바란다.

나이에 따른 낮잠시간

나는 1984년부터 1986년까지 생후 6개월 이상 아이를 상대로 낮잠에 대해 조사했다. 낮잠시간에 따라 아이를 다섯 집단으로 나누어보았다(이후 내용 참조, 각 집단은 전체 아이들 약 20%를 대표한다). 보통 생후 21~24개월까지는 처음의 낮잠시간을 그대로 유지했다. 다시 말해, 생후 6개월에 평균 낮잠시간이 3시간이었던 아기는 9개월에 2.9시간, 12개월에 2.8시간을 잤다. 처음 속한 집단에서 더 많이 자거나 적게 자는 집단으로 이동하는 경우는 극히 드물었다는 뜻이다. 다르게 표현하자면 생후 6개월에 낮잠을 오래 자는 아기는 21~24개월까지도 오래 잤다. 짧게 자거나 평범하게 자는 아이도 마찬가지였다. 따라서 아이마다 낮잠시간은 큰 폭으로 차이가 나더라도 개개인의 낮잠 길이는 잘 변하지 않는다. 이처럼 아이마다 일정한 낮잠시간은 수면에 '유전적' 요인이 크게 작용한다는 사실을 증명한다. 또한 육아 방식과 활동량의 차이가 있어도 아이가 크면서 낮잠시간은 짧아졌다(이후 내용 참조). 이는 '생리적'인 발달이 낮잠에 영향을 미쳤다는 뜻이다. 하지만 실제 낮잠시간의 최대와 최소를 감안하면 총 낮잠시간의 차이가 크다(이후 참조). 이로써 '부모'의 육아도 중요한 역할을 한다고 볼 수 있다.

평균 낮잠시간

집단별 최초 낮잠시간 (단위: 시간)	6개월	9개월	12개월
1~2.5	2.3	2.7	2.5
3	3.0	2.9	2.8
3.5	3.5	3.1	3.1
4	4.0	3.2	3.2
4 이상	4.8	3.6	3.3

대다수 아이는 크게 차이를 보이지 않았다.

생후 6개월: 80%가 최소 2.5~최대 4.0시간 자며 5%는 2.5시간보다 적게 자고, 15%는 4시간 이상 잔다

생후 9개월: 93%가 최소 2~최대 4시간 잔다

생후 12개월: 94%가 최소 2~최대 4시간 잔다

큰 변화가 없는 대다수와 달리 낮잠시간의 범위가 크게 넓어지는 아이도 있다.

최소	1.0	1.0	1.5
최대	6.0	5.5	5.5

당연한 말이지만 평균 낮잠시간은 개개인이 아니라 집단에만 해당하는 수치다.

평균	3.5	3.1	3.0

앞에서 알아본 것처럼 산통을 앓은 아이는 낮잠시간이 가장 짧은 집

단(1~2.5시간)의 20%보다 더 많을 수도 있다. 하지만 다행히 생후 6~9개월에 그 외의 집단은 낮잠시간이 줄어들지 않는다. 오히려 평균적인 낮잠 길이는 2.3시간에서 2.7시간으로 '증가'해 낮잠리듬이 느린 속도로 발달하고 있음을 보여준다. 증가한 '0.4시간(24분)'은 사소해 보일 수 있지만 다 알다시피 수면에 관해서라면 작은 변화도 큰 영향력을 가져올 수 있다(1장과 4장 참조). 많은 아이를 대상으로 한 연구는 낮잠시간과 밤잠시간이 얼마나 연관되어 있는지 일관적인 증거를 내놓지 못하고 있지만, 나는 최소한으로 낮잠을 자는 아이가 낮과 밤에 수면문제를 겪을 가능성이 높다고 생각한다. 낮잠을 짧게 자도 충분한 아이가 있기는 하지만 최대 낮잠시간에 가깝게 잠을 자는 아이가 훗날 머리가 아주 비상하게 발달했다.

조금 자고도 피곤해하지 않는 아이가 있는 반면, 쌍둥이 형제나 첫째 아이는 낮잠을 오래 자려 할 수 있다. 이제 낮잠시간의 범위가 얼마나 넓은지 배웠으니 우리 아이와 다른 아이의 낮잠을 비교해서는 안 된다는 사실을 알았으리라 믿는다. 모든 아이의 낮잠은 조금씩 다르기 때문이다. 자녀의 낮잠시간이 얼마가 되었든 그리 중요하지 않다. 우리는 그저 아이가 휴식을 충분히 취했는지, 잠이 부족한지 관찰하면 될 뿐이다.

나이에 따른 낮잠 횟수

1984년과 1986년생 아이를 대상으로 하루에 낮잠을 몇 번이나 자는지 물었다.

생후 9개월이면 대다수 아이(91%)가 낮잠을 두 번 잔다. 앞에서도 말했듯 여기서 보여주는 숫자를 따지기보다는 아이의 모습을 관찰해야 한다. 하지만 생후 9개월이 안 되었는데 하루에 낮잠을 한 번만 자거나, 9개월 이후에도 낮잠을 세 번이나 잔다면 수면 스케줄에 문제가 있다는 뜻이니 조정할 필요가 있다.

월령별 하루 낮잠

월령	하루에 낮잠을 한 번, 두 번, 세 번 자는 아이의 비율		
	한 번	두 번	세 번
6개월	0%	84%	16%
9개월	4%	91%	5%
12개월	17%	82%	1%

시대에 따른 낮잠시간의 변화

프라이스 박사와 내가 실시한 연구결과로 과거에 비해 현재는 취침시간
이 늦어져 밤잠을 적게 잔다는 사실이 드러났다. 그뿐만 아니라 낮잠시
간도 시대가 변하며 줄어들었다. 그 이유는 아직 드러나지 않았다.

평균 낮잠시간

1979~80년	2004년
3.2시간(생후 4~11개월)	3.0시간(생후 4~6개월)
	2.8시간(생후 7~9개월)
	2.6시간(생후 10~12개월)

낮에 일반적으로 나타나는 수면문제

낮잠이 부족하다

부모가 자녀의 나이에 맞는 수면 스케줄을 잡아주고 아이가 충분한 잠을
자고 있다면, 가끔씩 질병이나 여행, 파티, 휴가 같은 일로 스케줄이 깨
져도 사소한 문제밖에 생기지 않는다. 잠이 부족하지 않은 아이는 단 한
번의 잠으로도 금세 회복될 수 있다. 하지만 건강하지 못한 수면패턴이

계속될 경우에는 날이 갈수록 수면장애가 심각해진다. 별것 아닌 일로도 한참이나 피해를 입을 수 있다.

생후 4~12개월에 부족한 낮잠은 건강한 수면패턴을 망가뜨리는 주범이다. 이 시기가 되면 부모는 아이와 밖에 나가서 더 많은 활동을 하고 싶어 한다. 더 명랑해지고 사회성이 높아진 아이는 이제 기어 다니기 시작하고 걸음마를 할 수도 있다. 날씨 좋은 날 공원이나 바닷가에서 즐거운 시간을 보내면 얼마나 좋겠는가? 이맘때 아이는 겁이 없고 자신만만하다. 또한 애교를 많이 부리고 여기저기 탐구하며 다니기 좋아한다. 가족과 보내는 시간은 모두에게 즐거움이다. 내가 말하고자 하는 핵심은 집 밖에서 함께하는 시간을 즐기되, 아이의 낮잠이 부족할 정도로 자주 나가지는 말라는 것이다.

아이는 놀고 싶다는 의지(자기주관)로 낮잠을 거부할 수 있다. 아이 뜻대로 낮잠을 건너뛰게 둔다면 점점 피로가 쌓일 것이다. 자연히 피로와 싸우기 위해 몸에서 자극성 호르몬을 내보내면 두뇌는 각성 상태를 유지한다. 하지만 이렇게 각성·흥분도가 높아지면 이후의 낮잠과 밤잠을 쉽게 자지 못하고 자다가도 자주 깬다. 수면문제의 악순환이 시작될 뿐만 아니라, 부작용으로 감정기복이 심해져 변덕을 부리고 주의력도 떨어진다.

낮잠을 너무 많이 거르거나 늦게 잔다면 점점 피로가 쌓이는 증상이 나타날 것이다. 우선 늦은 오후나 초저녁에 조금 더 심술이나 짜증, 투정을 부린다. 부모는 이 무렵 아이는 누구나 쉽게 짜증을 내고 지루함을 느낀다고 치부해버린다. 다음 증상은 '아무 이유도 없이' 처음으로 밤에 자다가 깨는 것이다. 그러다 감기에 걸렸다 나은 후나 조부모님 댁에 하루 방문하고 온 후 밤에 잠을 자지 않겠다고 거부하기 시작한다. 이제야 부모는 왜 갑자기 밤잠을 못 자는지 궁금해한다.

건강하고 규칙적인 낮잠습관을 다시 바로잡아준다면 마의 시간, 취침 전쟁, 자다 깨는 버릇이 싹 사라진다. 나는 이와 같은 사례를 수도 없이 보았다. 그래서 밤잠을 못 자는 문제의 원인이 특정한 '단계'가 아니라 부족한 낮잠이라고 생각하는 것이다.

> **저자 한마디** •
> 잠이 부족한 아이는 따분해 보일 수 있습니다. 활기 없이 움직이지 않는다면 수면부족을 의심해봐야 합니다.

아이가 언제부터 자연스럽게 낮잠을 한 번만 자는지 몰라서 아이가 준비되지 않았는데도 낮잠을 한 번으로 줄이는 부모가 있다. 그렇게 하면 감정이 예민해지고 짜증이 늘겠지만 늦은 오후에 활동적으로 놀게 해주는 방법으로 비교적 원활하게 수면패턴이 바뀐다. 직장을 다니는 엄마나 아빠도 그 직후에 집에 올 테니 저녁 동안 함께 즐겁게 놀 수 있다.

하지만 낮잠이 부족해 피로가 쌓이면 흥분도와 각성도가 높아져 쉽게 잠들지 못하고 자다가도 자주 깬다. 수면부족으로 낮 동안 행동이 달라져도 조금씩 변화하기 때문에 처음에는 낮잠을 한 번만 자도 괜찮다고 착각하게 된다. 그러나 만성적으로 잠이 부족하면 피로가 누적되기 때문에 아이는 전과 다른 행동을 하기 시작한다.

때로는 깜짝 놀랄 정도로 변화하는 아이도 있다. 우리 병원을 찾은 생후 5개월, 6개월 두 아이는 머리를 심하게 흔들고 고개를 돌리며 인상을 마구 찌푸리는 행동을 보였다. 의사였던 부모는 신경계에 문제가 있는 것은 아닐지 걱정했다. 그래서 두 아이 모두 입원해 발작과 간질 검사를 받았다. 하지만 결과는 정상이었다. 내가 예측한 대로 문제는 낮잠부족이었고, 잠을 잘 자기 시작하자 증상이 깨끗하게 사라졌다. 하지만 조금 피곤해지면 그때의 행동이 일시적으로 다시 나타나기도 했다.

다음은 깨어 있는 시간의 간격을 줄이는 방법으로 아이의 낮잠을 조정한 부모의 경험담이다.

지난 11월에 셋째 딸 레베카가 태어났습니다. 당시에는 아이 수면 스케줄을 잘 관리하고 있다고 자부했어요. 하루 종일 자동차 카시트에 앉혔다 뺐다 해도 얼마나 잘 잤는지 모릅니다.

볼일도 워낙 많았고 엄마들끼리 카풀을 해서 다른 아이도 태우고 다니느라 바쁜 나날이었어요. 레베카는 내내 우유를 먹고 낮잠을 잤습니다. 정말 협조적인 아이라고 생각했죠. 하지만 저는 저녁만 되면 너무 지쳐서 아이와 같이 잠을 잘 수밖에 없었어요. 자다가 반대편 젖을 물려주기 위해 1시간에 한 번은 깨야 했습니다. 그때도 한 침대를 쓰는 게 그리 좋은 생각이 아니라는 사실은 알았지만 휴식을 취하려면 그 방법뿐이었죠.

레베카가 5개월이 되었을 때부터는 젖을 물려 재우지 않고 아기 침대에 눕혔습니다. 역시나 몇 시간마다 울기 시작하더군요. 엄마가 옆에 있을 줄 알았는데 없었으니까요. 저는 울음소리가 들리는 즉시 아이 방으로 달려가 안아서 달래주고 젖을 물려 재웠습니다. 레베카가 다음에 또 일어날 때까지요.

그렇게 새로운 패턴이 시작되었습니다. 레베카는 몇 시간마다 일어났고 저는 당연히 방으로 가서 다시 재웠어요. 곧 나쁜 습관을 버릴 것이라는 확신이 있었어요. 위의 두 아이처럼 말이에요.

몇 달이 지났습니다. 이제는 젖도 뗐겠다, 상황이 나아지리라 굳게 믿었어요. 하지만 아니었습니다. 오히려 더 심해졌죠. 이제는 1시간마다 깨는 거예요. 최대 15분 동안 울게 놔두는 방법도 시도해보았지만 그냥 젖병을 물리는 편이 훨씬 쉬웠습니다.

돌이 되어도 밤에 자주 깨는 습관은 없어지지 않았습니다. 가끔 저녁 약속이 있을 때 베이비시터에게 맡기기도 힘들었어요. 가봤자 1시간쯤 지나면 엄마를 찾아서 울 테니까요. 아이를 두고 나가려니 못 견디게 괴로웠습니다.

거의 13개월쯤 되었을 때 웨이스블러스 박사님을 찾아갔어요. 저는 전장에 나가는 기분으로 진료실을 나왔습니다. 레베카가 밤에 자다 깨는 버릇을 바꾸기 위한 온갖 정보로 무장해서요. 저희 부부는 다음날부터 아이가 깨어 있는 시간을 짧게 유지하는 프로젝트를 시작했습니다.

일주일 만에 레베카는 놀라운 변화를 보였습니다! 원래도 항상 행복한 아이였지만 잠을 잘 자기 시작하니 더 편안하고 사랑스러워졌습니다. 같이 있는 시간이 더 즐거워졌어요.

아이의 수면패턴이 바뀌자 다른 가족까지 달라지지 뭐예요. 예전 같으면 저도 레베카 언니들에게 화를 못 참고 소리를 질렀겠지만 이제는 아니에요. 잠을 푹 잔 덕분에 몸도 마음도 훨씬 건강해졌습니다. 부모가 된 후로 가장 보람을 느꼈던 멋진 경험이었습니다. 레베카가 얼마나 자랑스러운지 몰라요. 남편과도 서로 잘했다고 칭찬을 해준답니다.

앗, 조용히 해야겠네요! 레베카가 지금 자고 있어요!

생후 4~12 개월

"원래도 항상 행복한 아이였지만 잠을 잘 자기 시작하니 **더 편안하고 사랑스러워졌습니다.**" 레베카 엄마의 말이다. 많은 부모는 지금도 귀엽고 사랑스러운 아기가 더 건강한 잠을 자면 매력이 배가 된다는 사실을 믿지 않는다. 하지만 엄연한 사실이다!

낮잠을 다시 두 번 재워 문제를 해결하는 전략은 다음과 같다. (1) 아침에 일어난 후 깨어 있는 시간을 가능한 한 '짧게 줄여' 오전 낮잠을 재우고, 오전 낮잠에서 일어난 후에도 오래 깨어 있지 않도록 주의하며 오후 낮잠을 다시 습관으로 들인다. (2) 오후 낮잠을 너무 늦게 재우면 안된다. 그래야 적절한 저녁 취침시간을 지킬 수 있다. (3) 낮잠 일과에 일관성을 유지한다. 밤에 자기 전에 아이를 너무 오래 깨워 두면 그동안 수

고한 보람이 없어진다. 지나치게 피곤해하고 흥분하기 때문에 밤잠을 설치게 되고 잠이 부족한 채로 하루를 시작할 것이다.

밤에는 잘 자면서 낮잠, 특히 오후 낮잠을 잘 자지 못하는 아이가 많다. 밤이 되면 어둡고 다들 피곤하다. 또 엄마 아빠는 부부끼리 오붓한 시간을 보내거나 그냥 본인들도 빨리 자고 싶어서 규칙적으로 자녀를 재운다. 하지만 환한 낮에는 모든 사람이 깨어 있다. 부모도 볼일을 보거나 즐거운 활동이 하고 싶어 규칙적인 낮잠시간을 지키지 않는다.

따라서 수면훈련 중에는 낮잠보다 밤잠, 오후 낮잠보다는 오전 낮잠의 규칙부터 세우는 것이 훨씬 쉽다. 모든 잠이 늘 같은 속도로 개선된다는 기대는 버리자. 그렇다 해도 수면 재교육 프로젝트는 24시간 내내 가동해야 한다. 가령 밤잠같이 하나의 잠에만 집중하고 낮잠을 무시하면 성공확률은 크게 낮아지기 때문이다.

일반적으로 나는 건강한 수면습관을 되돌리고 싶다면 수면훈련을 24시간 계속하라고 권한다. 물론 예외도 있다. 싱글맘은 아이를 달랠 수단이 부족하고 몸이 항상 피곤하다. 아기는 낮에도 밤에도 잠을 잘 자지 못한다. 모유수유를 계속하고 싶지만 이제는 아기 침대로 잠자리를 옮겨주고 싶다. 이때 첫 번째 단계는 간단하다. 일시적으로 취침시간을 아주 많이 앞당겨 아이를 엄마 침대에서 더 자게 도와준다. 나머지는 지금까지와 다를 바 없이 진행한다. 조언을 하자면 수면시간을 최대로 늘리고 낮에 최소한으로만 울게끔 모든 방법을 동원하라는 것이다. 첫 번째 단계로 아이가 조금 더 잘 자게 되었다면 아기 침대로 잠자리를 옮길 시간이다. 울 수도 있지만 엄마와 아기 모두 휴식을 잘 취했기 때문에 그리 많이 울지 않고 엄마도 더 잘 견딜 수 있다. 세 번째로는 낮잠을 공략한다. 다들 편안한 상태이므로 한결 수월하게 성공할 수 있을 것이다. 만약 도움을 받을 길이 많다면 세 가지 단계를 동시에 진행해도 무방하다. 더 빠른 속도로 잠을 잘 자게 되고 한 사람이 짊어져야 했던 어마어마한 스트레스를 엄마가 아닌 사람들도 나눠 가질 수 있다.

낮에 침실이 너무 밝거나 시끄러우면 낮잠을 잘 자기 어렵다. 내가 아는 한 가정은 운 좋게도 방에 딸린 드레스룸이 아주 커서 작은 방으로 꾸며 낮잠용으로 사용했다. 집에 침실이 하나뿐이라 부모와 아이가 같은 방을 써야 한다면 모두가 잠을 잘 자기 힘들다. 이런 집의 부모는 아이에게 침실을 내주고 거실로 잠자리를 옮기면 온 가족이 충분한 잠을 잘 수 있다. 가족 침대를 쓰고 싶지 않을 경우 부부 침실에서 아이가 잘 자기 힘들다는 것을 각오해야 한다. 피로에 찌든 가족이 되기 전에 미리 계획을 철저히 세워두자.

> **저자 한마디** ••
> 낮잠시간에 조르면 엄마가 놀아줄 거라 기대하는 한, 아이는 낮잠을 잘 자지 않습니다. 엄마를 이길 수 있다고 생각하면 반항을 멈추지 않을 거예요.

낮잠 스케줄을 확정한다

취침시간과 수면시간이 다른 생물학적 리듬과 일치하지 않는다면 잠을 자도 완벽하게 원기회복을 하기 힘들다. 나이별로 적절한 취침시간과 기상시간은 1장의 〈도표 5~6〉을 참고하기 바란다.

어느 나이든 수면 스케줄이 비정상적이면 커서 자다 깨는 버릇이나 야경증이 생긴다. 대개 취침시간이 지나치게 늦어지는 이유는 늦게 퇴근한 엄마나 아빠(또는 둘 다)가 아기와 놀고 싶어 하기 때문이다. 아침에 늦게 일어나게 하려면 일부러 늦게 재워야 한다는 착각 때문이기도 하다. 아니면 늦게까지 깨워두면 기운이 빠져 알아서 잠든다는 사실을 알았기 때문일 수도 있다. 그렇게 하면 취침 전쟁의 스트레스에 시달리지 않아도 된다. 부모의 문제로(3장 참조) 아이를 늦게 재우는 집도 있다.

수면 스케줄을 정상적으로 되돌리려면 나이에 맞는 수면시간을 기본으로 삼아야 한다. 오전 6시나 7시에 하루를 시작하고 오전 9시경 오전 낮잠을 재운다. 오후 낮잠은 정오에서 오후 1시 사이에 재우는데, 절대 오후 3시를 넘기지 말아야 한다. 저녁 6~8시 무렵 일찍 잠자리에 들어 아침까지 깨지 않고 잔다. 이 권장사항을 전부 따르면 양질의 건강한 잠을 잘 수 있다. 다시 말하지만 중요한 것은 잠의 양이 아니라 질이다.

중요

부모가 이른 취침시간을 꺼리는 가장 큰 이유는 아침에 일찍 일어날까 봐 걱정하기 때문입니다. 사실은 그 반대예요. 일찍 자면 아이는 더 오래 잡니다. 마찬가지로 취침시간이 너무 늦어지면 기상시간이 빨라지죠. 잠이 잠을 부른다는 점을 잊지 마세요. 논리적인 말은 아니지만 인간의 생리는 그렇게 작용합니다.

Q: 오후 6~8시가 적절한 취침시간이라고 추천하는 이유가 있나요?

A: 초창기 연구로 얻은 데이터를 보면 생후 4~12개월 아이가 대부분 오후 7~9시 사이에 잠을 잤습니다. 그래서 저도 그때 잠을 자야 한다고 이야기했죠. 그리고 지난 35년간 많은 가정의 수면장애를 바로잡으면서 점점 확신이 들더군요. 애초에 잠을 일찍 자면 수면장애가 생기지 않는다는 사실을요. 게다가 이 시기에 수면장애가 있던 아이도 취침시간을 앞당기면 문제가 개선되었습니다. 그동안 우리는 저녁에 피로로 지친 아이에게 익숙해졌고 워낙 그런 아이가 많으니 자기 전에 투정이나 짜증을 부리는 게 당연하다고 생각했던 거죠. 양초, 등유 램프, 전기, 라디오, 텔레비전, 비디오, 컴퓨터, 스마트폰이 없던 시절, 부모가 맞벌이를 해서 어린이집을 들러 퇴근하는 일이 없던 시절에는 언제가 '정상적인' 취침시간이었을지 생각해보세요.

적절히 이른 시간에 재우면 아침에 푹 자고 일어나 낮잠도 더 잘 잔다.

건강한 낮잠을 자려면 밤에 일찍 자고 중간에 깨지 않아야 한다는 전제조건이 필요하다는 이야기다. 낮잠훈련을 다시 하고 기상시간을 조절하면(4장 참조) 낮잠 스케줄을 바로잡을 수 있다. 낮잠을 재우기 위해 아이를 달랠 때도 일관성 있는 방법을 사용해야 한다(7장 참조).

> **저자 한마디** •
> 나이에 맞는 낮잠시간과 취침시간을 지키려면 부모의 역할이 중요합니다.
> 처음에는 아이가 시키는 대로 곧장 잠을 자지는 않을 거예요. 그래도 포기하
> 면 안 됩니다.

연구결과를 보면 비정상적인 수면 스케줄로 수면장애가 나타났을 때는 기상시간만 조절해줘도 건강한 24시간 수면리듬을 되살릴 수 있다. 다시 말해, '엄마'가 아침에 아이의 시계를 맞춰주는 것이다.

낮잠패턴은 아이의 선천적인 요인, 가족 구성원의 수, 부모의 생활 방식에 따라 제각각이다. 생후 5개월의 한 아기는 오전 6시에 잠깐 깼다가 곧바로 다시 잠들어 오전 10시에 일어났다. 오후가 되면 정오에서 3시까지 길게 한 번, 오후 5시~5시 45분에 짧게 한 번 낮잠을 잤다. 이후 저녁 7시 30분~8시에 취침해 다음날 아침 6시까지 잤다. 이 아이는 잠이 부족하지 않고 하루에 낮잠을 한 번 자는 형의 스케줄에 맞춰 오후 낮잠을 잤다. 이런 식으로 한동안은 두 아이의 수면욕구를 모두 충족시켰고 생후 6~7개월이 되자 더 일반적인 오전 낮잠과 오후 낮잠 패턴이 자리를 잡았다.

그러나 아이가 커서 생물학적 리듬과 일치하지 않는 낮잠을 자면 조금씩 수면부족이 쌓이기 시작한다. 결국 낮에 감정기복이나 행동문제를 보이고 밤에도 잠을 잘 자지 못하게 된다.

이와 관련해서는 4장 '수면문제 해결하기'를 참고하기 바란다.

2013년 리사 매트리치아니의 문헌연구를 다시 생각해보자. 그녀는 지금
까지 아이에 잠에 관한 여러 조언에 실질적인 증거가 없다는 결론을 내
리고 **'잠을 자는 타이밍**이 수면시간보다 중요하다'라고 주장했다.

핵심은 주변 친척, 친구, 이웃의 일반적인 취침시간과 낮잠시간이 우
리 아이에게는 맞지 않을 수 있다는 것이다. 아이를 어떻게 재울지 더 많
은 조언을 얻고 싶다면 1장과 9장을 참고하기 바란다.

☾ 생후 4~8개월, 이렇게 자야 한다

생후 3~4개월에서 5~8개월로 넘어가는 사이, 아이의 행동은 조금씩
변화한다. 사회성이 높아지기 때문에 엄마와 더 많이 장난을 치고 놀이
로 교감을 나눈다. 이제는 뒤집거나 앉을 수도 있고, 옹알이로 엄마 소리
를 흉내 내며 작은 목소리에도 즉각 반응한다. 이렇게 상호작용이 활발

해지면서 아이를 키우는 즐거움도 더욱 커진다.

아기는 엄마 아빠와 함께 있는 것을 정말로 좋아해서 엄마가 소리 내어 웃거나 미소를 지으면 열심히 반응한다. 하지만 아기를 비어 있는 용기로 생각해서는 안 된다. 다정하게 안아주고 입을 맞추고 달래서 사랑을 가득 담아주면 충분히 만족해서 얌전해지는 존재가 아니다. 엄마가 더 많이 놀아주면 아이는 더 큰 즐거움을 원한다. 그래서 놀이를 하다 멈추면 싫다고 떼를 쓴다. 실제로 엄마와 노는 시간이 길어질수록 아이는 이를 당연하게 받아들인다. 그게 문제라는 말은 아니다. 하지만 옷을 갈아입히거나 잠시 혼자 놀게 놔둬야 할 때가 생기기 마련이다. 아이는 몸을 움직이지 못하거나 재미있는 놀이를 하지 못한다고 떼를 쓸 수 있다. 그런 상황에서 반드시 명심할 사실이 있다. 엄마가 옷을 갈아입느라 같이 놀자고 조르는 아이를 혼자 두는 것과 아이를 방치하는 것은 차원이 다르다. 잠을 자야 할 때 더 놀고 싶다고 떼를 쓰는 아이를 내버려둬도 결코 방치라고 할 수 없다. 이 무렵 엄마는 아이의 수면욕구를 빨리 알아차리게 되고, 자라면서 체내 타이밍 시스템도 발달해 그에 맞춰 낮잠을 재워야 한다. 우리는 언제 먹고 싶은지, 언제 몸을 따뜻하게 감싸주기바라는지, 언제 놀고 싶은지, 언제 자고 싶은지와 같은 아이의 욕구에 따라 보살펴줘야 한다.

생후 4개월이 지난 아이는 어른과 비슷한 패턴으로 잠을 잔다. 그전에는 렘수면으로 잠이 들지만 4개월 무렵부터는 어른처럼 비렘수면으로 잠을 자기 시작한다. 깊은 비렘수면을 자다 잠이 얕아지며 사이사이 렘수면이 끼어드는 수면주기도 생후 4개월이 되면 성인과 같은 패턴으로 발달한다.

앞에서 본 것처럼 건강한 잠에는 다섯 가지 요소가 있다 (1) 하루 수면시간이 충분해야 한다 (2) 낮잠을 자야 한다 (3) 중간에 깨지 않아야 한다 (4) 수면 스케줄과 타이밍을 지켜야 한다 (5) 규칙적으로 자야 한

다. 이제 <도표 7>을 살펴보자. 자녀의 수면/각성리듬을 보다 잘 이해할
것이다. 내가 도표를 만들기는 했지만 지도 제작자가 섬의 위치나 형태
를 결정하지 않듯 여기 있는 주기도 내가 만들어낸 게 아니다. 아이가 크
면 졸음이 오는 시점을 예측할 수 있게 된다. 생리적 수면/각성리듬이
성숙해진다는 의미다. 이제 부모는 이 리듬에 맞춰 아이를 잘 재우기 위
한 전략을 세울 수 있다. 이전까지는 지나치게 피로해지는 것을 막기 위
해 **깨어 있는 시간을 짧게 유지**하는 데 집중했다면, 이제는 아이를 재울
때 **시계**를 봐도 된다. 간단히 말해 아이 고유의 수면리듬을 이용해 잠을
재우는 것이다.

이 원형 도표는 1970년대 후반 인디애나 주 북부와 일리노이 주에 사
는 아이를 연구해 얻은 데이터를 바탕으로 했다. 오전 6~8시 사이에 기
상을 하고 약 9~10시에 첫 번째 낮잠을 잔다. 이후 정오부터 오후 2시
사이에 두 번째 낮잠을 잔다. 취침시간의 범위에 오후 8시가 들어 있기
는 하지만 낮잠을 짧게 자거나 세 번째 낮잠을 자지 않는 아이에게는 너
무 늦은 시간이다.

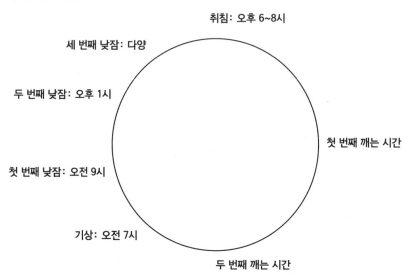

취침: 오후 6~8시

세 번째 낮잠: 다양

두 번째 낮잠: 오후 1시

첫 번째 깨는 시간

첫 번째 낮잠: 오전 9시

기상: 오전 7시

두 번째 깨는 시간

<도표 7> 생후 4~8개월 아기를 위한 건강한 수면 스케줄

우리의 목표는 부모가 정한 낮잠 스케줄과 취침시간을 아이의 체내 타이밍 시스템에 따른 수면 스케줄과 맞추는 것이다. 우선 아침부터 시작해보자.

아침에 일어나는 시간

간혹 새벽 5~6시에 일어났다가 잠깐 젖을 먹거나 기저귀를 갈고 다시 자는 아이가 있다. 이 경우는 중간에 깼어도 하나의 밤잠으로 이어졌다고 봐야지, 결코 낮잠이 아니다. 다른 아이는 그보다 늦게 일어난다. 대부분 오전 7시면 일어나지만 기상시간의 범위 자체는 넓다(오전 6시에서 8시 사이). 아무리 아이가 울어도 새벽 6시 이전에 아이 방으로 달려가서 밤잠을 끝내는 것은 좋은 생각이 아니다. 그런 행동이 계속되면 아이는 엄마와 놀고 싶어서 갈수록 빨리 잠에서 깨기 때문이다. 어린 아기의 기상시간을 자연스럽게 결정하는 신경계의 시계는 잠을 자라고 명령을 내리는 두뇌 영역과 독립적으로 작동한다. 실제로 일반적인 믿음과 달리 늦게 재운다고, 자기 전에 이유식을 먹인다고, 부모가 자기 전에 아기를 깨워서 젖을 먹인다고 기상시간이 바뀌지 않는다. 마지막 경우처럼 일부러 깨워서 젖을 먹이는 부모는 참 무신경한 사람이다. 깊이 잠들어 있는데 깨워서 배고프지도 않은 사람에게 밥을 먹인다면 기분이 어떻겠는가?

아이가 잠을 충분히 자고 특별히 수면문제를 보이지 않는다면 이른 기상시간이 조금은 불편하겠지만 굳이 바꿔줄 필요는 없다. 만약 돌을 앞두고 있다면 다음 장에 나오는 더 큰 아이를 위한 몇 가지 방법을 고려해봐도 좋을 것이다.

너무 일찍 일어났다면

아침에는 반드시 침실을 어둡고 조용하게 만들어야 한다. 암막 커튼이나 백색 소음기, 가습기의 소리는 거리의 시끄러운 소음을 줄여주는 효과가 있다. 수면일기를 계속 쓰면서 아이에게 가장 잘 맞는 수면시간을 찾자.

생후 4개월 이전에 너무 일찍 일어나는 원인은 주로 심한 투정/산통이다(5장 참조). 하지만 4개월이 넘었다면 간밤에 너무 늦게 잤기 때문이다.

취침시간이 너무 늦기는 한데 아이가 그리 많이 피곤해 보이지 않는다면 취침시간을 조금씩 앞당겨보라. 4일에 걸쳐 20분 일찍 재우며 더 일찍 자고 늦게 일어나는지 살펴본다. 현재의 취침 의식은 그대로지만 시간만 앞당기는 것이다. 효과가 보인다면 똑같은 방법으로 4일간 20분 더 일찍 재운다. 이렇게 계속 취침시간을 앞당기다가 아이가 더 이상 곧바로 잠들지 않는다면 너무 일찍 재우고 있다는 뜻이다. 이때는 그 시점으로부터 취침시간을 20분 미루면 된다. 이렇게 조금씩 변화를 주면 아이가 반항하며 울지 않을 것이다.

만약 아이가 이른 시간부터 무척 피곤해 보여서 평소 너무 늦게 자고 있다는 확신이 든다면 당장 취침시간을 확 앞당긴다. 조금씩 바꾸다가는 답답해서 짜증이 날 뿐이다. 갑자기 자는 시간이 바뀌면 울 수도 있고, 울지 않을 수도 있다. 이것과 관련해서는 4장으로 돌아가 수면문제를 해결하는 '울지 않는 방법', '울지도 모르는 방법', '울게 두는 방법'을 다시 읽어보라. 오전 6~7시까지는 울어도 무시할 필요가 있다. 그보다 어린 아기는 부부 침대로 데려와 달래주면 아침까지 조금 더 잘 것이다. 하지만 생후 6개월이 지나면 달래는 효과가 없고 자극만 받는다.

어떤 아이는 생후 4개월이 넘으면 오후 5시 30분이나 6시처럼 아주 이른 시간에 잠을 자서 수면 스케줄을 완전히 바꿔놓는다. 이럴 때 너무 일찍 일어나면 낮잠을 일찍 자거나 낮잠 타이밍을 맞추지 못하고 오후에 너무 피곤해 초저녁만 되면 금세 잠이 든다(4장 '5시 30분이라는 쳇바퀴' 참조). 아이가 어리다면 4일 간격으로 20~30분 늦게 재우고 오전 6시까지 따로 돌보지 않는 방법이 통할 수 있다. 만약 취침시간을 너무 갑자기 뒤로 미루면 피곤해져 기상시간이 늦어지기보다는 더 피곤한 상태로 잠에서 깬다.

> **저자 한마디** •
> 자녀에게 맞는 취침시간을 정하기까지는 이런저런 조정이 필요합니다. 한 가지 변화를 시도한 후 효과가 있는지 나흘쯤 기다려보세요. 참을성을 잊지 말아야겠죠.

아침에 깨어 있는 시간

생후 4~5개월이라면 아침에 2시간 정도, 8개월은 3시간 정도 깨어 있는다. 더 순하거나 예정일보다 일찍 태어난 아기는 생후 4개월에 1시간만 깨어 있기도 한다. 그럴 때는 활동량을 서서히 줄이거나 낮잠 일과를 진행하는 시간이 최대 30분을 넘지 않도록 한다. 목욕, 수유, 자장가, 마사지 등 어떤 방법을 써도 괜찮지만 시간 제한을 엄수하라. 엄마 품에 안겨 있는 동안은 비몽사몽한 상태로 얕은 잠만 자기 때문에 건강한 잠을 잘 수 없다. 졸음 신호가 보이거나(3장 참조) 이제 졸릴 때가 됐다고 짐작하는 순간 낮잠 일과를 시작한다. 마지막 잠에서 일어난 때부터 약 1시간 30분 '내'로 이루어져야지, 그 시간을 넘어서는 안 된다. 정해진 낮잠 일과가 끝나면 아이가 잠을 자든 깨어 있든 한 침대에 같이 눕거나(공동수면과 유아돌연사증후군의 위험성은 1장 참조) 아기 침대에 눕힌다. 한 엄마는 이렇게 말을 했다. "품에서 잠들기 전에 침대에 내려놓을 수 있게 되니 가슴이 뻥 뚫리는 느낌이에요." 아기는 조금 울 수도 있고, 많이 울 수도 있다. 전혀 울지 않는 아기도 있다. 기질이 순한 아이는 아주 조금만 운다.

오후 낮잠 때도 같은 일과를 반복한다. 까다로운 아기는 투정/산통도 심할 수 있으므로 많이 운다. 조산아도 많이 울 가능성이 높은데 그렇다면 출산예정일로부터 4개월까지는 다음의 방법은 삼가는 것이 좋다.

첫 번째 낮잠: 오전

깨어 있는 아기와 '시계'를 보며 언제쯤 재워야 현재 월령에 맞는 낮잠을 잘 수 있을지 확인한다. '잠을 부르는 기회'는 열렸다가 닫힌다. 그 안에 잠을 자야 가장 수월하게 잠들어 깨지 않고 숙면을 취한다.

낮잠 중 오전 낮잠이 출산예정일로부터 12~16주 사이에 가장 먼저 발달하는데 오전 9시쯤 잠들어 1~2시간 지속된다. 이 시간에 맞춰 첫 번째 낮잠을 재우고 싶다면 아침에 깨어 있는 시간을 매일 몇 분씩 늘리는 방법도 있고, 오전 7시부터 밤잠을 깨우는 방법도 있다. '잠자는 아이는 절대 깨우지 않는다'는 원칙에 위배되지만 월령에 맞는 건강한 낮잠 스케줄을 지켜주기 위해서는 예외도 필요하다. 깨우지 말라는 원칙은 부모의 편의를 위해 아이를 깨워 악영향을 미치는 상황에 적용되는 말이다. 아이가 언제 낮잠을 가장 잘 자는지 예상해야 한다. 낮잠시간이 너무 이르거나 늦으면 두 번째 낮잠도 제때 자기 힘들다.

낮잠을 1시간 조금 넘게 자면 원기를 회복할 수 있다. 때로는 40~45분으로도 충분하지만 이 무렵의 아이는 적어도 1시간은 꼬박 자야 효과를 본다. 30분이 안 되는 낮잠은 결코 건강하다고 할 수 없다.

A 방법으로 낮잠을 재우거나(7장 참조) 자녀의 기질이 순하다면 아이를 잠자리에 내려놓은 후 딱 1시간만 혼자 두도록 하자. 그렇게 하면 (1) 도움 없이 혼자 잠드는 법을 배울 수 있고 (2) 자다 깨도 혼자 힘으로 다시 잠들며 1시간 연속으로 자는 법을 익힐 수 있다. 순한 아기는 조금 울거나 전혀 울지 않는다. 반대로 까다로운 아기는 많이 울 것이다. 지금 우리는 지나친 관심을 주지 않음으로써 아기의 수면욕구에 민감하게 반응하고 있다. 자야 할 정당한 권리를 위해 엄격하게 규칙을 지키는 것이다. 침착하고 단호하게 일관성을 유지해야 한다. **항상 같은 방법을 써야 아기의 학습 속도도 빨라진다.**

부모가 침착하고 단호하게 나온다면 아기도 낮잠시간에 놀이를 한다는 기대를 빠르게 접는다. 나를 원하는 아이를 내버려두는 것이 아니다. 깨어 있는 시간에 온 관심을 아이에게 쏟았다. 이제는 혼자 잠을 잘 시간이다. 참고 삼아 낮잠 문제를 예방하는 법(3장)과 치료하는 법(4장)을 읽어보기 바란다. 일관성 있는 방법으로 달래면 왜 낮잠을 더 잘 자는지(7장)에 대해서도 다시 살펴보자.

Q: 얼마나 오래 울게 두어야 하나요?

A: 1시간을 넘기지는 마세요.

Q: 낮잠이 너무 짧으면 어떻게 하죠? 침대에 눕히면 한참을 울어요. 1시간은 넘기지 않고 잠들기는 하는데 금방 깹니다. 또 울게 두어야 할까요? 울지 않는 날에도 그리 오래 자지 않네요. 잠깐 자고 일어나서 또 울면 그대로 두고 더 오래 자는지 지켜봐야 하나요?

A: 낮잠시간이 30분보다 짧다면 아이가 울어도 30~60분 추가로 혼자 두면서 다시 잠이 드는지 보세요. 30분 넘게 낮잠을 잤다면 도움 없이 다시 잠들 가능성은 낮다고 봅니다. 그러므로 한 30분 정도 더 지켜보거나 깨자마자 가서 더 이상 울지 않게 달래세요. 쉽게 말하자면 낮잠을 짧게 자고 아직 개운해 보이지 않을수록 더 오래 혼자 두면서 스스로 잠이 드는지 지켜보라는 말입니다. 혹은 짧은 낮잠에서 깨어난 소리가 들리자마자(1시간 이전) 달래서 재우는 방법으로 낮잠을 길게 연장할 수도 있습니다. 하지만 생후 6개월이 넘으면 괜한 자극만 주어 역효과를 불러오니 주의해야 합니다. 엄마와 있고 싶어서 잠을 안 자고 버틸 위험이 있어요.

Q: 1시간 동안 울린 다음에는 어떻게 하죠?

A: 아기에게 가서 달래주세요. 두 가지 선택이 있습니다. 아기나 엄마나

스트레스를 많이 받았을 테니 밖에 나가서 기분 좋게 산책을 한 후에 내일 다시 시도하는 겁니다. 아니면 아기가 내내 우느라 지쳐 엄마 품에서 잠들 수도 있어요. 계속 잘 것처럼 보인다면 잠자리에 내려놓고 지켜보세요. 하지만 실패해서 다시 운다면 울게 두지 말고 얼른 달래줍니다.

Q: 우는 즉시 아이에게 가서 고무젖꼭지를 물리거나 자세를 바꿔주면 안 되나요? 그렇게 하면 울음을 뚝 그치고 다시 자던데요.

A: 생후 4~6개월에는 낮잠 잘 시간에 이런 식으로 돌봐줘도 낮잠이나 밤잠에 문제가 생기지는 않을 겁니다. 하지만 주의하세요. 백이면 백 잠깐씩 들여다보던 것이 결국에는 긴 놀이시간으로 바뀌기 마련입니다. 그래도 엄마가 아닌 아빠가 최소한으로만 개입한다면 놀이라고 학습하는 속도가 느려지기는 할 거예요.

Q: 아이가 투정/산통이 심합니다. 이제 태어난 지 5개월 됐어요. 오전 9시와 오후 1시에 낮잠을 재우려면 어떻게 해야 할까요?

A: 반드시 밤잠을 잘 재우세요. 그리고 기상시간을 조절합니다. 오전 6~7시쯤부터 하루를 시작해야 해요. 6시 전에 깨면 안 되고, 7시가 넘어서도 일어나지 않으면 억지로 깨웁니다. 야외에서 짧은 시간 동안 여러 자극을 받게 하세요. 바람, 흩날리는 나뭇잎, 둥둥 떠다니는 구름을 느끼는 겁니다. 거리의 소음, 사람들의 목소리, 개 짖는 소리를 듣고 놀이터의 모래를 만지게 합니다. 유모차나 아기띠, 그네에서 움직임을 느끼고 수영장에서 물을 튀겨봅니다. 깨어 있는 시간을 오전 9시까지 늘리되, 너무 피곤해지면 낮잠을 못 자니 유의하기 바랍니다. 처음에는 조금 힘들어서 오전 9시까지 버티지 못할 겁니다. 9시가 가까워질수록 활동을 줄이고 진정을 시키세요. 조금 피곤할 수 있으니 오전 낮잠을 재우기 위해 편안히 달래는 시간을 길게 계획합니다. 단순히 씻기기 위해서가 아

니라 아이를 진정시키는 목적으로 목욕을 시켜보세요. 목욕도 자극을 주지만 대다수 아이는 차분하게 즐깁니다. 오전 9시가 되면 같은 침대에 눕거나(공동수면과 유아돌연사증후군 위험성은 1장 참조) 아기 침대에 내려 놓습니다. 1시간 가까이 낮잠을 푹 잤으면 오후 1시에도 같은 과정을 반복합니다. 만약 오전 낮잠을 잘 자지 못했다면 일단 밖으로 데리고 나와서 오전 11시까지는 절대 낮잠을 재우지 마세요. 11시에 달래서 재우는 일과를 다시 진행합니다. 그 말은 오전 10시에 자동차를 타고 어디를 가면 안 된다는 뜻이겠죠.

자녀가 산통을 앓았거나 성격이 더 까다로울 경우에는 이때 A 방법으로 바꾸는 편이 좋다(7장 참조). 대부분 지금까지는 B 방법(처음부터 부모가 깊이 재우는 방법)을 사용했을 것이다. 여태 아주 일관적으로 B 방법으로 재웠다면 가장 이상적인 상황이다. 아기가 충분히 휴식을 취했을 때 B 방법에서 A 방법으로 순조롭게 전환할 수 있기 때문이다.

경고

일부 아기의 경우 생후 4~5개월에 생리적 낮잠리듬이 아주 천천히 발달하기 때문에 규칙적인 낮잠습관을 들이기 어렵습니다. 5~6개월이나 되어서야 낮잠을 규칙적으로 오래 자기 시작하는 아이도 있습니다. 특히 어렸을 때 투정/산통이 심했거나 4개월까지 부모가 일관성 없이 낮잠을 불규칙적으로 재운 아이가 더 느립니다.

• 오전 낮잠에 집중한다

부모 입장에서 까다롭거나 산통을 앓았던 아기에게 오전 낮잠습관을 심어주는 것만큼 힘든 일은 없다. 우선 오전 낮잠에 집중하며 산통을 앓았던 아기에게 수면훈련을 시도해보자. 월령에 맞는 낮잠 스케줄을 세울 때는 생리적으로 가장 먼저 발달하는 오전 낮잠부터 공략해야 수월하게 진행된다. 또한 밤에 잠을 자며 충분히 쉬었고 부모도 스케줄이 바뀔 여지가 있는 오후보다는 이른 아침에 더 일관성을 유지하기 쉽다. 아이가 아침에 일어나면 우선 시계를 본다. 일어난 지 1시간쯤 되었으면 씻기고 젖을 먹인 다음 A 방법으로 달래기 시작한다. 아침 햇살이 밝은 날이면 창문과 커튼을 모두 활짝 열도록 하자. 아침 햇살은 수면리듬의 발달에 도움이 되기 때문이다. 밝은 자연광이 없는 날은 전등을 최대한 밝게 켜 둔다. 그러다 달래서 재우기 시작하면 조명을 어둡게 한다. 젖을 주는 방법 등으로 몇 분간 달랜 후에는 침대에 내려놓는다. 다시 강조하지만 아침에 일어난 지 1시간 내로 달래기 시작해야 한다. 깨어 있는 시간의 간격이 너무 짧다고 생각하겠지만 애초에 피로의 싹을 자르기 위한 전략이다. 오전 낮잠은 밤잠의 연속으로 볼 수도 있기 때문에 이런 방법으로 오전 낮잠습관을 기를 필요가 있다. 상당량의 렘수면이 밤잠의 특징인데, 오전 낮잠에도 오후 낮잠보다 렘수면이 더 많다. 오전 낮잠시간은 조금씩 뒤로 밀리다 오전 9시에 자리를 잡는다.

Q: 아이가 잠을 자고 싶어 하지만 잠들지 못하면 어떻게 하나요?
A: "아이가 잠이 너무 부족해서 잠을 못 자고 있어요. 분명 잠을 자고 싶어 하면서도 도통 잠들 기미가 보이지 않았습니다." 이렇게 말했던 한 엄마의 사례를 통해 설명하겠습니다.

에릭은 생후 3개월 때 수면부족으로 잠을 잘 수 없었어요. 그 시절의 밤과 이른 아침은 평생 잊지 못할 겁니다. 별별 방법을 다 써봤어요. 젖을 먹이고, 안아서 앞뒤나 아래위로 흔들어주고 걸어 다니고 노래도 불러줬죠. 결국 유모차에 태워 집 안을 돌아다니며 제일 좋아하는 CD를 틀어주고 나서야 잠이 들기는 했지만 침대에 내려놓기가 무섭게 깼습니다. 잠을 못 자는 시간이 길어지면서 에릭은 더 지치고 흥분하고 예민해졌어요. 제 잠옷에 달린 꽃무늬를 잡으려 하더라니까요. 분명 잠을 자고 싶어 하면서도 도통 잠들 기미가 보이지 않았습니다. 우는 채로 아기 침대에 눕히는 것 말고는 방법이 없었어요. 에릭은 20분 정도 울다 잠이 들었습니다.

에릭은 오전 낮잠을 가장 잘 잤어요. 잠들기 전 기껏해야 1~2분 울었을까요? 저녁은 여전히 힘들었습니다. 무려 21분 동안 우는 날도 있었습니다. 저와 남편은 서재에 앉아 아기 모니터에 귀를 기울이며 우리의 결정에 의문을 품었습니다. '우리를 찾는 게 아닐까? 우는 아기를 내버려두다니 우리가 나쁜 부모인 걸까?'라고요. 하지만 앞으로 에릭에게(엄마 아빠도요!) 꼭 필요한 교육이라고 생각했습니다. 3일 정도 지나자 성공의 기운이 느껴졌습니다. 그 후로 잠을 얼마나 잘 자는지 몰라요. 생후 11개월이 된 지금은 저녁 7시부터 아침 7시까지 잡니다. 1~2시간쯤 낮잠을 두 번 자고요. 만나는 사람마다 아이가 행복하고 명랑하고 똑똑해 보인다고 말한답니다.

에릭의 이야기는 잠이 부족해 지나치게 흥분하면 잠을 잘 자지 못한다는 사실을 보여준다. 한마디로 악순환이다. 이 문제를 예방하거나 바로잡으려면 4장으로 돌아가 투정/산통이 심한 생후 8주 아기를 어떻게 잘 재웠는지 이야기한 부모의 경험담을 다시 읽어보기 바란다. 3장과 5장에는 생후 3~4주에 투정/산통이 심하지 않았던 아기의 사연도 있다.

낮잠을 재우려 할 때 우는 아기를 1시간씩 홀로 놔둘 수 없다면 5~20분만 울음을 무시해보라. 얼마나 울어야 적당한지 스스로 판단하는 과정이지만 시계도 꼭 봐야 한다. 아이가 울면서 악을 쓰다 보면 엄마에게는 3분도 3시간처럼 느껴지기 때문이다. 순한 아기도 그렇겠지만 특히 기질이 까다롭거나 산통을 앓았던 아기는 부모의 도움 없이 잠들지 못하므로 1시간이나 울게 두어서는 안 된다. 자녀가 잠을 못 자면 부모의 스트레스도 엄청날 것이다. 하지만 이 말은 꼭 하고 싶다. 어떤 아기들은 2분쯤 머리가 터질 만큼 소리를 지르다 3분 정도 훌쩍이며 낑낑거리고는 단잠에 빠져든다는 것이다. 이런 경우 1~2분 폭발하게 놔두지 않으면 낮잠을 오래 재울 기회를 놓치는 셈이다. 앞에서도 말한 것처럼 아이가 너무 많이 울었다 싶으면 가서 달래주고 다음날 다시 시도한다. 봐서 지금 잘 것 같으면 다시 침대에 눕혀봐도 된다. 어쨌든 남은 하루는 깨어 있는 시간의 간격을 2시간 이하로 유지하며 수면시간을 최대로 늘리고 울음은 최소한으로 줄이는 데 모든 노력을 집중한다.

아기 침대에 따로 재우지 않고 부부 침대에서 같이 자는 방법도 있다 (공동수면과 유아돌연사증후군 위험성은 1장 참조). 첫 아이라서 형제자매가 없는 집이라면 그럭저럭 효과가 있을 것이다. 하지만 아이는 클수록 깨어 있는 동안, 조는 동안, 잠을 자는 동안 주변 환경을 인식하기 시작한다. 그럴 때는 부모의 움직임, 기침, 코골이 등으로 자극을 받지 않게 부부 침대 옆에 보조침대를 붙이는 편이 좋다.

• 오전 낮잠의 문제: 낮잠의 길이와 타이밍

80%의 아이는 생후 3~4개월에 오전 낮잠을 자기 시작하고, 산통이 있었던 20%는 그보다 몇 달이 늦다.

그 밖에도 오전 낮잠을 자지 못하는 이유가 있다. 밤에 너무 늦게 잤거나 아침에 늦잠을 잤다면 오전 9시에 낮잠을 잘 수 없다. 기상시간이 너무 빨라도 9시까지 버티지 못한다.

어떤 아이는 낮잠을 잠깐만 자도 충분하다. 즉 태생적으로 낮잠을 짧게 자는 아이가 있다는 말이다. 앞에서 봤듯이 생후 6~21개월 아이의 약 20%는 부모가 어떤 방법을 써도 낮잠을 짧게 잔다. 그래도 필요한 잠을 다 자서 피곤을 느끼지 않는다. 한편 다른 이유로 생후 6~9개월에 오전이든 오후든 낮잠을 짧게 자는 아이가 있다. 이 아이는 한 엄마의 말을 빌리면 '쪽잠'을 하루 종일 잔다. 아무리 취침시간이 일러도 늘 피곤해 보인다. 하지만 밤에 일찍 자는 한 생후 9~12개월이 되면 대부분 낮잠 횟수가 줄어들고 길이가 늘어나며 피로도 가신다. 나는 낮잠을 짧게 자거나 불규칙적으로 자는 아이는 어렸을 때 산통을 앓았던 경우가 대부분이라고 여긴다. 생리적 낮잠리듬이 느린 속도로 발달하기 때문에 생후 6개월보다는 9개월에 낮잠을 더 오래 자는 것이다.

오전 낮잠을 자지 않거나 짧게 자는 가장 일반적인 이유는 기상시간과 낮잠시간 사이의 간격이 너무 길기 때문이다. 생후 4개월 이전에는 아이가 피곤해지지 않도록 아침에 일어난 지 1시간 안에 달래서 재우기 시작할 수 있다. 그보다 큰 아이의 낮잠시간이 너무 이르거나 늦는다면 낮잠을 조금밖에 못 자거나 피로가 잘 풀리지 않는 결과를 불러온다. 그렇게 되면 하루 스케줄이 전부 망가진다. 아이를 재울 때는 오전 낮잠의 리듬을 이용하자. 오전 9시를 목표로 깨어 있는 시간을 조금씩 늘려간다. 아이가 너무 피곤한 상태라면 8시 30분이나 8시 45분에서 늘어나지 않을 수 있다. 그러므로 생리적인 낮잠시간에 맞춰 낮잠을 재우고 싶은 마음과 아이를 너무 피곤하게 만들기는 싫은 마음 사이에서 균형을 잡아야 한다. 조금의 피로는 괜찮지만 심각한 수면장애가 올 정도로 흥분 상태가 되는 상황은 막아야 할 필요가 있다(4장 '목표가 상충된다면' 참조).

때로는 첫째의 스케줄이 아기의 오전 낮잠을 방해한다. 그럴 때는 첫째를 차로 데려다주는 동안 친척이나 이웃에게 아기를 부탁하는 방법이 있다. 아니면 엄마들과 카풀을 해서 아기가 양질의 오전 낮잠을 놓치는 날을 며칠에 한 번씩으로 줄이는 방법도 시도해봄직하다. 아기는 카시트에서 잠이 들 수 있다. 그렇다면 계속 카시트에서 자게 두거나 차를 세워서 카시트를 아기 침대로 옮긴다. 하지만 아기 침대로 옮기는 과정에서 보통 아이는 잠을 깬다. 우리 눈에는 불편해 보이지만 안락한 카시트에서 잘 자는 아이가 의외로 많다.

밤에 늦게 자서 아침에 늦게 일어난 아기는 오전 9~10시에 낮잠을 잘 수 없다. 기상시간을 조절한다는 말은 오전 9시경에 양질의 잠을 재우기 위해 7시쯤 미리 깨우는 것을 뜻한다(4장 참조). 아이가 피곤해지지 않도록 취침시간도 같이 앞당겨야 한다. 밤늦게까지 아이와 같이 놀거나 아침에 늦잠을 자고 싶은 부모는 이 방법이 마음에 들지 않을 수도 있다.

오전 낮잠이 너무 길거나 짧으면 정오에서 2시 사이에 자는 두 번째 낮잠에도 여파가 미친다. 결국 늦은 오후 무렵 아이는 피곤해 지치게 된다. 대체로 오전 낮잠을 너무 조금 자거나 많이 자는 원인은 늦은 취침시간이다. 두 번째 낮잠 스케줄을 지키려면 오전 낮잠시간을 1~2시간으로 제한하고 때맞춰 깨워야 한다. 하지만 많은 부모는 잠이 얼마나 소중한데 일부러 깨우냐고 거부감을 드러낸다. 그러니 취침시간을 앞당기는 방법이 최선이다. 일찍 자면 더 개운한 상태로 아침에 일어날 것이고 자동적으로 오전 낮잠이 짧아진다.

낮잠 조언

오전 낮잠이나 오후 낮잠시간이 되기 전, 잠깐 밖으로 데리고 나가 공원이나 놀이터 모래밭에서 활발하게 신체 활동을 하며 여러 자극을 느끼게 합니다. 햇빛, 바람, 구름, 말소리, 음악, 자동차 소리 등에 노출을 시키세요. 아기띠나 유모차에 태워 산책을 합니다. 그러다 낮잠시간이 다가오면 활동량을 줄입니다. 여유를 갖고 오랫동안 달래세요. 아이가 목욕으로 진정 효과를 본다면 목욕도 낮잠 의식에 포함시킵니다. 잠자는 방은 어둡고 조용하게 만들어주고요.

• 오전에 깨어 있는 시간

오전 낮잠을 자고 일어난 지 2~3시간이 지났다면 두 번째 낮잠을 잘 시간이다. 이때 깨어 있는 시간은 오전 낮잠의 길이에 따라 다르다. 아기가 생후 4개월에 가까운지, 12개월에 가까운지에 따라서도 달라진다. 일반적으로 그사이에 멀리 놀러가는 일은 없어야 한다. 자동차나 공원에서 깜박 잠이 들 수 있기 때문이다. 지금까지는 수면리듬을 강조했지만 각성리듬도 못지않게 중요하다. 체내시계는 밤이나 낮잠시간이 되면 자동적으로 두뇌를 수면 모드로 전환한다. 같은 이치에서 낮에는 각성 모드로 바뀌는 것이다. 각성 모드가 켜지는 동시에 수면 모드는 꺼진다. 각성에 이르는 동안 두뇌에서는 아주 활발한 작용이 일어난다. 단순히 수면 모드를 끈다고 되는 일이 아니다. 각성 상태에서는 잠을 자고 계속 잠들어 있기가 어렵다. 몸이 정말 피곤한 아이는 각성 상태에서도 잠을 자겠지만 양이 같아도 수면 상태에서 잠을 잘 때보다 수면의 질(자는 동안 정신이 맑아지고 건강해지는 능력)이 현저히 떨어진다. 즉 원기를 회복하는 효과가 적다는 말이다. 각성 상태에서 자면 시차증후군과 비슷한 증상이 나타난다. 그러므로 생리적 수면 모드에 잠을 자야 하는 것처럼, 각성 모드에는 반드시 깨어 있어야 한다. 만약 아이가 오전 낮잠을 자지 않았다면 깨어 있는 시간에 자동차나 유모차에서 졸게 하면 안 된다. 깨어 있어야 할 시간에 낮잠을 자면 남은 하루의 수면/각성 스케줄이 엉망진창이 되기 때문이다.

성인의 경우, 오후 6~9시 사이에 머리는 아주 뚜렷한 각성 상태가 되고 몸의 긴장이 풀리는 때가 있다. 전까지 졸렸고 잠이 부족하더라도 그 시간에는 잠이 오지 않는다. 이처럼 초저녁에 졸음이 사라지고 각성이 증가하는 시간을 잠의 '금지구역'이라고도 부른다. 방송계에서도 '황금시간대'로 이 시간의 존재를 인정한다. 대다수 성인이 잠을 자지 않고 잘 수 없는 시간이기 때문이다. 최근에는 유아에게도 잠의 '금지구역'이 있다는 연구결과가 나왔다(5장 참조).

아이가 생리적으로 수면 모드에 있을 때 잠을 재워야 하듯, 각성 모드에 있을 때는 잠을 못 자게 막아야 합니다.

낮잠을 한 번 걸렀다면 낮잠이든 밤잠이든 다음 잠을 잘 때까지 재우지 않는 방법이 최선이다. 낮잠을 건너뛰었으니 다음 잠은 조금 더 일찍 재운다. 억지로 깨워두어서 아이가 피곤해 지치지 않게 조심하는 한편, 자기 나이에 맞는 수면패턴을 지키도록 부모가 균형을 잡아줘야 한다.

두 번째 낮잠: 이른 오후

두 번째 낮잠은 대개 정오에서 2시 사이에 찾아온다. 1시쯤이 가장 일반적이지만, 3시를 넘겨서는 안 된다. 그랬다가는 밤잠을 일찍 재우지 못하기 때문이다. 낮잠은 1~2시간 정도 지속되어야 한다. 다시 강조하지만 이것은 나이에 적절한 건강한 수면패턴을 '간략히' 정리하는 설명이지, '목숨 걸고 사수해야 할 규칙은 아니다'. 수면패턴을 설명하기 위해 특정 시간을 언급할 뿐, 시계보다는 아이의 모습을 관찰하는 것이 더 중요하다. 정확히 오후 1시에 낮잠을 자야 한다는 절대적인 원칙은 없다. 생활 방식이나 가족 구성에 맞춰 조정할 필요가 있다. 잠을 자야 하는데도 잘 수 없는 특수한 상황도 생길 것이다. 하지만 평소 규칙적인 패턴을 지키며 잠을 잤다면 어쩌다 한 번 잠을 못 자도 금방 회복할 수 있다. 문제는 규칙적인 패턴이 존재하지 않는 일부 가정이다. 아이는 항상 피곤해하고 특별한 날에 낮잠을 거르고 난 후에는 문제행동이 더욱 심해진다. 전처럼 조금만 피곤한 상태로 돌아오는 속도도 빠르지 않아서 온 가족이 스트레스에 시달린다.

저자 한마디 ••
보통 오후 낮잠은 세 돌까지 계속됩니다. 3세가 넘으면 점차 사라져요.

• 오후 낮잠의 문제: 낮잠의 길이와 타이밍

가장 흔한 문제는 첫 번째 낮잠과 두 번째 낮잠 사이의 간격이 너무 길었을 때 발생한다. 깜박하고 시간을 놓쳤을 수 있고, 집으로 오는 길에 차가 막혔을 수도 있다. 어쨌든 아이는 너무 오래 깨어 있었던 탓에 지나치게 피곤해져 잠을 자지 못하고 잠을 자더라도 금방 깨어난다. A 방법으로 재우고 있다면(7장 참조) 달래서 눕힌 후에 알아서 잠이 들도록 1시간 동안 혼자 두어야 한다.

만약 아이가 우느라 오후 2~3시에 오후 낮잠을 자게 생겼다면 과감하게 낮잠을 거르고 늦은 오후에 낮잠을 재우도록 하자. 단 자녀가 생후 9개월보다 어리고 평소 세 번째 낮잠을 자는 경우에만 해당한다. 두 번째 낮잠과 세 번째 낮잠을 모두 자지 않았다면 그날 오후는 험난하리라 단단히 각오를 해야 한다. 또 아주 오래 달래서 오후 5시 30분 정도로 이른 시간에 잠자리에 눕혀야 한다. 오후 4~5시에 졸음을 못 이기는 것처럼 보이더라도 그렇게 일찍 자면 다음날 새벽에 일어나는 역효과를 불러올 가능성이 있다.

오후 낮잠 문제는 대부분 타이밍과 관련 있다. 오전 낮잠을 조금만 잤다고 정오도 되기 전에 오후 낮잠을 재우면 피로가 풀리는 효과도 별로 없고 늦은 오후에 무척 피곤해진다. 한 엄마는 저녁 무렵만 되면 예민해지는 아들을 보고 '고슴도치'라고 부르기도 했다. 생후 9개월 이전이면 이런 상황에서 세 번째 낮잠을 더 늦게 오래 잠으로써 취침시간까지 더 늦어진다. 만약 2시를 한참 넘긴 시간에 오후 낮잠을 자거나 3시 넘어서까지 낮잠에서 깨지 않으면 그날은 일찍 잠이 들지 못한다.

때로는 어린이집이나 첫째 아이의 스케줄이 오후 낮잠에 지장을 주기도 한다. 그럴 때는 둘째를 베이비시터에게 맡기거나 며칠에 한 번씩 카풀을 하는 방법으로 문제를 최소화할 수 있다. 아기를 어린이집에 매일 보내지 않는 방법도 있다. 오후 낮잠을 잠깐만 잤거나 아예 건너뛰었을 경우에는 반드시 저녁에 일찍 잠자리에 들어야 한다.

어린이집에 다니다 보면 양질의 낮잠을 자기 힘들다. 달래서 재우는 타이밍이 맞지 않고 선생님은 엄마만큼 오래 달래줄 수도 없다. 주변 조명이나 소음이 잠을 방해하고 다른 아이가 우는 소리도 들린다. 어린이집을 보낼 수밖에 없는 가족은 힘들겠지만 자녀를 저녁에 일찍 재우도록 하자.

> **저자 한마디** ·······························
> 오전 낮잠이나 오후 낮잠을 걸렀거나 너무 짧게 잤다면 다음 잠을 잘 시간 까지 아이를 깨워 두되 조금 일찍 재웁니다. 수면 스케줄을 꼭 지켜주세요.

세 번째 낮잠: 늦은 오후

생후 6개월에는 약 16%가 아직도 세 번째 낮잠을 잔다. 그러다 9개월이 되면 5%, 12개월이 되면 1%로 낮잠 자는 아이의 비율이 떨어진다. 그러므로 생후 6주가 지나면 84%의 아이가 세 번째 낮잠을 자지 않으며, 그 때가 하루 중 가장 오래 깨어 있는 시간이다. 이제 장시간 외출해서 볼일을 보고 쇼핑도 할 수 있다. 시간이 많기 때문에 아기를 위한 운동교실에 참가해도 되고 공원에서 즐겁게 놀 수도 있다. 반면 오전 낮잠과 오후 낮잠 사이 깨어 있는 시간은 그리 길지 않다.

늦은 오후 낮잠은 보통 오후 3~4시 사이에 잔다. 낮잠시간도 아이마다 다르지만 대개 30~45분 정도로 짧다. 세 번째 낮잠을 매일 챙겨 자는 아이도 있고, 띄엄띄엄 자는 아이도 있다. 생후 6~9개월이 넘어서까지 세 번째 낮잠을 잔다면 전날 밤에 너무 늦게 잤기 때문이며 앞의 오전 낮잠과 오후 낮잠에도 문제를 일으킨다. 또 자기주관이 뚜렷해지는 생후 9~12개월 무렵 밤에 잠을 자지 않겠다고 버티는 취침 전쟁이 벌어질 위험이 있다. 그렇다면 저녁에 일찍 재우기 위해 세 번째 낮잠을 생략해야 한다.

취침시간을 앞당기면 피로가 사라지기 때문에 굳이 늦은 오후에 낮잠을 잘 이유가 없어진다. 특히 맞벌이 가정은 아이를 저녁에 일찍 재우기 힘들겠지만(11장 참조) 온 가족에게 돌아오는 이득에 비하면 그 정도 노력은 감수할 만하다(2장 참조). 최선을 다해 문제를 극복할 방법을 찾아보라.

• 늦은 오후 낮잠의 문제

어떤 아이는 생후 9~12개월에 오후 4시 30분~5시 30분에 잠들어 저녁 7시 30분~8시에 깨고 몇 시간 동안 부모와 논다. 그러다 밤 10시에 잠이 들지만 밤새 잘 자지 못한다. 부모는 아이가 4시 30분~5시 30분에 세 번째 낮잠을 잔다고 생각한다. 하지만 사실 알고 보면 이 아이는 오후 6시 같이 아주 이른 시간에 취침을 해야 한다. 7시 30분에서 10시까지 노는 시간은 불필요한 것이다. 자야 할 시간에 자지 않고 노느라 날이 갈수록 부족한 잠이 쌓이고 만다.

> **현실적인 조언**
>
> 특별한 상황에서는 아이가 낮잠을 거르거나 잠깐만 자고 일어날 수 있습니다. 낮잠 스케줄에 너무 얽매이지는 마세요. 하지만 평소 수면습관을 잘 지켜야만 어쩌다 한 번 스케줄이 흐트러져도 큰 문제가 생기지 않습니다.

Q: 낮잠을 얼마나 재워야 할까요?

A: 이 질문을 생각해보세요. 자녀가 낮에 피곤해 보입니까? 늦은 오후나 초저녁에 피곤해 보인다면 낮잠이 부족하다는 뜻이에요. 해결방법은 간단합니다. 밤잠을 더 일찍 재우는 거죠. 아이를 너무 늦게까지 깨워 두면 피로가 쌓이고 잠이 부족해집니다. 결국 잠을 거부하거나 한밤중에 깨고요. 늦게 퇴근한 부모가 하루 종일 못 챙겨줬다는 죄책감에 같이 놀아주는 경우 특히 문제가 됩니다.

생후 4~8개월

이때는 대다수 아기가 저항 없이 낮잠을 자고 밤에도 수월하게 잠든다. 밤중에 한두 번은 여전히 깨겠지만 지극히 자연스럽고 정상적인 행동이므로 오래 놀지 않고 잠깐 일어나서 젖만 먹고 다시 잔다면 교정할 필요가 없다.

1~2회 젖을 먹이거나 기저귀를 갈아주는 시간을 정하고 그때가 아니면 아이 방을 절대 들여다보지 말아야 한다. 아기가 왜 자다가 일어나거나 소리를 내는지 모르겠다면 1장으로 돌아가 각성에 대한 부분을 읽어보기 바란다. 방에 인터콤이나 베이비 모니터가 있어 아이가 깰 때 내는 소리를 들을 수 있다면 전원을 꺼라. 아기가 깨는 소리에 귀를 기울이고 있으면 나부터 숙면을 취하지 못한다. 엄마의 두뇌는 수면 중에도 아기의 울음소리에 아주 민감하기 때문에 정말 엄마가 필요해서 큰 소리로 부른다면 자다가도 일어날 것이다. 굳이 확성기를 옆에 두고 아기가 작은 소리를 낼 때마다 잠을 설칠 필요가 없다.

많은 엄마가 아이의 수면패턴에 수유시간을 맞출 것이다. 그렇게 하면 아침에 일어났을 때, 두 번의 낮잠을 잘 때(낮잠 전이나 후), 밤잠시간에 젖을 먹일 수 있다. 생후 9개월 이전이라면 밤에 한두 번 더 먹인다. 간단히 말해 모유수유를 하든 젖병수유를 하든 하루에 네 번 젖을 먹이는 것이다. 그것으로 영양을 충분히 공급받으므로 틈틈이 젖을 물리거나 간식을 줄 필요는 없지만 지나치게 피곤한 아이는 젖을 빨면 흥분이 가라앉기 때문에 배고픈 것처럼 보일 수 있다.

아이는 차츰 엄마의 어떤 행동, 특정 시간, 침대, 피로감에서 낮잠을 연상하기 시작한다. 스스로 잠드는 교육을 일찍 시작했다면(3장 참조) 울지 않고도 낮잠을 잔다. 만약 투정/산통이 심하거나 조기에 수면교육을 하지 않았다면 '울지도 모르는 방법'이나 '울게 두는 방법'으로 낮잠 자는 법을 가르쳐야 할 것이다 (4장 참조).

일부 아이는 생후 6~9개월에 묘하게 조심스럽고 불안한 태도를 보인다. 아이의 행동이 달라지자 엄마는 분리불안장애가 있다고 짐작하게 된다. 엄마가 방을 나갈 때 두려움을 표출한다고 생각하는 것이다. 나는 분리불안이 있다고 아이가 혼자 잠들지 못한다는 생각에 반대한다. 엄마가 밤에 아이를 혼자 두고 나가자 분리불안이 있는 아이와 그렇지 않은 아이 모두 빠르게 잠드는 법을 배웠다. 문제는 엄마 쪽에서도 아이와 떨어지는 시간을 못 참는 분리불안 장애가 있을 때다. 이런 엄마는 아이를 혼자 두지 못하고 건강한 수면습관을 기를 기회를 빼앗는다. 앞에서 말한 대로 생후 6개월이 되면 자기주관도 생겨서 잠을 안 자겠다고 거부하거나 밤에 자기 방으로 와달라고 신호를 보낸다.

아이의 나이에 맞는 수면 스케줄을 심어주는 일은 일단 '불편'하다는 단점이 있다. 아쉽게도 이제 아이를 어디든 데리고 다닐 수 없다. 낮잠을 재우려고 하루에 두 번은 꼭 집에 있어야 하는 생활의 변화도 불편하기 짝이 없다. 하지만 처음엔 힘들어도 참고 견디며 건강한 수면 스케줄을 확립해 아이가 잠을 충분히 잔다면, 가끔씩 특별한 날에 스케줄을 어겨도 큰 이상이 생기지 않고 일시적인 문제로 끝난다. 회복기도 짧고 아이는 어느새 평소의 습관으로 돌아온다.

솔직히 말해 부모가 자기 생활 방식을 바꾸기 싫다고 낮잠을 규칙적으로 재우지 않거나 밤에 너무 늦게까지 깨워둔다면 그 대가는 온전히 아이 몫이 된다. 정서와 학습 능력을 해치고, 여행을 다녀온 후나 병을 앓고 난 후 회복 기간도 훨씬 길어진다. 이런 부모는 자녀를 잘 재우기 위해 온갖 '도움이 되는 비법'을 시도하지만 효과를 보지 못한다. 이런 방법이 과연 규칙적인 수면 스케줄을 대신할 수 있을까? 나는 부정적인 입장이다. 우리 병원에 다니며 규칙적인 수면 스케줄을 활용하는 부모는 생후 4개월이 지나면 이런 비법이 쓸모가 없다고 입을 모아 말한다.

아이 잠에 도움이 된다고 하지만 효과가 의심스러운 비법

- 양가죽 이불을 깔아준다
- 심장박동 소리를 들려준다
- 자궁 소리를 들려준다
- 침대의 머리 부분을 높인다
- 그네에 앉혀 움직이면서 재운다
- 분유를 바꾸거나 철분 보충제를 끊는다
- 수유 중인 엄마의 식단을 바꾼다
- 자기 전에만 이유식을 먹인다

저자 한마디 •
부모가 건강하지 않은 수면패턴을 그대로 놔두고 해결하지 않으면 피해는 고스란히 아이가 받습니다. 영양이 불균형한 음식만큼이나 수면부족도 건강에 해롭다는 걸 알아두세요.

생후 4~8개월 아기는 체계적인 수면 스케줄을 빠르게 학습한다. 아기가 저항해도 옆에서 떨어뜨려놓고 작은 칭얼거림이 들리자마자 반사적으로 달려가지만 않는다면 혼자 힘으로 잠드는 법을 배울 것이다. 한 엄마는 이렇게 말했다. "이제는 토스트에 녹아내리는 버터처럼 잠을 자지 뭐예요!"

☾ 생후 9개월, 흔히 보이는 수면문제

낮잠 두 번이 필요하지만 한 번밖에 못 잔다

취침시간은 너무 늦고 기상시간은 지나치게 이르다면 아이는 아침에 무척 피곤해진다. 아침에 졸음이 오니 오전 낮잠을 길게 잘 것이고, 그러면 오후 낮잠을 자기 힘들어진다. 그 결과 늦은 오후나 초저녁에 편안히 있지를 못한다. 혹은 아침에 다른 스케줄이 있어서 오전 9~10시에 낮잠을 자지 못하고 오전 낮잠을 무려 10시 30분이나 11시에 잔다. 잠깐만 자고 일어났다 해도 기력이 어느 정도 재충전되어 오후 낮잠을 길게 잘 수가 없다.

낮잠을 한 번밖에 자지 못하는 문제를 해결하고 싶다면 취침시간을 20~30분 앞당겨야 한다. 낮잠을 두 번 자야 하는 아이에게 밤잠을 더 오래 자게 하면 아침에 더 개운한 상태로 일어나 두 번의 낮잠을 더 수월하게 잔다. 조금 더 큰 아이는 낮잠 두 번이 필요한 듯 보이지만 실제로는 한 번으로 충분할 수 있다. 역시 취침시간을 앞당기면 두 번째 낮잠을 잘 필요가 없어진다.

낮잠을 자야 하지만 거부한다

아이의 낮잠을 연구하자 약 10%의 아이가 어린 나이부터 낮잠을 자지 않는다는 결과가 나왔다. 대개 부모의 사망, 이혼, 이사, 쌍둥이 동생같이 스트레스를 유발하는 일로 가정 내 '일상이 흐트러졌기 때문'이었다. 동생 한 명이 생긴다고 낮잠 스케줄이 바뀌지는 않았다. 연구 대상 중 3명은 부부 간의 불화나 아이를 돌봐주는 사람과의 갈등으로 거의 1년 동안 낮잠을 자지 않았다. 문제를 해결한 후에는 3명 모두 낮잠을 다시 자기 시작했다. 덧붙이자면 가족의 죽음(유아돌연사증후군 포함), 이혼, 이사를 겪고도 정상적으로 낮잠을 자는 아이도 많았다. 스트레스를 유발하는 상황에서도 부모가 자녀의 낮잠습관을 지켜준다면 대부분 문제없이 낮잠을 잘 자는 듯하다.

휴가, 여행, 질병 등으로 일과가 달라지는 경우 낮잠을 자지 못해 하루 종일 피곤해하기 쉽다. 아이가 더 이상 오전 낮잠을 자지 않는데 부모가 취침시간을 앞당겨주지 않았을 때도 낮잠문제가 나타난다. 몇 주, 몇 달에 걸쳐 부족한 잠이 조금씩 쌓이다 결국은 한계에 부딪치고 만성피로에 시달린다. 이렇게 되면 피로와 싸우려고 몸이 바짝 긴장하기 때문에 낮잠을 자기 힘들다. 다시 낮잠을 재우려 해도 침대에 누워 그냥 놀거나 울기 바쁘다.

그럴 때는 취침시간을 크게 앞당겨 피로가 완전히 가신 채로 일어나게 하자. 4~5일 동안 저녁 5시~5시 30분쯤 졸려 보이는 아이를 잠자리에 눕힌다. 이 방법은 너무 일찍 잠에서 깨는 역효과를 불러올 수 있다. 그렇다면 일찍 재우는 4~5일간 아침 6시까지는 아이 방을 들여다보지 말아야 한다. 대부분 일시적으로 일찍 재우는 방법을 통해 그동안 부족했던 잠을 채워 피로가 풀리고 낮잠을 잘 잔다. 낮잠 자는 습관을 다시 들여주기 위해서는 아침에 여러 자극에 노출시키고 낮잠을 자기 전 아주 오랫동안 달래서 재운다. 침대에 눕혔으면 아이가 울더라도 1시간까지는 외면한다. 피곤하기 때문에 부모의 관심으로 자극을 받지 않으면 알아서 잠들 것이다(4장 '낮잠훈련' 참조). 아니면 부부 침대에 같이 누워서 잠들게 도와줄 수도 있다. 아이가 잠이 들었다면 아주 천천히 아기 침대로 잠자리를 옮겨준다. 일단 낮잠 스케줄을 바로잡았다면 취침시간은 조금 여유를 두고 접근해야 한다. 건강한 수면패턴을 불규칙적으로 따르는 아이는 매일 조금씩 늦게 자는 경향이 있다. 큰 문제는 없지만 항상 피로가 잠복해 있어 수면습관이 깨지면 금세 지나치게 피곤해진다.

다음은 아이를 일찍 재웠더니 낮잠을 규칙적으로 오래 자고 성격까지 바뀌었다는 부모의 경험담이다.

8개월 된 저희 아들 헨릭이 '심각하고 무뚝뚝한 아이'냐는 목사님의 질문을 받았을 때 문제를 직감했습니다. 친구에게 헨릭만큼 행복한 아기를 본 적이 없다는 편지를 받은 게 불과 한 달 전이었는데 말이에요. 친구가 곁눈질만 해도 헨릭은 까르르 웃음을 터뜨렸습니다. 그런데 지금 할아버지 목사님이 우스꽝스러운 표정을 짓고 과장스럽게 재채기를 하는 등 별별 방법을 다 썼는데도 헨릭은 입꼬리도 올리지 않았습니다. 하지만 심각하고 무뚝뚝한 성격이라서가 아니었죠. 아이는 피곤해서 기운이 없었던 겁니다.

낮잠을 자지 않는 버릇이 저절로 사라지길 바랐지만 헨릭은 거기서 빠져나오지 못하고 명랑한 성격을 잃어가고 있었습니다. 도움이 시급했죠. 밤에는 잘 자는 편이었지만 낮잠은 언제 제대로 잤는지 까마득했습니다. 전에는 조금 불규칙해도 낮잠 스케줄을 적당히 잘 지켰어요. 하지만 지난 두 달 사이 낮잠을 두 번 다 잠깐씩만 자더니 그마저도 사라져버렸습니다.

아이를 재우는 일로 고민했던 적은 없어요. 젖을 먹이거나 안아서 흔들어주면 금방 진정이 되었거든요. 문제는 그다음입니다. 침대에 내려놓으려고 하면 몸을 뒤틀고 매트리스에 등이 닿자마자 숨 막히는 소리를 냈어요. 헨릭에게 '낮잠시간'이란 엄마가 더 이상 못 견딜 때까지 침대에서 울거나 엄마 품에 안겨 새근새근 자는 시간이었습니다.

물론 아이 혼자 잠드는 법을 가르쳐야 했죠. 하지만 아무리 울게 놔둬봐도 소용이 없었습니다. 울게 두는 시간이 길어질수록 아이는 더 흥분했어요.

안아서 재우는 방법으로는 문제가 해결되지 않는다는 걸 알았지만 눈 밑에 다크서클이 생기고 하도 울어서 목소리가 갈라지는데(특히 처음으로 감기에 걸렸을 때 더 심했어요) 어느 엄마가 더 울게 두겠어요. 헨릭은 잠을 자야 했습니다. 그래서 아이를 안은 채 소파에 앉아 재미있는 케이블 영화라도 하기를 바랄 수밖에요.

저희는 웨이스블러스 박사님과 상담을 시작했습니다. 박사님은 헨릭의 종잡을 수 없는 수면패턴을 살펴보더니 취침시간을 앞당기고 아침에 규칙적으로 깨우라고 하셨어요. 밤에 너무 늦게 자고 밤잠을 충분히 못 자고 있다고 설명하시더군요(헨릭은 보통 저녁 8~9시에 잠들어서 아침 7시에 깼어요). 잠이 부족하고 일관적인 스케줄대로 재우고 있어서(이 말은 의외였어요) 낮에 울다가 지쳐 잠들지 못한다는 거예요. 너무 피곤해서 잠을 못 자는 거였습니다! 웨이스블러스 박사님은 저녁 7시에 재워 아침 7시에 깨우는 목표를 장기적으로 세우라고 하셨어요. 하지만 낮잠문제가 개선될 때까지는 오후 5시 30분에 재워야 했습니다.

일단 헨릭이 아침에 일어나면 산책, 외출, 신나는 놀이로 자극을 주라고 했습니다. 그 후에는 달래기를 시작해 오전 9시에 낮잠을 재워야 했죠. 평소처럼 달래서(젖을 먹이고 흔들어주는 방법) 아기 침대에 눕힙니다. 그 후에는 아이가 울든 잠을 자든 1시간 동안 내버려두는 거죠.

그렇게 오전 낮잠을 자고 일어나면 같은 과정을 반복해 오후 1시에 낮잠을 재웁니다(오전 낮잠을 거른 날에는 더 일찍). 여기저기 다니며 오후시간을 보내다 보면 밤잠을 재울 시간이 찾아오겠죠. 웨이스블러스 박사님은 헨릭이 발전하고 있는지 볼 수 있도록 수면 데이터를 기록하라고 하셨어요.

저희는 집으로 돌아와 아이와 한참 놀아주고 달래기를 시작했습니다. 오후 낮잠을 재우려고 잠자리에 내려놓으니 울음을 터뜨렸어요. 저는 짧게 기도를 하고 아이에게 사랑한다고 말한 뒤 우는 아들을 방 안에 두고 나와 문을 닫았습니다.

천천히 심호흡을 하고 계단을 내려오면서 우리 아들의 건강을 위해 서라고 스스로 다독였어요. 그러고 모든 감정을 차단했습니다. 59분 동안 친구들에게 메일을 보내며 아이가 울음을 그쳤는지, 그쳤다면 언제였는지 확인하려고 한쪽 귀는 모니터에 대고 있었습니다. '오늘은 실패네.' 그렇게 생각하며 계단을 올라갔어요. 그런데 문 앞에 다다르니 조용했습니다. 장장 59분 30초를 울고 드디어 잠들었던 겁니다. 1분만 일찍 올라갔어도 실패한 줄 알았을 거예요. 성공에 가까워지고 있었습니다.

가장 먼저 오후 낮잠이 자리를 잡았어요. 일주일 정도 지나자 울지 않고 잠들긴 했는데 여전히 시간은 30분씩으로 짧았습니다. 하지만 잠을 자는 게 어디에요. 그것도 스케줄대로요! 저는 헨릭이 원래 아무 때나 잠을 자는 아이라 수면 스케줄 같은 건 없을 줄 알았어요. 스케줄이라는 말은 왠지 갑갑한 느낌을 주었지만 막상 스케줄을 만드니 온 가족이 자유로워졌습니다. 이제 아들이 언제 준비가 될지 마냥 기다리며 추측하지 않고 확실할 계획을 세울 수 있어요. 난관은 오전 낮잠이었습니다. 2주 동안은 오전 낮잠시간 내내 울었어요. 매일 아침 어차피 울 걸 알면서도 침대에 눕히는 심정은 말로 다할 수 없죠. 하지만 오후 낮잠의 성공도 있고, 매번 눈물범벅이 된 얼굴로 저를 꽉 안아주는 아들을 보며 힘을 얻었어요. 그러던 어느 날, 헨릭은 20분만 울고 잠이 들었습니다. 그날 이후로는 우리가 침대에 눕히면 곧바로 깨지 않고 잤습니다. 하루에 낮잠 두 번을 다시 재우기까지 2주가 걸렸지만 헨릭은 해내고 말았어요.

한 번에 30~45분밖에 안 잤지만 웨이스블러스 박사님은 아이가 일어나는 대로 가서 안아주라고 하셨습니다. 계속 저녁 5시 30분에 재우면 자연스럽게 낮잠시간이 늘어난다고 하셨어요. 저희 집에서 눈물은 완전히 사라졌습니다.

헨릭은 새로운 스케줄을 아주 잘 지키고 있어요. 전처럼 밝고 건강하고 잠을 잘 자는 아이로 돌아왔고요. 교회에서 무뚝뚝하게 굴던 때와 달리 이제는 다른 신도가 있든 없든 유쾌한 천사처럼 큰 소리로 즐겁게 웃는답니다.

앞에서 설명한 것처럼 생후 9개월이 되면 자기주관이 뚜렷해진다. 의지가 강하고, 독립적이고, 고집을 부리고, 비협조적이다. 어디서 많이 들어본 듯하지 않은가? 많은 부모가 자기 아이를 설명할 때 사용하는 말이다. 아기가 그저 엄마 말을 안 듣는다고 생각할 수 있다. 심리학자는 이렇게 비협조적인 행동을 가리켜 '불복종'이라는 용어를 사용하겠지만, 아이의 자율성이나 독립심이 정상적으로 건강하게 발달하는 과정에서 나타난다고도 할 것이다. 아기는 이제 무엇을 원하고 원하지 않는지, 무엇이 좋고 싫은지 열성적으로 고집한다. 전처럼 쉽게 다른 데로 주의를 돌리기도 힘들어진다. 이런 생활에 익숙해져야 한다. 자기주관은 날이 갈수록 더 강해지기 때문이다. 하지만 의욕과 결단력 같은 긍정적인 면도 보이고 있음을 잊지 말자. 이런 요소는 자기주관과 함께 아이가 성장하는 데 큰 도움이 될 것이다.

전문가들의 말에 따르면 가장 힘든 '저항 행동'이 나타나는 때는 무언가 변화하는 과정에서다. 옷을 입히려고 놀이를 그만하는 때나 식사시간, 취침시간이 그 예다. 자율성(또는 불복종)이 발동하기 시작하는 '단계'이므로 독립심이 생겨 고집스럽게 잠을 안 자겠다고 저항하거나 밤에 자다 깨는 행위는 지극히 정상이다. 개인적으로는 '단계' 이론이 잠들기 거부하는 행위를 잘못 해석하고 있다고 생각한다. 하지만 이 무렵은 자기주관과 분리불안이 나타나는 시기임에 틀림없고 많은 부모가 아이를 재우지 못하는 핑계로 그것을 이용한다. 이 시기에는 쉽게 잠드는 아이가 없다고 헛되이 자기위안을 한다.

생후 9개월은 친구들과 잘 어울리지 못하고 수줍어하고 낯선 사람을 무서워하는 행동이 나타나는 시기이기도 하다. 엄마가 아이를 두고 다른 방에 가거나 베이비시터에게 맡길 때 울음을 터뜨리고 괴로워할 수도 있다. 심리학에서는 이런 행동을 낯가림, 분리불안이라고 부른다. 그러므로 이 시기에 자녀가 갈수록 밤에 잠을 안 자고 저항한다면 일부 전문가들은 분리불안 때문에 엄마와 떨어지기 무서워서 그렇다고 말할 것이다. 내가 봤을 때는 이 또한 잘못된 해석이다.

일반 소아과에서 진료를 하면서 나는 자기주관이 강하고 분리불안이 심한 아이를 여럿 보았다. 이런 아이도 아무 문제없이 잠만 잘 잤다. 또 수면문제를 겪는 대다수 아이가 자기주관이나 분리불안 문제가 심하지 않다. 아동 정신과 의사나 아동 심리학자는 자기주관/분리불안 문제에다 수면장애까지 있는 아이가 찾아오면 이 때문에 수면장애가 일어났다고 잘못 판단하는 경우가 많다. 한 가지 이유는 앞에서도 이야기했듯 수련과정에서 잠에 별로 관심을 두지 않았기 때문이다. 하지만 내가 아이를 진료하고 연구한 바에 따르면 인과관계가 정반대다. 자기주관이나 분리불안으로 잠을 못 자는 것이 아니라, 지나치게 피곤해하다가 잠을 잘 잤을 때 협조적이고 겁이 없는 아이로 변한다.

세 번째 낮잠이 사라진다

생후 9개월에 나타나는 가장 큰 변화는 세 번째 낮잠이 사라지는 것이다. 만약 늦은 오후에도 계속 낮잠을 자면 밤에 너무 늦게 자는 결과를 불러온다. 또한 9개월이 넘으면 밤에 수유를 할 필요가 없다. 밤에 젖병으로 우유를 먹는 아기는 깨거나 젖을 먹는 게 습관이 되기 쉽다. 단 젖을 먹은 후 곧바로 잠이 들 경우에는 굳이 끊으려 하지 않아도 된다. 하지만 엄마와 놀기 위해 잠을 자지 않으려 한다면 반드시 밤중 수유를 그만두어야 한다. 다시 말하지만 가족 침대에서 모유수유를 한다면(공동수면과 유아돌연사증후군의 위험성은 1장 참조) 밤에 자다 깨는 습관이 생기지는 않는다. 이제부터는 다른 수면패턴의 변화도 기대하시라. 다음으로 사라지는 것은 오전 낮잠이다.

🌙 생후 10~12개월, 흔히 보이는 수면문제

낮잠이 사라지기 시작한다

생후 9개월 무렵부터 소수의 아기(4%)는 하루에 오전 낮잠 한 번만 자기 시작한다. 그러다 돌이 되면 17%로 증가한다. 대다수 생후 6~12개월 아이는 여전히 하루에 두 번의 낮잠을 잔다. 아이의 낮잠이 한 번으로 줄어들고 있다면 무조건 오후 낮잠부터 사라진다. 이 나이대 아이는 저녁이 되면 더 많이 피곤해지는 경향이 있으므로 취침시간을 20~30분 앞당겨줘야 한다. 오전 낮잠을 너무 오래 자는 바람에 오후 낮잠이 사라지는 경우도 있다. 그럴 때는 저녁에 훨씬 일찍 재워야 한다. 오전 낮잠이 1시간~1시간 30분이 지나면 아이를 일부러 깨워 오후 낮잠을 지키는 방법도 있다.

부모는 아기가 이제 낮잠을 한 번만 자도 충분하다고 생각할 수 있지만 대다수 이 나이대의 아이는 여전히 두 번의 낮잠을 자야 한다. 베이비시터는 낮잠을 두 번 다 잘 재우는데 부모는 한 번밖에 재우지 못한다면 낮잠이 두 번 필요하다는 뜻이다. 눈에 띄게 편안해하는 아이의 모습을 보며 부모는 베이비시터의 비결이 무엇일지 궁금해한다. 이유를 밝히자면 이 무렵 아이는 사람을 가려서 행동한다. 베이비시터는 부모의 지시대로 규칙적인 스케줄을 철저하게 지키며 재우는 사람이라고 받아들인다. 하지만 엄마나 아빠는 조를 만큼 조르면 같이 놀아줄 것 같은 사람이다. 실제로 졸라서 성공하는 날도 많다. 그러므로 엄마가 따분하고 조용한 방에서 꺼내줄 것이라고 기대하는 한, 아이는 잠을 거부할 것이다.

아이가 크면 졸리기 시작하는 시점을 예측하기가 더 쉬워진다. 다시 말해 아기의 생리적 수면/각성리듬이 더 성숙해졌다는 뜻이다. 아이를 재우는 방법도 달라진다. 지금까지는 지나치게 피곤해지지 않도록 '깨어 있는 시간의 간격을 짧게' 유지하는 데 집중했다면, 앞으로는 시계를 이용해 건강한 잠을 재울 수 있다.

잊지 마세요

물론 타이밍은 중요합니다. 하지만 시계보다는 아이를 더 유심히 지켜봐야 해요.

이제 하루를 시작해 시간대로 움직여보자.

- **기상한다** 대부분 오전 7시에 일어나지만 아이마다 기상시간은 다양하다(오전 6시~8시 사이).

- **첫 번째 낮잠을 잔다** 오전 9시부터 약 1~2시간 잔다. 오전 낮잠을 놓치지 않기 위해 깨어 있는 시간을 9시까지 연장해야 하는 경우도 있고, 오전 7시에 밤잠을 깨워야 하는 경우도 있다. 전까지는 깨어 있는 시간의 간격을 짧게 유지하는 데 집중했다면 이제는 아이가 낮잠을 가장 잘 자는 시간을 예측할 수 있다. 첫 번째 낮잠시간이 너무 이르거나 늦다면 두 번째 낮잠을 제때 자기 힘들다. 생후 9~12개월이 되면 슬슬 사라지지만 12개월 아이들의 84%는 여전히 오전 낮잠을 잔다.

- **두 번째 낮잠을 잔다** 오후 1시경부터 약 1~2시간 잔다. 일반적으로는 첫 번째 낮잠과 두 번째 낮잠 사이 깨어 있는 시간이 너무 길어지는 문제가 자주 발생한다. 그렇게 되면 아이는 못 견디게 피곤해진다. 두 번째 낮잠시간은 대개 정오에서 오후

2시 사이지만 아이에 따라서 가장 쉽게 잠이 드는 시간의 범위가 더 좁은 경우도 있다. 오후 낮잠은 3~4세까지 이어진다.

- **세 번째 낮잠을 잔다** 세 번째 낮잠은 필수가 아니다. 만약 세 번째 낮잠을 잔다면 잠이 드는 시간은 오후 3~4시 사이다. 낮잠의 길이도 제각각이지만 짧게 자고 일어난다는 공통점이 있다. 보통 생후 9개월이 되면 사라진다.

- **밤잠을 잔다** 세 번째 낮잠의 존재에 따라 취침시간이 달라진다. 보통은 저녁 6~8시 사이에 잠자리에 든다. 많은 부모가 아이를 너무 늦게까지 깨워두는 잘못을 저지르고 있다. 수면주기가 하향 곡선을 그린 후에 재운다면 쉽게 잠들지 못하고 잠이 들었다가도 깬다. 아이가 졸음을 느낀 시간이 지났는데도 늦게 퇴근해서 같이 놀고 싶다는 이유로 재우지 않는 부모는 자녀의 잠을 빼앗아가는 셈이다. 일부러 음식을 주지 않으며 아이를 굶기는 부모는 없다. 마찬가지로 일부러 잠을 재우지 않아 아이를 피곤하게 만드는 일은 없어야 한다.

- **첫 번째로 깬다** 대개 마지막 젖을 먹은 시점으로부터 4~6시간이 지났을 때 깬다. 깨지 않고 잘 자는 아이도 있기는 하다. 수유 방식을 바꾸거나 시리얼을 먹인다고 아이가 잠을 잘 자지는 않는다. 밤중에는 수면리듬이 깊은 잠에서 얕은 잠으로 전환하는 때가 있다. 1~2시간마다 잠이 얕아지는 부분각성 단계에 이르고 이때 아이는 작은 소리를 내기도 하고 큰 소리로 부모를 부르거나 울 수도 있다. 여기서 큰 울음소리는 아이가 많이 피곤하다는 뜻으로 보면 된다. 서로 다른 방에서 자다가 매번 소리에 반응해 아이 방으로 가서 돌봐주면 자다 깨거나 젖을 먹는 습관이 생기고 분산수면에 시달린다. 부모가 품에 안고 젖을 먹이는 동안 자극을 받은 아기는 잠에서 깰 때

마다 억지로 잠을 쫓으려고 노력하게 된다. 결과적으로, 일어나면 젖을 먹거나 엄마 아빠와 즐겁게 놀 수 있다는 기대심을 학습하는 것이다. 하지만 같은 침대를 쓰고 모유수유를 하는 경우라면 자다 깬 아이에게 곧장 젖을 물려도 다소 깊은 잠에 빠져 있는 상태이기 때문에 자다 깨는 행위가 습관으로 굳어지지는 않는다. **많은 부모가 밤에 자연스럽게 깨는 아이를 보며 외로움이나 두려움 같은 정신적 문제가 원인이라고 잘못 생각한다. 본인이 그렇게 느낀다고 아기도 같은 감정을 경험하지는 않는다.** 하지만 마지막 수유시간으로부터 4~6시간이 지나면 많은 아이가 실제로 배고픔을 느끼니 즉각 젖을 먹여줘야 한다.

- **두 번째로 깬다** 시간은 새벽 4~5시경이다. 모든 아이가 이 시간에 일어나지는 않는다. 만약 잠에서 깼다면 대부분 용변을 보았거나 배가 고프기 때문이므로 곧장 보살펴주어야 한다. 다시 잠들 수 있도록 가급적 불을 켜지 않고 소리도 내지 않는다. 많은 부모가 아이와 놀아주는 실수를 하는데, 그러고 나면 다시 잠들기 힘들어진다. 이때 다시 잠을 자야 아침에 피로가 완전히 풀려서 일어나고 첫 번째 낮잠시간까지 편안하게 깨어 있을 수 있다. 한밤중과 새벽녘에 깨는 수면패턴은 일반적이지만 2~3시에 한 번만 깨는 아이도 있고, 아예 깨지 않는 아이도 있다. 생후 8~9개월까지는 대부분 밤에 자다가 젖을 먹기 위해 깬다.

- **밤새도록 잔다** 이 말은 여러 가지로 정의할 수 있다. 하지만 취침시간이 너무 늦거나 부모가 불필요하게 젖을 먹이고 돌봐주는 바람에 분산수면이 나타났다면 아이는 밤새 자지 못하고 깰 것이다.

세월이 흐르며 요즘 아이는 과거보다 취침시간이 늦어졌고 수면시간도 짧아지는 경향을 보이고 있다. 예전에 비해 낮잠을 덜 자는 아이도 많아졌다. 내 아이에게 가장 적합한 패턴을 찾고 싶다면 아이의 감정과 행동에 촉각을 곤두세워야 한다. 다른 사람이 뭐라고 조언하든, 책에서 뭐라고 설명하든 한 귀로 듣고 흘려라. 특정 나이에 맞는 취침시간과 수면시간은 아이마다 제각각이다. 내 아이와 남의 아이를 잠으로 비교하지 말자. 유아의 수면패턴은 발달하는 과정에서 총 세 번의 큰 변화를 보인다.

1. **생후 6주** 밤잠의 체계가 잡힌다
2. **생후 4개월** 낮잠이 발달하기 시작하고 밤잠의 수면주기가 성인과 비슷한 형태로 변한다
3. **생후 9개월** 세 번째 낮잠이 사라지고 산통을 앓았던 아이는 낮잠을 더 오래 잘 수 있으며 이제는 밤에 수유를 하지 않아도 괜찮다

이와 같은 전환점은 예측하기 쉽고 부모의 육아 방식의 영향을 받지 않는다. 그러므로 두뇌 발달과 관련이 있다는 의미가 된다. 이런 변화를 예상하고 있다가 자연스럽게 받아들이면 처음부터 일반적인 수면장애를 예방할 수 있다.

누누이 강조하지만 생후 4~12개월에 발생하는 대다수 수면문제는 다음과 같은 부모의 육아 방식이 원인이다.

- 밤에 불필요하게 젖을 먹이거나 아이를 돌봐줌으로써 나쁜 수면습관을 굳힌다

- 도움 없이 혼자 잠드는 법을 배우는 중요한 과정을 방해한다
- 자녀의 생리적 수면리듬을 존중하지 않는다

아이가 스스로 잠들지 못한다면 부모의 행동이 직접적인 원인이라 봐도 무방하다. 아무리 어려도 건강한 수면습관을 배우고자 하는 열의와 능력을 과소평가하지 말자.

CHAPTER 9

아동: 1~7세

이글로스타인 박사의 연구에 따르면 1974년부터 1979년까지, 다시 1979년부터 1986년까지 총 수면시간이 감소했다. 예를 들어 '2세 유아의 경우 1974년부터 1986년 사이 총 수면시간은 14.2시간에서 13.5시간으로 감소했다.' 또한 리사 매트리치아니의 논문에 따르면 '지난 103년 사이 아동과 청소년의 수면시간은 지속적으로 급격한 감소세를 보였다.'

이런 변화는 중산층이거나 사회경제적 지위가 중간 수준인 가정을 대상으로 나와 프라이스 박사가 실시한 연구에서도 확인되었다.

평균 총 수면시간

나이(세)	1979~80년	2004~08년
1	13.8시간	13.4시간(2004)
2	12.8시간	—
3	12.4시간	11.7시간(2006)
4	11.9시간	—
5	11.4시간	11.1시간(2008)

앞에서 설명했듯이(4장 참조) 5세 아동의 경우 수면시간이 11.4시간에서 11.1시간으로 겨우 '19분' 감소했지만 이런 작은 차이도 누적되면

완전히 다른 결과를 가져올 수 있다.

　사회경제적 지위가 높은 가정에서도 조세핀 포스터 박사는 20세기 초, 아비 사데 박사는 21세기 초에 같은 경향을 알아차렸다.

평균 총 수면시간

나이	1927년	2006년
12~17개월	13.6시간	12.8시간
18~23개월	13.4시간	12.5시간
2~3세	12.8시간(24~29개월)	11.9시간(24~36개월)

☾ 밤잠

밤새도록 잔다

'밤새도록 잔다'라는 말은 무엇을 의미하는가? 자세한 내용은 8장에서 설명했다. 내 경험상 낮잠을 잘 자고 밤에 일찍 잠드는 경우 모든 아기가 '생후 9개월 이전'부터 아침까지 깨지 않고 잘 잔다.

> **저자 한마디** ·····················
> 핑계 뒤에 숨지 마십시오. 그럴듯한 핑계는 늘 존재합니다. 어떤 집은 심한 투정/산통(생후 0~6개월), 이가 나는 시기(6~12개월), 분리불안(12~24개월), 미운 두 살(24~36개월), 두려움(36~48개월) 등 이런저런 이유로 밤중에 깬 아이가 스스로 다시 잠들지 못한다고 말합니다.

시대에 따른 취침시간의 변화

지금부터 과거든 현재든 아이의 수면이 얼마나 다양한 형태를 갖는지 알아보고자 한다. 보통 나이대가 올라갈수록 아이는 더 늦게 자고 그만큼 덜 잔다. 그래서 아이의 나이대가 가장 중요한 요인이다. 그러나 나이별로 따로 떼어놓고 보면 모든 나이대에서 취침시간, 밤잠과 낮잠시간, 총 수면시간은 천차만별이다. 여기서는 독자의 이해를 돕기 위해 평균값을 계산했다. 하지만 과거 '대다수' 아이의 수면은 어떠했는지 대략적인 지침을 제공해 광범위한 분포 값을 일부러 배제했다는 점을 다시 한 번 강조한다. 이 지표를 통해 지금 우리 아이가 어떻게 잠을 자야 하는지 정답을 찾을 수도 있고, 아닐 수도 있다. 읽기 싫다면 통계 숫자는 그냥 넘어가도 괜찮다. 중요한 것은 아이의 기분과 행동이므로 무엇보다 자녀를 잘 관찰하라.

8장에서 설명했듯이 오랜 육아 역사에서 아이가 늦게까지 깨어 있게 된 것은 오직 최근의 일이다. 이글로스타인 박사와 프라이스 박사, 그리고 내가 수집한 자료(1979~80년)에 따르면 그 기간 동안 취침시간은 점점 늦어졌다. 변화의 원인은 아직 밝혀지지 않았다.

연도별 취침시간(오후)

나이	1974년	1979년	1979-80년	1986년	2004-08년
1세	7시 8분	7시 41분	8시	8시 16분	8시(2004) (10~12개월)
2세	7시 8분	–	8시 30분	7시 46분	–
3세	7시 35분	7시 53분	8시 15분	8시 7분	8시 15분 (2006)
5세	7시 46분	7시 56분	8시 10분	8시 11분	8시 15분 (2008)

대략 1980년을 기준으로 취침시간이 늦어지던 추세가 1세 이하에서는 정체되기 시작했다. 아마도 취침시간이 점점 늦어지면서 결국 아이와 가족이 꽤 곤란한 상황에 이르렀기 때문일 것이다. 그러나 3~5세에서는 그 추세가 2006~2008년까지 계속 이어졌다. 1세, 3세, 5세 아동의 경우 기상시간도 각각 3분, 17분, 4분씩 늦어졌지만 취침시간의 변화를 완전히 상쇄할 수는 없었고, 그 결과 과거에 비해 밤에 자는 시간이 줄었다. 매일 늦게 잠을 자면 아침에 조금 늦게 일어나거나 낮잠을 오래 자더라

도 아이의 행동과 정서, 학습 능력에서 문제가 생길 수밖에 없다. 밤에 잠을 자는 '시점'도 잠을 자는 '시간'만큼이나 중요하다. 또한 낮잠을 오래 잔다고 부족한 밤잠을 보충하지는 못한다(1장 참조).

취침시간이 늦어지는 한 가지 원인은 다음과 같다. 이글로스타인 박사가 같은 기간(1974~1986년) 수집한 또 다른 자료에 따르면 1975~1986년까지 18세 이하의 자녀를 둔 직장인 여성의 비율은 14.7% 급증했다. 그때부터 증가폭은 감소하기 시작해 1985~1995년까지는 7.6% 증가했고, 1995~2005년까지는 0.8%에 불과했다. 일하는 엄마가 많아지면 보육시설에 아이를 맡기는 경우도 많아지고(줄어든 낮잠시간과 관련이 있다) 퇴근 후 아이와 놀아주다 보면 취침시간도 늦어진다. 보육시설에 육아를 전담시키는 가정이 1977~1990년 사이에 13%에서 28%로 두 배 이상 증가했다는 점 역시 이를 뒷받침한다. 보육시설에 등록하는 3~6세 아동이 증가하는 추세는 1995년을 기점으로 감소하기 시작했다.

이처럼 새로운 경향은 늦어지는 취침시간(1974~1986년), 일하는 엄마의 증가(1975~1990년), 보육시설에 대한 의존도 증가(1977~1990년) 뿐만이 아니었다. 35~39세 사이에 첫 아이를 출산하는 여성의 수가 1970년대 중반에 늘어나기 시작해 1973~2006년까지 여섯 배나 증가했다. 아이의 수면문제는 늦게 아이를 출산한 부부 사이에서 더 흔하게 나타난다(5장 참조).

아이 방에 텔레비전을 놓으며 취침시간이 늦어지는 경향은 이글로스타인 박사가 조사를 실시한 이후인 1980년대 후반부터 나타났다. 하지만 새로운 전자기기들이 등장하면서 더욱 가속화되었다. 침실에 놓인 텔레비전과 각종 전자기기는 더 이상 낯선 풍경이 아니다. 이런 방해요소가 취침시간을 늦추고, 알다시피 수면부족과 수면장애를 유발했다(10장 참조).

취침시간

나이가 어리면 시간에 따라 자극을 조절해 취침시간을 지키게 할 수 있다. 디지털시계나 그림카드, 사진을 이용해 "어디 보자, 7시 다 됐네('칠, 공, 공'이라고 말한다). 목욕할 시간이구나"라고 한다. 목욕이 끝나면 안아서 동화책을 읽어주고 입맞춤까지 한 다음 "이제 7시 30분이네('칠, 삼, 공'이라고 말한다). 잠잘 시간이구나"라고 한다. 아니면 타이머를 사용해 침대에서 놀아주고 재울 때까지 걸리는 시간을 조절하라. 그런 다음 불을 끄고 문을 닫는다. 아이 방으로 다시 들어가거나 아이를 몰래 살펴서는 안 된다. 그래야 때가 지나면 아무도 와서 놀아주지 않는다는 사실을 깨닫고 잠이 들어 아침까지 깨지 않는다. 아이는 기상시간이 올 때까지 머리맡에 놓인 장난감을 가지고 혼자 노는 법을 배운다. 아이가 자라면 조용히 다시 잠드는 수면 규칙이 효과적이다.

3장과 4장에 부모가 취침시간을 결정하고 쉽게 유지하는 방법이 자세히 나와 있다.

취침 전쟁과 자다가 깨는 버릇 (신호 보내기)

1~2세 아동을 대상으로 한 연구에 따르면 이들 중 약 20%가 일주일에 다섯 번 이상 밤중에 깬다고 한다. 또 다른 연구에서는 3세 아동 중 26%가 일주일에 적어도 세 번 이상 밤중에 깬다. 내 아이가 똑같이 행동한다면 변화를 시도해볼 가치가 있다. 혼자 힘으로 다시 잠들지 못하는 버릇이 마법처럼 사라지리라 기대해서는 안 된다. 스스로 다시 잠드는 기술은 학습으로 배워야 한다. 아이가 다른 사람의 도움 없이 혼자 힘으로 다시 잠드는 법을 배울 때까지 계속 따라다닐 문제를 부모는 예상하고 있어야 한다.

연구결과, 1~2세에 자다가 자주 깨는 아이는 푹 자는 아이보다 골절이나 자상처럼 지속적인 치료가 필요한 부상에도 취약했다. 그렇게 부상을 입는 아이가 잘 자는 유형에서는 17%밖에 없는 반면, 그렇지 못한 유형에서는 40%나 차지했다. 이유는 분산수면으로 낮에 졸음이 밀려들고 주의력이 떨어지기 때문이다. 충동적인 행동까지 유발해 부상을 당하기 쉽다(11장 참고).

조사에 따르면 1~5세 사이 아동 중 대다수는 취침 의식을 마치기까지 최대 30분이 걸리고, 불을 끄고 잠을 청하기 시작하면 30분 안에 잠이 든다. 5세에 이르면 일주일에 한 번 정도만 밤중에 깨고 한밤중에 두 번 이상 깨는 경우는 드물어진다. 1~5세인 자녀의 수면패턴이 그보다 심각하다면(자는 데 더 오래 걸리고 자주 깬다면) 수면장애를 겪는 20%에 속하는 것은 아닐지 의심해야 한다. 그렇다면 낮에 지나치게 졸려 하는 모습도 보였을 것이다.

아이가 늘 잠을 거부하고 밤중에 깬다면 4장을 다시 한 번 읽어보며 건강한 수면습관을 길러주자.

Q: 아이가 잠든 후에는 절대로 쳐다보지 말고, 들어가서 달래지도 말라는 뜻인가요?

A: 아닙니다. 새로운 수면습관을 기르는 동안만 주의해서 나쁜 습관을 굳히지 말자는 것입니다. 아이가 잘 자고 충분히 휴식을 취한다면 밤중에 가서 살펴봐도 괜찮습니다.

Q: 아기 울음소리 때문에 큰아이들을 침실에서 데리고 나왔어요. 그 아이들이 언제쯤 침실로 돌아갈 수 있을까요?

A: 며칠에서 1~2주까지 시간을 두고 변화를 시도하세요. 피로가 풀릴수록 더 유연해지고 새로운 상황에 잘 적응할 것입니다. 그렇게 되면 변화도 쉽게 받아들입니다.

Q: 2년 6개월 된 아들은 제 말을 알아들어요. 그런데 왜 아이와 함께 이런 문제를 의논할 수 없는 거죠?

A: 문제가 벌어지고 있는 시기에는 의논이나 잔소리를 피하는 편이 좋습니다. 집중적으로 생각할수록 문제를 더 강화시키기 때문이에요. 그 문제에 밝은 스포트라이트를 비추는 것과 같습니다. 그보다는 거창하지 않게 가벼운 놀이시간을 골라 엄마 아빠를 도와주지 않아 아쉽다고 부드럽게 표현하세요. 아이는 편한 마음으로 받아들일 것입니다. 아이가 무언가에 협력할 때는 '구체적인 행동'을 분명히 칭찬해야 합니다. '계속 침대에 있어줘서 고마워', '자려고 노력해줘서 기특하다'처럼 말이죠. 행동을 칭찬하지 않고 아이 자체를 칭찬하면('우리 아들은 착해서 좋아') 엄마가 정확히 어떤 행동을 원하는지 전할 수 없습니다.

아이를 재울 때 모호하거나 일관적이지 않은 행동을 오랫동안 한다면 아이는 자연히 분리불안을 느끼고 수면문제도 심각해진다. 4세 무렵의 아동에게 자연스레 나타나는 어둠과 죽음, 괴물에 대한 공포 역시 마찬가지다. 밤에 느끼는 분리불안이나 공포심을 해결하려면 모든 아이가 같은 일을 겪고 있고, 부모가 지속적으로 차분히 도와주면 그런 감정에 휘둘리지 않는 법을 배운다는 사실을 이해해야 한다. 정해진 취침 의식을 통해 아이는 질서정연한 순서가 있음을 확인한다. 잠들고 나면 밤이 끝나고, 다시 해가 뜨면 엄마 아빠가 미소를 지으며 여전히 그 자리에 있다는 것 말이다.

일반적인 밤잠문제

걸음마와 옹알이를 시작하고 성격도 드러나면 자연스레 아기가 아닌 한 사람으로 대하게 된다. 부디 취침시간에 끝없이 설명하고 타협하려 하고 으름장을 놓는 함정에 빠지지 않기를 바란다. 말하는 데 드는 에너지를 아끼고 행동으로 보여줘야 한다.

생후 12개월 사이 수면훈련은 쉬울 수도, 어려울 수도 있다. 하지만 그 장점은 아이가 자랄수록 분명해진다. 한 엄마의 경험담을 들어보자.

14개월 된 딸아이는 저녁 6시 30분쯤 혼자 잠자리에 들고(젖병을 물리거나 안아줄 필요도 없고 울지도 않아요) 다음날 아침 7시까지 쭉 잡니다. 친척과 친구는 믿지 않았죠. 졸면서 반쯤 깨어 있는 상태로 아이를 침대로 데려가 스스로 잠들게 하는 연습이 가장 중요합니다. 아기 침대와 침실, 낮잠과 밤잠시간은 딸아이와 우리 가족 모두에게 휴식과 즐거움을 주는 공간이자 시간이었죠! 울거나 불안해하지도 않습니다. 물론 항상 쉽지만은 않았고 시행착오와 힘든 시기도 있었지만, 어떤 고비를 만나든 일단 한 번 넘기고 나면 그다음부터는 상대적으로 수월해집니다. 간단하게 지난 1년을 이렇게 설명하고 싶어요. 생후 3개월까지는 처음으로 부모가 되었다는 긴장감과 피로에 시달렸어요. 3개월에서 6개월 차에는 내가 잘하고 있는 걸까 늘 불안해했고요. 생후 6개월에서 9개월은 노력의 결실이 보이기 시작해 보람을 느꼈던 기간이었습니다. 9개월에서 12개월 차에는 만족감과 성취감을 느꼈죠. 12개월 이후가 되니 모든 훈련이 효과를 발휘하더군요.

2~3세가 되면 아이가 만사에 도전을 하고 비협조적이며 반항하고 독립하려고 애쓰는 이유는 그 시기에 성격이 발달하고 스스로를 독립체로 인식하기 때문이다. 한마디로 자기주관이 뚜렷해지는 시기다. 생후 12~36개월에 보이는 수면문제는 아이 안에서 자연스럽게 발달하는 고집이나 자기주관과 관련이 있다. 이제 자기 의지대로 행동을 하고 싶은 것이다. 밤에 침대에서 나가려고 하거나 낮잠을 자지 않거나 너무 이른

시간에 깨서 놀 수 있다. 무엇보다 잠들기를 거부하고 밤중에 깰 수 있다. 특히 밤에 깨는 문제는 첫돌 전부터 시작되어 고질적인 습관으로 변했을 가능성이 있다.

절대 혼동하지 마세요

- 아이가 필요로 하는 것과 원하는 것
- 슬퍼서 우는 울음과 떼를 쓰는 울음
- 아이를 혼자 두는 것과 방치하는 것

• 공포심

악몽, 괴물, 분리불안, 어둠과 죽음에 대한 공포, 버려지는 것에 대한 불안까지… 공포심은 이 시기 아이에게 수면장애를 초래한다. 많은 전문가는 2~4세 아동이 밤중에 무서움을 느끼는 것이 일반적이라고 설명한다. 천둥번개, 그림자, 개 짖는 소리, 트럭 지나가는 소리 등 부모가 통제할 수 없는 다양한 요소가 아이를 겁먹게 할 수 있다.

그동안 별문제가 없었다면 이와 같은 이유로 나타난 수면장애는 곧 사라질 것이다. 말로 안심시켜주고 계속 반복적으로 격려해준다. 아이 방문을 열어두고 취침 의식을 연장하는 방법도 공포심 극복에 도움이 된다. 야간등도 효과적이지만 예민한 아이에게는 보조등이나 야간등이 숙면을 방해한다. 그럴 때는 옅은 노란색 빛이 나는 0.03와트짜리 안내등도 쓸 만하다. 곰 인형을 새로 사서 수호천사로 지정하는 방법도 두려움을 물리치는 데 유용하다. 엄마나 아빠가 방 안을 돌아다니며 '괴물'들을 잡아 자루나 박스에 집어넣고 방에서 치워버리는 시늉을 한다. 수호천사, 부적, 드림캐처도 아이를 안심시킬 수 있다.

그중에서도 나는 재우기 전 달래는 시간을 늘리고 안심시키기 위해 아이 방에 한 번씩 더 가보는 방법을 추천하고 싶다. 하지만 꼭 타이머를 두고 달래기 시간을 제한해야 한다. 아이와 보내고 싶은 시간을 설정한 뒤 소리가 요란하게 나지 않도록 타이머를 베개나 쿠션 밑에 둔다. 아이에게는 타이머가 울리면 뽀뽀를 하고 나가겠다고 미리 말해둬야 한다. 아이는 타이머 알람소리가 작별을 의미하며, 부모가 더 이상 안아주거나 토닥여주거나 자장가를 불러주지 않는다는 사실을 이해한다. 이런 방법을 '자극 조절'이라 부른다(4장 참조). 우리도 무대에서 막이 내려오면 연극이 끝났다는 사실을 알고, 신호등 초록불이 주황불로 바뀌면 속도를 줄여야 한다는 사실을 알듯, 아이도 타이머 소리를 들으면 달리기가 끝났음을 알 수 있다. 울어도 엄마 아빠는 돌아오지 않으니 이제 울지 않는다.

조금 더 큰 아이의 경우에는 눌러서 엄마나 아빠를 부르는 벨을 줄 수 있다. 이때 단 한 번만 사용하기로 약속을 한다. 또는 밤중에 한 번만 방에서 나갈 수 있는 쿠폰을 주는 방법도 있다(4장 참조). 밤에 어느 정도 부모의 관심을 받을 수 있다고 생각하면 자신감이 생기고 잠도 더 잘 자게 된다. 달래는 시간을 질질 끌지 말고 아이가 늦게 자기 위한 수단으로 악용하지 않게 주의하며 밤중에 아이에게 더 많은 관심을 쏟는 것이 우리의 목표다. 아이가 무서워서 부르는지, 고집을 부리는지 모르겠다면 아동 심리학자와의 상담을 권한다. 부모가 보기에 낮시간에도 극도로 겁을 먹고 낯선 환경에서 위축되거나 수줍어한다면 아무리 깨지 않고 자는 강화수면을 목표로 삼았어도 밤중에 관심을 거두기가 무척 어렵다. 자녀가 그러한 상태라면 부모가 도와주는 개념과 아이 스스로 공포심을 이겨내도록 격려하는 개념의 경계가 어디인지 아동 심리학자의 조언을 받아보자.

일부 육아 전문가는 밤중에 느끼는 공포심이 심각한 수면장애의 대표 원인이라고 믿는다. 장기적인 수면장애를 겪고 겁이 많은 아이를 주로 만나기 때문이다. 그래서 이렇게 심각한 수면장애를 겪고 무서움을 잘 타며 어릴 때 잠을 못 잤던 아이의 경우, 자라나는 '발달 단계'에서 자연스럽게 일어나는 현상으로 현재의 상황을 잘못 이해한다.

Q: 15개월 된 아이가 낮에는 분리불안을 보이고 밤에는 소파에 앉아 잠들 때까지 안아달라고 조릅니다. 잠들 시간에 가장 불안해하는 아이를 어떻게 혼자 둘 수 있을까요?

A: 아이가 그렇게 행동하는 원인은 분리불안이나 고집일 수도 있고, 어둡고 지루한 방에 부모가 함께 있어주기를 바라는 마음 때문일지도 모릅니다. 이런 요소가 개별적으로 또는 한꺼번에 작용할 수도 있습니다. 모든 아이는 어느 정도 불안해하며 불안감을 다루고 이겨내는 방법을 정상적으로 학습합니다. 아이는 순순히 잠들지 않는 것이 당연하다는 사실을 이해하세요. 물론 아이가 불안장애를 겪고 있을 가능성도 있습니다. 만약 그렇다고 의심된다면 담당 의사와 상의하는 것이 좋습니다.

아이가 지금까지 잘 자는 편이 아니었다면 졸음이 누적돼 겁이 많아졌을지 모른다. 수면장애는 저절로 사라지지 않으므로 1~3장을 다시 살펴보기 바란다. 어떤 부모는 수면장애의 원인을 역류성 식도염, 이갈이, 불안장애, 공포심으로 착각하며 자신에게는 책임이 없다고 여긴다.

• 침대에서 나오려는 아이

2~3세가 되면 사회성과 호기심이 늘어나 아이는 자연히 침대에서 자꾸 빠져나오려 한다. 부모가 어떤 재미있는 일을 하는지 보고 싶어 하고 밤 늦게 영화가 보고 싶다고 하며 출출해서 간식을 먹으려 하기도 한다. 이것을 '잭 인 더 박스 증후군(용수철이 달린 인형이 상자에서 튀어나오듯 아기가 침대에서 자꾸 나오려는 현상을 이르는 용어―옮긴이)'이라 부른다. 아이는 무엇보다도 아빠 엄마의 침대를 차지하고 싶어 한다. 이러면 어른의 수면에 방해가 되고 아이에게도 좋지 않다. 아기는 자기 행동이 어떤 결

과를 불러올지 이해하지 못한다. 그러므로 잠을 잘 자게 하고 수면장애를 예방하기 위해 텐트형 아기 침대를 써보는 것도 좋다(4장 참조). 아이가 텐트 지퍼에 손을 댈 수 없도록 테이프를 붙여놔야 할지도 모른다. 우리에 갇혀 방치된 동물원 동물을 떠올리며 텐트형 아기 침대를 꺼리는 부모도 있다. 아이도 며칠 동안 울면서 싫다고 떼를 쓸지 모른다. 그러나 많은 아이가 이내 인디언 텐트나 요새에 들어온 것처럼 즐겁게 노는 법을 배운다. 슬퍼하거나 화를 내는 일은 없다.

텐트형 침대를 꺼리는 부모는 방문에 출입문을 따로 설치하거나 잠금장치를 달기도 한다. 아이가 방에서 나오지 못하게 문 앞을 지키고 서 있는다면 오히려 아이는 부모의 주의를 끌기 위해 자지 않으려고 애쓸 것이다. 문에 잠금장치를 설치하고 싶다면 아이에게 설치하는 모습을 직접 보여줘야 한다. 더 나아가 어떤 엄마는 세 살이 된 아이와 함께 자물쇠 상점에 가면 엄마가 얼마나 진지한지 아이도 깨닫지 않을까 생각했다. 아이는 십중팔구 부모의 진지한 태도를 이해하고 애초에 방에서 나오려는 시도조차 하지 않는다. 하지만 시험 삼아 방에서 나온다면 다시 집어넣고 문을 잠근다. 아이는 격렬하게 울면서 떼를 쓸지도 모르지만 대개 하룻밤으로 그칠 것이다. 앞으로는 방문이 다시 잠기지 않았으면 하는 마음이 더 커지기 때문이다.

생후 2년 6개월 정도로 아이가 크면 수면 규칙과 조용히 다시 재우는 방법을 사용한다. 그래도 늘 조용히 다시 잠들지 못한다는 사실을 아는 부모는 자물쇠를 달고 싶어 한다. 그 밖에도 여러 가지 해결책이 4장에 나와 있다.

• 일반침대로 옮기고 동생이 태어난다면

이제 아이를 아기 침대에서 어린이용 침대로 옮기는 변화도 겪는다. 몇 살이 되면 꼭 일반침대로 바꿔줘야 한다는 규칙은 없다. 아기 침대가 충분히 크다면 나이가 많아지더라도 굳이 일반침대로 바꿀 필요는 없다. 대다수 부모는 아이가 두 돌이나 세 돌을 맞이할 무렵 침대를 바꾼다. 그보다는 아이 스스로 큰 침대를 원할 때까지 기다리는 편이 좋다. 한 엄마는 침대를 너무 일찍 바꿨다고 느꼈던 상황을 이렇게 설명했다. 그 엄마는 아기 침대와 비교했을 때 새 침대가 틀림없이 '망망대해'처럼 느껴졌으리라 생각했다. 아들이 커다란 침대의 한쪽 귀퉁이에서 늘 쪼그려 잤기 때문이다. 아이는 아기 침대로 다시 돌려보내자 잠을 더 잘 잤다. 그 엄마는 아기 침대로 돌아가면 아이가 '퇴행'할지 모른다고 염려했지만 그런 일은 벌어지지 않았고 가족이 다 편하게 쉴 수 있었다.

새로운 아기가 태어나 일반침대로 옮겨가야 한다면 아기가 생후 4개월이 됐을 때 변화를 시도하는 것이 좋다. 그때쯤 신생아는 규칙적인 수면습관을 익힌다. 4개월 차가 되기 전에는 수면패턴이 대체로 불규칙적이기 때문에 집안 전체의 일상이 끊임없이 변한다. 그래서 큰아이가 혼란과 불안감에 빠질 수 있다. 아이는 엄마 아빠가 왜 옛날처럼 자주 놀아주지 않는지, 왜 지금 당장 밖으로 나가서 놀 수 없는지 이해하지 못한다. 그러다 아기가 생후 4개월이 되고 수면패턴도 안정되면 집안에서 벌어지는 일이 훨씬 예측 가능해진다. 이때쯤 큰아이도 새로운 가족 구성에 적응한다. 아기는 아기 침대로 가고 큰아이는 의기양양하게 큰 침대로 잠자리를 옮긴다. 그러면 쫓겨났다고 느끼지 않는다. 갓난아기를 요람에서 아기 침대로 아직 옮기지 않았을 때 빈 아기 침대를 잠시 그대로 두자. 큰아이가 침대에서 나왔을 때 다시 아기 침대로 데려갈 수 있다.

곧 동생이 태어난다는 등의 이유로 너무 일찍 큰 침대로 옮겨가면 종종 문제가 발생한다. 새로운 아기의 탄생을 둘러싸고 집안 분위기가 요란해지면 큰아이는 혼란스럽거나 불안해진다. 큰아이가 매일 밤 자다가 깨서 엄마 아빠를 찾기 시작한다면 문제는 더 심각하다.

일반침대로 바꾼 다음부터 아이가 밤중에 자주 엄마 아빠에게 찾아오거나, 화장실에 가야 한다고 부르거나, 물을 달라고 하면 반응하기 전에 먼저 생각을 한다. 아이는 침대에 눕혀주고 잠을 재워주는 동안 부모가 자신과 더 많은 시간을 보내리라 습관적으로 기대할지 모른다. 베이비시터가 2세 아이에게 점심때마다 밥 대신 사탕을 준다면 어떻게 할 것인가? 즉시 그 행위를 중단시킬 것이다. 아이는 떼를 쓰고 엉엉 울겠지만 그렇다고 다시 사탕을 주겠는가? 그럴 리 없다. 마찬가지로 아이가 자고 있어야 할 시간에 아이와 너무 많은 시간을 보내고 있다면 아이에게 필요하지 않고 건강에도 해로운 '정신적 사탕'을 주고 있는 셈이다. 행동을 바꿀 때는 예상되는 아이의 저항을 무시할 정도로 마음을 단단히 먹어야 한다.

☽ 낮잠

나이별 낮잠시간

1984~1986년 사이에 태어난 아동을 대상으로 내가 수집한 다음의 자료를 보면 낮잠을 자는 아동의 비율과 총 낮잠시간을 알 수 있다. 다른 논문에 비해 낮잠을 더 오래 잔다는 결과가 나왔는데 이유는 아이가 태어났을 때부터 수치를 기록했고 방문할 때마다 부모에게 수면습관에 대해 조언했기 때문일 것이다. 따라서 이 자료는 이상적인 낮잠을 대변한다고 봐도 무방하다.

모든 나이대에서 대다수가 비슷한 길이로 낮잠을 잔다. 하지만 낮잠을 극도로 짧게 또는 길게 자는 아이도 일부 존재하기 때문에 실제로 전체 낮잠시간의 격차는 매우 크다. 낮잠을 자는 2~6세 아동의 경우 가장 일반적인 낮잠시간은 약 2시간이다. 3세 전까지는 모든 아이가 낮잠을 자지만 3세부터는 낮잠을 자지 않는 아이도 나타난다. 3세 아동의 8%가 낮잠을 자지 않으며 계속 낮잠을 자는 아동의 경우 일주일에 평균 6일 정도 잔다. 일본에서는 관례적으로 보육기관에서 낮잠을 재우고 3~6

세 아동 441명을 조사한 보고서에 따르면 이 낮잠 때문에 밤에 더 늦게 자고 있었다.

낮잠 연구(1984~86년)

나이 (단위: 개월)	낮잠을 자는 아동의 비율	하루 평균 총 낮잠시간	비율: 총 낮잠시간	최소 시간~ 최대 시간
12	100%	3.0	94%:2.0~4.0	1.5~5.5
15	100%	2.7	91%:1.5~3.5	1.0~5.5
18	100%	2.5	98%:1.5~3.5	1.0~4.0
21	100%	2.4	97%:1.5~3.5	1.0~4.0
24	100%	2.3	99%:1.5~3.5	1.0~4.0
36	92%	2.1	80%:1.5~2.5	1.0~3.5
48	57%	1.9	80%:1.5~2.5	0.5~5.0
60	27%	1.7	89%:1.0~2.0	1.0~3.0
72	12%	1.6	90%:1.0~2.0	0.5~2.5

　표를 보고 자녀가 낮잠을 정상적으로 잔다고 안심할지 모른다. 하지만 모든 나이대에서 다양한 양상이 나타나기 때문에 이런 수치가 아니라 아이의 기분이나 행동을 살피는 것이 훨씬 중요하다.

개인별 낮잠의 안정성

나는 낮잠을 연구하면서 생후 6개월 된 아이를 낮잠시간에 따라 다섯 집단으로 나누었다(8장 참조). 21~24개월까지는 보통 처음에 속했던 집단에 머무른다. 이와 같은 개인별 낮잠의 안정성은 수면이 '유전'적 요인의 영향을 받는다는 의미로 해석된다. 다시 말해 생후 6개월 때 낮잠을 평균 3시간 자는 집단은 9개월 때 2.9시간, 12개월 때 2.8시간, 15개월 때

2.6시간, 18개월 때 2.5시간, 21개월 때 2.4시간을 잔다. 이 아이는 낮잠을 훨씬 더 짧게 자는 집단이나 길게 자는 집단으로 갑자기 옮겨가지 않는다. 즉 생후 6개월 때 낮잠을 오래 잤다면 21~24개월 때에도 오래 잔다는 뜻이다. 낮잠을 짧게 자거나 중간 정도로 자는 아이도 마찬가지다. 육아 방식과 집 밖에서 하는 여러 활동 같은 변수를 고려해도 대다수 아이의 낮잠시간은 전부 좁은 범위 안에 들어간다. 이는 생물학적 요소가 낮잠에 작용한다는 사실을 암시한다. 하지만 모든 아이를 고려하면 낮잠시간의 실제적인 격차는 매우 크고 21~24개월 이후 많은 아이가 최초의 낮잠시간 집단에서 이탈한다. 이점을 감안하면 '부모' 역시 낮잠에 중요한 작용을 한다고 볼 수 있다.

더 많은 아이를 포함한 연구에서 낮잠시간과 밤잠시간의 상관관계가 나타나지는 않았다. 하지만 낮잠시간이 최저 수준에 가까운 아이일수록 밤이든 낮이든(또는 양쪽 전부) 수면문제를 겪을 가능성도 높을 것이다. 반대로 낮잠시간이 최고 수준에 가까운 아이도 수면문제를 겪을 수는 있다. 하지만 나는 낮잠을 아주 오래 자서 활력이 넘치고 아주 영리한 아이들을 만난 적이 있다.

그러나 밤에 너무 늦게 자면 밤잠시간이 정상일지라도 낮잠이 길어질 수 있다. 이럴 경우 낮잠을 오래 자도 아이에게 문제가 생긴다. 너무 늦게 자서 부족해진 잠을 긴 낮잠으로 대체할 수는 없다(1장 참조). 이는 10장에서 김석주 박사가 설명하는 상황과 비슷하다. 십대 후반 아이는 주중에 밤늦게까지 깨어 있고 주말에 잠을 보충한다. 주중에 부족했던 양만큼 주말에 더 많이 잔다. 하지만 김 박사는 "주중에 모자랐던 잠을 주말에 보충하는 습관이 생기면 집중력을 요구하는 과업의 수행 능력이 떨어진다"라고 밝혔다. 따라서 주말에 몰아서 잠을 잔다 해서 주중에 늦게 자며 놓친 잠이 완전히 보상되지는 않는다.

나이별 낮잠 횟수

1984~86년 사이에 태어난 아이를 대상으로 낮잠이 줄어드는 경향을 조사해보았다.

하루에 낮잠을 1~2회 자는 아동의 비율

나이(개월)	1회 낮잠	2회 낮잠
12	17%	82%
15	56%	44%
18	77%	23%
21	88%	12%
24	95%	5%
36	100%*	0%

* 이때까지 낮잠을 자는 아이의 100%는 낮잠을 한 번만 자지만 8%는 아예 낮잠을 자지 않는다.

표에 나와 있듯이 대다수 아이는 15~21개월 사이에 하루 낮잠 횟수가 한 번으로 바뀐다. 이글로스타인 박사는 전환점을 18개월로 판단했다. 첫돌이 아직 멀었는데 낮잠을 한 번만 잔다거나, 두 돌이 지났는데 두 번 이상 잔다면 수면문제가 잠복해 있을 가능성이 높다.

시대에 따른 낮잠시간의 변화

내가 프라이스 박사와 공동으로 조사한 자료(1979~80년)에 따르면 예전보다 취침시간이 늦어지고 수면시간이 줄어드는 경향과 더불어 낮잠시간도 부분적으로 적어지는 경향이 나타났다. 그 원인 역시 아직 밝혀지지 않았다.

낮잠 경향: 1979~80년과 2004년

나이	평균 낮잠시간	
	1979-80년	**2004년**
	3.2시간(4~11개월)	3.0시간(4~6개월)
		2.8시간(7~9개월)
		2.6시간(10~12개월)
1세	2.3시간(12~17개월)	2.5시간(13~15개월)
3세	1.4시간(30~41개월)	1.2시간(29~33개월)
		1.0시간(34~39개월)

• 시대별 경향: 낮잠 자는 아동의 비율과 주당 낮잠 횟수

내가 수집한 데이터와 포스터 박사의 1927년 논문을 비교해보면 4~6세 아동의 경우 과거에는 낮잠을 자는 아동의 비율이 지금보다 높았고 횟수는 더 적었다.

낮잠 경향: 1927년과 1984~86년

나이(세)	낮잠을 자는 아동의 비율		일주일당 낮잠 횟수	
	1927년	**1984~86년**	**1927년**	**1984~86년**
1	100%	100%	매일	매일
2	100%	100%	매일	매일
3	90%	92%	5	6
4	75%	57%	3.5	5
5	49%	27%	1.7	4
6	20%	12%	0.5	3

1927년 포스터 박사는 "5세(보통 유치원에 들어가는 나이)가 될 때까지 절반 이상이 낮잠을 잔다. 그 비율은 4.5~5세 때 68%에서 5~5.5세 때 30%로 감소한다"라고 썼다. 이 변화에는 유치원 입학이 영향을 미쳤을

것이다. 1984~86년 자료를 봐도 3세(92%)에서 4세(57%)로 넘어가며 35%가 감소했지만 수준은 비슷해도 시기가 1년이나 앞당겨졌다. 아마도 취학 나이가 낮아지고 보육시설의 비중이 커지며 특별 활동이 늘어났기 때문일 것이다. 다시 말해 1927년에 비해 낮 시간 동안 해야 하는 활동이 늘어나며 낮잠이 줄어들었다. 하지만 오늘날 취침시간이 늦어지며 반대로 낮잠 자는 횟수는 늘어났다. 이런 추세의 원인이 무엇이든 부모가 수면습관에 영향을 미치고 변화를 이끌 수 있다는 사실은 분명하다.

여기서 잠깐 내 낮잠 연구(1984~86년) 결과는 아무래도 이상적인 낮잠을 전제로 할 수 있으니 무시해보자. 포스터 박사, 이글로스타인 박사, 라빈 박사의 다른 연구를 종합하자 역시 주당 낮잠 횟수가 줄어들고 낮잠을 자는 아이의 수도 적어진 경향이 나타났다.

낮잠 경향: 주당 낮잠 횟수

나이(세)	주당 낮잠 횟수	
	1927년	1990년대
1	7	−
2	7	5
3	5	3

낮잠 경향: 낮잠을 자는 아동의 비율

나이(세)	낮잠을 자는 비율	
	1927년	1974~93년
1	100%	100%
2	100%	87%
3	90%	50%

앞에 나온 주당 낮잠 횟수와 낮잠시간에 관한 자료를 지난 40년간 아

이를 진료하며 얻은 경험, 연구결과와 비교해보았다. 그러자 현재 많은 아이가 낮잠 잘 기회를 놓치고 있고 낮잠을 자더라도 충분하지 못하다는 결론에 도달했다. 수면부족은 유행처럼 번지고 있는 비만과 주의력결핍 과잉행동장애의 직접적인 원인일지 모른다.

하지만 낮잠을 오래 자거나 자주 자는 경향은 전날 너무 늦게 자서 부족해진 잠을 보충하려는 시도일 수 있다. 2~5세 아동을 대상으로 존 라빈John Lavigne 박사가 연구한 내용을 보면 사회경제적 지위가 가장 낮은 가정의 아이가 다른 계층의 아이보다 더 늦게 자고 늦게 일어나며 낮잠을 더 오래 자주 잤다. 총 수면시간은 다른 집단과 비슷했지만 더 늦게 자는 아이는 외현화문제가 심각했다. 또한 이미 설명했듯이 김석주 박사는 나이대가 높은 아이가 학교에 나가는 주중에는 늦게 자고 주말에 몰아서 잠을 자는데, 그 정도가 심할수록 집중력을 요구하는 과업을 제대로 수행하지 못한다고 밝혔다(10장 참조).

따라서 아침에 늦잠을 자거나 낮잠을 더 오래 자주 자거나 주말에 잠을 몰아서 잔다 해도 너무 늦게 자서 부족해진 잠을 완전히 보상할 수는 없다.

> **저자 한마디** •
> 가끔 밤에 너무 늦게 자면 아침에 늦게 일어나고 낮잠을 오래 자더라도 피로가 완전히 풀리지 않습니다. 잠을 자는 '시점'은 '시간'만큼이나 중요해요.

일반적인 낮잠문제

낮잠과 관련된 일반적인 문제점에 대한 구체적인 해결책과 대응 전략은 3장과 4장에 나와 있다.

• 규칙과 스케줄을 세운다

내가 조사한 대다수 2~3세 아동은 저녁 7~9시 사이에 잠들어 다음날 아침 6시 30분~8시 사이에 일어났다. 하지만 나는 취침시간이 이를수록 좋다고 생각한다. 90% 이상이 한 번의 낮잠을 1~3시간 정도 잔다. 낮잠과 밤잠시간에 대해 '합리적인' 규칙을 적용하고 취침 의식도 일관성 있게 지키도록 하자. 하루가 어떻게 흘러갈지 모르기 때문에 절대적인 규칙을 세울 필요는 없다. 합리적인 규칙성과 일관성은 결국 합리적인 유연성과 같은 말이다.

사전에 계획된 활동이 낮잠시간과 겹친다면 어떻게 할 것인가? 일주일에 두세 번씩 아이가 낮잠을 잘 수 없어도 그런 날에 특별히 일찍 재워 잠을 잘 잔다면 전혀 문제가 없다. 하지만 아이가 어떤 이유로든 잘 자지 못하면 낮잠을 몇 번씩 건너뛰는 행위는 상당한 문제를 유발할 수 있다. 또한 그런 아이는 다른 아이와 어울리는 자리에서 가벼운 병을 옮기 쉬우며 그 때문에 또 잠을 제대로 못 자고 금방 지쳐버린다. 독감이 유행할 시기에는 유치원에 보낼 때도 신경 써야 한다. 아이와 즐거운 시간을 보내되 이른바 '임시 공휴일'을 가끔씩 지정하라. 아이가 피곤해하거나 낮잠을 자야 해서 수영이나 체육교실, 각종 유치원 행사에 종종 빠진다고 해서, 아파 보이는 아이가 몇 명 눈에 띄어 다시 집에 데려온다고 해서 아이가 대학에 못 가는 것은 절대 아니다.

부모의 생활 방식에 따라 아이의 수면패턴은 달라지고, 동생이 태어나는 일처럼 가족 구성원이 늘고 관계가 달라지는 상황에서도 변화가 생긴다.

• 낮잠을 거부한다

아이와 함께 공원에서 놀거나 장을 보러 다니면 무척 즐겁다. 그럴 때 누가 낮잠을 자고 싶어 하겠는가? 낮잠을 자지 않는 문제가 '아이' 때문인지 '부모' 때문인지 스스로에게 물어보라. 낮잠이 필요하다는 사실은 알지만 아이가 잠을 잘 수 있게 집에만 있으려니 너무 힘들다고 호소하는 부모도 있다. 하지만 쇼핑을 한다고 이리저리 끌고 다니면 낮잠을 못 잔 아기가 얼마나 피곤할지 생각해보자. 낮잠이 그렇게 중요하지 않다고 생각한다면 1장과 2장을 다시 읽어보기 바란다.

휴가, 파티, 방학 같은 특별한 사건은 낮잠을 거부하는 계기가 된다. 전날 너무 즐거웠기 때문에 아이는 이제 어떤 것도 놓치고 싶지 않다. 때로는 평소와 달리 수면 스케줄이 바뀌거나 수면시간이 줄어들거나 쪽잠을 자서 갑자기 나타난 만성피로로 낮잠을 거부하는 상황도 발생한다. 이런 문제를 겪고 있다면 낮잠시간을 활용해 해결책을 찾아야 한다. 낮이 긴 여름철에 취침시간이 조금 늦어져 수면부족이 천천히 쌓이다 어느 날 '갑자기' 낮잠을 거부하는 경우도 있다. 오전 낮잠을 건너뛰었는데 아이를 조금 일찍 재우지 않는 경우에도 수면부족이 누적된다. 어떤 이유로든 졸린 상태가 계속 쌓이다 보면 아이는 거의 탈진해 '갑자기' 무너질 수 있다.

3세가 되기 전에는 일시적으로 아주 이른 시간에 재워 숙면을 취하게 하면 낮잠에 도움이 된다. 4~5일에 걸쳐 아이가 졸려 하는 오후 5시 ~5시 30분에 재우는 것이다. 대개 이 방법으로 문제가 해결된다. 하지만 너무 일찍 일어나는 역효과도 나타날 수 있다. 그럴 때는 4~5일쯤 아이를 아침 6시까지 혼자 둔다. 밤에 일찍 잠들면 그동안 쌓였던 수면부족이 해소되어 더 차분해지고 낮잠도 쉽게 잔다. 또한 낮잠습관을 바로 잡기 위해서는 아침에 강렬하고 집중적인 자극이 필요하다. 그리고 낮잠을 자기 전 취침 의식을 특별히 더 길고 정성스럽게 가져야 한다. 아이가 울더라도 1시간 정도는 내버려둬도 괜찮다. 몸이 피곤하고 엄마 아빠가 놀아주지 않기 때문에 결국 낮잠에 빠져든다. 아이의 수면을 돕기 위해 부부 침대에 함께 눕혀야 할지도 모른다. 잠드는 데 성공하면 아주 서서히 아기 침대로 옮긴다. 일단 낮잠습관이 다시 잡히면 밤에 조금 늦게 재워도 된다. 수면습관이 들쑥날쑥한 아이는 대부분 항상 늦게 잔다. 심각

아동
1~7세

한 문제는 없어도 늘 지쳐 있고 수면패턴이 조금만 달라지면 지치는 속도가 빨라진다. 낮잠습관을 바로잡는 방법은 4장과 8장에서 설명했다.

곧 세 살이 되거나 세 돌이 지났다면 낮잠습관을 바로잡으려고 애쓸 필요가 없을지 모른다. 그 시기에 낮잠을 떼는 아이도 있기 때문이다. 하지만 밤에 일찍 재우는 습관은 어느 시기에든 아이에게 도움이 된다.

수면표나 수면일기를 꾸준히 작성하라. 바람직한 시간을 찾아낸 다음 그 시간에 아이를 재우자. 낮잠시간을 '부모'가 조절한다는 뜻이다. 10분이든 20분이든 30분이든, 마음껏 안아서 뽀뽀를 하고 흔들고 어르면서 아이를 달래라. 그러다 때가 되면 침대에 눕힌다. 이후 적어도 1시간은 그냥 내버려둬야 한다.

그때까지 충분히 휴식을 취했다면 아이는 금방 울음을 그치고 잠들 것이다. 하지만 늘 피곤한 상태였다면 1시간 내내 울지도 모른다. 14개월 된 딸아이와 겪었던 한 엄마의 경험담을 살펴보자.

14개월 된 우리 딸은 잘 먹지 않았고 낮잠도 자기 싫어했어요. 밤중에는 몇 번씩 깨서 안아줘야 했고 늘 피곤해했죠. 아이 아빠와 저는 지치고 짜증이 나서 서로를 탓하기만 했어요.

책에서는 아이가 울어도 무시하라고 했지만 저희 부부는 아이가 불쌍하기도 하고 과연 그 방법이 효과적일지 믿을 수도 없었어요. 옆에서 반응해주는 사람이 없으면 아이가 사랑받지 못한다고 느낄까 걱정했습니다.

그런데 딱 한 번 울고불고하더니 그 뒤로는 혼자 누워서 잠드는 거예요! 우는 아이를 지켜만 보고 있으려니 정말 힘들었지만 아침에 웃는 얼굴로 깨어나 뽀뽀를 해주는 아이를 보며 안심했습니다. 지금은 정해진 시간에 낮잠을 자고 밤중에 깨는 일 없이 쭉 잡니다. 더 잘 먹고 잘 놀며 아기 침대에서 놀다 혼자 잠들 때도 있어요.

아이가 제대로 휴식을 취할수록 문제는 금방 개선된다. 피로가 쌓일 대로 쌓였다면 낮잠습관을 바로잡기까지 며칠 더 필요할지 모른다.

우리의 목표는 나이대에 맞는 낮잠습관을 익히게 하는 것이다. 정해진 장소에서 평소에 하던 대로 달래고 아이를 혼자 두면 반사적으로 피곤을 느껴 잠들도록 만들어야 한다. 놀이와 장난을 멈추고 이제 잘 시간이라는 사실을 일깨워준다.

한참 어린 아이는 오전 9시와 오후 1시에 매일 두 번씩 재우고, 큰아이는 한 번만 재워도 좋다. 나는 이를 '낮잠의 체계를 잡는 과정'이라고 부른다. 자연스러운 수면리듬을 활용해 아이가 최상의 컨디션으로 잘 수 있도록 노력하자.

1시간이 지나도 낮잠을 잘 기미가 없다면 다음 낮잠시간으로 넘어간다. 단 스케줄보다 조금 일찍 재워야 한다.

평소 아이를 흔들의자에 앉히거나 유모차에서 토막잠을 재운다면 건강한 수면을 가로막고 있는 셈이다. 이렇게 잠깐씩 얕은 잠을 자면 피로가 제대로 풀리지 않는다. 아이의 에너지와 집중력을 최상의 상태로 끌어올리기도 어렵다. 수면의 '양'뿐만 아니라 '질'도 중요하다는 사실을 명심해야 한다.

Q: 아이가 낮잠을 거부하지도 않고 재우는 데 힘이 들지도 않아요. 다만 낮잠 자는 시간이 너무 들쑥날쑥해요. 문제가 뭘까요?

A: 아이가 잘 자고 일어났다면 부모가 시간을 잘 맞춰 아이를 편안한 장소에서 재웠기 때문이겠죠. 그날그날 활동이 다르면 깨어 있는 시간의 간격이나 낮잠시간, 타이밍도 달라집니다. 혹시 규칙적인 낮잠습관을 위해 시계만 쳐다보지는 않았나요? 그렇다면 너무 이상적인 목표를 세웠을지도 모릅니다.

피로가 쌓인 아이라면 체력이 바닥나는 순간 아무 때나 곯아떨어지기도 합니다. 밤에 일찍 재우면 규칙적으로 오랫동안 낮잠을 자는 데 도움이 될 것입니다.

Q: 아이가 엄마 아빠랑 놀 시간도 없을 만큼 낮잠을 오래 잡니다. 너무 오래 자도 문제일까요?

A: 잘 때 코를 골거나 입으로 숨을 쉰다면 문제일 수 있습니다(11장 참조). 호흡기 알레르기, 아데노이드 비대증, 편도선염 때문일지도 모르니 소아과 의사와 상담을 해야 합니다. 늦은 취침시간으로 잠이 부족해 낮잠을 오래 자도 문제입니다. 수면부족이 쌓이기 때문에 이런 식으로 잠을 보충하는 것은 장기적으로 볼 때 피해야 합니다. 하지만 선천적으로 잠을 오래 자야 하는 아이도 있습니다. 낮잠을 오래 잘수록 지능이 높아진다고 하니 오히려 깨지 않도록 신경 써야 합니다. 나중에 자연스레 낮잠이 짧아지면 그때 많이 놀아주세요.

• 너무 일찍 일어난다

아이가 너무 일찍 일어나는 경우도 낮잠에 문제가 생긴다. 그런데 '너무 일찍'의 기준은 무엇일까? 새벽 5시나 6시라도 피로만 충분히 풀렸다면 패턴을 굳이 바꾸지 않아도 상관없다. 그럴 때는 이후 커튼을 쳐서 방을 어둡게 만들어 아이가 조금 더 자게 도와주자. 혹은 그 시간에 가족 침대에 다 같이 누워 있으면 온 가족이 조금 더 잘 수 있다. 아이가 새벽에 깨면 젖병을 물리는 집도 있다. 이 경우 다시 잠들었다가 일어나는 시간은 시시때때로 다르다.

젖병을 물리면 쉽게 잠들지 모른다. 하지만 입안에 모유나 분유, 주스가 남아 있으면 자는 동안 이가 썩을 수 있다. 그래서 젖병에 물만 담아 먹이는 것이 좋다. 하지만 안타깝게도 일부 부모는 새벽 4~5시에도 아이에게 젖병을 물려 우유를 마음껏 먹게 놔둔다.

아이가 새벽마다 젖병을 찾는다면 일단 주스로 바꾼 뒤 물을 조금씩 타기 시작해 일주일쯤 후에는 완전히 물만 먹인다. 물로 완전히 갈아탔다면 자기 전에 물이 든 젖병을 아기 침대 한쪽에 잘 보이도록 두고 취침시간에 젖병 위치를 알려준다. 그다음에는 밤중에 아이 방으로 가지 않는다.

어떤 엄마는 아침에 아이가 깨면 곧장 동영상을 틀어주었다. 엄마의 수면시간을 조금 더 확보할 수 있었지만 아이는 동영상이 보고 싶어 점점 일찍 일어나기 시작했다. 수면문제를 해결하기 위해 아침마다 동영상을 보는 습관도 끊어야 했다.

아이가 너무 일찍 일어나 피로가 충분히 풀리지 않았다면 건강한 수면습관을 꼭 길러줘야 한다. 무엇보다 정해진 기상시간까지는 아이 방에 접근하지 말아야 한다.

잊지 마세요

너무 늦게 자면 오히려 일찍 깨어납니다. 취침시간을 앞당기면 수면시간도 늘어나고 새벽에 깨는 버릇도 막을 수 있습니다. 잠이 잠을 부른다는 말도 있잖아요.

3세가 되면 '자극 조절 기법(4장 참조)'을 활용해 기상시간을 다양하게 조정할 수 있다. 앞에서는 취침시간을 알려주는 장치로 디지털시계를 사용했다. 하지만 지금부터는 기상시간을 알리는 장치로 사용하자. 아이 방에 디지털시계를 두고 알람을 아침 6시나 7시로 맞춘다. 평소 기상시간보다는 늦을 것이다. 알람이 울리는 6시나 7시로 표시된 시계 그림도 그린다. 또는 기상시간에 잔잔한 클래식 음악이 나오도록 라디오를 설정하거나, 시간에 맞춰 색깔이 바뀌는 토끼램프를 사용하는 방법도 좋다.

기상시간 전에 아이가 깨어난다면 울음소리가 들려도 무시한다. 그러다 기상시간이 되면 바로 아이 방으로 들어가 시계와 그림의 시간이 똑

아동
1~7세

같다거나, 음악이 나온다거나, 램프 색깔이 바뀌었다고 큰 소리로 알려주며 "이제 일어날 시간이네!"라고 말한다. 아낌없이 애정을 표현하고 커튼을 걷고 조명을 켠다. 아이를 부모 침대로 데려오거나 목욕을 시켜도 된다. 연극배우처럼 과장스러운 동작과 표정으로 아기를 반겨줘야 한다. 아이는 이제 새로운 하루가 시작됐음을 깨닫는다. 신호등이 초록불로 바뀌면 이동하듯 아기도 시계의 숫자, 잔잔한 음악, 조명의 색깔을 일종의 신호로 받아들인다. 하지만 기상시간이 될 때까지는 물병만 두고 절대 찾아가지 말아야 한다.

2013년 리사 매트리치아니는 문헌연구를 통해 그간 여러 문헌에서 아이의 잠에 대해 조언한 내용은 실질적인 증거가 없다는 결론을 내렸다(1장 참조). 수면부족 문제를 다룰 때 개인별 격차를 고려해야 한다며 매트리치아니는 이렇게 말한다. "흥미롭게도 문화권에 따라 아동의 수면시간은 크게 달라진다. 나이대에 상관없이 아시아 지역의 아동은 유럽 아동보다 60~120분, 미국 아동보다 40~60분 덜 잔다. 필요한 수면시간이 유전적으로 다를 수도 있고, 사회문화적 환경 때문일 수도 있다. 아시아 지역 아이가 심각한 수면부족에 시달린다는 뜻일지도 모른다."

매트리치아니는 "**잠을 자는 타이밍**이 수면시간보다 중요하다"라고 덧붙인다. 2013년 〈수면시간과 취침시간Sleep duration or bedtime?〉이라는 제목의 논문에서 저자들은 9~16세 아동 2,200명을 조사해 '**늦은 취침시간과 늦은 기상시간은 불균형한 식생활과 관련이 있고 수면시간과는 무관하다**'고 결론 내렸다.

☾ 12~15개월, 건강한 잠을 위한 조언

밤잠

재클린 핸더슨 박사는 평균 취침시간이 저녁 8시 30분인 생후 12개월 유아 중에서 아침까지 밤새도록 자지 못하는 아이가 많다고 밝혔다(8장 참고). 내 연구와 경험에 따르면 12개월 된 아이에게 저녁 8시 30분은 너무 늦은 취침시간이다.

자정에서 새벽 5시까지 한 번도 깨지 않는 아동의 비율은 13%였고 최소 8시간 이상 자는 아이 중 중간에 깨는 비율은 14%였다. 예를 들어 밤 10시부터 다음날 오전 6시까지 자는 아동의 27%는 중간에 한 번 이상 잠에서 깼다. 생후 12개월에 아이가 밤새도록 쭉 자지 못하는 원인은 스스로 잠드는 법을 제대로 익히지 못했거나 취침시간이 너무 늦기 때문일지 모른다. 스스로 잠드는 법을 모르는 이유는 3장에서 설명했듯 산통을 앓고 난 후 부모가 잘못 대응했기 때문이다. 이처럼 생후 12개월 된 아이가 아침까지 쭉 자지 않는다면 간단하면서도 효과적인 해결책이 하나 있다. 4장에서도 설명했듯이 취침시간을 조금 앞당기는 것이다.

오전 낮잠이 사라지기 시작한다

생후 12개월이 되면 82%는 낮잠을 두 번 자고 17%는 한 번만 잔다. 하지만 생후 15개월이 되면 44%가 낮잠을 두 번 자고 나머지는 한 번만 잔다. 짧은 시간치고는 급격한 변화다. 15개월부터 21개월 사이에 대다수 아이는 낮잠을 한 번만 자기 시작한다.

하지만 그 과정이 순탄치는 않을 것이다. 낮잠이 한 번으로는 부족하고 두 번은 불가능한 시기가 몇 달 동안 계속될지 모른다. 순탄한 변화를 위해 몇 가지 방법을 소개한다.

• 취침시간을 앞당긴다

자연스럽게 가장 먼저 사라지는 것은 오전 낮잠이다. 취침시간을 조금 앞당기면 대부분 오전 낮잠을 더 짧게 자거나 아예 자지 않고 조용히 노는 모습을 볼 수 있다. 밤에 많이 자서 오전 낮잠을 잘 이유가 없어졌기 때문에 오전에 그리 지치지 않는다.

그렇지 않은 아이는 오전 낮잠이 점점 길어져 오후 낮잠을 강하게 거부하거나 아예 오후에 낮잠을 잘 수 없게 된다. 그런데 오후 낮잠은 원래 짧았기 때문에 많은 부모가 종종 그 존재를 잊는다. 결국 아이는 늦은 오후나 초저녁 때부터 심하게 피곤해하고 잠잘 때쯤 녹초가 된다. 취침시간을 앞당기는 대신, 또는 앞당기면서도 오전 낮잠시간을 1시간~1시간 30분 자면 깨우는 방법도 있다. 그렇게 하면 오후에 피곤해져 오후 낮잠을 잘 잔다. 하지만 스케줄을 바로잡으려고 자는 아이를 억지로 깨우는 엄마는 거의 없다. 아이가 소중한 잠을 자고 있는데 어떻게 깨우겠는가! 그래도 오전 낮잠시간을 줄이는 방법을 쓰겠다면 아이가 금방 정신을 차리도록 유쾌하고 강력한 자극을 준비하고 눈을 뜨는 대로 곧장 데리고 외출을 나가자. 그리고 오후 낮잠을 재울 때 평소보다 더 길고 정성스럽게 달랜다. 오후에 조금 더 지칠 때까지 기다렸다가 낮잠을 재우는 방법도 있다. 하지만 아이가 오전 낮잠은 계속 자고 위에서 얘기한 어떤 방법을 써도 오후 낮잠을 자지 않는다면 어떻게 할까?

• 오전 낮잠을 뒤로 미루고 오후 낮잠을 생략한다

오전 낮잠시간을 평소보다 10~20분 정도 늦춰라. 그렇게 하려면 더 오래 집중적으로 달래야 한다. 며칠 동안은 늦은 오후가 조금 험난할지도 모르니 각오하는 것이 좋다. 그렇게 며칠이나 몇 주에 걸쳐 오전 낮잠시간이 거의 정오에 가까워질 때까지 조금씩 시간을 늦춘다. 이러는 동안 아이는 오후만 되면 체력이 바닥나 일시적으로 취침시간이 굉장히 빨라질 수 있다. 오전 낮잠시간이 오후로 넘어갔다면 취침시간도 조금 늦춰진다. 하지만 새롭게 늦춰진 취침시간(하루에 오후 낮잠을 한 번만 자기 때문이다)이 매일 낮잠을 두 번씩 자던 시기보다 늦어서는 안 된다. 아이가 더 일찍 잠들면 밤늦게 퇴근한 아빠나 엄마는 아이를 못 볼 수도 있다. 그럴 때는 평상시보다 일찍 일어나 아침에 더 오랫동안 놀아주면 된다.

유연하게 대처하라

낮잠 두 번을 한 번으로 줄이는 또 다른 방법은 아이의 기상시간, 오전 낮 잠시간, 특별 활동 시간, 부모가 원하는 취침시간 등을 전부 고려해 낮잠 을 두 번 자는 날과 한 번 자는 날을 구분하는 것이다. 예를 들어 요일로 구분하는 방법이 있다. 개인별 리듬에 맞춰 필요한 수면시간을 최대한 충족할 시간대에 아이를 재워야 한다. 또한 점점 일찍 재워야 한다는 사 실에 주목해야 한다. 결국에는 오전 낮잠이 사라지기 때문이다.

많은 부모가 실패할 것을 알면서도 첫돌 무렵에 낮잠을 두 번 재우려 한다. 그랬다면 며칠 정도 각오를 다진 후 낮잠을 한 번만 재우는 새로운 계획을 추진하라. 한 엄마는 초기에 이른 취침시간의 효과가 나타나지 않았지만 낮잠이 한 번으로 줄어들면서 드디어 빛을 발했다고 설명했다.

소피의 낮잠은 늘 예측이 불가능했습니다. 어느 날은 30분이라도 잤고 어느 날은 아예 자지 않았어요. 어쩌다 운이 좋으면 1시간쯤 자곤 했습니다. 그래서 상황이 더 나빠지기 전에 도움을 구해야겠 다고 생각했습니다.

웨이스블러스 박사님을 찾아갔을 때 소피는 생후 13개월이었습니 다. 오전 낮잠은 30분쯤 잤고, 오후에는 대중이 없었습니다. 밤에 재우는 일은 훨씬 더 힘들었습니다. 그전까지는 밤에 전혀 문제가 없었습니다. 그러다 갑자기(아마도 수면부족이 누적된 것 같아요) 한 밤중에 몇 번씩 깨기 시작했죠. 아이는 정신적으로도, 육체적으로 도 힘들어 보였습니다. 저 역시 점점 무서운 엄마로 변해갔고요. 이 러다 정신이 나가겠다 싶었던 적도 있습니다. 취침시간을 앞당기고 정해진 시간에 낮잠을 재웠습니다. 아무 데서나 재우지 않고 늘 아 기 침대에 아이를 눕혔습니다. 그래도 아이의 수면장애가 전부 제 탓 같았죠.

소피의 수면일기를 쭉 살펴본 웨이스블러스 박사님은 취침시간 더 앞당기기(오후 5시), 깨어났을 때 충분한 자극 주기, 밤에 더 오래 달래주기 같은 방법을 알려주셨습니다. 아이가 그동안 밀린 잠을 따라 잡게 하는 것이 목표였던 거죠.

남편과 저는 계획을 실행에 옮겼습니다. 아이와 보낼 수 있는 시간이 줄었지만 남편은 더 일찍 재우는 방안에 찬성했습니다. 그럼에도 소피의 수면습관은 개선되지 않았습니다. 오전에 30~45분쯤 낮잠을 잤고 오후 낮잠은 아예 건너뛰었어요. 소피도 저도 둘 다 진이 빠졌습니다. 이때 느꼈던 좌절감은 이루 말할 수가 없어요.

상황을 설명하자 박사님은 오전 낮잠을 건너뛰는 게 어떻겠냐고 했습니다. 그러면서 취침시간은 계속 오후 5시로 유지하라고 하셨어요. 사실 의외로 소피는 그 시간에 자기를 좋아했습니다. 오전 낮잠을 생략하라니 왠지 마음에 걸렸지만 저는 아이의 행복한 표정이 다시 보고 싶은 마음이 더 컸습니다.

그래서 두 번째 계획을 시도해보기로 했습니다. 처음 며칠은 오전 10시 30분만 되어도 아이 눈이 저절로 감기더군요. 그러다 오전 11시, 다시 11시 30분으로 낮잠시간을 늦출 수 있었습니다. 소피는 여전히 낮잠을 30분 정도 잤습니다. 박사님은 아이가 부족한 잠을 보충하고 있는 중이며 편안히 안정되기까지는 앞으로 며칠 더 걸린다고 설명해주셨습니다. 4일 후 12시 30분까지 버티다 잠든 아이가 1시간 동안 낮잠을 잤습니다. 그날 밤에는 아침까지 한 번도 깨지 않고 쭉 잤어요. 주말부터는 오후 12시 30분~2시까지 낮잠을 잤습니다. 그때부터 소피와 저는 다시 행복을 찾았답니다.

생체리듬만 따르면 어떤 식으로 계획을 짜더라도 어른의 사정과 아이의 수면욕구를 전부 고려해 바람직한 낮잠패턴을 찾아낼 수 있다(1장 참고). 낮잠을 즐기는 부모라면 낮잠을 자지 않는 부모와 다른 방식으로 아이의 낮잠 스케줄을 지킬 수 있다.

유용한 조언

오후에 자기 방에 들어가기 싫어서 엄마가 다가오면 울음부터 터트리는 아이가 있습니다. 한 엄마가 해결책을 찾았습니다. 거실에서 달리기 시간을 가진 후 아이를 재빨리 방으로 데리고 가는 거예요.

Q: 낮잠은 얼마나 자야 하나요?

A: 아이가 피곤하지 않고 충분히 잔 것처럼 보이는지 판단해보세요. 좋은 날도, 힘든 날도 있기 마련이지만 점점 더 산만해지고 투정을 부린다면 낮잠시간을 늘려야 합니다.

☾ 15~21개월, 건강한 잠을 위한 조언

오전 낮잠이 사라지기 시작한다

아이가 오전 낮잠을 건너뛰기 시작한다. 생후 18개월 아이의 77%가 오후 낮잠을 한 번만 자고 21개월이 되면 그 비율이 88%로 올라간다. 아이가 오전 낮잠만 잔다면 저녁에 일찍 재우는 방법이 오히려 역효과를 불러올 수 있다. 그러면 앞에서 소개한 방안들이 물거품이 된다. 평소보다 일찍 재웠더니 기상시간만 빨라지고 더 지친 아이는 오히려 오전 낮잠을 더 많이 잔다(4장 '5시 30분이라는 쳇바퀴' 참조). 이런 경우에 부모는 아이가 다음날 늦게까지 푹 자기를 바라며 일시적으로 취침시간을 더 늦춘다. 기상시간을 지나 늦잠을 잘 만큼 수면 압력이 강해지려면 며칠에서 몇 주까지 걸린다. 너무 늦게 재우면 쉽게 잠들지 못하고 자다가 금방 깨기 때문에 세컨드 윈드를 겪지 않도록 주의해야 한다(1장 참조). 그래서 인내심과 시행착오를 어느 정도 각오할 필요가 있다. 하지만 오전 7시에는 자는 아이를 깨우고 앞에서 설명한 방법 하나를 선택해 오후 낮잠을 재우도록 하자.

Q: 아이가 건강에 문제가 없는데도 밤마다 울고, 침대에서 안아 올리면 곧바로 울음을 그칩니다. 어떻게 해야 할까요?

A: 수면패턴을 규칙적으로 만들기 위해 더 할 수 있는 일은 없는지 따져보세요. 낮잠을 재우는 타이밍을 개선하거나 취침시간을 앞당기는 방법처럼 말이죠. 최근에 스케줄이 흐트러져 아이가 너무 지쳐버린 적은 없었나요? 아이가 코를 골거나 자는 동안 입으로 숨을 쉬지는 않습니까? 그렇다면 아프기 직전에 나타나는 증상일지도 모릅니다. 한밤중에 우는 습관만 고민하지 말고 큰 그림을 보세요. 일반적으로는 밤중에 울어도 그냥 무시하는 편이 좋습니다. 그래야 아침까지 깨지 않고 쭉 잘 수 있어요. 중간에 아이 방으로 가서 보살핀다면 분산수면이 일어나 수면의 질이 떨어집니다. 하지만 머리로는 그렇게 생각해도 마음이 도저히 따라주지 않는다면 이런 방법도 있습니다. 어떤 엄마는 밤중에 아이가 울면 반사적으로 달려가지 않으려고 자신과 남편의 발목을 줄로 묶었다고 합니다. 어떤 엄마는 자꾸 계획을 방해하는 남편이 출장을 갈 때까지 기다렸다가 아이를 울게 놔두는 방법을 시도했습니다. 일시적으로 아이와 멀리 떨어져 잘 수도 있고 귀마개나 이어폰, 베개로 소리를 차단해도 됩니다. 그 시간에 샤워를 해도 좋아요. 아이에게 이로운 쪽으로 최선을 다해야 합니다. 그렇다고 스스로를 고문하지는 말고요.

☾ 21~36개월, 건강한 잠을 위한 조언

오전 낮잠은 만 3세 정도까지 계속되다 차츰 사라진다. 만약 오전 낮잠이 너무 빠르게 사라진다면 초저녁에 너무 피곤해져 밤에 잠들기 어려워질 위험이 있다. 이럴 때는 오전 낮잠습관을 다시 들이는 방법(3세 이하)이나 취침시간을 앞당기는 방법(3세 이상)으로 문제를 해결할 수 있다. 3세가 넘어도 오전 낮잠을 계속 잔다면 취침시간이 점점 늦어져 잠을 자지 않겠다고 거부하는 자녀와 잠을 재우려는 부모 사이에 갈등이 생긴다. 오전 낮잠을 없애면 더 이른 시간에 잠이 들어 취침 전쟁을 끝낼 수 있다.

오후 낮잠이 사라지기 시작한다

2~3세 아동의 대다수(80%)는 낮잠 길이가 1시간 30~2시간 30분으로 짧아진다. 2~6세에 가장 일반적인 낮잠 길이는 2시간이다. 나이가 들어도 2시간이라는 낮잠 길이가 변하지 않는 현상은 생물학적 요인이 수면에 크게 영향을 미친다는 주장을 뒷받침한다. 하지만 모든 아이가 2시간씩 낮잠을 자야 한다는 말은 아니다. 더 적게 자도 괜찮은 아이가 있는가 하면, 그보다 많이 자야 하는 아이도 있다.

Q: 아이를 언제 아기 침대에서 일반침대로 옮겨야 하나요?
A: 세 돌이 다가오면 자녀에게 더 큰 침대를 원하냐고 물어보세요. 난간이 없는 침대로 너무 일찍 옮기면 잠자리에 가만히 있지 않고 돌아다닐 수 있습니다. 호기심으로 집 안을 돌아다니고 싶어 하기 때문이에요.

☽ 3~7세, 건강한 잠을 위한 조언

아이가 자라며 새롭게 생기는 걱정거리가 많다. 등교시간에 맞춰야 하고 주말이나 방과 후의 특별 활동, 과외 수업과 레슨(음악, 무용, 수학, 종교 등)에 참가해야 한다. 이제 부모는 건강한 습관보다 학습 능력, 친구 관계, 운동 실력, 예술적 재능을 키워주는 것이 훨씬 중요하다고 생각한다. 하지만 건강하게 잠을 자야 아이가 행복해진다는 진리는 나이가 들어도 퇴색하지 않는다.

3장과 4장에서 이 나이대에 나타나는 수면문제를 예방하고 치료하는 법을 살펴보았다. 다시 간략히 요약해보면 다음과 같다. 취침 의식을 정하고 가급적 일찍, 부모가 정한 시간에 잠을 재워야 한다. 자녀의 수면에 영향을 주는 부모의 문제를 단속하고 아이 방에 텔레비전을 두지 않는다. 수면일기를 쓰고 수면 규칙을 지키며 중간에 자다 깨면 다시 혼자 잠들게 한다. 기상시간을 조절해 문제를 해결할 수도 있고, 밤잠문제를 낮잠으로 교정하는 방법도 있다. 점진 요법, 쿠폰 제도를 사용하고 적당한 수면훈련 방법을 선택한다.

아이가 낮잠이나 밤잠에 거부감을 느끼지 않고 쉽게 잠들 수 있는 몇 가지 단순한 방법이 있다. 아직 초등학교에 입학하기 전이라면 이 방법들을 취침 의식에 포함하도록 하자. 자녀에게 가장 잘 맞는 항목을 몇 가지 골라 잠잘 시간에 실시한다.

- 활동량을 줄인다
- 가까이 붙어서 스킨십을 한다
- 부드러운 마사지나 가벼운 스트레칭을 해준다
  - 의자에 앉아 아이를 품에 껴안는다
  - 침대에 같이 누워 껴안는다
- 목소리를 낮춘다
  - 즐거운 놀이를 함께한다
  - 동화나 가족 이야기를 들려준다
  - 책을 읽어준다
  - 노래를 불러준다
  - 오늘 하루 있었던 일을 들려준다
  - 방에 있는 모든 사람과 사물에 잘 자라고 인사한다
  - 아이가 가장 좋아하는 테이프를 틀어준다, 할머니 할아버지가 노래를 부르거나 잘 자라고 인사하는 소리나 자연의 소리를 들려주면 좋다

- 방 안 분위기를 편안하게 꾸민다
  - 가족과 애완동물 사진으로 장식한다
  - 좋아하는 봉제인형을 놓는다
  - 야간 무드등이나 손전등 불빛을 비춰준다
  - 잘 때 보호해주는 드림캐처나 걱정인형(잠자는 동안 걱정이나
    고민을 가져가는 인형―옮긴이)을 매단다

아침에 늦게 일어나고 낮잠을 오래 잔다는 이유로 밤에 늦게 자도 괜찮다는 생각은 부디 버리기 바란다. 일본의 3세 아동 1,105명을 대상으로 연구한 결과, 절반이 밤 10시 이후에 잠이 들었는데 모든 아이가 밤에 늦게 잘수록 아침에 늦게 일어나고 낮잠을 오래 잤다. 그래도 밤에 늦게 자는 아이는 일찍 자는 아이에 비해 총 수면시간이 짧았다. 아침에 늦게 일어나고 낮잠을 오래 잔다고 늦은 취침시간으로 놓친 잠을 보충하지 못한다는 뜻이다.

내가 연구하고 경험한 바에 의하면 일찍 잠자리에 들어 '숙면을 취한' 아이의 밤잠과 낮잠시간은 큰 연관관계가 없다. 특별한 사정으로 밤에 늦게 잤을 경우, 바로 다음날에만 늦잠을 자거나 낮잠을 오래 잤다. 반대로 피로가 쌓인 아이는 만성적으로 밤에 늦게 자고, 취침시간이 늦어질수록 늦게 일어나고 낮잠을 오래 잔다. 그럼에도 총 수면시간은 여전히 부족했는데 설령 잠이 부족하지 않더라도 밤에 늦게 자면 수면장애가 일어날 위험이 있다.

3~7세에 겪을 수 있는 수면문제는 무엇이고, 어떤 방법으로 해결해야 하는지 몇 가지 알아보도록 하자.

밤잠

3세가 되면 더 이상 떼를 쓰는 행동은 하지 않지만 엄마 아빠를 몇 번씩 다시 불러 애정 표현을 하거나 무섭다고 호소한다. 나쁜 버릇을 들이지 않으면서 아이를 달래주는 방법은 무엇이 있을까?

영국의 한 연구팀은 3세 정도 된 아이에게 '점진 요법(4장 참조)'이 특히 효과적이라는 사실을 발견했다. 잠자리에 들기를 거부하거나 밤에 자다 깨는 아동의 84%가 문제 행동이 개선되었다. 점진 요법의 성공확률을 높이는 두 가지 요인이 부모와 관련 있다는 점은 놀랍지 않다. 즉 부부 간에 불화가 없고 상담시간에 부부가 함께할수록 성공확률은 높아진다(부모의 역할이 얼마나 중요한지에 관해서는 3장에서 자세히 설명했다). 이 연구에 참가한 엄마의 절반이 치료를 받아야 할 정신적인 문제를 갖고 있었지만 엄마의 문제는 점진 요법의 성패에 '영향을 미치지 않았다'. 영국의 또 다른 연구팀도 잠들기까지 적어도 1시간은 걸리는 아이에게 '점진 요법'을 사용했다. 이들은 하룻밤에 적어도 세 차례 잠에서 깨서 20분이 지나야 다시 잠들거나 곧바로 부모의 침대로 향했다. 4~5회 치료를 완료한 가족 중에서 90%가 효과를 보았다. '일단 어느 정도 성공을 거두자 **부모의 사기와 자신감이 높아졌고** 밤을 더 평화롭게 만들겠다는 의지가 굳건해졌다.'

나도 이런 사례를 수없이 보았다. 약간이라도 진전이 있으면 자신감이 붙어 아이에게 단호한 태도로 나가도 죄책감에 포기하는 일이 없다.

4세 자녀를 키우는 부모는 목욕시간, 취침시간, 소등시간 등의 스케줄을 종이에 써서 방에 붙여두면 아이가 잠을 잘 자는 데 도움이 된다. 규칙적인 스케줄은 좋지만 1년 365일 똑같을 수는 없으므로 시간은 대략적인 범위로 표시한다. 취침 의식에 노래 부르기, 소리 내어 책 읽기, 그림 그리기같이 아이와 부모가 함께할 만한 활동도 넣어보자.

아이가 크면 함께 계획에 대해 이야기를 나눴을 때 협조할 가능성이 높아진다. 진료실 상담에서 아이가 치료 계획을 들으면 그날부터 잠을 잘 잤다는 이야기를 나중에 무척 많이 듣기 때문이다.

• 규칙적인 취침시간

Q: 규칙적인 취침시간이 얼마나 중요한가요?

A: 일반적으로 취침시간은 아이의 욕구를 반영해야 합니다. 낮잠시간은 줄어들고 신체 활동은 늘어나고 있으니 밤잠을 자야 한다는 욕구가 커지기 마련입니다. 따라서 아이가 컸다고 늦게 재울 것이 아니라 오히려 취침시간을 조금 앞당겨야 합니다. 식사와 목욕 같은 규칙적인 일과를 유지하려면 자러 가는 시간의 범위는 좁게 설정하는 것이 좋겠지요.

존 베이츠 박사는 4~5세 아동 204명을 대상으로 가정환경, 유치원 생활, 수면패턴을 아주 상세히 조사했다. 연구진은 취침시간이 '일정치 않거나' 너무 늦을수록 유치원에 적응하기 힘들어진다는 사실을 밝혀냈다. 가족의 스트레스나 훈육 방식을 고려한 후에도 결과는 달라지지 않았다. 이 연구는 수면문제가 유치원에서의 행동문제를 일으키는 직접적인 원인이라는 증거를 제시한다. 큰 아이가 지나치게 피로감을 느끼면 부모가 아니라 선생님을 귀찮게 한다는 연구결과도 있다.

수면/각성 스케줄을 '규칙적으로' 만들면 낮에 졸리지 않고 주의력 유지시간이 훨씬 길어진다. 규칙적인 스케줄 자체가 수면 능력을 높여 낮의 졸음을 쫓는 것으로 보인다. 하지만 하루가 저물 때쯤 너무 흥분해서 몸은 지나치게 피로한데도 흥분을 가라앉히지 못하는 아이가 있다. 이 경우 라벤더 오일을 넣고 뜨겁게 거품 목욕을 시키면 조금 더 수월하게 재울 수 있다.

전에는 숙면을 취하다가 일시적으로 밤에 자다 깨는 아이에게는 다시 잠을 자야 한다고 타이르는 방법만으로 충분하다. 4장에서도 이야기했지만 내 아내는 아들에게 '돌고래 놀이'를 가르쳐주었다. 돌고래는 바다 깊숙이 헤엄을 치지만 가끔씩 숨을 쉬기 위해 물 위로 올라왔다가 다시 물속으로 깊이 들어가 잠을 잔다는 이야기를 들려주고는 아들에게 밤에 돌고래인 척 놀이를 하라고 말했다. 자다가 깨어나도 전혀 이상한 일이 아니지만 혼자 힘으로 다시 잠들어야 한다는 것이다. 이 방법은 효과가 있었다.

피로가 심각하게 쌓인 일부 아이는 밤에 도저히 손을 쓸 수가 없는 지경에 이르러 가족이 사용 가능한 수단도 한계에 부딪친다. 그럴 때는 극단적이지만 소거법이나 방문 앞에 울타리를 두르는 방법, 문을 잠그는 방법 등을 고려해야 한다(4장 참조). 하지만 이런 방법을 사용하기 전에, 취침시간의 갈등을 피하고 싶다는 이유로 아이를 일부러 아주 늦은 시간까지 재우지 않고 지쳐서 쓰러질 때까지 기다리는 부모가 있다. 미안하지만 그렇게 하면 문제가 더 심각해질 뿐이다.

Q: 그냥 밤에 늦게 깨어 있게 두고 아침에 더 많이 자게 하면 안 되는 이유가 무엇이죠?

A: 지금까지 자녀가 숙면을 취했다면 서서히 취침시간을 늦추세요. 한 번에 너무 많이 늦추면 더 피곤해져서 쉽게 잠들지 못하고 아침에도 잘 깨지 못합니다. 만약 자녀에게 항상 수면문제가 있었고 피로를 달고 산다면 늦은 취침시간은 문제를 더 악화시킵니다. 늦잠이나 낮잠으로는 늦게 자서 부족해진 잠을 보충할 수 없기 때문이에요. 아이의 수면 스케줄을 통째로 망가뜨릴 뿐입니다.

내가 조사했을 때 3~6세 아동은 대체로 밤 7~9시에 잠을 자서 아침 6시 30분~8시에 기상한다. 앞에서 설명한 것처럼 나는 조사결과로 나온 취침시간이 많은 아이에게 지나치게 늦다고 생각한다. 잠자리에 너무 늦게 들면 아이가 잠을 안 자겠다고 거부하거나 밤에 자다 깨는 일이 생길 수 있다. 혹은 아침에 너무 늦게 일어나거나 낮잠 스케줄이 엉망이 될 위험도 존재한다. 한 엄마는 아들이 매일 오후 4시만 되면 '짜증 괴물'로 변한다고 했다. 너무 늦게 잠들었기 때문에 피곤한 채로 일어나고 오전 낮잠을 잔다. 그러다 보니 오후 낮잠을 잘 수 없어 늦은 오후만 되면 졸음이 누적되는 것이다. 다른 엄마는 전과 달리 일찍 잠자리에 드는 아이의 취침시간이 '잃어버렸던 좋은 습관으로 돌아가는 구조 작전' 이라고 표현했다.

수면과 기질의 관계

나는 생후 4개월 때 아동 60명을 연구하고 이들이 3세가 되었을 때 다시 한 번 연구를 실시했다. 두 시기 모두 기질적으로 다루기 쉬운 아이는 까다로운 아이에 비해 잠을 오래 잤다. 순한 아이는 상대적으로 생활이 규칙적이고 적응력이 뛰어났다. 성격이 온화하고 주로 긍정적인 감정을 느꼈다. 기질과 수면 중에서 무엇이 우선일까?

나는 수면습관, 기질, 투정/울음은 절대 따로 떼어놓고 볼 수 없다고 생각한다. 오히려 서로 긴밀하게 상호작용을 한다. 그런데도 우리는 장미의 여러 가지 색과 향기, 촉감을 설명하듯 수면시간이나 기질적 특성 같은 요소에 이름을 붙이고 측정한다. 하지만 일부가 달라도 장미는 장미고 아기는 아기다. 각기 다른 부분에 이름을 붙일 수는 있어도 전체적으로 조화가 없다면 부분도 존재할 수 없다.

생후 4개월이 지나면 깨어 있는 시간에 다정하게 관심을 주고 양질의 잠을 잘 수 있도록 도와줌으로써 부모는 아이의 기질을 조절하거나 바꿀 수 있다(7장 참조). 만 3세가 되면 4개월 때 기질이 순했던 아기의 일부는 여전히 순하고 하루에 총 12.4시간을 잔다. 반면 일부는 더 까다로워지고 하루에 겨우 11.8시간만 잔다. 따라서 영아가 유아기에 접어들 때도 순한 기질을 유지하고 싶다면 잠을 충분히 자게 도와줘야 한다.

까다로운 아기는 어떨까? 일부는 3세가 되어서도 까다롭고 하루에 11.4시간만 잤다. 하지만 일부는 순한 기질로 변해 12시간을 잤다. 까다로웠던 아기가 3세에 순한 기질로 변한 이유는 더 체계적이고 규칙적인 육아 덕분이라고 본다. 주변 사람과 있을 때 선을 지킬 줄 알고 잠을 충분히 자서 피곤하지도 않다. 3세 아동의 기질별 총 수면시간을 순서대로 나열하면 12.4시간, 12시간, 11.8시간, 11.4시간이다. 이는 잠에 기질을 조절하는 힘이 있음을 여실히 보여준다.

기질과 수면시간의 관계

4개월 때 기질	3세 때 기질	3세 때 총 수면시간 (단위: 시간)
순하다	여전히 순하다	12.4
까다롭다	순하게 변했다	12.0
순하다	까다롭게 변했다	11.8
까다롭다	여전히 까다롭다	11.4

아이가 새로운 환경에 쉽게 익숙해지는 적응력은 3년에 걸친 연구에서 모든 아이가 변화를 보이지 않은 유일한 기질적 특성이었다. 기질은 생물학적으로 영원히 변하지 않고 개인의 신원을 확인해주는 지문과는 다르다. 그보다는 머리카락에 가깝다. 머리카락에도 생물학적 요인이 있지만 시간에 따라 질감, 길이, 색깔, 스타일이 변한다. 자연스러운 변화도 있고 자의적인 변화도 있다. 관리하는 방법에 따라 머리카락의 건강과 모양은 달라진다.

우리가 아이의 수면 등을 어떻게 관리해주었느냐에 따라 기질도 달라진다. 까다로운 아기가 잠을 잘 자게 도와준다면 커서 까다로운 기질이 조금은 약해질 것이다. 생후 4개월과 3세 사이에 총 수면시간이나 밤잠시간, 낮잠시간이 '변하지 않는' 아이는 단 한 명도 없었다. 달리 말하자면 그 시기가 건강한 수면습관을 가르칠 최적의 때라는 뜻이다.

생후 3개월에 산통을 앓은 아기는 대부분 4개월에 까다로운 기질로 발전한다. 하지만 앞으로도 쭉 그대로 지속된다는 말은 아니다. 당장 5개월에 달라질 수도 있다. 산통을 앓은데다 부모가 제대로 육아를 하지 않았다면 산통이 지나간 후에도 만성적으로 잠이 부족해 까다로운 기질이 그대로 남을 것이다. 하지만 건강한 수면습관을 들인다면 까다로운 기질은 사라질 수 있다. 아이의 근본적인 개성을 바꾸지는 못해도 어느 정도 조절은 가능하다.

앞에서도 이야기했지만 내 연구에 참가한 아이들 중 2~3세 사이의 3명은 부부의 불화나 아이를 돌보는 사람의 문제로 잠시 낮잠을 중단해야 했다. 피로는 이들의 사랑스러운 성격을 감추고 말았다. 하지만 갈등이 해결된 후 세 아이 모두 다시 낮잠을 자기 시작했고 원래의 '자연스러운' 기질로 되돌아왔다.

낮잠습관을 되돌리는 방법은 앞에서 설명했지만 이 점은 꼭 다시 강조해야겠다. 가정의 일상을 깨뜨리고 스트레스를 유발하는 사건(부모의 죽음, 이혼, 이사, 쌍둥이 동생의 탄생, 형제의 죽음)을 겪었어도 90%는 문제없이 낮잠을 계속 잤다. 부모를 비롯해 육아를 담당하는 사람이 낮잠 스케줄을 잘 지켜준다면 아무리 힘들고 괴로운 일이 있어도 낮잠습관이 깨지지 않는다.

수면패턴과 기질의 상관관계를 처음으로 주장한 내 논문(1981년 당시 영아와 1984년 유아를 연구)이 발표된 후 미취학 아동을 대상으로 한 많은 연구가 내 주장을 확인하고 확장했다. 성인의 경우, 수면부족이 인지 능력이나 운동 능력보다는 정서에 더 영향을 미친다. 피곤할 때 짜증과 화가 조금 늘어나지만 여전히 무리 없이 학습과 신체 활동을 할 수 있다. 하지만 아이는 다르다. 발달 중인 두뇌가 수면부족에 더 민감하게 반응하기 때문이다. 동물연구는 이 이론을 증명한다. 연구진은 적은 빛만으로도 어린 동물의 수면과 행동에 영향을 줄 수 있었다. 다시 말해, 아직 완전히 성숙하지 않은 두뇌가 성인의 두뇌에 비해 수면부족의 악영향에 더 크고 다양한 피해를 입는다.

Q: 수면의 질을 개선해서 효과를 보기에 때가 너무 늦었을까요?

A: 아닙니다. 자녀에게 '건강한' 수면습관을 들여주는 데 너무 늦은 때란 없습니다(시작하기에 너무 이른 때도 없고요). 게다가 신경계통에 문제가 있는 아이는 잠을 더 잘 자면 발작의 횟수가 줄어듭니다. 하지만 수면문제를 직접적으로 유발하는 신경계 장애를 앓고 있거나 약을 먹는 아이는 잠을 잘 자지 못합니다. 그리고 최근 연구결과에 따르면 영아기 때부터 학대나 방치로 심한 트라우마를 입은 아이는 건강한 아이에 비해 수면훈련에 정상적으로 반응하지 않을 수 있습니다.

• 수면과 행동의 상관관계

내가 연구해보니 미취학 아동 중에서도 잠이 부족한 아이는 낮시간에 더 많은 행동문제를 보였다. 일부 연구에서도 잠을 적게 잘수록 공격성, 반항, 불복종, 청개구리 행동, 내적갈등의 행동화, 과잉행동 같은 '외현화' 문제가 나타난다는 사실을 밝혀냈다. 수면시간이 부족할수록 아이가 낮에 보이는 행동문제 목록은 더 길었다. 수면이 불안이나 우울증 같은 '내면화' 문제와 연관된다는 연구결과도 있다. 최근 웬디 트록셀Wendy Troxel 박사는 생후 36개월에 수면문제가 있으면 반드시 54개월에 내면화 문제가 나타난다는 직접적인 연관성을 증명했다.

따라서 수면시간은 행동과 정서문제에 작용하는 원인임에 틀림없다. 하지만 (1) 잠을 적게 잤기 때문에 낮 동안 행동문제가 나타나는지, (2) 부모의 육아 방식이나 생물학적 요인이 낮의 행동문제와 밤의 수면문제를 유발하는지, (3) 낮의 행동문제가 밤의 수면문제를 일으키는지에 관해 확실한 과학적 근거는 아직 찾지 못했다. 그래도 앞에서 이야기한 것처럼 4~5세 아동 202명을 연구해 존 베이츠 박사는 수면이 낮의 행동문제에 직접적으로 영향을 미친다는 사실을 증명해 첫 번째 이론을 뒷받침했다. 나는 부모가 자녀의 수면욕구를 충족시키거나 사회의 규칙을 가르칠 때 규칙적이며 일관적이고 체계적인 방법을 사용할수록 아이의 행동문제가 적게 나타난다고 생각한다. 반대로 늦게 퇴근한 부모가 함께 시간을 보낸다고 아이를 너무 늦게 재워 지나치게 피곤하게 만들수록 행동문제의 목록이 증가한다.

또 다른 연구팀은 잠을 설치고 행동문제가 많은 미취학 아동이 잠을 잘 자는 아이에 비해 밤에 자주 깨는 것은 아니라고 주장했다. 문제는 혼자 힘으로 다시 잠들지 못하는 것이었다. 이들은 신호를 보내는 행동으로 부모의 잠을 방해한다. 나는 분산수면을 피하기 위해(또 엄마 아빠가 화내지 않기 위해!) 혼자 다시 잠드는 기술은 학습을 통해 터득된다고 생각한다. 그러므로 강화수면은 단순히 잠을 오래 잔다는 뜻이 아니다. 강화수면에는 행동문제를 예방하는 역할도 있다.

규칙적인 취침시간도 중요하다. 총 수면시간이 조금 부족해도 취침시간은 규칙적이어야 한다. 베이츠 박사의 연구에는 부모가 취침시간을 규칙적으로 관리할수록 학교 적응문제가 줄어들었다. 일본과 독일의 5~6세 아동을 대상으로 한 연구도 짧은 수면시간과 '비만'의 관련성을 증명했다(11장 참조). 일본 연구에서 취침시간이 늦을수록 살이 찔 위험이 커졌다. 일본이든 독일이든 잠을 적게 자는 아이가 비만이 될 확률이 높다는 결과가 나왔다. 연구진은 부모의 비만, 운동부족, 텔레비전 시청시간 등의 변수를 최대한 통제했다. 어쩌면 피곤에 지친 아이는 먹는 것으로 스트레스를 해소하는지도 모르겠다. 미국 사회에 비만 인구가 점점 는다는 사실은 우리 모두 익히 알고 있다. 현대인의 삶이 지나친 피로를 유발하고 결국 잠이 부족해 비만이 된다고 볼 수도 있다. 비만 예방을 비롯해 건강한 잠의 여러 가지 이점은 2장에서 설명한 바 있다.

아동 499명을 대상으로 한 연구는 4세에 수면문제가 있었다면 15세가 되었을 때 우울증이나 불안장애 같은 행동·정서문제에 시달린다는 사실을 증명했다. 따라서 자라서도 만성피로에 시달리는 아이는 어렸을 때처럼 부모를 힘들게 하지는 않아도 수면문제가 완전히 사라졌다고 할 수 없다. 어린아이의 수면문제는 잠복해 있다가 훗날 다시 나타난다. 칼슘을 적게 섭취하면 나이가 들어서 뼈가 약해지는 것과 비슷한 이치다.

수면문제를 예방하고 해결하는 법

미취학 아동의 수면문제를 예방하고 치료하는 법은 3장과 4장에서도 한 번 다루었다. 핵심은 일찍 잠자리에 들게 하고 침실에 전자기기를 두지 않는 데 있다.

• 쉽게 잠들지 못한다

평균 7~8세의 아동 약 1,000명을 조사한 결과, 대략 30%가 매주 적어도 사흘은 잠자리에 들기를 거부했다. 잠들기를 거부하는 행동은 부모를 가장 많이 괴롭히는 수면문제다. 약 10%는 침대에 누워도 잠자기를 어려워했다. 이들은 매주 3회 이상 잠드는 데 최대 1시간까지 걸렸다. 어떤 아이는 침대에 눕기를 거부할 뿐만 아니라 '잠들기도 어려워했는데', 이들은 공포, 불안을 느끼고 밤에 자다 깨서 부모의 품에 안겨 위로를 받아야 하는 등의 문제가 더 많았다. 또한 자주 피곤하다고 불평하고 '혼자 힘으로 잠들지 못했다'. 아이 스스로 잠드는 법을 가르치는 방법에 관해서는 3장과 4장을 다시 읽어보기 바란다.

또 다른 연구는 '잠들기를 거부하는' 행위(취침 전쟁)와 '잠들기를 어려워하는' 행위 사이의 차이를 강조했다. 잠자리에 들기를 거부하지만 잠드는 데 문제가 없다면 취침시간을 앞당기거나 규칙적으로 지키는 방법, 수면 규칙 등 4장에서 알아본 치료법이 도움이 될 것이다. 반대로 잠자리에는 군말 없이 들지만 '잠들기를 어려워하는' 아이는 절대 잠을 충분히 자지 못하기 때문에 경미하지만 만성 불안장애 증상을 보인다. 그럴 경우 아동 심리학자나 정신건강 전문가와 상담해봐야 한다. 이 연구는 어렸을 때 밤에 자다 깨는 습관이 커서도 지속된다는 주장을 확인해주었다. 많은 연구논문에서 수면문제가 지속된다는 주제를 다루고 있다. "걱정하지 마세요. 문제는 자라면서 저절로 사라집니다"라고 조언하는 전문가가 있다면 뭘 모르는 소리라고밖에 할 수 없다.

• 취침시간이 늦어진다

과거에 비해 요즘 아이는 점점 잠을 적게 자고 취침시간도 늦어지고 있다. 건강한 수면습관을 지키지 않는다면 결국 날이 갈수록 낮에 심각할 정도로 졸음이 많아지게 된다.

• 재발하는 문제들

간혹 일부 아이는 배나 팔다리, 머리, 가슴 등의 부위가 아프다고 호소하지만 의학적 원인을 찾을 수 없는 경우가 있다. 이런 통증에 시달리는 아이는 대체로 수면장애가 심각한 편이다. 정서적으로 스트레스가 이런 문제를 유발하는 상황은 여러 가지다. 실제로 부모와 떨어져야 하거나 그런 상상을 한다. 혼이 나거나 거절당할 것이 두려워 분노를 표출하지 못한다. 친구를 많이 사귀고 공부를 잘해야 한다는 부담감, 부모의 기대를 만족시키지 못한다는 두려움도 이유가 된다.

이런 문제는 우리 아이에게 굉장한 고통을 준다. 우리가 너무 열심히 일하거나 잠을 적게 잤을 때 긴장성 두통에 시달리는 것과 마찬가지로 실제 존재하는 고통이다. 연구소에서 이런 긴장성 두통을 겪는 상황을 실험하거나 조사하면 정상적인 결과가 나올 것이다. 수면부족으로 몸에 고통을 느끼는 아이도 정상적인 결과가 나온다. 기질성 질환이라고 확신할 임상 증상이 강하지 않는 한, 분명하지 않은 질환을 확인하려고 테스트를 받는 것은 가급적 삼가기 바란다. 피를 뽑는 고통을 참아야 하고 방사선의 위험도 감수해야 할뿐더러 비용이 들기 때문이다. 무엇보다 아이에게 자신이 아프다는 생각을 심어줄 위험이 생긴다. 또한 정상에서 조금 벗어난 테스트 결과가 나오면 더 많은 테스트를 하다가 결국에는 기본적으로 정상적인 결과가 나올 가능성이 높다.

• 뚜렷한 해결책이 없다

아이가 크면 부모는 정기적으로 참석해야 할 활동이 늘어나고 관심을 보여야 할 아이가 한 명 이상이기 쉽다. 부모가 교대근무를 하거나 빵집이나 레스토랑 같은 곳에서 아주 이른 시간이나 밤늦은 시간에 근무하면 어떻게 될까? 아니면 일 때문에 자주 출장을 다니거나 의사처럼 근무시간이 불규칙적이라면? 이런 경우 중요한 학교 행사나 음악회, 운동회에 아이와 같이 참석하도록 일정을 조정하기 힘들다.

나는 아이에게 전적으로 헌신하며 아이를 돌보는 데 필요한 시간과 직장에서 일하는 시간 사이에서 균형을 잡기 위해 부단히 노력하는 부모를 많이 만났다. 보통은 부부가 공동으로 밤에 아이를 재우는 일을 책임진다. 하지만 엄마와 아빠 모두 업무 스케줄로 인해 이른 취침시간에 맞춰 퇴근할 수 없으면 어떻게 할까? 한 부모가 취침시간이 각각 다른 2명 이상의 아이를 보살필 수 없다는 문제는 상황을 더 복잡하게 만든다. 그것도 모자라 자식 사랑에 눈이 멀고 자신의 수면부족에 무감각해진 부모(1장 참조)가 경미하지만 늦은 오후에 아이가 피로와 두통을 호소하고 학업 능력이 떨어지는 문제가 만성적인 수면부족 때문이라는 사실을 알아차리지 못한다면? 자녀의 이른 취침시간에 맞춰 자신의 생활 방식이나 업무 스케줄을 바꿀 수 없다는 부모도 있다.

자녀가 아기 때나 초등학교에 입학하기 전에는 아침에 가족끼리 단란

한 시간을 보낼 수 있었다. 하지만 이제 아침은 출근과 등교를 위해 바쁘게 집에서 나갈 준비를 하는 시간이다. 따라서 가족이 조용하고 편안하게 함께 보낼 수 있는 시간은 밤뿐이다. 이런 요인 때문에 아이들은 점점 늦게 자고 있다. 이런 문제에는 해결책이 없다고 생각할 수도 있다. 하지만 해결책이 없지는 않다. 문제는 그 방법이 쉽지 않다는 것이다. 쉽지 않아도 어려움을 감수할 가치가 있는 일이 많다. 부모로서 우리는 자신의 욕구와 안락함보다 자녀의 행복을 우선시해야 한다. 지금이 바로 그 시점이다. 밤에 가족끼리 보낼 시간이 줄더라도 취침시간을 앞당겨야만 문제가 해결된다.

낮잠

세 돌이 지나면 낮잠은 자연히 사라지기 시작한다. 낮잠을 일부러 끊는 부모도 있지만 전체적으로 봤을 때 부모가 낮잠을 중단시키는 아이나 자연히 낮잠에서 벗어난 아이나 낮잠패턴은 크게 다르지 않았다. 다시 말해, 낮잠을 중단한 이유는 낮잠시간이 너무 짧거나 길어서가 아니다. 일부 부모가 자녀의 낮잠을 끊은 이유에는 세 가지가 있다. 첫째, 3~6세 아동은 유치원이나 학교에서 하는 정기적인 활동이 낮잠 스케줄과 어긋난다(전체 가족의 60%). 둘째, 5세 아동의 부모는 아이가 밤 9~10시 무렵에 잠을 거부해서 취침시간을 앞당기기를 원한다(전 가족의 30%). 마지막으로 나머지 10% 부모가 낮잠을 중단시킨 이유는 스트레스를 유발하는 일로 가족의 규칙적인 일상이 깨졌기 때문이다.

> ### 피곤한 부모를 위한 처방
> 1. 밤새도록 잔다는 말의 정의는 다양하지만, 만약 취침시간이 너무 늦거나 불필요한 수유를 할 경우, 혹은 밤에 아이 방을 너무 자주 들여다볼 경우에는 분산수면이 일어나 아이가 커서도

밤에 자다 깨는 버릇을 떨치지 못한다. 그렇게 되면 아침에 더 일찍 일어나고 언제나 밀린 잠을 보충해야 하는 처지에 놓인다. 이것이 만성 수면부족이 만들어지는 과정이고 그에 수반되는 여러 가지 부정적인 결과도 살펴보았다.

2. 세월이 흐르며 취침시간은 늦어지고 밤에 잠을 자는 시간은 짧아지며 낮잠시간도 짧아지는 경향이 나타났다. 자녀의 정서와 행동을 유심히 관찰하며 내 아이에게 최선의 선택을 하자. 다른 사람이나 책에서 나오는 조언은 무시해도 좋다.

3. 취침시간과 밤잠·낮잠의 수면시간은 같은 나이라 해도 천차만별이다. 내 아이의 잠을 다른 아이의 잠과 비교하지 말자.

4. 낮잠 2회를 1회로 줄이는 과정에서는 시행착오가 반드시 따른다. 일시적으로 취침시간을 앞당기며 참을성 있게 견뎌야 한다.

5. 잠들기를 어려워하는 것은 침대에 눕기를 거부하는 것과 엄연히 다르다. 아이가 쉽게 잠들지 못하면 정신건강 전문가에게 상담을 받아볼 필요가 있다.

CHAPTER 10

어린이 : 7세부터 청소년기까지

이글로스타인 박사는 1974년부터 1979년까지, 다시 1979년부터 1986년까지 생후 6개월 영아부터 16세 청소년에 이르기까지 아이들의 총 수면시간이 줄어들었다고 밝혔다. 예를 들어 5세의 수면시간은 11.5시간에서 11.2시간으로, 14세의 수면시간은 9시간에서 8.5시간으로 줄어들었다. 2008년 애나 프라이스 박사가 실시한 조사결과와 내가 한 조사결과(1979~80)를 비교해보면 이런 경향은 1986년 이후 지속되었다.

평균 총 수면시간

나이(세)	1979~1980년	2008년
5	11. 4시간	11. 1시간
9	10. 5시간	10. 0시간

다른 연구에서도 비슷한 경향을 확인할 수 있다. 한 연구결과를 보면 1985~2004년 사이에 10~15세 어린이의 주중 수면시간이 줄어들었다. 가장 큰 원인은 늦게 잠자리에 들기 때문이었다. 취침시간은 오후 9시 47분에서 10시 12분으로 늦춰졌고, 수면시간은 9.2시간에서 8.7시간으로 줄었다. 또 캐서린 키스Katherine Keyes 박사는 시대가 바뀌면서 1991~2012년 사이 청소년의 밤잠시간이 줄어들었다고 주장했다. 2012

년 리사 매트리치아니는 조사결과 "지난 103년 사이 아동과 청소년의 수면시간은 지속적으로 급격한 감소세를 보였다"는 사실을 발견했다. 밤잠시간이 겨우 '19분'만 줄어들어도 수면부족이 누적되면 큰 문제를 일으킬 수 있다.

☾ 시대에 따른 취침시간의 변화

8장에서 설명했듯이 오랜 육아 역사에서 아이가 늦게까지 깨어 있게 된 것은 최근의 일이다. 하지만 이제는 너무 일반적이라 늦은 취침시간을 심각하게 생각하는 사람이 없다. 이글로스타인, 프라이스, 제니퍼 팔브 Jennifer Falbe의 연구결과와 내가 수집한 데이터(1979-80)를 살펴보면 시대에 따라 취침시간이 얼마나 늦춰졌는지 알 수 있다. 아직까지 원인은 밝혀지지 않았다.

나이에 따른 취침시간(오후)

나이	1974년	1979년	1979-80년	1986년	2004-08년	2012~13년
5세	7시 46분	7시 56분	8시 10분	8시 11분	8시 15분 (2008년)	–
10세	8시 45분	8시 50분	8시 50분	8시 59분	9시(9세)	9시 15분 (4학년)*
14세	9시 43분	9시 47분	9시 54분	10시 02분	–	10시 12분 (7학년)*

(＊=낮은 사회경제적 지위)

1980년 이후 취침시간이 늦어지는 경향이 5세 이하에서는 정체되기 시작했다. 아마도 취침시간이 점점 늦어지면서 결국 아이와 가족이 꽤 곤란한 상황에 이르렀기 때문일 것이다. 그보다 나이가 많은 아이의 경우는 취침시간이 더 늦어졌을 것으로 추측된다. 텔레비전 시청시간이 늘어나고 전자기기가 침실을 차지했기 때문이다. 5세의 기상시간은 조금 늦어졌지만(4분), 늦게 일어난다고 늦은 취침시간을 완벽하게 보충하지는 못한다. 10세의 기상시간은 변하지 않았고, 14세의 기상시간은 11분이나 빨라졌다! 즉 취침시간이 늦어지면서 현대의 아이는 과거 아이보다 '밤잠을 적게' 자고 있다.

예전에 조사한 나이대별 수면시간을 보면(최근 조사결과와 다르다) 총 수면시간이 서서히 감소하는 경향은 13~14세쯤이 되면서 정체된다. 14~16세는 수면시간이 오히려 늘어나다가 그 이후 다시 줄어든다. 청소년기에 접어들며 생리적인 수면욕구가 늘었기 때문일 수 있다. 하지만 현대인의 삶은 이런 수면욕구를 충족시키기 점점 어려워지고 있다.

저자 한마디 ·····························
과거의 14~16세 아이는 낮에 최적의 각성 상태를 유지하기 위해 잠을 더 많이 자야 했습니다.

침실을 지배하는 텔레비전과 전자기기

침실에 텔레비전과 전자기기를 두는 유행이 생기면서 아이는 점점 잠을 적게 자고 더 많은 수면문제를 경험하고 있다. 여러 연구에서 이런 경향을 보여주는 자료를 모아보았다.

- **1988년**: 3~10세의 10%는 방에 텔레비전이 있다.
- **1999년**: 4~10세의 26%는 방에 텔레비전이 있고 텔레비전 시청시간이 늘면서 수면시간은 줄어들고 수면문제가 증가했다.
- **2005년**: 3~6세의 40%와 2세 이하의 18%는 방에 텔레비전이 있다.
- **2012년**: 4~7학년(평균 나이 10.6세)의 75%는 방에 텔레비전이 있고, 54%는 작은 전자기기(스마트폰과 아이팟 터치)를 곁에 두고 잠드는데 침실의 텔레비전보다 곁에 두고 자는 전자기기가 더 악영향을 미치는 것으로 나타났다. 전자기기를 가까이 두고 자는 어린이는 수면시간이 21분이나 짧고(방에 텔레비전만 있는 어린이보

어린이
7세~

다 18분 짧다) 취침시간은 37분 늦어졌다(방에 텔레비전만 있는 어린이보다 31분 늦다). 그리고 부모의 눈에 잠이 부족해 보인다(방에 텔레비전만 있는 어린이에게는 이런 현상이 나타나지 않았다).

- **2013년**: 10~11세의 텔레비전 시청시간이 늘어나며 취침시간이 늦어지고 수면시간은 줄어들었다(11~18세 어린이의 수면부족은 텔레비전, 컴퓨터, 스마트폰, 비디오게임 사용시간과 관련이 있었다).
- **2014년**: 4세의 17%와 7세의 23%는 방에 텔레비전이 있다.

텔레비전을 시청하고 전자기기를 사용했기 때문에 취침시간이 늦어졌을 수도 있고, 그 내용에 빠져서 아이가 잠들기 어려워졌을 수도 있다. 한편으로 아이가 잠을 잘 자지 않기 때문에 부모가 전자기기를 더 많이 보여주는 것일지도 모른다. 2014년에 발표한 논문에서 제니 라데스키 박사는 부모가 수면문제에 대처하는 전략의 하나로 자녀에게 전자기기를 더 많이 허용한다는 주장을 펼쳤다.

연구결과에 나타나듯이 충동 조절문제가 있는 유아(심하게 투정을 부리고 스스로 잠들지 못하는 아이, 잠을 설치고 자다가 자꾸 깨는 아이, 감정기복이 심한 아이 등)는 3세가 되면 텔레비전을 더 오래 시청한다. 하지만 연관관계가 한 방향으로만 흐르지는 않는다. 아이의 자기통제 능력과 전자기기 시청습관은 교류 과정을 통해 서로 영향을 미친다. 즉 부모가 투정 부리는 아이를 달래기 위해 전자기기 시청을 허락하면 부모와 자녀의 상호작용이나 그 밖의 발달 활동이 줄어들고, 부적절한 내용에 아이를 노출시키며, 자기통제 능력을 해친다. 이는 결국 더 많은 미디어 노출로 이어진다.

☾ 시대에 따른 기상시간의 변화

이글로스타인 박사는 1974년과 1979년, 1986년에 기상시간이 앞당겨지는 경향도 발견했다. 시대별 기상시간은 1974년에 오전 6시 41분, 1979년에 6시 39분, 1986년에 6시 30분이었다.

☾ 7~12세, 건강한 잠을 위한 조언

2013년 리사 매트리치아니는 문헌연구를 통해 그간 여러 문헌에서 아이의 잠에 대해 조언한 내용은 실질적인 근거가 없다는 결론을 내렸다 (1장과 9장 참조). 그녀는 "잠을 자는 타이밍이 수면시간보다 중요하다" 라고 주장했다. 2013년 〈수면시간과 취침시간〉이라는 제목의 논문에서 저자들은 9~16세 아동 2,200명을 조사해 "늦은 취침시간과 늦은 기상시간은 불균형한 식생활과 관련이 있고 수면시간과는 무관하다"고 결론 내렸다.

> **저자 한마디** ·················
> 친척, 친구, 이웃의 일반적인 수면패턴이 내 아이에게도 꼭 맞으리란 법은 없습니다. 취침시간이나 총 수면시간에 관해 남의 충고와 책에서 읽은 내용은 무시해도 좋습니다. 대신 자녀를 관찰하세요. 다른 아이보다 더 이른 시간에 잠들어도 놀랄 이유는 없습니다.
> 자녀가 잠드는 시간이 총 수면시간보다 더 중요할 수 있습니다.

아이가 커도 건강한 수면습관이 자녀의 행복에 기여하는 정도는 줄어들지 않는다. 하지만 부모에게는 특별 활동, 방과 후 활동, 과외, 파티, 숙제, 자녀의 운전 등 새로운 걱정거리가 생긴다. 이제는 자녀의 건강한 수면습관보다는 사회성, 운동 능력, 예술성, 학습 능력이 더 중요해 보일 수도 있다. 하지만 건강한 수면습관은 이런 능력의 발달과 상호작용한다. 벨기에와 대만에서 사춘기 이전의 어린이 약 1,000명을 대상으로 수면에 관해 설문조사를 실시했다. 두 조사의 결과를 보면 잠이 부족한 학생의 학업성취도가 그렇지 않은 학생보다 떨어졌다. 대학 입시를 앞둔 아이는 공부를 열심히 해야 한다는 압박감이 커져 수면시간이 더 줄어든다.

어렸을 때 잠들기 힘들어한 아이는 자라서 학습장애에 시달릴 가능성이 높다. 하지만 반대로 학업성취도가 높은 어린이는 필요한 만큼 잠을 자지 않는 위험을 감수하고 있다.

수면문제를 예방하고 해결하는 법

3장과 4장에서도 초등학생의 수면문제를 예방하고 치료하는 방법을 다루며 취침시간을 앞당기고 침실에서 전자기기를 없애며 긴장이완 훈련, 자극조절/일시적 조절 기법을 사용하라고 강조했다. 잠들기 힘들어하는 문제를 해결하는 방법은 9장을 참고하기 바란다.

• 최적의 각성

초등학생의 수면시간은 점점 짧아지고 취침시간은 점점 더 늦어지고 있다. 내가 연구한 결과(1979~80) 12세 아동은 대체로 오후 9시에 잠든다. 이 시기 취침시간의 범위는 오후 7시 30분~10시였고 총 수면시간은 9~12시간이었다. 이는 사춘기 이전에 '최적의 각성 상태'를 유지하려면 하루에 9.5~10시간은 자야 한다는 스탠퍼드 대학교 연구팀의 연구결과와 아주 유사하다(2장 참조). 많은 곳에서 이 연구결과를 인용하며 권장 수면시간을 말했다. 하지만 같은 나이대라도 필요한 수면시간은 아이마다 다르고 수면의 질을 위해서는 취침시간도 중요한 역할을 한다. 앞에서 설명했듯이 다른 사람이 발표하는 권장사항을 무조건 따르기보다는 자녀를 관찰해야 한다.

• 반복되는 불평

이 나이대의 많은 어린이가 복통, 사지통, 만성두통, 가슴통증 등 의학적으로 원인이 없는 통증을 호소한다. 이런 통증을 호소하는 어린이는 심각한 수면장애가 있는 경우가 많다(9장 참조).

☾ 청소년기, 건강한 잠을 위한 조언

침실에서 전자기기를 사용하는 아이가 점점 늘어나는 것도 모자라 고등학교에서의 새로운 유행이 십대 아이를 힘들게 하고 있어 우려스럽다. 일부 고등학교에서는 정규수업 전이나 점심시간을 이용해 추가수업(우등 수업이나 심화학습 과정)이나 선택수업(악단, 합창단, 외국어 수업)을 한다. 어떤 고등학교는 12개월 과정의 배구나 미식축구 같은 체육수업을 강요한다. 이런 경향과 맞물려 1974~2008년 사이 늦어진 취침시간과 줄어든 수면시간은 청소년 정신건강에 문제를 불러왔다. 진 트웬지Jean Twenge 교수는 고등학생의 우울증 증상(수면장애, 사고장애, 기억력장애, 호흡곤란)이 1980년대부터 2010년까지 증가했다고 보고했다. '잠들기 힘들다고 대답한 십대가 1982~1984년에 3%였던 반면 2010~2012년 도로 넘어오며 두 배가 넘는 8%로 뛰었다. 현대인은 압박감, 생활습관, 사회규범으로 수면장애나 집중력 저하 등 많은 심리문제를 겪고 있다.' 뒤에 자세히 설명하겠지만 2014년 미국소아과학회에서 발표한 고등학생을 위한 권장사항에 나타나듯이 수면부족의 폐해는 소리 없이 다가와 청소년 우울증의 원인이 된다.

고등학생 600명 이상을 대상으로 한 스탠퍼드 대학교의 연구에 따르면 십대의 13%가 만성적인 수면부족을 겪고 있다. 수면부족인 고등학생은 잠이 오지 않는 원인을 걱정이나 긴장, 개인적·가족적·사회적 문제 때문이라고 대답했다. 학생들은 가벼운 우울 증상도 보였다. 물론 정서 변화와 수면부족 중 어느 쪽이 원인인지는 알 수 없다. 정서 변화와 수면부족 모두 청소년기에 자연스럽게 일어나는 내분비계 변화에서 유래했을 수도 있고, 운동과 공부 모두 잘하려는 학업상의 압박감에서 나타났을 수도 있다. 그러나 합리적인 수면패턴을 포함해 건강한 생활습관을 키우면 많은 청소년이 겪는 우울증을 완화하거나 예방할 수 있다.

십대 자녀가 수면장애를 겪는지 어떻게 알 수 있을까? 스탠퍼드 대학교 수면연구팀은 만성적이고 심각한 청소년 수면장애를 다음과 같이 정의했다.

- 일주일에 3일 이상 잠드는 데 45분 이상 걸린다

  혹은
- 일주일에 3일 이상 밤에 자다가 한 번 이상 깨어나 각성 상태가 30분 이상 지속된다

  혹은
- 일주일에 3일 이상 하룻밤에 세 번 이상 자다가 깬다

만약 십대 자녀가 위의 수면패턴 중 하나라도 보인다면 '정상적인' 성장 과정이라고 가볍게 보지 말아야 한다.

캘리포니아처럼 뉴질랜드 십대도 10％가 수면장애를 앓고 있었다. 불안하고 우울해하며 집중력이 떨어지고 행동장애가 나타날 확률이 높았다. 불안과 우울은 수면장애가 있는 이탈리아 십대 청소년의 일반적인 증상이기도 하다. 이탈리아 십대의 17％가 수면장애 기준에 다다르고 있다. 11~17세 어린이 3,136명을 대상으로 한 또 다른 연구를 보면 이탈리아 연구와 마찬가지로 17％가 잠을 자도 피로가 충분히 풀리지 않는다고 대답했다.

1991년 발표된 논문을 보면 지난 20년 동안 청소년 수면시간은 1시간이나 줄어들었다. 벨기에, 대만, 중국, 남아프리카, 뉴질랜드, 이탈리

아 어느 곳이든 증거가 명확하다. 십대 청소년은 피로감이 누적될 위험에 노출되어 있다(1장과 9장의 '건강한 잠을 위한 조언' 참조).

두 연구팀에서 10~14세를 대상으로 수면제한 실험을 한 적이 있었다. 3일 동안 밤잠을 7시간만 자게 하거나, 하루에 5시간만 자게 하는 실험이었다. 그 결과 암기력이나 일상생활에는 지장이 없었지만 언어적 창의성이나 추상적 사고력 같은 고급 인지 능력은 저하되었다. 여기서 중요한 점은 잠이 약간 부족해도 글을 쓰거나 창의적인 과제를 하지 않는 이상 일상생활에는 지장이 없다는 것이다. 일상적인 기억력 과제나 운동수행 능력에는 문제가 없으므로 심하지 않은 수면부족은 가볍게 보고 넘길 때도 많다.

또 다른 수면제한 실험은 11~12세 어린이를 대상으로 6일 동안 10시간 잠자는 집단과 6일 동안 6.5시간 잠자는 집단의 비교였다. 그렇게 수면을 제한하자 집중력 저하, 짜증, 불복종, 학업문제 등이 나타났다.

수면장애를 예방하고 해결하는 법

3장과 4장에서도 초등학생의 수면문제를 예방하고 치료하는 방법을 다루며 취침시간을 앞당기고 침실에서 전자기기를 없애며 긴장이완 훈련, 자극 조절/일시적 조절 기법을 사용하라고 강조했다. 청소년 수면패턴을 분석한 메건 하게나워Magan Hagenauer 박사는 취침시간을 앞당기면 청소년이 잠들기 쉽다고 결론 내렸다. 이를 위해 '학교에서 신체 활동을 더 많이 하고 부모가 저녁시간에 전자기기 사용을 제한해 취침시간을 앞당기고 저녁에 빛에 노출되는 시간을 줄이면' 목표를 달성할 수 있다.

오래 지속되는 활동의 위험성을 대중이 인식하기까지는 많은 시간이 걸릴 수 있다(2장 참조). 예를 들어, 과거에 십대 미식축구 선수는 뇌진탕을 영광의 상처로 여겼다. 하지만 이제 일부 학교에서는 보건수업에서 뇌진탕에 대해 설명하고 예방 교육을 실시한다. 19세기 프랑스 건축학

어린이
7세~

과 학생은 과제를 끝내기 위해 밤새워 맹렬히 작업해야 했다. 이렇게 치열하게 집중하며 계속 작업하는 시기를 가리켜 '샤레트(Charrette)'라고 했다. 오늘날의 건축학과 학생들은 이를 '밤샘 작업'이라고 부른다. 심지어 자긍심을 가지고 "나 밤샘 작업했어"라고 말한다. 밤새 잠을 자지 않아 생기는 피해를 대중이 인식하려면 아직도 한참 멀었다.

• 수면 휴양과 미용 수면

나는 수면부족인 십대에게 5일간의 '수면 휴양'을 처방한다. 부모가 휴양지의 비싼 리조트를 예약할 필요는 없다! 그저 보통 때보다 일찍 잠자리에 드는 방법이다. 5일이 지나면 일찍 자서 달라진 점이 있는지 돌아보게 한다. 대부분 달라졌다고 순순히 인정한다. 또 십대 소녀에게 모델이나 가수, 여배우에게 좋은 피부와 밝은 성격이 얼마나 중요한지 지적하고, 미용 수면이 이런 외모를 유지시켜준다고 말한다. 물론 모든 소녀에게 통하는 말은 아니지만 취침 전쟁에서 무기 선택은 중요한 법이다. 한 어머니는 딸의 수면 휴양을 경험한 후 이렇게 말했다.

> 소피아는 선생님 말을 듣더니 일찍 자고 싶어 하더군요. 컴퓨터와 스마트폰도 침실 밖에서 충전시켜 수면에 방해받지 않도록 했어요. 열다섯 살짜리 여자애는 대개 예뻐지고 싶고 피부가 좋아지고 싶어 하니까요!
> 소피아에게 더 많이 자서 어떤 기분인지 써보라고 했어요. '새로운 습관을 들인 후 기분이 좋아졌다. 더 밝고 긍정적으로 변했고 힘이 넘쳐나는 느낌이다. 무슨 일이든 할 수 있을 것 같고 대체로 행복하다. 운동 실력도 늘었고 계획을 세우거나 일을 처리하는 속도가 빨라졌다. 음악도 더 즐겁다. 하루 동안 많은 일을 할 수 있고 전보다 친구와 어울리기도 편해졌다. 아침에 일찍 일어나니 하루가 더 길어

졌다.' 이렇게 썼더라고요.

또 다른 십대 소녀는 출근하는 아빠와 같이 나가고 싶어서 여름방학 동안 일찍 잠자기 시작했다. 그녀는 두 언니와 자신을 비교하면서 이렇게 말했다. "언니들이 일어났을 때는 하루의 반이 날아갔을걸요."

쉽게 잠들지 못한다

아이가 자라면서 수면장애나 정서·행동문제에 있어 무엇이 원인이고 결과인지 알아내기가 어려워진다. 청소년기에는 정신건강문제와 학업성취도에 대한 압박감이 점점 더 커지기 때문이다. 만성적인 수면장애는 청소년에게 과도한 주간졸림증, 낮은 자존감, 가벼운 우울증을 유발할 수 있다. 한 연구를 보면 수면장애가 있는 십대의 13%가 이런 증상을 보인다고 한다. 이 아이들은 잠들기까지 45분 이상이 걸리고 밤에 자다가 자주 깬다. 앞서 설명했듯이 7~8세 아동의 10% 정도가 잠들기까지 1시간이 걸렸는데 불안감이 원인이었다. 이런 아동과 십대의 문제는 어렸을 때 스스로 잠드는 법을 배우는 수면훈련을 하지 못했기 때문일 수도 있다. 그래서 성인이 되면 불면증에 빠진다. 자녀가 잠드는 데 시간이 오래 걸린다면 전문가와 상담해보자.

잠드는 데 시간이 오래 걸리는 초등학생이 많다. 성적이나 시험점수, 외모, 운동에 대해 걱정하기 때문이다. 공부나 운동을 잘해내지 못한다는 불안감은 실제 결과에도 영향을 미친다. 이를 가리켜 '수행불안'이라고 한다. 마찬가지로 잠을 충분히 자지 못한다는 걱정이나 잔소리를 들을 때도 수면부족이 나타난다. 숙면을 취하지 못한다는 걱정은 불안과 스트레스를 유발하고 휴식을 방해하기 때문에 좋은 성적을 올리지 못한다. 이 악순환을 해결하려면 긴장을 완화시키는 훈련을 해야 한다. 나이에 상관없이 자녀의 잠이 부족하거나 잠을 잘 자지 못한다면 긴장을 풀

어린이
7세~

고 수행불안을 없애도록 전문가의 도움을 받아야 한다. 심리치료사에게 데려가면 긴장완화 훈련이나 자극 조절과 일시적 조절 기법을 결합해 숙면을 취하는 법을 배울 수 있다(4장 참조). 이는 각성 정도를 낮추어 수면에 이르게 하려는 시도다.

수면 스케줄의 변화

1913년 루이스 터먼 박사는 청소년의 취침시간과 기상시간이 늦춰진다는 사실을 인지했다. 이 변화는 모든 청소년에게 일어났고 모든 나라와 문화권에서 확인할 수 있었다. 따라서 아이가 밤에 전자기기를 사용하는 새로운 유행으로 취침시간이 더 늦어지기는 했지만 현대 사회에 접어들기 이전부터 생물학적 변화가 일어났다는 뜻이다. 터먼 박사는 이른 등교시간이 어린이의 수면부족을 유발하고 있다고 주장했다. 100년이 지난 지금, 많은 학교가 등교시간을 늦추기 시작했다(2장 참조).

• 수면위상지연증후군

잠들기 어려워하고 자다 깨는 문제와 더불어 아동과 청소년 사이에서 나타나는 정상적인 수면패턴 변화도 있다. 십대 자녀가 점점 더 늦게 잠든다는 사실을 알고 있는가? 사춘기가 진행되면서 생리적 변화가 일어나면 취침시간이 늦어질 수 있다. 아이는 자신이 저녁형 인간, 올빼미형 인간이라고 생각한다. 이런 변화는 정상이고 몸이 늦은 취침시간을 필요로 할 수도 있다. 그렇다면 늦게 자도 문제가 되지 않는다. 그보다는 너무 이른 등교시간이 문제다. 혹은 이에 더해 졸음이 누적되면서 사회적·생리적으로 적절한 시간에 잠들 수 없게 된 것일지도 모른다.

건강한 청소년이 늦게 자고 늦게 일어나는 성향을 수면위상지연증후군이라고 한다. 잠들기 어려워하고 자다 깨는 문제는 아니고, 잠드는 시간만 새벽 1시, 2시, 혹은 3시로 늦춰진다. 일찍 자려고 해도 잘 수 없다. 주말이나 방학 때는 늦잠을 자기 때문에 총 수면시간은 정상이다. 하지만 수업이 있는 날에는 일찍 등교하려고 일찍 일어나는 고생을 해야 한다.

수면위상지연증후군이나 건강하지 않은 수면 스케줄 때문에 성적이 떨어지고 정서가 크게 흔들릴 수 있다. 주중에 조금밖에 자지 못하고 항상 비정상적인 수면 스케줄대로 잠을 잔 결과다. 십대 중에는 내적 자극(분노나 기쁨)이나 외적 자극(운동이나 스포츠)으로 피로감을 이겨내려는 아이도 있다.

• 시간 요법

수면위상지연증후군을 치료하려면 '시간 요법'이나 체내 수면시계를 지연시키는 방법을 사용한다. 자녀가 새벽 2시에는 쉽게 잠들 수 있다고 해보자. 치료 과정에서 새벽 5시까지 강제로 깨어 있게 한 후 원할 때 자라고 한다(학기 중에는 절대 할 수 없는 치료법이다!). 다음날 밤에는 오전 8시가 지나야 잘 수 있다. 다음날에는 오전 11시가 기준이다. 즉 매일 3시간씩 잠자는 시간을 뒤로 미룬다. 이런 식으로 며칠이 지나면 취침시간이 오후 2시, 오후 5시, 오후 8시를 거쳐 마침내 오후 11시에 도달한다. 수면 주기를 지연함으로써 취침시간을 오전 2시에서 오후 11시까지 미룬 것이다. 이제 시계를 주시하며 '항상' 오후 11시에 잠자리에 들도록 한다. 수면시계를 더 편리한 시간대로 변화시켰으니 이제 규칙적인 밤잠 스케줄을 고수해야 이를 유지할 수 있다. 여러 날 동안 취침시간을 조금씩 앞당기는 방법으로 체내 수면시계를 조절할 수도 있다. 아침에는 햇빛에 노출시키고 밤에는 빛(특히 전자기기)을 차단하는 방법도 효과적이다.

• 아침에 잠잘 시간이 부족하다

연구에 따르면 십대 아이는 아침에 푹 자는 편이 피로가 잘 풀린다고 한다. 학교 수업이나 운동연습을 아침 일찍 시작하면 낮잠을 자게 되고, 그러면 밤에 일찍 자기가 힘들어진다. 아침 일찍 일어나서 숙제를 하게 될지도 모른다. 이스라엘에서는 10~12세 아동을 대상으로 학교 수업 시작 시간에 관한 실험을 했다. 한 집단은 일주일에 최소 두 번 오전 7시 10분에 수업을 시작했고, 다른 집단은 항상 오전 8시에 수업을 했다. 수업을 일찍 시작하는 집단의 어린이는 다른 집단보다 총 수면시간이 부족해져 낮 동안 피로감과 졸음에 시달렸고 집중력이 떨어졌다.

청소년 수면 연구의 선구자 메리 카스케이든Mary Carskadon 박사는 최근에 나타난 이른 등교시간이 아동 수면부족에 영향을 미친다고 지적했다. 카스케이든 박사는 이렇게 말했다. "수면부족은 점점 좁아지는 절벽 길을 따라 걷다가 결국 외줄 위에서 아슬아슬하게 균형을 잡는 상황과 비슷하다. 잠을 자면 튼튼한 완충 영역이 생기지만 수면부족이 심각해지면 바람만 불어도 떨어져버릴 수 있다. 한 걸음만 잘못 디뎌도 추락이다."

줄리 보거스Julie Bergers 박사는 15~16세 청소년의 등교시간을 오전 8시에서 8시 25분으로 늦추면 수면시간이 29분 늘어난다고 밝혔다. 연구진은 주간졸림증이 개선되었고(수업시간에 졸지 않고 피로감이 줄어들며 낮잠도 덜 자는 현상 포함) 정서적인 측면으로도 많이 좋아졌다고(우울감 감소) 판단했다. 카페인 섭취도 줄었다. 29분이라는 수치가 '19분'처럼 하찮게 보이겠지만 이런 작은 차이도 누적되면 완전히 다른 결과를 가져온다(1장과 4장 참조). 사실 이 연구에서 수면시간이 8시간이 넘는 학생의 비율이 18%에서 44%로 급증했다. 공동 연구자인 주디스 오언스는 또 다른 연구에서 이렇게 설명했다. "등교시간이 늦춰진 후 학생은 취침시간이 빨라졌다고 한다. 기대 이상으로 주중 평균 밤잠시간이 늘어났다. 한 학생의 이야기를 들어보면 수면시간이 늘어나며 최적의 수면시간을 확보하는 방향으로 수면-각성 행동이 바뀌었다고 한다. 수업을 늦게 시작할수록 학업성취도도 높아졌다."

이런 연구결과는 늦은 취침시간은 평균 성적이 낮아지는 현상과 연관이 있으며, 짧은 수면시간은 교통사고가 잦아지는 현상과도 관련이 있다는 사실을 증명했다(청소년이 겪는 그 밖의 문제는 2장 참조). 덕분에 2014년 미국소아과학회는 오전 8시 30분 이전에 등교시키지 말라고 권고하는 정책 성명을 발표했다. '등교시간을 늦추는 조치는 만성적인 수면부족을 효과적으로 보호하기 위함이며 그 외 여러 이점이 많다. 학생의 신체적·정신적 건강이 증진되고(예: 비만과 우울증 감소) 안전해지며(졸음운전으로 인한 사고 예방) 학업성취도와 삶의 질도 높아진다.' 다음은 미국소아과학회에서 발표한 청소년의 만성 수면부족이 미치는 영향이다.

신체 건강과 안전에 미치는 영향

- 비만 위험률이 증가한다
- 대사 기능장애를 겪는다(콜레스테롤 수치 증가, 제2형 당뇨병 증가)
- 고혈압이나 뇌졸중 위험률이 증가한다
- 교통사고 확률이 증가한다
- 카페인 섭취량이 증가한다
- 자극성 약물을 남용한다

정신건강과 행동에 미치는 영향

- 불안감, 우울증, 자살 충동이 증가한다
- 충동조절장애가 생기고 자기통제력을 상실해 위험한 행동을 할 확률이 높아진다
- 정서를 통제하지 못하고 긍정적인 정서가 감소한다
- 자신과 타인의 사회적/감정적 신호를 이해하지 못한다
- 동기부여가 감소한다
- 스트레스에 취약해진다

학업성취도와 학교 내 행동에 미치는 영향

어린이
7세~

- 인지력이 떨어진다

- 집행기능이 손상된다(조직화, 시간관리, 참을성)

- 주의력과 기억력이 떨어진다

- 추상적 사고력과 언어적 창의성이 저해된다

- 능률이 떨어지고 성과가 나지 않는다

- 학업성취도가 떨어진다

- 결석이 잦아진다

- 자퇴할 확률이 늘어난다

저자 한마디 ·
등교시간을 늦추면 청소년의 만성적인 수면부족에 잘 대처할 수 있습니다.
취침시간을 앞당기는 일은 어느 나이의 아이에게나 효과적인 대책입니다. 취
침시간이 조금만 빨라져도 누적되면 큰 변화를 불러옵니다. 아이는 잠이 부
족하다는 사실을 스스로 깨닫지 못하므로 부모가 취침시간을 통제해주세요.

등교시간을 늦추면 청소년의 잠이 늘어난다. 하지만 부모가 전자 스
크린 기기 때문에 취침시간이 늦어지는 것을 방관하면 신체적 고통, 우
울증 등 수면부족으로 인한 문제는 더욱 커진다.

학교가 끝난 후에 낮잠을 잔다고 늦은 취침시간이나 이른 기상시간으
로 부족해진 잠을 보충하지는 못한다. 예를 들어 일본 중학생과 고등학
생 1만 명을 대상으로 연구한 결과를 보면 조사 대상의 50%는 최소 일
주일에 한 번 하교 후 낮잠을 잤다. 낮잠은 취침시간을 늦추므로 밤잠이
줄어드는 결과를 낳았다. 나는 완전히 기력이 떨어져도 하교 후나 저녁
식사 후에 낮잠을 자지 말아야 한다고 생각한다. 대신 식사를 하고 숙제
를 한 후 일찍 자서 일찍 일어나는 편이 더 좋다. 숙제를 자정 넘어 밤늦
게 하거나 늦은 오후나 초저녁에 토막잠을 자고 일어나 하면 뇌가 수면
모드에 있기 때문에 비효율적이다. 하교 후 낮잠을 잤다면 새벽 1시~3
시 사이에 2시간 동안 숙제를 하지만, 낮잠을 자지 않고 일찍 잠들어 밤

잠을 몇 시간 자고 나면 새벽 5~6시 사이에 같은 숙제를 해서 1시간 안에 마칠 수 있다.

미셸 스톤Michelle Stone 박사는 10~12세 아동 856명을 대상으로 주중과 주말별 수면과 신체 활동의 관계를 조사하며 '체중 상태'에 대한 자신의 연구를 접목했다. 비만 아동은 주중 내내 짧게 자고 주말 보충 수면도 덜 취했다. 주말의 보충 수면이 비만을 예방하기는 하지만 잠을 자느라 신체 활동을 할 수 없다. 스톤 박사는 "건강한 체중을 유지하려면 주말에 '보충' 수면을 취하는 것만으로는 충분하지 않다"라고 결론을 내렸다. "주중에 권장시간만큼 잠을 자는 어린이는 일관된 수준의 건강한 신체 활동을 유지했다. 이 결과는 주말의 '보충' 수면이 충분하지 않고, 규칙적인 수면이 건강 유지에 중요하다는 점을 보여준다. 주중에 강도 높게 움직이면 더 빨리 잠들고 건강한 수면습관을 갖게 될 것이다." 또 학령기 아동은 주중에 잠을 오래 자지 못한다. 주중에는 너무 늦게 자고 알람소리에 맞춰 아침 일찍 일어나야 한다. 주말에 취침시간이 늦어져도 아침 늦게까지 늦잠을 자므로 수면시간은 더 늘어난다(수면위상지연증후군). 주중에는 수면부족, 주말에는 수면위상지연이 일어나는 악순환을 가리켜 '사회시차증'이라고 부른다. 사회시차증은 어린이집에 다니느라 주중과 주말의 수면 스케줄이 달라지는 유아도 겪는다. 여행 때문에 생기는 문제는 일시적이지만 사회시차증은 만성적이다. 틸 뢰네버그Till Roenneberg 박사의 말에 따르면 사회시차증은 비만의 직접적인 원인일 수도 있다. 이와 달리 앨리슨 밀러Allison Miller 박사는 최근 논평에서 어린 시절 "늦은 취침시간(오후 9시 이후)이 독립적인 요인으로 짧은 수면시간과 비만 사이의 연관성을 강화한다"라고 주장했다.

학업성취도 면에서도 주말의 보충 수면은 힘겨운 학교 일정을 따라가는 데 충분한 보상이 되지 못한다. 17세 한국 청소년 3,000명을 조사하자 주중 평균 수면시간은 5시간 42분인데 반해 주말 평균 수면시간은 8

어린이
7세~

시간 24분으로 2시간 42분이나 차이가 났다. 하지만 주말의 보충 수면이 길수록 집중력 테스트에서 과실과 태만 오류를 더 많이 냈다. "주말에 길어지는 보충 수면은 주중 수면이 부족하다는 지표로, 목표 집중력을 떨어뜨린다."

많은 청소년이 과도한 피로감과 주간졸림증을 보이고 주중에 주의력이 떨어진다. 수많은 과제를 할 시간이 충분하지 않기 때문이다. 공부, 운동을 하고 친구와 어울리기까지 하려면 낮시간이 너무 모자라다. 부모는 섹스, 마약, 술, 시끄러운 음악만 걱정할 것이 아니라 수면부족으로 인한 십대 자녀의 에너지 소진도 걱정해야 한다.

> **저자 한마디** ···
> 사회적 압력과 이른 등교시간은 수면시간을 단축하고 만성 수면부족을 일으킵니다.

불규칙한 취침시간

카스케이든 박사는 짧은 수면시간과 별개로 불규칙한 취침시간도 중요한 문제임을 밝혀냈다(1장 참조). 카스케이든 박사의 연구결과를 보면 취침시간이 불규칙할수록 성적은 떨어졌고 술이나 마약으로 다칠 가능성이 커지며 학교에 결석하는 날도 많아졌다. 앞서 진행된 미취학 아동에 관한 연구도 취침시간이 규칙적이어야 학교생활에 잘 적응한다는 점에 초점을 맞추었다.

수면을 위한 약과 다이어트

의사 처방전이 필요한 약과 일반의약품인 수면제는 수면문제를 해결해주지 않는다(4장 참조).

고탄수화물 식단과 아미노산인 트립토판 함량이 높은 음식은 졸음을 유발한다. 수유하는 엄마의 식단은 젖의 탄수화물 구성에 영향을 미치며 간접적으로 아기의 트립토판 수치에도 영향을 준다. 트립토판은 아기가 20분 빨리 잠들게 하고 활성 수면도 14분 빨리 시작하게 유도한다는 연구결과가 있다. 하지만 총 수면시간에는 영향을 미치지 않았다. 따라서 트립토판을 영아나 어린이에게 주어도 수면시간이 더 길어지지는 않는다. 게다가 트립토판은 자연적으로 존재하는 물질이지만 성인에게 투여하면 질병을 일으킬 수 있다. 멜라토닌도 자연스럽게 생기는 화학물질로 수면보조제로 많이 쓰인다. 트립토판이나 멜라토닌을 영아나 어린이에게 투여해도 안전하고 효과가 있는지는 아직 밝혀지지 않았다.

어린이의 수면 촉진을 위한 추천 식품에는 과학적 증거가 없다. 어린이의 과잉행동을 유도한다는 정제 설탕을 끊어도 수면패턴은 전혀 달라지지 않는다.

우유 알레르기가 불면증을 유발할 수 있다는 보고도 있다. 하지만 이 연구결과는 플라시보 효과일 수도 있다. 실험 대상의 부모가 식단에 우유가 언제 첨가되고 빠지는지를 알고 있기 때문이다. 실험하는 순간 아이가 문제의 물질을 먹었는지 부모와 연구진이 모르는 상태로 식단을 구성해야 최상의 실험 조건이 갖춰진다. 그래야만 편견이나 기대가 개입할 여지가 사라진다.

부모의 조언

나는 2장에서 소개한 조사에 참가한 부모에게 이후로도 자녀의 건강한 수면을 위해 나이별로 적절히 변화를 주면서 계속 노력했는지, 아니면 도저히 불가능해서 포기했는지 물었다. 부모의 대답은 이렇게 요약할 수 있다. "자녀의 수면을 돕는 노력은 육아의 일부분으로 계속되어야 하지만 어려움이 많고 개인차도 있으며 꼭 성공한다는 보장도 없다." 부모의 경험담을 살펴보자.

지시가 아닌 지침과 제안

십대 자녀와 치러야 할 전쟁은 많습니다. 저는 일부러 아이의 수면에 간섭하지 않기로 결심했어요. 지침을 주고 제안은 하지만 지시를 내리지는 않습니다.

엘렌은 11학년입니다. 건강한 수면습관을 지키라고 격려하지만 강요는 하지 않아요. 앨리스는 대학 신입생입니다. 앨리스에게는 본인이 원하면 조언을 해주지만 더 이상 부모가 간섭할 필요는 없다고 봅니다. 딸들을 대할 때 독립된 인격으로 존중하려고 해요. 아이가 크면서 잠도 스스로 결정해서 자야 한다는 사실을 깨달았습니다. 하지만 아직까지는 부모로서 어떤 선택이 가능한지 알려 도와주어야겠죠.

수면패턴과 어린 시절의 수면훈련의 효과는 아이에 따라 다릅니다. 저는 어릴 때 기초를 튼튼히 쌓은 덕분에 도움을 많이 받았다고 생각해요. 아이에게 건강한 수면습관을 들여주고, 아이를 존중하면서 가장 잘 맞는 취침 의식을 자유롭게 찾도록 해준 게 옳은 행동이었다고 아직까지는 확신합니다.

취침시간부터 시작하라

아이가 십대가 되면서는 이제 독립심이 커진 아이의 반발과 저항이 가장 힘든 문제라고 봅니다. 바쁜 스케줄로 아이와 가족 모두가 힘들어하는 상황에서 아이에게 안 된다고 말하기도 힘들어져요. 저는 적절한 취침시간을 아이와 의논해 정했습니다. 학교에 다니면서 무엇을 해야 하는지, 과제시간이 얼마나 필요한지 잘 알고 있어요. 십대 아이는 부모에게서 독립하고 싶어 하므로 함께 의논해서 동의를 얻는 편이 바람직합니다. 저희는 취침시간부터 시작해요. 그러니까 취침시간에 합의를 보면 그 시간에 맞춰 모든 일을 끝내고 취침시간을 지켜야 한다는 것입니다. 그러니 취침시간을 정하세요. 그러려면 저녁 식사시간도 맞춰서 정해야겠죠. 저녁시간과 취침시간 사이에 얼마가 필요할까요? 모든 활동과 숙제를 할 시간을 계산합니다. 아이가 하교하는 시간도 고려해요. 하교 후부터 정해놓은 취침시간까지 모든 방과 후 활동과 숙제를 끝내려면 시간이 얼마나 필요할지 생각합니다. 저희는 여전히 2단계 의식을 유지하고 있어요. 자녀가 어리다면 책을 읽을 시간과 잠자리에 눕히는 시간이 필요합니다. 아이가 자란 지금은 잘 준비를 하는 시간, 스마트폰과 컴퓨터를 금지시키는 시간이 필요해요. 혼자, 아니면 다 같이 책을 읽을 수도 있고, 서로 대화하며 내일을 준비하고 긴장을 푸는 시간이 필요합니다. 그러고 나면 소등 시간이에요.

우리 아이들이 할 수 있는 활동에는 제한이 있습니다. 저희 부부는 아이의 방과 후 활동이 적절한 취침시간에 방해가 된다고 생각했기 때문입니다. 아이는 푹 쉬어야 더 활기차게 생활할 수 있습니다. 저희 아이들은 더 행복하고 친절하며 열심히 노력하고 집중력이 높습니다. 대체적으로 가족 전체가 더 행복해요. 십대 아이를 키우다 보면 극적인 상황이나 스트레스를 피할 수는 없죠. 외부요인을 통제할 수는 없지만 아이가 어려움을 극복하도록 도울 수는 있습니다. 지난 몇 년 동안 저와 남편은 아이가 숙면을 취하면 자제력이 높아지고 문제가 생겨도 잘 감당할 수 있다고 믿게 되었어요. 비결은 적절한 취침시간을 정하고 일과에 우선순위를 매기는 것입니다. 항상 아이의 취침시간에 맞춰 다른 일과를 배치했어요. 책을 읽으며 긴장을 푸는 시간도 충분히 잡습니다. 그러니까 저녁식사, 숙제, 특별 활동, 야외 활동을 일찍 끝마쳐서 취침시간을 꼭 지키도록 했습니다. 거의 모든 일과를 정해진 스케줄대로 따른다면 예외적인 상황이 생겨도 건강한 생활습관이 무너지지 않습니다.

어린이
7세~

하교 후 낮잠: 장단점과 타협안

아이가 14~15세가 될 때까지는 제가 건강한 수면습관이라고 생각하는 것을 일방적으로 강요했습니다. 수업이나 운동이 끝나고 집에 돌아와서 저녁을 먹고 숙제한 다음 적절한 시간(오후 11~12시)이면 잠자리에 들게 했죠. 하지만 샘은 열일곱 살이 되고부터 집에 오면 너무 피곤해서 저녁식사 후에, 때로는 저녁식사 전에 잠이 들곤 했습니다. 오후 9시~9시 30분쯤 일어나 새벽 1시가 넘어서 잠을 잤어요. 그러고 나서 다음날 오전 7시에 일어났습니다. 한동안은 저녁잠을 자는 아이를 깨웠습니다. 숙제를 한 다음 정해진 시간에 자라고요. 어느 날, 샘이 인내심의 한계에 달해서 귀찮으니 깨우지 말라고 말하지 뭐예요. 샘은 성적 관리도 잘하고 다른 활동이나 자기가 담당한 집안일도 잘하지 않느냐고 따졌습니다. 그러니 자기 방식대로 살겠다고요. 그때부터 강요를 그만뒀습니다. 샘은 학교 공부나 운동도 잘하고 친구와도 아주 잘 어울리고 있어요.

하교 후 낮잠을 오래 자고 일어나 숙제를 하면 뇌를 한밤중에 움직이게 된다. 이론적으로 한밤중은 일주기리듬을 고려하면 공부를 하기에 비효율적인 시간이다. 게다가 자정 이후에 잠드는 습관은 다음날 학교에서 수면부족 증상을 일으킬 수 있다. 나는 청소년의 하교 후 낮잠을 권장하지 않는다. 그보다는 숙제를 일부 마치고 일찍 잠자리에 들었다가 새벽에 일어나서 마저 하라고 권한다. 밤에 푹 자고 아침 일찍 일어나 공부하는 편이 더 효율적이라고 생각한다.

학교에서 돌아온 아이가 기운이 하나도 없다면 저는 낮잠을 자고 일어나 상쾌한 정신으로 숙제를 하라고 합니다. 보통 곧바로 잠이 들어 개운하게 잠에서 깨요. 겨우 30~45분밖에 낮잠을 자지 않아도 효과는 좋습니다.

늦잠 자는 날

우리 아이들이 잠을 잘 자는 비결은 예외 없이 일주일에 한 번 늦잠 자는 날을 정해 지킨 것입니다. 보통 저녁식사 때까지 정해진 일과가 없는 일요일에 합니다. 주중에 모자랐던 잠을 보충할 수 있는 기회라고 생각했어요. 엘리자베스는 늘 정오나 오후 1시까지 잠을 잡니다. 고등학교에 입학한 후로 숙제가 굉장히 많아졌고 수업 전후 운동부 활동에 꼭 참여해야 하거든요. 늦잠 자는 날은 아이에게 생명줄이 되었습니다.

저희 집에서는 늦게 잠을 자고 아침에 늦게 일어나는 '휴일'을 선포합니다.

때때로 숙제가 너무 많아 아이가 늦게까지 깨어 있습니다. 저희는 타협안을 찾았어요. 자정 넘어서까지 숙제를 하니 운동 연습에 빠지거나 학교에 지각·결석을 하라고 허락했습니다. 할 일이 너무 많아서 힘들었기 때문에 이런 날을 '정신건강의 날'이라고 불렀습니다. 만약 숙제 때문에 늦게까지 깨어 있어야 한다면 다음날 기분이나 몸 상태가 좋지 않을 테니까요.

밤샘 파티

몇 년 동안 친척이나 친구가 낮잠을 건너뛰거나, 자기 집에서 밤샘 파티를 하자고 부담을 주었습니다. 하지만 저희 아이들은 아니었어요. 밤샘 파티를 좋아하지 않았습니다. 늦게까지 깨어 있기도 싫고 다음날 기분이 나빠진다고도 했어요. 한 번 밤샘 파티를 하고 와서는 다시는 가기 싫다고 하더군요. 그 후로 밤샘 파티는 전혀 입에 올리지 않습니다.

해가 갈수록 건강한 수면습관을 유지하기가 힘들어지는 것 같아요. 아이의 일과가 늘어나기 때문이겠죠. 1년에 밤샘 파티를 하는 날은 손에 꼽힐 정도입니다.

사춘기 이전에는 밤샘 파티를 자주 했는데, 밤잠이 모자라서 아이가 다음날 신경질적으로 변해서 곤란했어요. 딸들이 스스로 습관을 바로잡아 문제가 오래 가지는 않았지만요. 아이가 친구와 어울릴 기회를 빼앗고 싶지는 않았지만(저희 집에서도 몇 번 밤샘 파티를 열었습니다) 자라면서 자기 행동에 책임 지는 법을 가르쳐야 한다고 생각했습니다. 잠이 부족해서 신경질을 부리는 것은 모든 사람에게 피해를 준다고 부드럽게 타일렀어요. 특히 신경질을 부리는 본인도 힘들다고 했죠. 몇 년이 지나 밤샘 파티에 호기심이 사라졌는지 딸들은 놀다가 집으로 와서 잠을 자도 괜찮다는 사실을 깨달았습니다. 스스로 수면욕구를 인지하기 때문에(조기에 했던 수면'훈련'의 직접적인 성과죠) 그런 결정을 내린다고 믿습니다.

이른 취침시간, 밤잠시간, 잠이 부족한 상황에 대처하는 능력은 아이마다 다르다. 자녀의 수면이 반 친구와 똑같으리라고 생각하지는 말기 바란다.

아이마다 다르다

무엇보다도 쌍둥이의 수면패턴이 서로 다르다는 점을 깨달아야 했습니다. 존은 일찍 자고 일찍 일어나기를 좋아해요. 반대로 엘리자베스는 늦게 자고 늦게 일어나기를 좋아합니다. 수면패턴 때문에 엘리자베스의 낮잠이 더 중요했어요. 늦잠 자는 날 엘리자베스는 훨씬 오래 자서 늦게 일어납니다. 그렇게 주중에 모자란 잠 몇 시간을 보충해요.

수행 능력

주중에는 반드시 오후 9시에 재우려고 노력했어요. 트리스탄(13세)
은 밤에 잘 자야 수영을 더 잘한다는 사실을 깨닫고는 오후 8시~8
시 30분이면 침대에 들었어요. 다음날 아침 5시 30분에 일어나야
하기 때문이죠. 트리스탄은 학교 공부도 아주 잘해요. 규칙적인 수
면 스케줄을 꼭 지켜서 뇌에 휴식시간을 주니 매일 학습한 내용을
다 이해할 수 있기 때문입니다.

저희 세 아들(17세, 19세, 22세)은 잠을 자야 운동을 잘하고 시험도
잘 볼 뿐만 아니라 살면서 하는 모든 일을 잘해낸다는 점을 충분히
압니다.

피곤한 부모를 위한 처방

몇 년 사이 취침시간이 점점 늦어졌고 이른 등교시간과 운동시
간 때문에 잠은 더욱 부족해졌다. 늦은 취침시간 자체는 문제가
아니다. 청소년기에 취침시간과 기상시간이 늦춰지는 현상은 지
극히 정상이다. 하지만 아이가 너무 늦게까지 깨어 있거나 학교
에 가야 해서 일찍 일어나야 한다면 수면부족이 누적될 수밖에
없다. 밀린 잠이 쌓이면 주말에 보충한다고 상쇄된다는 보장이
없다. 자녀의 수면을 보호하기 위해 부모는 일단 취침시간 이후
모든 전자기기를 침실 밖으로 몰아내야 한다.

쉽게 잠들지 못하는 아이보다는 잠자기를 거부하는 아이가 더 많
다. 하지만 쉽게 잠들지 못하는 원인이 불안감이나 우울증 때문
일 수 있으니 정신건강 전문가와 상담할 필요가 있다. 자녀가 잠
잘 때 두통이나 위통, 가슴통증, 사지통증을 느낀다면 무조건 어
디 병이 있는지만 살피지 말고 수면패턴도 원인으로 고려하자.

CHAPTER 11

수면장애와 그 밖의 중요한 문제 해결법

수면장애가 생기는 나이는 특별히 정해져 있지 않다. 그러므로 앞의 나이별 항목을 다시 보면서 우리 아이가 제 나이에 맞는 잠을 자고 있는지 생각해봐야 한다. 몽유병, 잠꼬대, 야경증 같은 수면장애는 수면 스케줄이 비정상이거나 잠이 부족할 때, 열이 있을 때 자주 발생한다. 보통 몽유병과 잠꼬대, 이갈이, 야경증은 증상이 동시에 나타나고 집안 내력인 경우가 많다. 이처럼 흔히 볼 수 있는 문제는 가족 입장에서 신경이 쓰이기는 해도 아이에게 치명적이지는 않다. 하지만 그 증상들이 정서문제를 암시한다는 말이 있다. 디터 볼커 박사는 "8~10세에 따돌림을 당한 아이는 12세에 악몽, 야경증, 몽유병 증상을 보일 가능성이 있다"는 사실을 밝혔다.

수면장애 중 만성적이고 심각한 코골이 질환만큼은 아이의 건강을 해치기 쉽다. 자녀가 코를 골지 않고 구체적인 수면장애를 보이지 않아도 호흡장애 부분은 꼭 읽어보기 바란다. 코골이는 별문제 아니라고 치부당하기 쉽다. 원래 자면서 코를 고는 아이가 있고, 알레르기 증상이 커서 생기는 아이도 있기 때문이다. 큰 아이는 대개 자기 방에서 따로 생활한다. 그래서 일단 방에 들어가 잠든 후에는 얼마나 코를 고는지 부모가 알 길이 없다.

〈문제 1〉 몽유병, 자다가 걸어 다닌다

6~16세 아동의 5%가 매해 3~12회 정도 밤에 자다가 걸어 다닌다. 5~10%도 해마다 한두 번씩 몽유병 증상을 보인다. 이런 행동은 보통 5~10세 사이에 시작된다. 10세 이전에 처음 나타나 15세 무렵 사라지는 몽유병은 정서적 스트레스나 성격 유형, 행동문제와는 그다지 관련이 없다. 연구결과에 따르면 몽유병은 유전 요인이 크게 작용한다. 실제로 이란성보다는 일란성 쌍둥이에게 같은 증상이 더 많이 나타났다.

몽유병은 주로 잠이 들고 나서 2~3시간 내에 시작된다. 자다가 걸어 다니는 행동 자체는 최대 30분까지 지속될 수 있다. 당사자는 주위 환경을 별로 의식하지 않고 지시를 들어도 반응하지 않는다. 걸음걸이가 부자연스럽고 정처 없이 움직인다. 걸어 다니는 것에 그치지 않고 자다가 먹고, 옷을 입고, 문을 벌컥 열기도 한다.

치료법은 따로 없고, 걷는 중에 계단에서 구르거나 창밖으로 떨어지지 않도록 안전조치를 마련해주면 된다. 아이 앞에 놓인 장난감이나 가구를 치워야 한다. 잠을 깨울 수 있다는 기대는 버리자. 통념과 달리 자면서 걷는 사람을 깨운다고 그가 다치거나 하지는 않는다. 하지만 몽유병에 시달리는 아이는 저절로 자연스럽게 잠에서 깨고 걸어 다녔다는 기억을 전혀 하지 못한다.

〈문제 2〉 잠꼬대를 한다

잠꼬대를 한다고 말을 잘하는 것은 아니다. 잠꼬대를 하는 사람은 혼잣말을 하고 질문을 받아도 단답형으로 대답한다. 성인의 경우는 짜증을 내거나 다른 데 정신이 팔린 듯 보인다. 아이들은 '내려와'나 '그만할래' 같이 단순한 말만 계속 반복한다. 마치 그날 스트레스를 많이 받은 일을 떠올리는 것처럼 보인다.

3~10세 아동의 절반이 1년에 한 번은 잠꼬대를 한다. 과거에는 몽유

병과 잠꼬대가 동시에 나타나고 여자아이보다는 남자아이에게 흔하다는 논문이 많았다. 하지만 최근 논문들은 그렇지 않다고 주장한다.

〈문제 3〉 혼동각성, 혼란스러운 상태로 깬다

영아기와 유아기에는 밤에 자다가 5~15분 이상 심하게 울면서 흥분하는 혼돈각성 상태가 될 수 있다. 부모가 깨우지도, 달래지도 못하는 사이 아이는 저절로 다시 잠에 빠진다.

〈문제 4〉 야경증, 자다가 놀라서 깬다

3~10세 자녀가 갑자기 날카로운 비명을 지르는 소리에 아이 방으로 달려간다. 눈을 휘둥그레 뜬 아이는 불안하고 무서워하는 모습이다. 동공이 확장되었고 이마에 땀이 송골송골 맺혀 있다. 안아서 들어 올리면 심장이 빠르게 뛰고 가슴을 들썩거리는 게 느껴진다. 아이는 감정을 주체하지 못한다. 악령에 사로잡힌 것 같은 자녀를 지켜보는 부모도 두려워진다. 이렇게 불안하고 혼란스러운 상태는 5~15분쯤 지나고서야 가라앉는다. 이것이 바로 야경증이다. 야경증은 보통 4~12세에 시작된다. 처음 나타난 시기가 사춘기 이전이라면 정서문제나 성격문제를 연결 지을 필요가 없다. 발작이나 경기, 간질과도 아무 관계없다. 야경증은 열이 높거나 수면습관이 깨질 때 주로 발생한다. 장기간 여행을 다녀왔을 때, 방학이나 휴일을 보내고 났을 때, 친척이 방문했을 때가 대표적인 사례다. 수면 스케줄이 불규칙적일 때도 자주 나타난다.

몽유병, 잠꼬대, 혼돈각성처럼 야경증도 잠들고 몇 시간 내 비렘수면 중에 발생한다. 꿈을 꿀 때(렘수면 중)는 그런 증상이 없다. 따라서 악몽과는 관련이 없다. 잠에서 깬 아이는 그런 행동을 한 사실을 전혀 기억하지 못한다.

치료법은 아이를 더 많이 재우는 것이다. 취침시간을 30분만 앞당겨도 야경증 증상은 사라진다. 야경증 아이에게는 약물요법을 추천하지 않는다(몽유병, 잠꼬대도 마찬가지다). 복잡한 검사(CT 촬영 등)나 약물치료, 심리치료를 하지 않고 자연스럽게 사라지도록 두어야 한다.

〈문제 5〉 악몽, 무서운 꿈을 꾼다

영국에는 사람이나 동물을 괴롭히는 여자 귀신이나 괴물이 악몽을 유발한다는 전설이 있다. 귀신이 찾아오면 잠자는 사람은 섬뜩하고 목이 졸리는 듯한 느낌을 받는다. 나도 숨이 막히거나 목이 졸리는 꿈, 숨을 쉬지 못하고 컥컥대는 꿈, 뭔가에 짓눌리거나 갇히는 꿈, 물에 빠져 죽는 꿈 등 여러 가지 악몽을 경험했다. 산 채로 땅에 묻히는 꿈도 꾼 적이 있다. 하지만 똑바로 누워서 잘 때나 전날 술을 많이 마셨을 때 이야기다. 아내는 내가 악몽을 꿀 때 모터가 망가진 트럭 소리를 낸다고 한다. 아내가 나를 쿡쿡 찔러서 깨우면 악몽에서 벗어나 호흡이 정상적으로 가라앉는다. 이처럼 나는 위쪽 기도가 일부 막혔을 때 악몽을 꾼다. 가끔은 달리거나 하늘을 나는 것(물론 비행기를 타지 않고 맨몸으로), 쫓기는 것처럼 그리 무섭지 않은 꿈을 꿀 때도 숨이 가빠진다. 아내가 깨워주지 않아도 스스로 일어나 호흡을 하지만 꿈 내용을 기억하지는 못한다. 아이도 감기가 심하거나 후두염에 걸려 기도가 일부 막혔을 때 비슷한 악몽을 경험할 수 있다.

야경증은 저절로 가라앉지만 아이가 악몽에 시달리고 있으면 깨워서 달랠 수 있다. 고등학생의 약 30%가 한 달에 한 번씩은 악몽을 꾼다고 한다. 그보다 자주 악몽을 꾸는 성인(일주일에 2회 이상)은 다른 수면장애 증상도 보인다. 자다 깨는 경우가 많고 불면증에 시달리며 수면시간도 적을 것이다. 이들은 걱정이 많고 좀처럼 남을 믿지 못한다. 아침에 일어나서도 피로감을 느끼기도 한다.

어린아이의 악몽은 특별히 정서문제나 성격문제와 관련이 없다. 하지만 최근 각각 5~8세 아동과 6~10세 아동을 대상으로 실시한 두 가지 연구는 불안장애를 비롯한 심리적 문제가 악몽에 영향을 준다는 사실을 알아냈다. 정서가 불안한 아동의 꿈 내용을 심리학자나 정신과 의사가 진단하는 경우가 있다(엄밀히 말해 추측이다). 하지만 이들의 해석을 근거로 아이의 정상적인 불안감이나 두려움이 정신적·정서적 문제를 나타낸다고 일반화해서는 안 된다. 우리는 꿈 해석이 타당한지, 어디까지 가능한지 정확히 알지 못한다. 자녀가 악몽을 꾸는 듯 보인다면 꼭 안아서 뽀뽀를 해주며 깨우는 것이 좋다.

그런데 아이가 하룻밤에도 몇 번씩이나 무서운 꿈을 꿨다며 자꾸 부부 침실로 오면 어떻게 해야 할까? 관심을 더 받기 위해 거짓말을 하는 것 같지는 않고 시간이 흘러도 그런 행동을 계속한다면 심리치료사나 정신과 의사와의 상담을 고려해보자.

〈문제 6〉 머리를 찧고 몸을 흔든다

우리가 새 집으로 이사했을 때 셋째아이가 밤마다 침대에 머리를 쾅쾅 찧는 행동을 하기 시작했다. 정확히 표현하자면 머리보다는 어깨로 침대 머리판에 부딪쳐대고 있었다. 나는 문제를 해결하기 위해 침대 사방에 푹신한 쿠션을 댔다. 이제는 부딪쳐도 소리가 나지 않고 아프지 않았다. 엄마 아빠가 관심을 보이지도 않았다. 그러자 며칠 만에 이상행동을 뚝 그쳤다. 그나마 나는 운이 좋은 편이었다.

약 5~10%의 아이가 생후 몇 년간 자기 전에 머리를 찧거나 양쪽으로 흔든다. 이런 행동은 생후 8개월쯤 시작되고 여자아이보다는 남자아이에게 더 많이 나타난다. 하지만 자라도 행동문제나 정서문제를 보이지는 않고 신경계도 멀쩡하다. 아이는 자기 전에 몸을 흔들기도 한다. 이렇게 몸을 움직이는 행동은 잠재적인 신경계 질환만 없다면 보통 4세 이전에 사라진다.

〈문제 7〉 이를 간다

많은 아이가 자면서 이를 간다. 시카고 대학교 부설 실험학교 학생 중 15% 정도는 부모에게 물었더니 어린 시절 이를 갈았다는 말을 들었다. 이를 가는 비율은 3~7세 11%, 8~12세가 6%이고, 13~17세가 되면 2%로 떨어진다. 꿈을 꿀 때는 이를 갈지 않는다. 다만 아이의 불안한 감정이 이갈이로 나타날 수는 있다.

〈문제 8〉 알레르기와 코골이, 숨을 잘 쉬지 못한다

감기에 걸리면 잠을 잘 때 숨이 잘 쉬어지지 않아서 잠도 설치게 된다. 그러다 보니 낮에 졸음이 밀려와 기분이 나빠지고 일에 능률도 오르지 않는다. 마침내 감기가 나으면 컨디션을 회복해 기분이 좋아지고 일도 잘 풀린다. 그런데 '밤마다' 감기 걸린 사람처럼 잠을 설치는 아이가 있다. 범인은 알레르기와 코골이다.

• 알레르기

알레르기가 있으면 수면 중의 호흡이 불편해진다. 다음은 잠잘 때 숨을 쉬기 불편해하는 아이가 보이는 증상이다.

- 코를 곤다
- 자다가 호흡이 멈춘다
- 잠을 설친다
- 깨어 있을 때 입으로 숨을 쉰다
- 자면서 땀을 흘린다
- 낮에 지나칠 정도로 졸음을 느낀다
- 항상 콧물을 흘린다
- 감기에 자주 걸린다

늘 코를 흘리고 감기를 달고 다니는 이유는 먼지나 우유의 단백질 성분 등으로 인한 알레르기 때문일 수도 있다. 오래전부터 알레르기 전문가들은 음식이나 알레르기를 일으키는 주변 물질에 민감하게 반응하면 긴장·짜증·집중력 부족·과잉행동 같은 행동문제가 발생한다고 보았다. 그들은 '긴장-피로 증후군'이나 '알레르기 과민성 증후군' 등의 용어를 사용해 호흡기 관련 알레르기, 음식 알레르기, 행동문제가 있는 아이를 설명했다. 어쩌면 알레르기로 호흡막이 부어 수면 중 호흡을 부분적으로 방해하는 탓에 행동문제가 생길 수 있다. 자면서 숨을 잘 쉬지 못하니 잠이 부족하고, 수면부족으로 피로·긴장·짜증을 느끼는 것이다.

코골이

전 세계적으로 수면 연구의 양대 산맥인 크리스천 길레미놀트 박사와 윌리엄 디멘트 박사는 1976년 획기적인 논문을 발표했다. 그들은 아동의 수면 중 호흡장애가 어떻게 숙면을 방해하는지 아주 면밀하게 연구했다. 실험 대상은 코를 고는 5~14세 아동 8명이었다. 8명 모두 몇 년째 밤마다 큰 소리로 코를 골았다. 생후 6개월부터 코골이를 시작한 아이도 있었고, 대부분 간헐적으로 코를 골았지만 점점 만성적으로 변하고 있었다. 이들의 증상은 다음과 같았다.

- **낮에 졸음을 느낀다** 논문을 보면 이렇게 설명한다. "특히 학교에 다니는 아이는 잠을 쫓으려고 애를 쓰지만 성공하지 못한다. 아이는 졸지 않으려고 이리저리 돌아다니고 과잉행동을 보였다."
- **자다가 오줌을 싼다** 모든 아이가 용변 훈련을 마쳤지만 7명은 다시 이불에 오줌을 싸기 시작했다.
- **학업성적이 떨어진다** 교사는 이들에게 주의력이 부족하고 과잉행동을 한다는 평가를 내렸다. 고학년의 경우 전반적으로 성적

이 떨어졌다.

- **아침에 머리가 아프다** 두통은 아침에 일어난 직후에만 찾아왔다. 오전 무렵이 되면 통증이 가라앉거나 완전히 사라졌다.
- **기분과 성격이 바뀐다** 아이 중 절반은 '정서적인' 문제로 전문 상담을 받거나 가족 심리치료를 했다. "유독 3명이 취침시간에 감정 기복이 심했다. 잠자리에 들기를 한사코 거부하고 잠이 와도 자지 않으려고 노력했다. 자는 동안 혼자 있기 싫다고 하고, 부모의 허락을 받으면 거실 바닥에서 잠을 잤다."
- **체중이 변한다** 5명은 체중미달이었고, 2명은 과체중이었다.

코를 곤다고 나열된 모든 문제를 보이지는 않았다. 이것은 근본적인 문제가 얼마나 심각하고 오래 지속되었느냐에 따라 차이가 있다고 설명할 수 있다. 하지만 전체적으로 정서장애와 학습부진은 나이가 들수록, 코골이가 오래 가거나 심해질수록 악화되었다. 이런 아이에게는 잠이 곧 불행인 셈이다. 비대해진 편도선과 아데노이드를 수술로 제거하자 위의 증상들은 급격히 줄어들거나 사라졌다. 일례로 생후 13개월 아이는 수술 전 발달수준이 생후 11개월 아기와 같다는 진단을 받았다. 하지만 수술 후 5개월이 지나자 실제 월령인 18개월을 넘어 20개월과 같은 수준으로 발달 수준이 껑충 뛰었다. 그러니 수면장애를 바로잡으면 위의 문제들을 해결할 수 있다는 뜻이다. 다만 한 가지 주의사항이 있다. 문제가 장기간 계속되었다면 치료로 코골이와 알레르기를 해결한 후에도, 집이나 학교에서 못되게 행동하거나 공부에 집중하지 못하고 만성적인 스트레스에 시달릴 테니 전문가의 도움을 받아 상담이나 가족 심리치료를 해야 한다. 치료를 받으면 잠을 충분히 잘 수 있으므로 추가적인 조치에 더 잘 반응할 것이다.

이런 것들은 새로운 사실이라고 할 수 없다. 1914년의 의학 교재에서도 코골이가 수면장애와 행동문제를 유발한다는 사실을 인정하고 있다. 100년 전 윌리엄 벌린저William Ballenger 박사는 이렇게 썼다.

> 밤에 잠을 설치는 것이 대표적인 증상이다. 환자는 무의식적으로 몸을 굴리고 뒤척이며 이불을 걷어찬다. 낮에도 차분히 있지를 못한다. 까다롭게 굴고 투정을 부리며 한 가지 놀이를 꾸준히 하지 못한다. 대체로 지능이 낮고 집중력도 떨어진다. 의욕이 없고 놀이나 공부 같은 일도 오래 하지 못하며 금세 피곤해한다. 정신이 다른 데 팔려 있는 것처럼 보이기도 한다.

1925년에 실시된 연구는 아데노이드와 편도선 비대증을 수면장애의 원인으로 판명했다. 1951년 권위 있는 소아과 전문 저널에서도 '아데노이드가 지나치게 비대해졌을 때 나타나는 호흡장애'가 '소아 불면증'의 원인이라고 주장했다.

그런데 아이의 코골이가 왜 관심을 받지 못한 것일까? 일단 코골이는 의사와 부모가 오랫동안 심각한 문제로 인식하지 못한 질환이기 때문이다(2장 참조). 하지만 현대에 와서 코를 고는 아이가 유독 많아졌기 때문은 아닐까? 가능성이 없지는 않다. 요즘이야 편도선과 아데노이드 제거 수술이 크게 줄었지만, 얼마 전까지만 해도 만성 후두염을 치료하는 방법이었다. 마침 아이의 코골이도 '치료'하는 효과가 있었다. 공기오염이 심해지고 가공식품이 알레르기를 유발하는 것도 이유라 할 수 있다. 두 가지 모두 아이의 아데노이드와 편도선이 비대해지게 만드는 원인이다.

이렇게 호흡장애가 있는 아이는 평범한 아이에 비해 잠을 조금밖에 자지 못한다. 건강한 4세 아이의 평균 수면시간은 10시간 15분인 반면, 호흡장애 아동의 수면시간은 평균 8시간 30분이었다.

다른 연구에서는 코를 고는 아이의 수면시간이 그렇지 않은 아이에 비해 약 1시간 30분이 짧았다. 또한 몽유병 증상을 더 오래 보였고 잠자리에 늦게 들었다. 누워서 잠이 드는 데도 더 많은 시간이 필요했다. 이런 아이는 코를 골고 숨을 잘 쉬지 못했다. 또 입을 벌리고 잤다. 코를 고는 아이는 지나치게 산만하고 과잉행동을 보였다. 집중력이 짧았으며 한자리에 가만히 앉아 있지 못하고 학습 능력이 낮았다.

유아기에도 코골이는 문제가 된다. 나는 생후 4~8개월 유아 141명을 대상으로 연구를 했는데 12%가 코를 골고 10%가 입을 벌리고 잤다. 코를 고는 아이는 그렇지 않은 아이보다 1시간 30분 적게 자고 두 배로 자주 깼다.

그리고 앞에서 봤듯이 고작 19분만 덜 자도 그것이 쌓이면 발달에 지장을 줄 수 있다(4장 참조).

> **저자 한마디** •
> 코골이는 수면 중 호흡장애 증상이지만 유아돌연사증후군(SIDS)과는 관련이 없습니다.

코를 고는 어린아이가 자다가 깨서 걸어 다니고, 조금 더 커서는 잠을 설치는 행동을 보이는 이유는 아마도 보호각성인 듯하다. 이들은 숨을 제대로 쉬기 위해 잠에서 깨거나 설치고 있다. 두뇌는 깊은 잠을 자는 단계에서 호흡 조절을 활발하게 하지 못한다. 따라서 질식을 막기 위해 아이는 밤에 자주 일어나 비명을 지른다. 그래서 오랫동안 푹 자는 강화수면 상태를 유지하지 못한다. 이렇듯 근거가 확실한 질환 때문에 아이는 밤에 울며 잠을 깨고, 다시 잠을 못 이루기도 한다. 행동문제도 아니고 악몽을 꿔서도 아니다. 부모의 육아 방식이 틀렸기 때문도 아니다.

> **저자 한마디** •
> 모든 아이가 조금씩은 코를 곱니다. 감기나 꽃가루 알레르기도 코골이를 심하게 만들 수 있어요. 하지만 보통은 전혀 해롭지 않습니다. 그러나 점점 증

'수면 관련 호흡장애(SRBD)'는 자면서 코를 골거나 힘겹게 숨을 쉬는 아이, 콧바람 소리를 내면서 잠에서 깨는 아이를 설명하기 위해 만든 용어다. 1997년 SRBD가 주의력결핍 과잉행동장애(ADHD)의 직접적인 원인이라는 연구결과가 나왔다. 습관적인 코골이나 SRBD를 교정하자 ADHD 아동 약 25%의 증상이 사라졌다. 1998년에 실시된 두 연구는 SRBD가 있으면 1학년 때 학습 능력이 매우 낮고(편도선과 아데노이드를 제거하자 개선됨), 밤에 잠을 자지 않으려고 반항하는 등 수면장애 행동을 보인다는 사실을 발견했다. SRBD는 2002년 '수면호흡장애(SDB)'로 명칭이 바뀌었지만 내용은 변하지 않았다. SDB를 앓고 있는 아동은 집중력장애와 과잉행동장애, 행동·정서문제를 더 많이 보였다. 하지만 ADHD와 SDB의 연관성은 여전히 논쟁의 대상이다. 그러던 중 2014년 카림 세드키Karim Sedky 박사가 재검토를 통해 'ADHD 증상은 SDB와 관련이 있고 아데노이드 적출술로 개선할 수 있다'는 결론을 내렸다. 자녀가 코골이로 잠을 못 자는 것 같다면 의사와 상의하기 바란다. 주치의는 검사를 해보고 문제가 얼마나 심각한지 진단해줄 것이다. 거의 모든 아동병원에는 이런 문제를 진단하고 치료하는 수면센터가 있다.

〈문제 9〉 과잉행동을 한다

주의력결핍 과잉행동장애(ADHD)는 보통 '과잉행동'이라고 부른다. 아이의 과잉행동은 코골이나 심각한 알레르기와 직접적인 관련이 없다는 의견이 지배적이다. 하지만 ADHD를 앓는 아이는 코골이 등의 수면장애를 겪는 아이처럼 학습 능력이 떨어지는 증상을 보인다. 앞에서 본 것처럼 만약 ADHD 증상이 나타난다면 아이가 수면 중에 호흡을 제대로 하는지 확인할 필요가 있다.

과잉행동장애가 있는 아이는 잠을 설치고 자면서 많이 움직인다. 혹시 이렇게 어린 시절 시작된 잘못된 수면습관이 쭉 이어지는 바람에 학생 때 과잉행동을 하게 되는 것일까?

나는 생후 4~8개월 남자아이를 대상으로 연구를 했다. 학령기에 과잉행동을 보이는 아이가 대부분 남자아이이기 때문이다. 일부는 자면서 많이 움직였다. 밤새 가만히 있지를 못하고 뒤척였고 손이나 발, 눈꺼풀의 움직임도 작지만 계속되었다. 이들은 성격도 까다로웠다. 일관성이 없고 남과 잘 어울리지 못했다. 행동이 격하고 적응력이 낮으며 변덕도 심했다. 하나같이 과잉행동장애 아이가 흔히 갖고 있는 기질들이다. 그 결과 성격이 까다롭고 잠을 설치는 아이는 주의력 지속시간이 짧았다. 낮이고 밤이고 모터가 너무 빠르게 돌아가고 있어서 밤에 조용히 잠을 자거나 낮에 오랜 시간 집중하지 못하는 것일까?

나는 3세 아동에게 다른 실험을 해보았다. 그랬더니 낮에 활동이 많은 아이는 잠을 잘 때도 몸을 계속 움직인다는 것이 증명되었다. 자면서 활발하게 움직이는 아이는 ADHD 증상을 보일 가능성도 더 높았다(가만히 있지 못하고 계속 움직인다, 쉽게 흥분한다, 충동적이다, 다른 아이를 방해한다, 시작한 일을 끝내지 못한다, 집중력과 주의력이 떨어진다, 쉴 새 없이 꼼지락거린다, 금세 산만해진다, 원하는 바를 즉시 얻어야 한다, 쉽게 짜증을 낸다, 걸핏하면 운다, 감정기복이 심하다, 짜증을 낸다, 감정을 폭발시키고 예측 불가능한 행동을 한다).

그렇다면 수면장애가 있는 아이는 무엇을 잘 배우지도 못한다. 이들은 자면서 호흡을 제대로 못하고 잠이 부족하다. 그러니 항상 피곤해서 과잉행동장애가 나타나는 것이다. 물론 학습장애나 과잉행동에는 다른 원인도 있을 것이다. 하지만 예방과 치료가 가능한 것은 수면장애가 유일하다.

〈문제 10〉 야뇨증, 자다가 오줌을 싼다

4세 아동의 20%와 5세 아동의 10% 정도가 잠자리에서 오줌을 싼다. 하지만 5~6세 이후에도 지속된다면 치료를 하는 것이 좋다. 10세가 되면 약 5%로 줄어든다. 야뇨증의 정확한 원인은 아직 밝혀지지 않았다. 정서문제는 아니다. 여자아이보다는 남자아이에게 자주 나타나고 집안 내력인 경향이 있다. 소아과나 소아 비뇨기과 전문의라면 배뇨훈련 등의 치료법을 제안하겠지만 어느 방법이 가장 좋은지 증명하기는 힘들다. 대부분 자라면서 증상이 사라지기 때문이다. 자기 전에 수분 섭취를 제한하는 방법은 효과가 없다.

소변 알람은 효과적인 치료법이다. 아이가 오줌을 싸기 시작하면 알람이 울리는 것이다. 이 알람으로 잠에서 깬 두뇌는 방광을 더 통제해 야뇨증을 예방한다. 때로는 아이가 알람으로 일어나지 못하면 깨워줘야 하므로 부모도 알람 소리를 들을 수 있어야 한다. 자다가 오줌을 싸는 아이는 잠을 아주 깊게 자는 편이라 알람을 듣지 못할 때가 있다. 야뇨증이 있는 아이나 그렇지 않은 아이나 깨울 때 차이가 없다는 과거의 연구결과도 있지만, 일부 아이에게는 깊은 잠이 확실한 문제다.

내가 경험한 바에 따르면 너무 늦게 자는 아이나 심한 알레르기 때문에 코로 숨을 잘 못 쉬는 아이가 낮에 무척 피곤해하고 밤에는 자다가 오줌을 쌌다. 잠을 잘 자게 도와주었더니 낮의 피로가 줄어들고 야뇨증도 나아졌다. 가장 빠르게 야뇨증을 '치료'하는 방법은 비대한 아데노이드나 편도선을 절제하는 수술일 때도 있다. 잘 때 숨 쉬기가 편해지니 숙면을 취할 수 있고 더는 오줌을 싸지도 않는다.

〈문제 11〉 그 밖의 특수 상황

아이가 자라면서 문제가 줄어들지만 살다 보면 한 번쯤 경험하게 되는 일로도 자녀의 건강한 수면습관이 흐트러지기 마련이다. 자주 다치는 것 같은 특수 상황도 잠을 건강하게 자지 않아서 생긴 결과일 수 있다. 몇 가지 예를 살펴보자.

• 서머타임

시계를 1시간 앞당기거나 다시 1시간 늦출 때는 새로운 시간에 맞춰 아이를 재워야 한다. 원래 취침시간이 오후 6시 30분이었다고 하자. 시계를 1시간 앞당겼으니 이제 6시 30분은 7시 30분이 된다. 그렇더라도 바뀐 시간에 따라 저녁 6시 30분이 되면 잠을 재운다. 떠들썩한 시간이나 조용한 시간, 식사시간, 목욕시간, 야외놀이시간 등 가정 내 활동도 변화된 시간에 맞춰지기 때문에 아이의 수면 스케줄도 조정할 수 있다.

• 동생이 태어난다

동생이 태어날 예정이라면 임신 중에 최대한 규칙적인 스케줄을 유지해야 한다. 그리고 새로 태어난 아이가 생후 4개월 정도가 될 때까지는 첫째를 아기 침대에서 일반침대로 옮기지 않는다. 임신 말기가 되면 산모는 체력이 더 떨어지고, 첫째는 엄마가 피곤하고 인내심도 별로 없다는 사실을 눈치챈다. 전과 같은 관심이나 빠른 대답을 받지 못하겠지만 점차 익숙해질 것이다. 그러니 괜히 슈퍼우먼처럼 첫째 아이에게 전과 똑같은 관심을 주려는 불가능한 행동을 하려다 몸만 축내지 말자. 부모의 관심이 줄어드는 현실에 적응하는 법을 배우지 못할 뿐이다. 둘째가 생후 4개월쯤 지나면 생물학적 리듬이 발달해 집안의 새로운 리듬도 안정적으로 변한다. 첫째는 이제 엄마가 동생에게 우유를 먹이고 동생을 재우는 시간이 늘 비슷하다는 것을 깨닫는다. 이렇게 생활리듬이 일정해지면 첫째는 더 안정감을 느낀다. 아기 침대에서 일반침대로 옮기기도 쉬워진다. 하지만 둘째를 옮기기 전 한동안은 아기 침대를 비워놓는 편이 좋다. 부모는 첫째가 아기 침대를 쓸 나이가 지났다고 생각하겠지만 첫째는 생각이 다를 수도 있기 때문이다. 첫째가 큰 침대를 무서워하는 경우, 또는 이제 침대에 벽이 없으니 쉽게 내려와 집 안을 돌아다니는 경우에는 다시 아기 침대로 돌려보내야 할 가능성이 있다. 첫째가 새로 태어난 동생에게 호기심을 보이고 부모에게 조용히 다시 재울 여력이 없을 때는 텐트형 아기 침대가 필요하다(4장 참조). 첫째를 다시 아기 침대로 돌려보낸다 해서 '발달퇴행'을 일으킨다거나 실패감을 심어주지 않을까 걱정할 필요는 없다. 이런 상황에서 둘째는 이동이 가능한 아기 침대에 눕히면 된다. 터울이 많이 나지 않는다면 아기 침대를 2개 사용할 수 있고, 대형 요람 같은 것을 임시로 쓸 수도 있다.

• 쌍둥이 형제가 있다

솔직하게 말하자. 아기는 축복이지만 한편으로는 귀찮은 존재다. 아기가 한꺼번에 둘이나 셋이 생기면 축복은 두세 배로 늘어난다. 하지만 귀찮은 일은 열 배, 스무 배 많아질 수 있다. 이렇게 번거로워지는 가장 큰 이유는 몸이 여러 개가 아니기 때문이다. 한 아이가 일어나서 놀아달라고 조르지만 다른 아이는 재워야 할 때가 있다. 하나에게 우유를 먹여야 하는데 다른 아이는 기저귀를 갈아야 한다면 문제가 생긴다. 모든 사람이 가족이나 도우미의 도움을 받는 것은 아니다. 운이 좋아 도움을 받아도 엄마와 아빠 모두 수면부족으로 피곤해 지칠 때가 있다(5장 참조). 내가 쓴 《쌍둥이의 잠》을 보면 특히 나이가 조금 있는 엄마가 쌍둥이를 키울 때 스트레스를 많이 받는다.

수면패턴에 유전적 요인이 크게 작용한다는 증거는 한두 가지가 아니다. 일란성 쌍둥이는 이란성보다 수면패턴이 더 비슷하다. 그래서 이란성 쌍둥이의 수면 스케줄을 맞추는 게 더 어렵다. 출산 전 엄마의 활동/휴식 주기가 일정하고 식사/취침시간이 규칙적이면 대체로 아기들의 수면패턴도 규칙적이다.

쌍둥이나 세쌍둥이, 혹은 그 이상을 키울 때 가장 중요한 원칙은 수면 훈련을 '일찍' 시작해야 한다는 것이다. 그 말은 태어났을 즈음부터, 조산아라면 출산예정일 즈음부터 시작하라는 뜻이다(쌍둥이는 예정일보다 일찍 태어나는 경우가 많다). 우선 아이를 '너무 피곤하게 만들어서는 안 된다'. 1~2시간 깨어 있었다면 A 방법을 사용해(7장 참조) 낮잠을 재운다. 피로가 쌓일수록 잠들기가 더 어려워진다. 잠을 푹 자는 아이가 주변 환경이나 상황에 적응을 잘하므로 나중에 쌍둥이의 수면 스케줄을 맞추는 데 성공할 확률이 높다. 태어나서 체내시계가 발달하려면 몇 주가 지나야 한다. 그때까지는 쌍둥이의 시계를 같은 '시간'으로 맞출 수 없다.

출산예정일로부터 6주경에는 아이가 더 칭얼거리고 잠을 자지 못할 것이다. 이 행동은 생후 6주에 이르면 밤 7~10시에 집중된다. 이렇게 흥분하고 투정을 부릴 때는 아이를 진정시키고 달래기 위해 모든 방법을 동원한다. 신생아기는 버릇을 망치고 말고 할 때가 아니다. 그러니 안아주든, 젖을 주든 모든 방법으로 아기를 편안하게 해주자.

출산예정일로부터 6주가 지났을 무렵, 한 아기가 일어나면 밤잠이 끝났고 하루가 시작되었다고 선언한다. 보통 오전 6~8시인 이때 다른 아기도 깨워야 한다. 지금 이 방법은 생후 몇 주짜리 아이들의 수면 스케줄을 맞추려는 것이다. 하지만 조금 더 큰 쌍둥이들에게도 이런 식으로 기상시간을 조정할 수 있다. 아이를 키워본 경험이 있다면 기상시간 조절을 일찍 시작하는 게 가능하다. 아기들의 신호를 잘 파악하고 일란성 쌍둥이를 키우는 부모는 그보다 더 일찍 시작해도 된다.

다음 단계는 깨어 있는 시간을 아주 짧게 유지하는 것이다. 아침에 일어난 지 1시간이 지났다면 쌍둥이를 같은 방이나 침대에 눕히고 첫 번째 낮잠을 재운다. 그 '1시간' 안에 옷을 갈아입히고 우유를 먹이고 다시 재우도록 최선을 다해야 한다. 이처럼 아침에 잠깐 깨어 있을 때는 같이 놀아줄 시간이 없을 것이다. 만약 날씨가 좋다면 커튼을 전부 걷고 자연광을 맞게 해주자. 밝은 아침 햇살은 수면/각성시계를 설정하는 효과가 있기 때문이다. 여기까지 내용을 요약하자면 수면훈련을 일찍 시작하고 아이를 지치게 만들지 말아야 한다. 또 A 방법을 이용하고 아주 짧은 시간만(단 1시간) 깨어 있게 한다.

다음 단계는 무척 까다로워서 첫 아이를 낳은 부모가 특히 힘들어한다. 아기가 스스로 진정해 잠이 드는 방법을 터득하게 돕는 것이다. **몇 분 쯤 달랜 후 깊은 잠에 빠지지 않았더라도 침대에 눕힌다.** 이미 잠이 깊게 든 아이도 있을 것이고, 전혀 잘 기미가 없는 아이도 있을 것이다. 그 사이의 상태인 아이도 있다. 하지만 우리의 최종 목표는 졸음을 느끼지만 깨어 있는 상태로 잠자리에 눕히는 것이다. 돌아서는 길에 하나나 둘이 울기 시작해도 내버려둔다. 하지만 시간은 확인해야 방에 쌍둥이만 두고 나와 5~10분이 지난 시점을 알 수 있다. 방을 나오면 보통 두 가지 시나리오가 펼쳐진다. 하나, 몇 분간 악을 쓰며 울다가 또 몇 분간 소리를 낮춰 울고 드디어 잠이 든다. 둘, 몇 분간 악을 쓰며 울기만 할 뿐 잠들지 않는다. 물론 두 아이가 각각의 시나리오대로 행동할 가능성도 있다. 이것은 아이에게 오전 낮잠을 잘 기회를 주는 시간이다.

하나나 둘이 잠들었다 해도 금방 깰 것이라 예상해야 한다. 낮잠은 출산예정일로부터 12~16주나 되어야 길어진다. 이후에는 깨어 있는 시간이 2시간에 가까워지면 무조건 둘 다 침대에 눕힌다. 아기들은 2시간 이상 깨어 있으면 불편해서 견디지 못하기 때문이다. 눕혔는데 잠을 자지 않는다면 도움을 주자. 방법은 두 가지다. 아기가 몇 분간 심하게 울다가 잠이 들 경우에는 아이 스스로 잠이 드는 과정을 되풀이하면 된다. 하지만 울음이 그치지 않고 온 가족에게 스트레스를 준다면 잠깐 데리고 산책을 나가 아이와 놀아주며 달래고 내일 다시 시도해본다. 지금은 아이 스스로 잠드는 법을 배울 기회를 주고 있다는 사실을 잊지 말자. '일관성 있게' 아이를 재우는 방법과 아이가 피곤해지지 않는 '타이밍'을 연습하는 것이다.

아이가 한 명뿐이라면 깊은 잠이 들 때까지 안고 우유를 먹인 후에 침대에 내려놓거나 같은 침대나 소파에 누울 수 있다(7장의 B 방법 참조). 하지만 쌍둥이라면 B 방법을 매번 사용하기는 불가능하다. 그러니 쌍둥이 부모는 A 방법을 고수하기 바란다. 잠을 자는 것은 학습된 행동이다. 달래서 재우는 방법이 일관성 있을 때 아이의 습득도 빨라진다.

밤에는 일찍 자야 낮잠을 규칙적으로 오래 자는 데 도움이 된다. 밤잠을 잘 때도 재우는 방법이 일관성 있어야 한다.

쌍둥이가 조금 커서 생후 4~15개월이 되었다면 기상시간을 조정하고 일어난 후에 밝은 햇살을 쏘여준다. 그리고 아기를 늘 같은 방법으로 재우는 연습을 한다. 다음 목표는 오전 9시와 낮 1시쯤 낮잠을 자도록 침대에 눕히고, 나머지 시간에는 잠들게 하지 않는 것이다. 한낮부터 오후 2시까지 하루에 한 번만 낮잠을 자려면 생후 15~21개월은 되어야 한다.

쌍둥이를 동시에 재우고 깨운다는 계획이 처음에는 뜻대로 되지 않을 것이다. 유전적 요인에 따라 얼마나 오래 자고 규칙적으로 자는지, 침대에 누웠을 때 어떻게 스스로 잠이 드는지 천차만별이기 때문이다. 그래서 수면 스케줄을 맞추는 일은 이란성보다 일란성 쌍둥이가 성공확률이 높다. 하지만 일란성 쌍둥이라 해도 성격이 다를 수 있다. 쌍둥이 1명은 잠을 잘 자고(스스로 잠들고 규칙적으로 오래 잔다), 1명은 정반대일 가능성도 염두에 두어야 한다.

앞서 설명했듯이 쌍둥이는 같은 방, 더 나아가 같은 침대에 눕히자. 대다수 아기가 형제와의 접촉을 즐긴다. 쓰다듬고 안아주거나 다른 아이의 입에 손가락을 넣는 방법으로 잠에 빠지게 도와줄 수도 있다. 만약 쌍둥이 중 1명이 잠을 방해하는 것 같다면 '잘 자는 아이'와 '못 자는 아이'를 분리해야 한다. 집마다 방의 개수가 다르니 이게 말처럼 쉽지 않을지도 모른다. 그럴 때는 창의력을 발휘하라. 한 아이만 부부 침대에서 낮잠을 자게 할 수 있고 큰 드레스룸이나 다락방, 지하실 같은 공간에 낮잠용 공간을 만들 수도 있다. '못 자는 아이'의 낮잠패턴이 규칙적으로 바뀔 때까지 임시로 떨어뜨려놓는 조치가 필요하다. 대개 출산예정일에서 12~16주가 지나면 패턴이 자리를 잡는다. 또한 '잘 자는 아이'와 '못 자는 아이'가 서로 반대로 바뀌는 경우도 있다. 사실 태어나서 몇 달 동안은 낮잠패턴이 자주 바뀐다. 생후 3~4개월이 되면 모든 아이가 대체로 낮잠을 잘 자니 끈기 있게 기다리자.

나는 쌍둥이를 키우는 부모 모임에 참가해 쌍둥이의 수면 스케줄을 맞추는 문제에 대해 같이 이야기해보았다. 어떤 부모는 낮잠을 덜 자는 쪽이 일어나면 곧바로 잘 자던 아이도 깨운 후, 밖에서 신나게 놀고 돌아와 다음 잠을 잘 시간에 같이 재운다고 했다. 이 방법을 쓸 때는 잘 자는 아이가 수면부족으로 피곤해질 위험이 있다. 한편 잘 자는 아이가 낮잠을 다 자게 두고 나중에 둘을 같이 재우는 부모도 있었다. 이 경우는 잠을 못 자는 아이가 너무 오래 깨어 있느라 피곤해질 수 있다. 한 쌍둥이의 엄마는 모두의 생각을 이렇게 요약했다. "그냥 타협을 하는 수밖에 없어요." 때로는 잘 자는 아이를 조금만 더 늦게 깨우는 방법만으로도 쌍둥이의 수면습관이 규칙적으로 변한다.

우리는 아이를 피곤하게 하고 싶지 않지만 '동시에' 쌍둥이의 수면패턴을 일치시키고 싶은 딜레마에 빠진다. 이때 3장에서 설명한 수면일기를 쓰면 효과적인 타협이 가능하다.

쌍둥이를 키우는 가정마다 강점, 물적·인적 자원, 스트레스의 정도가 다르다. 그러므로 수면장애가 생기기 전에 주치의와 상담을 하면서 다른 쌍둥이 가정과 우리 집의 상황이 어떻게 다른지 생각해보는 시간이 필요하다.

쌍둥이의 건강한 잠에 대해 더 자세히 알아보고 도움을 받고 싶다면 내 저서 《쌍둥이의 잠》을 참고하기 바란다.

• 이사를 한다

자녀를 데리고 하는 이사는 더 고생스럽다. 짐을 싸도 아이가 풀어놓고, 청소를 해도 다시 어질러놓는다. 이사를 하게 되었을 때는 준비하는 동안에도, 한 후에도 최대한 규칙적인 패턴을 유지해야 한다. 인테리어 가게나 정원 가게에 아이를 데려가고 싶더라도 낮잠을 잘 시간이면 자제하라. 자녀가 아직 돌을 넘기지 않았을 정도로 어리면 이사 전에 가장 효과가 좋았던 수면습관을 얼른 되살려야 한다. 단호해질 필요가 있다. 이사 과정에서 패턴이 불규칙적으로 바뀌었지만 하루이틀쯤 새로운 환경에 적응할 시간을 주었다면 아이가 울며 떼를 써도 무시해야 한다. 아기는 벽 색깔이나 자기 방 벽지에 관심이 전혀 없다. 낮이고 밤이고 규칙적이었던 습관이 안정감을 줄 뿐이다. 만약 자녀가 2~3세 이상이라면 여유를 가져도 좋다. 새로운 환경에 대한 걱정과 흥분, 불안감 때문에 낮잠을 거부하는 등의 문제가 생기고 밤에 잠을 설치며 자다가 걸어 다닐 수도 있는데 그럴 때는 부드러우면서도 단호하고 확고한 태도가 필요하다. 안심이 되는 말을 해주고 취침시간을 약간 늦추거나 조명을 밝게 해주고 방문을 열어두면 진정 효과가 있다. 이처럼 아이의 편의를 위해 융통성을 발휘할 때도 일관성이 필요하다. 그렇지 않으면 쭉 이런 생활이 가능하다는 오해를 할 염려가 있다. 잠들기 전 시간을 조금 더 줄 때 아이가 크다면 주방용 타이머를 사용한다. 타이머가 있으면 아이는 앞으로 엄마나 아빠가 같이 있어주는 시간을 예상할 수 있다. 타이머는 소리가 크게 나지 않도록 베개나 쿠션 아래에 둔다.

아이가 이사 후 불안해하고 두려움을 느끼는 것은 지극히 자연스러운 일이기 때문에 걱정하지 않아도 된다. 며칠이 지나면 타이머 시간을 점차 줄여가며 과거의 건강한 수면습관으로 돌아오도록 조심스럽게 유도를 시작한다. 웬만하면 며칠을 넘기지 않는다.

• 시차가 있는 곳으로 휴가를 간다

자녀를 데리고 여행을 간다면 불완전한 휴가라고 생각해야 한다. 태양이 작열하는 바닷가의 야자수에 둘러싸여 아기만 돌보다 오지 않겠는가. 나는 휴가를 가서도 몇 시간이고 한 아이와 모래성을 쌓는 동시에 수영을 못하는 아이가 바다에 뛰어들지 않게 감시해야 했다. 계속 이러면 휴가의 의미가 없다. 자녀와 함께 흐름에 몸을 맡기자. 융통성을 발휘해 스케줄은 잊고 최대한 즐겁게 보내야 한다. 아이가 너무 피곤할지 모른다는 걱정도 버려야 한다. 휴가는 규칙을 잊고 제멋대로 보내야 즐거운 법이다.

시간대를 2개 이상 넘을 때는 시차 부작용이 나타날 수 있다. 동쪽으로 여행을 갔을 때 더 심하다. 어두운 밤에 자도록 몸이 길들여졌지만 시간대를 넘으며 활동/휴식주기와 식사시간도 어그러진다. 아이는 성인에 비해 빛에 더 민감하다. 특히 아침 햇살에 민감하니 이 점을 이용해 시차에 적응시킨다. 햇빛은 체내 타이밍 시스템을 조절해준다. 도착한 다음 날(장거리 여행이었다면 그다음 날) 평소 기상시간에 자녀를 깨운다. 여행지에서는 물론 집에 돌아와서도 같은 방법을 사용한다.

시나리오 #1: 휴가철 교통체증과 공항 보안검색 때문에 시간적 여유를 두고 집에서 일찍 출발한다. 목적지에 도착하니 밤이 깊었다. 수화물을 찾고 차를 빌려 호텔에 도착하자 다들 기진맥진이다. 참으로 긴 하루였다. 시간대를 몇 개나 지났는지! 그래서 온 가족이 다음 날 아침까지 잔다. 자녀가 아직 낮잠을 자는 나이라면 아침에 늦게 일어나 낮잠시간도 뒤로 밀린다. 따라서 밤에 적당히 일찍 잘 수 있도록 낮잠을 1~2시간 잤으면 깨우는 편이 좋다. '다음날 아침'에는 평소 수면 스케줄대로 깨우거나, 전날처럼 낮잠을 줄이는 방법으로 조금씩 취침시간을 앞당긴다. 낮잠 잘 나이를 넘었으면 평소 기상시간까지 조금씩 일찍 깨우고 가능하면 밝은 햇살을 쬐게 해준다.

시나리오 #2: 반나절 거리라 오후나 초저녁에 목적지에 도착한다. '다음날' 평소 기상시간에 아이를 깨우고 밝은 햇살을 받게 해주며 곧바로 평소의 수면 스케줄을 지킨다.

여행을 마치고 집에 돌아오면 다시 훈련을 시작한다. 기본으로 돌아가 습관을 전부 규칙적으로 바꿔야 한다. 수면습관을 재설정해야 할 수도 있다(4장 참조). 앞에서 설명한 방법을 되풀이한다. 단호하고 일관성 있는 태도를 고수했다면 아이는 며칠 내에 휴가가 끝났음을 이해할 것이다. 휴가를 가기 전까지 잠을 잘 자던 아이라면 혼이 빠지게 울며 반항하는 고생은 하루 정도로 끝난다. 내가 많은 부모에게 말하는 것처럼 습관을 되돌리기 위한 괴로운 하룻밤은 즐거운 가족 휴가를 다녀온 대가라할 수 있다. 휴가를 다녀와서 며칠간 조금씩 건강한 수면습관으로 되돌리려 하면 실패하기 쉽다. 휴가 동안 엄마 아빠와 같이 있는 즐거움을 느낀 아이가 계속 함께 놀고 싶어서 잠과 싸우기 때문이다.

• 자주 아프다

자면서 돌아다니는 아이는 일상적으로 잔병치레를 한다. 먼저 정확한 사정을 알아보자. 건강한 아이가 밤에 집에 있는 모습을 영상으로 녹화해 보니 자다가 자주 깼지만 부모의 도움 없이 다시 잠들었다. 열이 나면 수면패턴이 바뀌고 깊은 잠을 못 자서 자다가 자꾸 깬다. 그러니 중이염같이 열을 동반한 질환에 걸리면 밤에 더 많이 깨는 것이 당연하다. 아이가 더 자주 깨고 다시 잠들지 못한다면 부모가 개입해 진정시키고 달래서 재워야 한다. 이제 자녀는 엄마 아빠가 밤에 다정하게 안아주고 뽀뽀를 해주는 행동과 잠을 하나로 연결해보기 시작한다. 이렇게 학습으로 바뀐 행동이나 기대는 염증이 가라앉은 후까지도 계속된다. 당연히 부모는 밤에 아픈 아이에게 가서 보살펴줘야 한다. 문제는 병이 낫고 열도 내려 건강을 되찾은 아이가 부모 없이 혼자서는 다시 잠들지 못하고 도움을 청하는 신호를 보낸다는 것이다. 자다가 깼을 때 자기 힘으로 잠이 드는 법을 다시 알려주려면 어떻게 해야 할까? 부모는 건강한 습관을 가르쳐주는 선생님이다. 아이가 협조하지 않고 노력의 성과가 없어도 포기하면 안 된다. 선택할 수 있는 방법은 세 가지다.

선택 #1: 자녀가 평소 건강한데 재워달라는 신호를 보낸다. 하지만 자주 아파서(어린이집이나 학교를 다니는 첫째 때문에) 신호를 보낼 때마다 받아주며 이 습관이 저절로 사라지기를 기다린다. 이 방법은 아이가 밤에 엄마 아빠와 있고 싶어서 더 자주 깨는 문제를 낳는다. 한밤중 어둡고 조용한 밤에 따분하게 혼자 있고 싶은 사람이 어디 있겠는가? 짧게는 몇 달, 길게는 몇 년이 지나 아이가 밤새 깨지 않고 잠을 자게 되면 부모는 밤마다 우는 아이를 달래줬다는 사실에 스스로 만족해한다. 하지만 혹독한 대가가 뒤따른다. 이런 과정을 겪은 부모는 수면부족이나 만성피로에 시달리고, 헌신적인 노력을 몰라주는 아이에게 원망이 생기기도 한다. 그뿐만 아니라 중간에 자주 깨서 잠이 부족한 아이는 늘 피로와 졸음을 이기려고 싸우기 때문에 남보다 예민하게 짜증을 내고 지나치게 흥분한다.

선택 #2: 정말로 아파 보일 때만 밤에 돌봐주고 평소 건강할 때는 알아서 자게 둔다. 이 방법이 실패하는 주된 이유는 중병인지 대수롭지 않은 증상인지 잘 모르기 때문이다. 저녁 7시에 단순한 감기라고 생각해 우는 소리를 무시하기로 하지만, 새벽 2시가 되면 중이염은 아닐지 걱정하기 시작한다. 정말 달래주지 않아도 괜찮을 것일까? 이럴 때 보통 간헐적 강화가 발생한다. 가끔은 달래주러 가고 가끔은 가지 않는 것이다. 자다 깬 아이가 더 오래, 더 크게 울어야 한다고 가르쳐주는 꼴이다. 작은 소리로 잠깐 울어서는 효과가 없고 시끄러운 소리로 끈질기게 울어야 엄마 아빠가 찾아온다는 사실을 학습하기 때문이다.

선택 #3: 소아과 의사와 머리를 맞대고 적절한 방법을 찾아낸다. 자주 병원을 방문하고 전화를 하면 단순한 감기와 더 괴롭고 잠을 방해하는 질환을 확실히 구분할 수 있다. 일반적으로 낮 동안 아이가 놀고 친구와 어울리는 모습, 활동량과 식성을 보면 짐작이 가능하다. 감기에 걸리는 것만으로는 깨어 있을 때 행동이 그리 달라지지 않기 때문이다. 그렇다면 계획대로 신중하게 밤에 혼자 있는 시간을 점차 늘려간다. 가벼운 기침이나 콧물 증상이 있어도 도움 없이 알아서 잠드는 법을 배울 수 있다. 물론 열이 높거나 심하게 고통스러운 질환에 걸렸을 때는 낮이고 밤이고 무조건 아이를 우선으로 생각하며 모든 수단과 방법을 동원해 달래주어야 한다.

감기는 대개 7~10일간 계속되고, 감기균 하나가 힘을 잃을 때쯤 다른 균에 감염될 수도 있다. 짧은 기간 내에 감기가 겹치면 하나의 감기가 몇 주, 심지어 몇 달씩 떨어지지 않는다는 착각을 할 수 있다. 하지만 감기마다 증상이 심한 시기는 24~72시간 정도로 이때 더 고통스럽고 열도 높아진다. 이때는 자녀에게 관심을 더 보이고 약을 먹여야 한다. 보통 다섯째 날이 되면 고비를 넘기지만 몇 가지 증상은 며칠 더 이어질 수 있다. 증상이 심한 단계만 넘기면 가벼운 증상이 있어도 밤에 관심을 조금씩 줄여도 된다. 겨울에는 감기에 걸리면 1~3일은 옆에서 보살펴주고 이후 이틀간은 관심을 줄이는 패턴이 매달 한 번 이상씩 나타날 수 있다. 아이가 어린이집에 다니거나 학교에 다니는 형제가 있다면 이런 가능성은 더 커진다. 하지만 아이들은 대부분 가벼운 감기에 걸려도 밤새 잘 잔다. 감기에 걸린 자녀가 갑자기 상태가 안 좋아지거나 새로운 증상이 나타나면 즉시 병간호를 시작하고 의사에게 연락한다. 감기가 고통스러운 중이염으로 발전할 수 있기 때문이다.

잠이 부족하면 감염을 예방하는 면역체계가 손상되어 면역력이 떨어진다는 연구결과가 있다. 결국 악순환이다. 아프면 잠을 잘 자지 못하고, 잠을 자지 못하면 병에 걸리기 쉬워지니 말이다.

• 엄마가 직장으로 돌아간다

아이를 보살펴주는 사람은 꼭 친부모가 아니어도 된다. 중요한 것은 얼마나 잘 보살펴주느냐다. 아이가 원하는 바를 민감하게 포착하고, 규칙과 일관성을 갖고 짜임새 있게 육아를 하는 사람이 있는가 하면 반대의 경우도 있다.

> **저자 한마디** ●
> 잠에 관한 지시사항을 구체적으로 써서 어떻게 해야 아이가 가장 잘 자는지 할머니, 베이비시터, 유모에게 알려주세요.

엄마가 회사로 돌아간다고 아이의 수면습관이 깨진다는 생각은 하지 말자. 데이터를 남겨두면 편리하다. 다른 사람이 돌볼 때 낮잠 스케줄을 기록하고 보모에게 수면일기를 부탁해 전체 상황을 파악한다. 퇴근 후에는 낮잠이 부족해 피곤해하지 않는지 유심히 관찰한다.

간혹 지극정성을 다하며 하루 종일 아이를 안고 있으려는 보모가 있다. 하지만 부모가 A 방법(7장 참조)을 사용하고 싶다면 낮잠시간에 잠깐 달래주다가 잠을 자든 깨어 있든 자리에 눕혀야 한다. 보모가 이를 거부하면 아이는 스스로 잠드는 법을 배우지 못한다. 보모가 낮잠을 꼬박꼬박 재우지 않을 경우, 혹은 퇴근한 엄마가 아이를 너무 늦게 재울 경우 아이는 피곤하다는 신호를 새롭게 보이기 시작하고 쉽게 잠들지 못할 것이다. 새로운 신호를 보고 엄마가 낮에 없어 불안해서 그런다며 잘못 해석할 수도 있다. 엄마가 괜히 죄책감을 느낄 뿐만 아니라 신호의 진짜 이유를 모른 채 넘어가게 된다. 지금 아이는 잠이 부족한 상태다.

저자 한마디 •
어린이집이나 휴가지, 이사한 집, 엄마의 직장처럼 새로운 곳에서 잠을 잘 재우고 싶다면 오로지 잠과 연관된 신호를 이용해 익숙한 환경을 만듭니다.
• 잘 때 항상 듣던 음악
• 항상 안고 자는 인형이나 담요
• 잠잘 때만 뿌려주는 향수
이런 감각을 잠과 연결시켜두면 낯선 곳에서 잠을 설칠 가능성이 줄어듭니다. 물론 부모가 규칙적으로 일관성 있게 지도하지 않았다면 이런 방법도 소용없겠죠.

낮에 오랫동안 집에 없어 미안하다는 이유로 자녀를 너무 늦게 재우지 말기 바란다. 밤에 애틋한 시간을 보내고 싶은 마음은 당연하겠지만 그걸 참지 못하면 아이가 밤에 자다 깨는 행동이 습관으로 굳는다. 주중에 '잃어버린 시간'을 만회한다고 주말 동안 너무 많은 활동을 하며 낮잠을 거르지도 말아야 한다. 자잘한 집안일을 하거나 중요하지 않은 약속에 참석하느라 자녀와 가볍게 노는 시간을 놓치지 말자. 가장 흔히 저지르는 실수는 아이가 피곤함을 느끼는 시간을 넘겨서 재우는 것이다. 아이는 먹어야 사는 것처럼 잠을 자야 살 수 있다. 자녀에게 음식을 주지 않는 부모는 없다. 그러니 잠을 빼앗아서도 안 된다.

• 부모가 집에서 일한다

집에서 일하는 부모는 하루 종일 아이와 함께 보낸다. 직장에 자녀를 데리고 다니는 부모도 상황은 비슷하다. 문제는 업무 스케줄과 자녀의 수면 스케줄을 맞추려 할 때 발생한다. 갓 태어난 아기는 원래 잠을 많이 자니 앞으로도 순조롭게 진행될 것이라는 착각을 일으킨다. 아기가 온

순한 성격이라면 아주 틀린 생각은 아니다. 하지만 아기가 크며 발달 중인 수면리듬은 이랬다저랬다 바뀌기 때문에 도저히 업무 스케줄과 맞출 수 없다. 단 부모가 같이 일하고 한 사람씩 번갈아가며 아이를 돌보는 경우는 예외다.

집에서 일하는 동안 육아를 도와줄 사람을 고용했다고 해보자. 그래도 업무, 육아, 모유수유가 규칙적인 스케줄대로 이루어진다는 기대는 금물이다. 아기는 엄마 냄새를 맡고 엄마의 존재를 느낄 수 있다. 배가 고프면 엄마가 눈앞에 없어도 집에 있음을 알고 젖을 먹여주기를 바란다. 나중이 아니라 지금 당장. 모유가 아니라 분유를 먹이기로 하면 엄마가 아닌 사람도 먹일 수 있다. 나와 아기에게는 각각의 욕구가 있고, 도와주는 사람도 자신이 할 일을 예상해야 한다. 그사이에서 서로 많은 부분을 타협하고 양보해야 한다.

최대한 일찍부터 아이의 수면욕구를 존중하고 지나치게 피곤해하지 않도록 신중을 기한다면 모든 게 조금은 수월해질 것이다. 출산 후 병원에서 태어나자마자 시작하도록 하자. 잠을 충분히 잔 아이는 부모가 집에서 일하며 육아를 겸하느라 스케줄이 바뀌어도 더 잘 적응하기 때문이다. 그리고 모유수유를 한다면 생후 2주쯤 되었을 때부터는 하루에 한 번은 유축한 모유나 분유를 먹이면 좋다. 매일 같은 시간일 필요는 없다. 이 방법을 사용하면 아기가 젖병으로 우유를 먹을 수 있다. 시간이 더 지난 후에 젖병으로 우유를 주기 시작하면 아기가 익숙한 엄마 가슴만을 선호해서 두 가지 수단을 이용하기 힘들어진다. 하루에 한 병씩만 주면 아기도 혼동하지 않고 당장 젖을 뗄 리도 없다.

부모가 되기란 쉽지 않은 일이다. 집 밖의 직장에서 일하는 부모에게는 더욱 힘들다. 모든 사람이 집에서 일할 수는 없다. 하지만 계획을 철저히 세우고 조금은 융통성 있게 타협의 여지를 둔다면 노력 이상의 보람을 느낄 것이다. 아이가 낮잠을 자지 않는 나이가 되어도 얼마든지 집에서 일할 수 있다.

　사무실이나 점포 한쪽에 아기가 잘 공간을 작게 마련하는 부모도 있다. 하지만 아기를 돌봐야 하는데 전화가 오거나 클라이언트 미팅을 하기는 곤란하다. 몇 달이 지나면 익숙해지겠지만 전보다 더 주변에 관심을 보이고 부모의 애정을 요구하기 때문에 갈수록 힘들어진다. 이 경우에도 부모가 같이 일하고 한 사람씩 번갈아가며 아이를 돌본다면 상황이 달라질 수 있다.

•부모가 맞벌이를 한다

엄마 아빠가 모두 집 밖에서 일을 하면 가장 큰 문제는 아이의 취침시간이 지나치게 늦어진다는 것이다. 어린이집에서 집으로 데려왔을 때 이미 생물학적 리듬대로라면 잠을 자야 할 시간이 지났다. 어린이집에 때맞춰 보내려고 아침에 일찍 깨우거나, 어린이집 교사가 낮잠 스케줄을 지키지 않고 낮잠 잘 환경을 마련해주지 않으면 문제는 더 심각해진다. 늦게 퇴근한 부모가 자기 욕심대로 아이와 놀아주고 나서야 우유를 먹이고 목욕을 시켜 재우는 경우도 있다.

　생물학적 리듬에 맞는 취침시간을 놓쳤다면 아이는 점점 피곤해진다. 아직 어리다면 늦게 자서 부족한 잠을 보충하려고 낮잠을 길게 잘 수 있다. 그러다 낮잠을 자지 않는 나이가 되면 늦은 취침시간으로 생긴 문제가 드러나기 시작한다. 연구결과를 보면 매일 일정 양의 잠이 부족해도 아이가 벌컥 짜증을 부리고 떼를 쓰는 정도는 결코 일정하지 않다. 오히려 증가한다(1장 '부족한 잠은 사라지지 않는다' 참조). 모든 문제가 점점 심화되지만 그 속도는 아주 느리다. 결국 잘 시간에 잠을 거부하고 자다가 깨는 현상이 가장 먼저 나타난다. 많은 부모는 이가 나서 아프다거나 분리불안을 느낀다고 지레짐작한다. 엄마의 복직으로 불안해서, '미운 두 살'이라서, 무서운 꿈을 꿔서 그렇다고 생각한다. 새 집으로 이사하거나 동생이 생겨 스트레스를 받았다고도 해석한다. 몇 달 전부터 취침시간이 조금씩 늦은 탓에 서서히 피로가 쌓였다는 가능성은 생각조차 못한다.

중요
항상 잠이 부족하면 점점 낮 동안 정상적으로 활동하지 못합니다.

Q: 밤에 아이를 언제 재워야 할까요?
A: 너무 피곤해지기 전에요.

아이가 늦은 오후나 초저녁에 많이 피곤해 보이면 평소보다 취침시간을 20분 앞당긴다. 일찍 재웠을 때 곧바로 잠이 들면 지금까지 너무 늦게 재웠다는 뜻이다. 며칠이 지나도 여전히 피곤해 보이면 20분을 더 앞당긴다. '평균적인' 아이에게 권하는 수면시간이나 취침시간보다는 자녀의 행동이나 모습이 더 중요하다는 사실을 꼭 기억해야 한다(1장 '이렇게 자야 한다' 참조). 대개 아이가 아침에 너무 일찍 일어날까 봐, 같이 놀아주지 않는다고 엄마를 사랑하지 않을까 봐 일찍 잠자리에 눕히는 것을 꺼린다. 하지만 사실과 다르다. 잠은 잠을 부르기 때문에 잠을 충분히 잘수록 쉽게 잠들고 중간에 깨지도 않는다. 일찍 잔다고 아침에 더 일찍 일어나는 일은 없다. 밤에 안 자려고 실랑이를 하거나 부모의 관심을 받으려 자다가 깨지도 않는다. 취침시간이 이를수록 낮잠도 더 규칙적으로 오래 잔다. 밤에 너무 늦게 잔 아이는 한 번의 오전 낮잠을 지나치게 오래 자고 오후 4~5시쯤 극도로 피로를 느끼는 경우가 다반사다. 임시로 취침시간을 과감하게 앞당기면 오전 낮잠이 짧아지고 정오와 오후 2시 사이의 낮잠으로 원기가 회복된다. 그러면 조금 더 늦게까지도 버틸 수 있다.

잊지 마세요
잠이 잠을 부른다고 하죠. 일찍 잔 아이가 아침에 늦게 일어나는 것은 생리적인 현상입니다.

Q: 왜 밤에 아이와 더 많은 시간을 보내면 안 된다는 거죠? 아이를 사랑해줄 시간이 늦은 밤밖에 없어요. 나를 그리워하지 않을까요?

A: 너무 피곤하면 같이 있어줘도 즐겁다고 느끼지 않을 겁니다. 날이 갈수록 아이도 엄마도 피곤해지기 때문에 즐겁지 않을뿐더러 유익하지도 않아요. 점점 잠을 거부하고 자다가 깨니 온 가족이 만성피로에 시달립니다. 밤에 얼굴 보는 시간을 줄이려니 힘들겠지만 대신 아이가 잠을 잘 자서 더 귀엽고 사랑스러워질 거예요. 아침이나 주말에 더 즐겁게 놀 수 있고요.

일부 맞벌이 가정은 베이비시터가 자기 전에 아기를 씻기고 우유를 먹이고 옷을 갈아입힌다. 그런 취침 준비는 부부 중 일찍 퇴근하는 쪽이 담당하기도 한다. 늦게 퇴근하는 부모가 돌아왔을 때면 아이는 조용히 잠에 빠져들었다. 현대인의 삶이 워낙 복잡하기 때문에 자녀의 생리적 욕구와 업무 스케줄을 조화시키기는 어렵다. 그럴 때는 아이의 욕구가 우선되어야 한다.

주중에는 베이비시터나 어린이집 선생님 덕분에 낮잠을 잘 자지만 주말에 낮잠 스케줄이 다 망가지는 경우도 있다. 맞벌이 가정은 주중에 자녀와 함께하지 못한 시간을 보충하려고 주말에 과도하게 오래 같이 놀 수 있다. 아니면 주말에 이것저것 해야 할 일이 많아서 아이의 낮잠욕구를 무시할 수도 있다. 어느 쪽이든 아이는 너무 피곤해져서 아픈 것처럼 보인다. 소아과 의사라면 일요일 밤이나 월요일 오전에 아이가 중이염으로 괴로워한다는 부모의 전화를 받아보지 않은 사람이 없을 것이다. '수면무력증'이 심하면 아이는 긴 낮잠에서 일어나 엄청난 고통을 느끼는 것처럼 비명을 지른다. 피로가 많이 쌓이면 자다가 겁에 질려서 깨는 '야경증'도 자주 발생한다. 주말에 바쁘다고 움직이면서 우유를 먹이는 부모는 없다. 조용히 우유를 먹일 짬을 내야 한다. 낮잠도 다르지 않다. 이동하는 동안을 낮잠시간으로 활용하지는 말자.

• 부상을 입는다

아이는 나이를 불문하고 자주 다친다. 예방이 가능한 사고도 있지만 그렇지 않은 사고도 있다. 예방이 가능한 사고란 생후 4개월 아기를 기저귀 테이블에 혼자 두었다가 떨어뜨리는 사고, 병에 안전 뚜껑이 없거나 약을 아무렇게나 보관해 약을 먹어버리는 사고, 벽 콘센트를 막지 않아 감전되는 사고 등이다. 한편 지진이나 벼락처럼 돌발적으로 일어나는 사고는 예상이 불가능하다.

많은 부모가 듣기 심하다고 느끼겠지만 솔직히 말하자면 어린이에게 일어나는 사고는 대부분 충분히 예측할 수 있다.

부모가 주의를 기울이지 않고 깊이 생각하지 않아서 일어날 뿐이다. 가정 내 스케줄이 자녀를 피곤하게 하고, 더 나아가 '가족'을 피곤하게 해서 일어날 가능성도 있다. 하지만 남보다 사고를 잘 당하는 아이가 따로 있을까? 자주 사고를 당하는 기질이 있는지 확인하기 위해 많은 연구팀이 사고 발생 시점 이전의 아기를 대상으로 실험했다. (아이가 몇 번 사고를 당하고 나면 '후광' 효과가 생긴다. 조심성이 없거나 자제력이 부족하다는 등의 기질이 더 눈에 띄기 때문에 보호자는 그것이 자주 다치는 이유라고 '설명'한다.)

한 연구에 생후 4~8개월 아기 200명이 참가했다. 그중 일부는 다루기 까다로운 아이였다. '까다롭다'고 부르는 아기는 잠을 불규칙적으로 자고 새로운 환경에 적응하지 못하며 처음에 낯을 많이 가리고 소극적이었다. 이후 2년이 흐르는 동안 까다로운 아기는 순한 아기에 비해 꿰매야 할 정도의 상처가 날 가능성이 더 높았다. 연구결과, 2세까지 상처가 깊거나 심해서 꿰맨 적이 있는 아이는 까다로운 유형의 약 1/3이었지만 순한 유형 중에서는 5%밖에 되지 않았다.

내가 찾은 데이터도 있다. 생후 4~8개월에 까다로운 아기는 순한 아기보다 하루에 3시간 정도 잠을 덜 자고, 3세 무렵에는 1시간 30분 적게 잤다. 3세 아동은 수면시간이 짧을수록 활발하게 움직이고 흥분을 잘하며 충동적이다. 또 주의력이 떨어져 쉽게 산만해진다. 사고를 잘 당하는 아이와 정확히 일치하는 설명이다. 피곤한 아이가 더 자주 넘어져 깊은 상처를 달고 다닐 만도 하다.

따라서 '까다로운' 아이도 그렇지 않은 아이도 만성피로가 있으면 다치고 넘어지는 부상을 자주 입는 것이 당연하다. 다치지 않으려면 잠을 자야 한다.

또 1~2세 아동 7,000명 이상을 대상으로 피로와 부상의 연관성을 증명한 연구가 있다. 연구진은 밤에 자주 깨는 아이와 밤새 푹 자는 아이를 비교해보았다. 다쳐서 치료를 받은 아이가 자다 깨는 유형은 40%였지만 잘 자는 유형은 17%에 불과했다. 자다 깨는 아이의 부모는 우는 소리가 들리면 더 울지 않게 당장 달려갔다고 말했다. 엄마들은 대체로 짜증을 많이 내고 '감당할 수가 없다'고 느끼는 경향이 있었다. 가족의 갈등을 보여주는 한 가지 단서는 엄마가 아빠에게 아이를 믿고 맡기지 못하는 것으로, 수면부족이 부부싸움을 유발한다는 연구결과와 일맥상통한다(3장 참조).

자녀가 원하는 만큼 잠을 충분히 자게끔 수면패턴을 감독하지 않는 부모는 아이가 놀 때도 다치지 않도록 지켜보지 않을 수도 있다.

요점은 분명하다. 아이가 자주 다쳤다고 꼭 부주의하거나 덜렁댄다고 말할 수는 없다. 그저 피곤해서 기운이 없을 뿐일지도 모른다.

나는 너무 피곤해서 계단 1~2개처럼 낮은 곳에서도 넘어지는 아이를 여럿 보았다. 머리를 부딪친 아이가 나중에 졸리거나 어지럽다고 말하기 때문에 부모는 두부외상이나 뇌진탕을 의심한다. 사실 넘어지고 어지러운 원인은 피곤하기 때문이다. 이들에게 필요한 것은 두부 CT 스캔이 아니라 잠이다.

• 체중이 많이 나간다(2장 참조)

까다로운 아이는 많이 울고 칭얼거린다. 그러다 입에 먹을 것을 넣어주면 조용해진다. 먹을 것이 귀했던 시절 생존을 위해서 까다롭게 굴어 식량을 얻었던 행동이 진화했다는 이론도 있다. 1974년 동아프리카 마사이에서 가뭄이 들었을 때, 더 많이 울고 건장하다고 여겨지는 아기가 더 많은 음식을 받아먹었다. 그런데 1985년 윌리엄 캐리 박사가 백인 중산층이 다니는 펜실베이니아 소아과에서 연구를 해보니, 성격이 더 까다로운 아기(수면시간이 짧은 경향이 있었다)가 더 뚱뚱하다는 결과가 나왔다. 어쩌면 까다로우면 먹을 것을 얻는다는 연관성이 이후 비만으로 발전했을지도 모르겠다.

우리 병원에 다니는 대다수 뚱뚱한 아기는 많이 피곤해했다. 엄마가 피곤해서 우는 소리를 배고파서 운다고 착각하기 때문이었다. 이 엄마들은 아이가 울 때마다 우유를 먹였고, 항상 배가 고파서 잠을 못 잔다고 내게 말했다. 여기서 말하고자 하는 핵심은 우는 소리를 멈추려고 너무 많이 먹이다 보면 아기가 표준 체중을 넘기고 비만이 될 위험이 있다는 것이다.

이렇게 불필요하게 많이 먹이는 습관은 생후 3~4개월에 좋은 의도로 시작되었을 수 있다. 이 무렵부터는 밤중에 영양을 공급하기 위해서라기보다는 달래기 위해서 우유를 주기 쉽다. 나중에는 젖병을 고무젖꼭지처럼 사용하며 수시로 우유를 먹이고 군것질을 시키면 아이가 살이 지나치게 찐다. 우유를 주는 목적이 영양 공급인지 아닌지 구분하기 바란다. 우유나 주스를 과도하게 주다 보면 아기는 이유식이 마음에 들지 않는다고 판단하게 된다. 어쨌든 필요한 칼로리를 섭취하니 커서도 이유식을 먹을 마음이 없고, 입맛도 나지 않는다. 5~7세 아동이 피곤할수록 과체중이나 비만이 될 확률이 높다는 것에는 직접적인 증거도 있다.

Q: 낮잠이나 밤잠을 잘 때 젖병을 물리면 뚱뚱해질까요? 언제 침대에서 젖병을 치워야 하나요?

A: 다수의 아기는 잠들기 전에 젖병을 빨며 안정감을 느낍니다. 더 큰 아이도 그래요. 그렇다고 무슨 일이 생기지는 않습니다. 다음의 주의사항만 지킨다면 특별히 끊어야 한다는 나이는 없습니다. (1) 품에서 우유를 먹도록 젖병이 아니라 아기를 받쳐준다. (2) 체중 증가 속도가 그리 빠르지 않다. (3) 자면서 젖병을 오래 물어도 수면문제가 생기지 않는다.

2012년 E. 데 용E. de jong 박사의 논문을 보면 늦은 취침시간으로 잠이 부족한 4~8세 남자아이는 비만이 될 가능성이 높다고 한다. 9~13세에는 성별을 가리지 않는다. 잠을 적게 자는 아이는 하나같이 텔레비전 시청과 컴퓨터 사용 빈도도 높았다.

• 운동

최근 한 연구는 활동량이 높은 청소년이 더 많이 자고 밤에 잘 깨지 않으며 불면증 증상을 보이지 않는다는 사실을 발견했다. 수면의 질도 더 높았다. 덧붙이자면 운동을 하면 불안감도 줄어든다. 반대로 십대 청소년이 자주 하는 격렬한 운동은 만성 수면부족이라는 근본적인 문제를 감추는 역할일 수 있다. 항상 피로에 시달리는 청소년은 늘 '비몽사몽' 상태에 있다고 한다. 자주 졸리고 '마이크로 수면(깨어 있을 때 순간적으로 잠―옮긴이)', 무기력증, 우울증, 무감각, 인지장애를 보였으며 남보다 쉽게 다쳤다. 피곤한 상태를 이기려는 방법에는 내부 자극(분노나 기쁨 같은 감정 고조)이 있고 운동 같은 외부 자극도 있다. 즉 운동은 도움이 되지만 근본적인 수면문제를 해결해주지는 않는다.

• 식습관

식습관은 당연히 잠에 영향을 미친다. 음식이 두뇌의 신경전달물질에 화학적인 기본요소를 전달하기 때문이다. 그러나 유아와 성인을 대상으로 한 연구로는 수면과 식습관이 긴밀히 연결되었다는 증거가 발견되지 않았다.

• 아동학대

추한 사실을 툭 터놓고 이야기해보자. 밤에 잠을 자지 않으려고 우는 소리를 듣기가 정말, 정말 참기 힘들 때는 그냥 입을 닥치게 하고 싶다. 하지만 감정을 행동으로 옮기지는 않는다. 내 아기를 아프게 할 수는 없다. 하지만 문득 이런 생각이 든다. '내가 자제력을 잃으면 어떻게 되지? 설마…?'

피곤해하고 다루기 까다로운데다 밤새 쉬지 않고 울부짖는 아기는 아동학대나 영아살해의 희생양이 되기 쉽다. 일부 아동학대 부모에게는 우는 소리가 자극제이고, 과거 영아살해 사건의 배경을 보면 아이가 밤에 자지 않고 우는 경우가 많았다.

따라서 자야 할 아기가 밤늦게 칭얼거리며 숨 넘어갈 것처럼 악에 받친 비명을 지를 때, 온몸의 신경이 바짝 곤두서서 '되갚아주고 싶다', '입을 영원히 다물게 하고 싶다'고 느껴도 놀라지 마라. 아기와 엄마 모두 필요한 만큼 잠을 자지 못하면 내 아기에게도 그와 같은 강한 분노, 원망, 반감을 느낄 수 있다. 그렇다고 나쁜 사람이 되지는 않는다. 내 감정을 의식하고 그 이유를 찾으면 된다. 필요하다면 담당 소아과 의사나 지역 병원의 사회복지사, 관련 기관에 도움을 요청하자.

극도로 잠이 부족할 때는 우리 가족의 수면문제를 해결할 수 있다는 생각조차 들지 않는다. 도움을 청한다고 부끄러워하거나 실패감을 느낄 필요는 없다.

• 아토피성 피부염, 습진

아토피성 피부염은 심한 가려움증을 유발하는 만성 피부질환이다. 얕은 잠이나 렘수면 중에 가려운 피부를 계속 긁느라 잠을 자도 쉬지 못한다. 그래서 밤새 몇 번씩 깨곤 한다. 연구결과, 이런 아이는 학교를 가야 하는데도 아침에 일어나지 못하고 오후에도 졸음을 이기지 못한다. 어른의 말도 잘 듣지 않는다. 하지만 한 연구팀은 아토피에 걸린 아이가 수면 연구소에서 자는 모습을 촬영해 어떤 사실을 밝혀냈다. 아토피 환자가 자다가 자주 깨는 문제는 긁는 행동 때문이 아니었다. 이 연구는 피부 상태가 많이 좋아졌을 때 실시했으므로 증상이 심할 때는 더 많이 가려워 강화수면을 방해할 가능성도 없지는 않다. 아이가 피부를 자주 긁는다면 소아과 의사에게 상담을 받거나 피부과 소개를 부탁해보자.